全国高等医药院校药学类规划教材

药学分子生物学

主　编　谭树华
副主编　胡昌华　王克威
编　者　（以姓氏笔画为序）
　　　　王永庆（江苏省人民医院）
　　　　王克威（北京大学）
　　　　田　浤（中国药科大学）
　　　　杨荣武（南京大学）
　　　　邱　郑（中国药科大学）
　　　　邱　磊（中国人民解放军第二军医大学）
　　　　张　娟（中国药科大学）
　　　　陈　松（中国药科大学）
　　　　陈　莉（福建中医药大学）
　　　　陆一鸣（中国人民解放军第二军医大学）
　　　　尚广东（南京师范大学）
　　　　胡　静（天津中医药大学）
　　　　胡文军（中国药科大学）
　　　　胡昌华（西南大学）
　　　　郭　薇（中国药科大学）
　　　　唐冬生（佛山大学）
　　　　谭树华（中国药科大学）

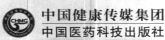

中国健康传媒集团
中国医药科技出版社

内 容 提 要

本书系全国高等医药院校药学类规划教材。内容共17章，首先详细介绍了基因、基因组与染色体，DNA复制与重组，DNA突变、损伤与修复，基因转录与加工，蛋白质的生物合成，基因表达与调控，重组DNA技术，蛋白质工程。在此基础上，又依据生物医药及主要药学相关学科的发展趋势，重点介绍了药物基因组学、药物蛋白质组学、基因治疗与反义技术、基因打靶技术、基因分析检测与诊断、分子生物学与药靶研究、分子生物学技术与中药学研究，以及重组工程技术及其应用等。

本书系统全面，简明扼要，内容新颖，且突出了药学特色，可供高等医药院校生物技术、生物工程、生物制药、药学及药学相关专业学生使用。

图书在版编目（CIP）数据

药学分子生物学／谭树华主编．—北京：中国医药科技出版社，2017.8

全国高等医药院校药学类规划教材

ISBN 978－7－5067－9427－5

Ⅰ．①药…　Ⅱ．①谭…　Ⅲ．①药物学－分子生物学－高等学校－教材　Ⅳ．①R915

中国版本图书馆 CIP 数据核字（2017）第 178940 号

美术编辑　陈君杞
版式设计　郭小平

出版　中中国健康传媒集团｜中国医药科技出版社
地址　北京市海淀区文慧园北路甲 22 号
邮编　100082
电话　发行：010－62227427　邮购：010－62236938
网址　www.cmstp.com
规格　787×1092mm $^1/_{16}$
印张　26
字数　521 千字
版次　2017 年 8 月第 1 版
印次　2022 年 7 月第 2 次印刷
印刷　三河市万龙印装有限公司
经销　全国各地新华书店
书号　ISBN 978－7－5067－9427－5
定价　58.00 元

获取新书信息、投稿、为图书纠错，请扫码联系我们。

前 言

分子生物学是一门生命科学领域的重要基础学科，其主要任务是以核酸和蛋白质等生物大分子为研究对象，从分子水平上阐明生命的本质。同时，它又通过与其他学科的广泛交叉与渗透，为整个生命科学的迅速发展以及生物医药产业的崛起做出了重要贡献。

为了适应生物医药产业的快速发展，满足药学人才培养的需要，我们在广泛征集意见的基础上，组织编写了本版《药学分子生物学》，以期为药学及相关专业的本、专科学生提供一本合适的分子生物学理论课教材。

本教材共 17 章，首先介绍了基础分子生物学内容，包括基因、基因组与染色体，DNA 复制与重组，DNA 突变、损伤与修复，基因转录与加工，蛋白质的生物合成，基因表达与调控，重组 DNA 技术和蛋白质工程。在此基础上，又依据药学及其相关学科的发展趋势，重点介绍了药物基因组学、药物蛋白质组学、基因治疗与反义技术、基因打靶技术、基因分析检测与诊断、分子生物学与药靶研究、分子生物学技术与中药学研究以及重组工程技术原理与应用等内容。希望通过本教材的学习，使药学及相关专业的本、专科学生在全面掌握分子生物学基础理论的同时，又熟悉和了解药学研究相关的前沿分子生物学技术及发展趋势，拓宽学术视野，为今后从事医药领域的相关工作打下良好基础。

本教材由来自国内多所重点大学及药学院校从事分子生物学方面教学和研究的教授和专家编写，中国药科大学教务处为本教材的出版给予了大力支持，在此对他们表示衷心的感谢。由于分子生物学发展非常迅速，内容也十分丰富，且已渗透到药学研究的诸多领域，教材中难免出现疏漏和不足，敬请各位同仁和广大读者批评指正。

编者
2016 年 12 月

目 录

第十六章 分子生物学技术与中药研究 / 367

第十七章 重组工程技术及其应用 / 381

参考文献

第一章 绪 论

第一节 分子生物学概述

分子生物学（molecular biology）广义上讲是一门从分子水平研究生命现象的学科，但这样定义很难将它与生物化学区分开。更确切地说，分子生物学是一门研究核酸、蛋白质等生物大分子的结构和功能，同时揭示核酸与蛋白质、蛋白质与蛋白质之间的相互作用，并从分子水平上阐明遗传信息的传递、表达和调控的科学。通俗地讲，分子生物学是以中心法则为主线，阐述生物大分子在基因复制、转录、翻译、信息传导和基因表达调控中的作用及机制的学科。

分子生物学是生命科学领域一门重要的基础学科，同时它又与生命科学以及医药学等领域的其他学科广泛交叉融合，一方面分子生物学促进了这些学科的发展，另一方面这些学科的发展又为分子生物学的应用提供了广阔空间，同时也有力推动了分子生物学自身的发展。

第二节 分子生物学发展

分子生物学是在遗传学和生物化学的基础上发展起来的一门交叉学科，其发展可以概括为以下几个阶段。

一、早期对遗传信息传递和 DNA 的认识阶段

分子生物学发展最早可以追溯到 19 世纪中叶开始的一系列遗传学研究成果，但是当时还没有把遗传物质与核酸相关联，而只侧重于研究遗传性状从亲本向子代传递的规律，称为传递遗传学（transmission genetics）。

1944 年，Oswald Avery 通过肺炎双球菌转化实验证明遗传物质就是脱氧核糖核酸（deoxyribonucleic acid，DNA）。1952 年，A. D. Hershey 和 Martha Chase 利用噬菌体感染细菌实验进一步证实了 DNA 作为遗传物质的作用。自此以后，人们才真正了解基因的化学本质，才开始从分子水平研究遗传物质的传递和表达规律。

1953 年，美国科学家 James D. Watson 与英国科学家 Francis Crick 提出了 DNA 双螺旋结构模型，这一事件被公认为分子生物学发展史上的里程碑，是现代分子生物学兴起的标志。在提出 DNA 双螺旋结构模型五年之后，Crick 又提出了中心法则（central dogma），即遗传信息从 DNA 流向 RNA 再流向蛋白质。

1961 年，Marshall Nirenberg 和 Gobind Khorana 从不同途径破译了遗传密码。他们发现三个连续的碱基组成一个编码单位，称为密码子（codon），代表一种氨基酸。在 64

种密码子中，有 61 种编码氨基酸，其他 3 种是终止信号。他们为此获得了 1968 年的诺贝尔生理学或医学奖。

1956 年，A. Kornberg 在大肠埃希菌中发现了 DNA 聚合酶 I，即第一个可在体外合成 DNA 的酶。

1961 年，F. Jacob 和 J. Monod 提出了调节基因表达的操纵子学说。

1970 年前后，Howard Temin 和 David Baltimore 分别从致癌 RNA 病毒——劳氏肉瘤病毒（Rous sarcoma virus）和鼠白血病病毒（Murine leukemia virus，MuLV）中发现了逆转录酶（reverse transcriptase，RT）。逆转录酶的发现揭示了遗传信息不仅可以从 DNA 流向 RNA，也可以从 RNA 流向 DNA，进一步发展和完善了"中心法则"。为此，Temin 和 Baltimore 共同获得了 1975 年的诺贝尔生理学或医学奖。

二、重组 DNA 技术的建立和发展阶段

在了解了基因与生物体遗传性状之间的关系、动植物品种的优劣和自身的某些疾病是由于遗传基因所导致之后，人们便试图根据人类的需要改变遗传基因。于是，以基因工程为核心的生物工程技术应运而生。

1965 年，瑞士微生物遗传学家 Werner Arber 首次从理论上提出了生物体内存在着一种具有切割基因功能的限制性内切酶（restriction enzyme，RE），并于 1968 年成功分离出 I 型限制性内切酶。1970 年，Hamilton O. Smith 分离出了 II 型限制性内切酶。同年，Daniel Nathans 使用 II 型限制性内切酶首次完成了对基因的切割。他们于 1978 年共同获得了诺贝尔生理学或医学奖。

1973 年，H. Boyer 和 P. Berg 等人将大肠埃希菌中两种不同特性的质粒片段采用内切酶和连接酶进行剪切和拼接，获得了第一个重组质粒，然后通过转化技术将它引入大肠埃希菌细胞中进行复制，并发现它能表达原先两个亲本质粒的遗传信息，从而开创了基因工程的新纪元。Berg 因而也被称为"重组 DNA 技术之父"。

1975 年，F. Sanger 发明了确定 DNA 分子一级结构的末端终止法（酶法）。1977 年，Walter Gilbert 发明了测定 DNA 一级结构的化学断裂法。他们与 Berg 共同获得了 1980 年的诺贝尔化学奖。

1983 年，美国遗传学家 Kary B. Mullis 发明了"聚合酶链式反应"（polymerase chain reaction，PCR）。该技术可从极其微量的样品中扩增出大量 DNA 分子，使基因工程又获得了一个新的重要技术工具。

三、分子生物学的飞速发展阶段

1983 年，Barbara McClintock 因为提出并发现转座因子（transposable element）而获得诺贝尔生理学或医学奖。

1989 年，Sidney Altman 和 Thomas R. Cech 因为各自独立发现某些 RNA 也具有生物催化功能而共同获得了诺贝尔化学奖。

1995 年，Edward B. Lewis、Christiane Nüsslein – Volhard 和 Eric F. Wieschaus 因为先后独立地鉴定了控制果蝇体节发育的基因而共同获得了诺贝尔生理学或医学奖。

1997 年，Stanley Prusiner 因为发现朊病毒（prion）以及在朊病毒致病机制方面的

研究而获得诺贝尔生理学或医学奖。

2001 年，Leland H. Hartwell、Tim Hunt 以及 Paul Nurse 因为在细胞周期调控研究中做出的突出贡献而共同获得了诺贝尔生理学或医学奖。

2002 年，Sydney Brenner、John E. Sulston 和 H. Robert Horvitz 因为在细胞凋亡（apoptosis）即细胞程序性死亡（programmed cell death，PCD）和器官发育的遗传调控机制方面的贡献而共同获得了诺贝尔生理学或医学奖。

2004 年，Aaron Ciechanover、Avram Hershko 和 Irwin Rose 因发现泛素介导的蛋白质降解机制而获得诺贝尔化学奖。

2006 年，Andrew Z. Fire 和 Craig C. Mello 因发现 RNA 干扰而共同获得了当年的诺贝尔生理学或医学奖。同年，Roger D. Kornberg 因揭示真核生物的转录机制而获得诺贝尔化学奖。

2007 年，Mario R. Capecchi、Martin J. Evans 和 Oliver Smithies 因发现使用胚胎干细胞可将特定的基因修饰引入到小鼠体内的原理而共同获得诺贝尔生理学或医学奖。

2008 年，Harald zur Hausen 发现感染人乳头瘤病毒（human papilloma virus，HPV）可导致宫颈癌，Françoise Barré–Sinoussi 和 Luc Montagnier 发现人类免疫缺陷病毒，三人共同获得当年的诺贝尔生理学或医学奖。同年，Osamu Shimomura、Martin Chalfie 和 Roger Y. Tsien 因发现和利用绿色荧光蛋白（green fluorescent protein，GFP）而共同获得诺贝尔化学奖。

2009 年，Elizabeth H. Blackburn、Carol W. Greider 和 Jack W. Szostak 因发现端粒酶保护染色体端粒的机制而共同获得诺贝尔生理学或医学奖。同年，Venkatraman Ramakrishnan、Thomas A. Steitz 和 Ada E. Yonath 因研究核糖体的结构与功能而共同获得诺贝尔化学奖。

2012 年，John B. Gurdon 和 Shinya Yamanaka 因发现成熟的体细胞可通过重新编程成为多能干细胞而共同获得诺贝尔生理学或医学奖。同年，Robert J. Lefkowitz 和 Brian K. Kobilka 因研究 G 蛋白偶联受体而共同获得诺贝尔化学奖。此外，在这一年还有多位科学家将早在 21 世纪初就被发现广泛存在于原核生物的规律成簇的间隔短回文重复（clustered regularly–interspaced short palindromic repeats，CRISPR）系统成功引入到真核细胞内，用于基因组编辑（genome editing）。

2013 年，James E. Rothman、Randy W. Schekman 和 Thomas C. Südhof 因发现真核细胞内的囊泡运输调节机制而共同获得诺贝尔生理学或医学奖。

2015 年，Tomas Lindahl、Paul Modrich 和 Aziz Sancar 因研究 DNA 损伤的修复机制而共同获得诺贝尔化学奖。

第三节　分子生物学与现代药学

随着生命科学的飞速发展，以化学为主体的传统药学研究模式迅速转变为以生命科学与化学学科相结合的新型模式。分子生物学是生命科学领域的一门重要基础学科，同时它又与现代药学广泛交叉渗透，对整个现代药学包括新药靶点的发现、新药研究、药物生产和临床应用等均起到了推动作用。

一、现代生物技术药物的诞生与发展

自从第一个现代生物技术药物——重组人胰岛素于 1982 年经美国食品药品监督管理局（FDA）批准上市以来，生物技术制药进入了一个新纪元，它向世人展示，以基因工程技术为核心的现代生物技术药物具有无限的发展应用前景和生命力。尤其是 20 世纪 90 年代以来，分子生物学技术所取得的重大研究进展和技术突破，推动了现代生物技术药物研究与开发的迅猛发展，越来越多的结构复杂、相对分子量大的功能性蛋白如抗体、融合蛋白等得到开发与应用。

应用重组 DNA 技术生产的上百种以胰岛素、干扰素、白细胞介素、红细胞生成素以及以单克隆抗体为代表的生物技术药物的成功开发和临床应用，使医药生物技术成为发展最快、效益最高、前景最好的科技领域之一。

此外，反义寡核苷酸药物及基因治疗药物在治疗一些严重危害人类健康的重大疾病方面也发挥了重要作用。反义核酸是根据碱基互补原理，利用特异互补的 DNA 或 RNA 片段与目的序列核酸结合，通过空间位阻效应或诱导 RNase 活性的降解作用，抑制或封闭目的基因的表达。如已上市的反义寡核苷酸药物 Vitravene 在临床上可用于治疗获得性免疫缺陷综合征（AIDS）患者巨细胞病毒性视网膜炎。基因治疗是指将外源正常基因导入靶细胞，以纠正或补偿由于基因缺陷或异常导致的疾病，从而达到治疗的目的。我国食品药品监督管理总局（CFDA）目前批准的基因药物有两种，重组人 p53 腺病毒注射液和重组人 5 型腺病毒。

再有，小干扰 RNA（siRNA）类药物用于抗病毒和抗肿瘤治疗前景良好。RNA 干扰是由双链 RNA 介导的序列特性转录后基因沉默过程，是通过双链 DNA 在 mRNA 水平上关闭相应基因的表达。能引发 RNA 干扰（RNAi）现象的小片段 RNA 双链分子即为 siRNA。如在抗肿瘤治疗中 siRNA 可通过抑制癌基因表达来达到治疗目的，在抗病毒方面可以设计针对病毒基因组 RNA 或宿主细胞病毒受体的 siRNA 来达到抗病毒的目的。目前用于治疗可导致失眠的老年黄斑变性症（AMD）的 RNAi 药物，治疗由呼吸道融合病毒（RSV）所引起的小儿疾病的 RNAi 药物，以及治疗癌症的 CALAAOI 和 ALN－VSPO2 都已进入临床实验。

据统计，1998 年全球生物技术制药产业的年销售额为 149 亿美元，2007 年为 840 亿美元，2013 年增至 1650 亿美元，预计到 2020 年生物技术药物年销售额将达到 2910 亿美元，年增长速度将持续保持在 15% ~33%。与此同时，我国政府也日益重视生物技术及生物产业的发展，《国家中长期科学和技术发展规划纲要（2006－2020）》把生物技术作为科技发展的五个战略重点之一。国务院 2012 年 12 月发布的《生物产业发展规划》又把生物医药产业列为七大战略性新兴产业之一。

二、药物靶点的发现、确认与验证以及新药筛选

由于药物大多通过与人体内"靶标"分子的相互作用而产生疗效，药物作用新靶点的发现与确认已成为当今创新药物研究的主要任务。随着人类基因组计划的完成和后基因组时代的到来，在总数约为 2.5 万个的人类基因中，可以发现相当数量的基因与疾病的发生和防治有关，这些疾病相关基因的发现及其结构和功能的研究，将大大

推动药物作用新靶标的发现。到目前为止，已有近千个靶点蛋白被克隆纯化，其中包括约 750 个 G 蛋白偶联受体、100 多个配体门控性离子通道、60 多个核受体、50 多个细胞因子和大约 20 个具有重吸收和转运功能的蛋白质。

在新药筛选方面，目前国外几乎所有的制药公司都不同程度地采用了生物芯片技术。如 Merck 公司和 Hoffman – LaRoche 公司等已开始与 Affymetrix 公司合作从事基因芯片技术用于新药筛选的开发研究，再有如 Incyte Pharmaceuticals，Inc.，Synteni，Nanogen 等公司，也都将基因芯片技术应用于新药筛选工作。

生物芯片在药物靶标发现、多靶位同步高通量药物筛选、药物作用机制研究、药物活性与毒副作用评价方面都有着其他方法无可比拟的优越性，它可以省略大量的动物试验，大大节省新药开发经费，缩短药物筛选所用时间。

三、药物基因组学与临床合理用药

同样的药物在临床上可能对不同的人群产生不同的疗效和副作用，这主要是由于不同的个体之间在药物相关基因上存在差异（单核苷酸多态性，SNP）所致。例如细胞色素 P450 药物代谢酶与大约 25% 广泛使用的药物代谢有关，如果患者该酶的基因发生突变就会对降压药异喹胍产生明显的副作用，大约 5% ~ 10% 的高加索人该酶基因产物缺乏活性。药物基因组学研究显示，这类基因变异在临床上广泛存在，如果先利用基因芯片技术对患者进行诊断，然后再开处方，就可对患者实施个体优化治疗，增加药物的有效性，同时降低毒副作用。因此，利用芯片诊断技术对基因组进行分析，可以针对每个人建立自己的治疗档案，疾病治疗也将由目前的"大众化治疗"转变为更具有针对性的"个体化治疗"，以达到精准治疗的目的。

四、生物芯片技术应用于临床疾病检测

生物芯片技术是融分子生物学、微电子学、化学和计算机科学于一体的高度交叉技术，主要包括 cDNA 微阵列、寡核苷酸微阵列、蛋白质微阵列等。生物芯片技术在疾病诊断方面的应用已得到越来越广泛的重视。如 Roche Molecular Systems 公司生产的诊断药物代谢缺乏症的细胞色素 P450 基因检测系统，是第一个获 FDA 批准上市的 DNA 微阵列检测产品。此外，Affymetrix 公司开发的判断是否携带艾滋病病毒的反转录酶基因 HIV 芯片和确定有无癌症可能的 P53 基因芯片也已成功应用于临床。再有，应用基因芯片也可以对胎儿进行有效的产前诊断与疾病筛查，防止患有先天疾病的婴儿出生，而婴儿出生后，也可采用芯片技术分析其基因图谱，预测他以后患有各种严重疾病如肿瘤、糖尿病、阿尔茨海默病等疾病的可能性，以便及时采取预防措施。因此，生物芯片在疾病诊断方面具有独特的优势，它可以通过一张芯片对患者进行多种疾病检测，同时，医务人员也可在极短时间内获得大量的患者疾病诊断信息。

五、降低新药申报淘汰率，提高批准率

利用生物芯片技术还可以对由于不良反应而放弃的药物进行重新评价，选取可适用的患者群，从而减少药物的不必要淘汰，提高新药批准率。比如，很多药品在一部分人群中效果很好，但另一部分人却可能出现比较严重的不良反应，因而不得不被淘

汰。若先用基因芯片技术检测患者的基因型，确定药品是否适合该患者，避免对不适合的患者用药，那么这种药物也可上市，为部分适合的患者提供药物治疗，可挽回新药开发的巨大成本。此外，根据遗传差异对患者分型，再进行新药临床试验，可以在不影响统计学结果的同时减少试验人数，从而降低费用和时间。这样，在将来的药品说明书上，可以将适用证和禁忌证改成适用基因型和禁忌基因型，从而使得药品可以针对不同个体的不同疾病，达到疗效更佳、副作用更小的目的。

六、分子生物学技术在中药研究中的应用

生物分子标记检测技术的迅猛发展使得从 DNA 分子水平检测生物体遗传变异成为可能，从而为中药材品种鉴定、亲缘关系分类和系统分类提供了有效方法。除此之外，DNA 序列分析技术、DNA 指纹图谱技术、高特异性 PCR 技术、等位基因特异 PCR 技术、序列特异扩增区技术、简单重复序列区间标记技术（inter – simple sequence repeat, ISSR）以及生物芯片技术等分子生物学技术为中药材的准确鉴别提供了更多新的技术手段。

再有，应用基因工程技术对药用植物次生代谢产物代谢途径进行调控，可以有效促进其目标产物的生物合成，去除或减少有毒的化学成分，改良药用植物品质。目前已在多种药用植物中进行了次级代谢产物相关合成基因的调控研究，如长春花、罂粟、紫草、青蒿、红豆杉、曼陀罗、颠茄、蛇根木等。

（谭树华）

第二章 基因、基因组与染色体

从 Mendel 提出"遗传因子"（genetic factor）的概念，到1953 年 Watson 和 Crick 发现 DNA 的双螺旋结构，基因（gene）由当初的抽象符号逐渐被赋予了具体的物质内容。从化学本质上来看，基因是 DNA 分子上特定的功能片段，是遗传信息的物质载体。所有生物的任何生命活动都直接或间接地由基因调控，都可从基因层次上探究其本质。而基因组（genome）是指一种生物体内的所有 DNA，包括所有的基因和基因间区域。染色体（chromosome）则是基因组的结构单位，每一条染色体由一个 DNA 分子和与它相结合的蛋白质组成，一般呈高度浓缩的状态。基因组的功能是通过一个个具体基因的功能来实现的。因此，只有弄清每个基因的结构和功能，才能阐明基因组的功能。专门研究基因组结构和功能的学科，称为基因组学（genomics）。

本章将主要介绍基因、基因组和染色体的基本概念以及它们之间的关系。

第一节 基 因

基因的概念随着生命科学的发展而不断完善，同时随着人们对基因功能认识的深入，所知的基因种类也日益增多。

一、对基因的认识

对基因的认识和研究大体上可分为三个阶段：①在 20 世纪 50 年代以前，主要从细胞的染色体水平上进行研究，属于基因的染色体遗传学阶段；②50 年代以后，主要从 DNA 大分子水平上进行研究，属于基因的分子生物学阶段；③最近 30 多年，由于重组 DNA 技术的完善和应用，人们改变了从表型到基因的传统研究途径，而能够直接从克隆目的基因出发，研究基因的功能及其与表型的关系，使基因的研究进入了反向生物学阶段（reverse biology）。

1. 基因的染色体遗传学阶段

1865 年，Mendel 根据豌豆杂交实验的结果，提出了"遗传因子"的概念。不过他当时所指的"遗传因子"仅仅是代表决定某个遗传性状的抽象符号。

1909 年，W. Johannsen 根据希腊文"给予生命"之义，创造了"基因"一词，代替了 Mendel 的"遗传因子"。不过，这时的"基因"仍然是一种抽象单位。

1925 年，Morgan 及其助手通过对果蝇的研究发现，一条染色体上有很多基因，一些性状的遗传行为之所以不符合 Mendel 的独立分配定律，是因为代表这些特定性状的基因位于同一条染色体上，彼此连锁而不易分离。这样，Morgan 首次将代表某一特定性状的基因同某一特定的染色体联系起来。他指出："种质必须由某种独立的要素组成，这些要素我们叫作遗传因子，或者更简单地叫作基因"。基因不再是抽象的符号，而是在染色体上占有一定空间的实体。因此基因被赋予了一定的物质内涵。

2. 基因的分子生物学阶段

尽管 Morgan 的出色工作使遗传的染色体理论得到普遍认同，但是人们对于基因的理解仍缺乏准确的物质内容。早期研究曾认为遗传物质是蛋白质，直到 1944 年 Avery 等人通过肺炎链球菌转化实验证明，控制某些遗传性状的物质不是蛋白质而是 DNA 分子，即基因的化学本质是 DNA。

1953 年，Watson 和 Crick 提出了 DNA 分子的双螺旋结构模型，阐明了 DNA 自我复制的机制，推测 DNA 分子中的碱基序列贮存了遗传信息。1961 年，Jacob 和 Monod 以及其他科学家相继发表了他们对调控基因的研究，证实了 mRNA 携带着从 DNA 到蛋白质合成所需要的信息；后来，Crick 提出"中心法则"，认为 DNA 通过转录和翻译控制蛋白质的合成，从而将 DNA 双螺旋结构与 DNA 功能联系起来。

在基因研究的分子生物学阶段，基因可理解为编码多肽、蛋白质或 RNA 所必需的全部核酸序列（通常是 DNA 序列），其表达分为转录和翻译两步，且受到严格的调控。

3. 基因的反向生物学阶段

长期以来，生物学家都是根据生物的表型去研究其基因型，而反向生物学是指利用重组 DNA 技术和离体定向诱变的方法研究结构已知基因的相应功能，在体外使基因突变，再导入体内，检测突变的遗传效应，即以表型来探索基因的结构和功能。

二、基因概念的扩展

分子生物学和分子遗传学的不断发展，特别是 DNA 分子克隆技术、DNA 序列的快速测定，以及核酸分子杂交技术等现代实验手段的不断涌现，为进一步深入研究基因结构和功能提供了条件，"跳跃基因"（jumping genes）、"断裂基因"（split genes）、"假基因"（pseudogene）和"重叠基因"（overlapping genes）等有关基因的新概念，丰富了对基因本质的认识。

1. 跳跃基因

跳跃基因即移动基因（movable genes）或转座子（transposon），可以从染色体基因组 DNA 上的一个位置转移到另一个位置，即进行转位或转座。

易位（translocation）和转座（transposition）是两个不同的概念。易位是指一条染色体发生断裂后，通过同另一条染色体断端连接转移到另一条染色体上。此时，染色体断片上的基因也随着染色体的重接而移动到新的位置。转座则是在转座酶（transposase）的作用下，转座子或是直接从原来位置上剪切下来，然后插入染色体新的位置；或是被复制一份，再插入到染色体上新的位置，而导致拷贝数增加。

2. 断裂基因或不连续基因

过去人们一直认为，基因的遗传密码是连续不断地排列在一起，形成一条没有间隔的完整的基因实体。但是通过对真核生物编码蛋白质基因的研究发现，在编码序列中间插有与编码氨基酸无关的 DNA 间隔区，这些间隔区称为内含子（intron），而编码区则称为外显子（exon）。含有内含子的基因称为断裂基因或不连续基因。

3. 假基因

有些基因核苷酸序列与相应的正常功能基因基本相同，但却不能合成出功能蛋白质，这些失活基因称为假基因，通常用 ψ 表示。1977 年，有人在爪蟾的 5S 基因家族中首先发现了假基因。后来，人们在珠蛋白基因家族、免疫球蛋白基因家族以及组织相容性抗原基因家族中也都发现了假基因。

许多假基因与具有功能的"亲本基因"（parental gene）连锁，而且其编码区及侧翼序列具有很高的同源性。这类基因被认为是由含有"亲本基因"的若干复制片段串联重复而成的，称为重复的假基因。珠蛋白基因家族中的假基因就属于这一类。

除了重复的假基因外，在真核生物的染色体基因组中还存在着一类加工的假基因（processed pseudogene）。这类假基因不与"亲本基因"连锁，结构与转录本相似而非与"亲本基因"相似，如都没有启动子和内含子，但在基因的 3′端都有一段连续的腺嘌呤短序列，类似 mRNA 3′端的 polyA 尾巴。这些特征表明，这类假基因是加工后的RNA 通过逆转录产生的 DNA 拷贝，称为加工的假基因。

4. 重叠基因

传统的基因概念把基因看作彼此独立的、非重叠的实体。但是，随着 DNA 测序技术的发展，在一些病毒中发现不同基因的核苷酸序列有时是可以共用的。也就是说，它们的核苷酸序列可以是彼此重叠的。这种具有独立性但使用部分共同序列的基因称为重叠基因或嵌套基因（nested genes）。

已知大肠埃希菌 ΦX174 噬菌体 DNA 共有 5387 个核苷酸。如果使用单一的可读框结构，它最多只能编码 1795 个氨基酸。按氨基酸的平均相对分子质量为 110 计算，该噬菌体所合成的全部蛋白质总的相对分子质量为 197 000。但实际测定发现，ΦX174 噬菌体共编码 11 种蛋白质，总的相对分子质量高达 262 000。1977 年，Sanger 等人测定了 ΦX174 噬菌体的核苷酸序列，发现它的一部分 DNA 能够编码两种不同的蛋白质，从而解释了上述矛盾。

根据 Sanger 等人的研究，ΦX174 – DNA 中存在两种不同的重叠基因。第一种是一个基因的核苷酸序列完全包含在另一个基因的核苷酸序列中。例如，B 基因位于 A 基因之中，E 基因位于 D 基因中，只是它们的读码结构不同，因此编码不同的蛋白质（图 2 – 1）。第二种类型是两个基因的核苷酸序列的末端密码子相互重叠。例如，A 基因终止密码子的 3 个核苷酸 TGA，与 C 基因的起始密码子 ATG 相互重叠了 2 个核苷酸；D 基因的终止密码子 TAA 与 J 基因的起始密码子 ATG 重叠了一个核苷酸。后来在 G4 病毒的单链环状 DNA 基因组中还发现三个基因共有一段重叠的 DNA 序列。

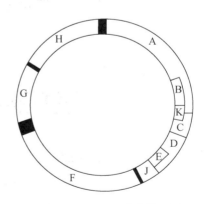

图 2 – 1　ΦX174 噬菌体 DNA
中的重叠基因

重叠基因的发现修正了关于各个基因的多核苷酸序列彼此分立、互不重叠的传统观念。目前在 ΦX174 噬菌体、G4 噬菌体以及一些病毒和少数真核基因中发现了重叠基因的现象。

三、基因的种类和结构

1. 基因的种类

基因按其功能主要分为三种。

（1）结构基因（structure gene） 结构基因是能决定某些多肽或蛋白质分子结构的基因。结构基因的突变可导致特定蛋白质或酶一级结构的改变。

（2）调控基因（regulator gene） 调控基因是具有调节控制结构基因表达功能的基因。调控基因的突变可以影响一个或多个结构基因的功能，导致多肽或蛋白质量或活性的改变。

（3）RNA 基因 有的基因只转录不翻译，如 rRNA 基因和 tRNA 基因，产物分别为rRNA 和 tRNA。

2. 基因的结构

原核生物和真核生物在基因的分子结构上具有一定的差别（图 2-2）。对于原核生物而言，其基因一般以多顺反子的形式存在，即功能相关的基因受同一个控制单位调控，转录产生的 mRNA 可同时编码两种甚至数种基因产物。每一个基因含有核糖体结合位点（ribosome－binding site，RBS），转录产生的富含嘌呤的 SD 序列可以与核糖体16S rRNA 3′端富含嘧啶的序列互补配对，帮助翻译的正确起始。而真核生物的基因一般以单顺反子的形式存在，编码单基因产物，不含 SD 序列，40S 核糖体与 mRNA 5′端的"帽子"结构相互作用，帮助翻译的正确起始。

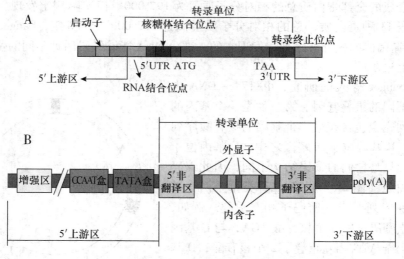

图 2-2 基因的典型结构

A：原核基因；B：真核基因

无论是原核生物还是真核生物，基因都可以分为编码区和非编码区。编码区含有可以被细胞质中翻译机器阅读的遗传密码，包括起始密码子（ATG）和终止密码子（TAA、TAG 或 TGA）。非编码区包括 5′非翻译区（5′－untranslated region，5′－UTR）和 3′非翻译区（3′－UTR），非编码区不会被翻译成多肽序列，但是对于基因遗传信息的表达却是必需的。真核生物基因的内含子也是一种特殊的非编码区。

　　一个基因的表达需要基因 5′端的启动子（promoter）序列与 RNA 聚合酶的正确识别和结合。基因 3′端的称为终止子（terminator）序列，具有转录终止功能。

四、基因的大小和数目

1. 基因的大小

　　真核生物中，由于内含子的存在，基因比实际编码蛋白质的序列要大得多。基因的大小与内含子的大小和数目有关，与外显子的大小没有必然的联系。与整个基因相比，编码蛋白质的外显子要小得多，大多数外显子编码的氨基酸数小于 100。内含子通常比外显子大得多，因此基因的大小取决于它所包含的内含子的长度。内含子之间也有很大的差别，大小从几百个碱基对到几万个碱基对不等。不同断裂基因含有的内含子数目不一定相同，内含子大小也会有差别。例如：鸡卵清蛋白的基因长达 7.7×10^3 bp，有 6 个内含子，经过剪接，最后成熟的 mRNA 只有 1872 nt。而抗肌营养不良蛋白的基因（dystrophin）长度在 2×10^6 nt 以上，共有 78 个内含子，而成熟的 mRNA 只有 1.4×10^4 nt。

　　进化过程中，断裂基因首先出现在低等的真核生物中。在酿酒酵母中，大多数基因是非断裂的，断裂基因所含外显子的数目也非常少，一般不超过 4 个，长度都很短。其他真菌基因的外显子也较少，不超过 6 个，长度不到 5 kb。在更高等的真核生物，如昆虫和哺乳动物中的大多数基因是断裂基因。昆虫的外显子一般不超过 10 个；哺乳动物则比较多，有些基因甚至有几十个外显子。

　　由于基因的大小取决于内含子的长度和数目，所以酵母和高等真核生物的基因大小差异很大。大多数酵母基因小于 2 kb，很少有超过 5 kb 的。而高等真核生物的大多数基因长度在 5 kb ~ 100 kb 之间。表 2 - 1 总结了一系列生物体的平均基因大小。

表 2 - 1　不同生物的平均基因大小

种类	平均外显子数目	平均基因长度（kb）	平均 mRNA 长度（kb）
酵母	1	1.6	1.6
真菌	3	1.5	1.5
藻虫	4	4.0	3.0
果蝇	4	11.3	2.7
鸡	9	13.9	2.4
哺乳动物	7	16.6	2.2

　　从低等真核生物到高等真核生物，其 mRNA 和基因的平均大小略有增加，平均外显子数目明显增加是真核生物的一种标志。在哺乳动物、昆虫和鸟类中，基因的平均长度几乎是其 mRNA 长度的 5 倍。

2. 基因的数目

　　从基因组的大小可以粗略地算出基因的数目。虽然一些基因通过选择性表达可以产生一个以上的产物，但这种现象并不常见，对基因数目的计算影响不大。

　　由于 DNA 中存在非编码序列，使计算产生误差，所以需要确定基因密度。为准确地确定基因数目，需要知道整个基因组的 DNA 序列。目前已知酵母基因组的全序列，其基因密度较高，平均每个可读框（open reading frame，ORF）为 1. 4 kb，基因间的平均分隔为 600 bp，即大约 70% 的序列为可读框。其中约一半基因是已知的基因或与已知基因有关的基因，其余是新基因。因此可推测未发现基因的数目。

表 2-2　不同生物的基因数目

物种	基因组大小（bp）	基因数目
人	$3. 3 \times 10^9$	20 500
果蝇	$1. 4 \times 10^8$	8750
酵母	$1. 3 \times 10^7$	6100
大肠埃希菌	$4. 2 \times 10^6$	4288
支原体	$1. 0 \times 10^6$	750
噬菌体 T4	$1. 6 \times 10^5$	200

如果不知道基因组的基因密度，就难以估计基因数目。通过基因分离鉴定可以知道一些物种的基因数目，但这只是一个最小值，真正的基因数目往往大得多。通过测序鉴定 ORF 也可以推测基因数目，但有的 ORF 可能不是基因，有些基因的外显子在分离时可能会断裂，这都导致过高估计基因数目，因此鉴定 ORF 可以得到基因数目的最大值。

另一种测定基因数目的方法是计算表达基因的数目。在脊椎动物细胞中平均表达 1 万~2 万个基因。但由于在细胞中表达的基因只占机体所有基因的一小部分，因此这个方法也不能准确估计基因数目。一般真核生物的基因是独立转录的，每个基因都产生一个单顺反子的 mRNA。但是秀丽隐杆线虫（C. elegans）的基因组是个例外，其中 25% 的基因能产生多顺反子的 mRNA，表达多种蛋白质，这种情况会影响对基因数目的测定。

通过突变分析可以确定必需基因的数量。如果在染色体一段区域充满致死突变，通过确定致死位点的数量就可得知这段染色体上必需基因的数量，然后外推至整个基因组，可以计算出必需基因的总数。利用这个方法，计算出果蝇的致死基因数为 5000。如果果蝇和人的基因组情况相同，可预测人有 10 万个以上致死基因。测定的致死位点的前提是必需基因的数目必然小于基因总数。通过确定酵母的必需基因比例发现当在基因组中随机引入插入突变时，只有 12% 是致死的，14% 阻碍生长，大多数插入没有作用。因为插入序列携带了转录终止信号，所以应该阻碍所插入基因的表达，由此推测出酵母表达基因中 40% 是非必需基因。这是因为许多基因是多拷贝的，存在冗余基因。

五、基因家族与重复基因结构

（一）基因家族

基因家族（gene family）是真核生物基因组中来源相同、结构相似、功能相关的一组基因。其中大部分有功能的家族成员之间相似程度很高，但有些家族成员间的差异很大，甚至有无功能的假基因。基因家族的成员在染色体上的分布形式是不同的，有些基因家族的成员在特殊的染色体区域上成簇存在，而另一些基因家族的成员在整个染色体上广泛地分布，甚至可存在于不同的染色体。

根据家族成员的分布形式，可以把不同的基因家族分为成簇存在的基因家族（clustered gene family）即基因簇（gene cluster）以及散布的基因家族（interspersed gene family）。

1. 基因簇

基因家族的各成员紧密成簇排列成大段的串联重复单位，定位于染色体的特殊区域。它们是同一个祖先基因扩增的产物。也有一些基因家族的成员在染色体上的排列并不十分紧密，中间可能包含一些无关序列，但大多数分布在染色体上相对集中的区域。基因簇中也包括没有生物功能的假基因。通常基因簇内各序列间的同源性大于基因簇间的序列同源性。

2. 散布的基因家族

家族成员在 DNA 上无明显的物理联系，甚至分散在多条染色体上。各成员在序列上有明显差别，其中也含有假基因。但这种假基因与基因簇中的假基因不同，它们来源于 RNA 介导的转座作用。

（二）重复基因结构

除了基因家族外，染色体上还有大量无转录活性的重复 DNA 序列家族，主要是基因以外的 DNA 序列。重复序列有两种组织形式：一种是串联重复 DNA，成簇存在于染色体的特定区域；另一种是散布的重复 DNA，重复单位并不成簇存在，而是分散于染色体的各个位点上，来源于 RNA 介导的转座作用。散布的重复序列家族的许多成员是可转移的元件，是不稳定的，可转移到基因组的不同位置。

1. 串联重复 DNA

有些高度重复 DNA 序列的碱基组成和浮力密度同主体 DNA 有区别，在浮力密度梯度离心时，可形成不同于主 DNA 带的卫星带，称为卫星 DNA。卫星 DNA 由串联重复 DNA 序列组成，这些序列一般对应于染色体上的异染色质区域。有些高度重复序列的碱基组成与主体 DNA 相差不大，不能通过浮力密度梯度离心法分离，但可以通过其他方法鉴定（如限制性作图），这样的 DNA 序列称为隐蔽卫星 DNA（cryptic satellite DNA）。

根据重复单位的大小，这些非编码的高度重复序列可以进一步分为卫星 DNA（satellite DNA）、小卫星 DNA（minisatellite DNA）和微卫星 DNA（microsatellite DNA）三类。

卫星 DNA 由长串联重复序列组成，一般对应于染色体上的异染色质区域；小卫星 DNA 由中等大小的串联重复序列组成，位于靠近染色体末端的区域，也可分散在核基因组的多个位置上，一般没有转录活性；微卫星 DNA 是由更简单的重复单位组成的小序列，分散于基因组中，大多数重复单位是二核苷酸，少数为三核苷酸和四核苷酸的重复单位。

2. 散布的重复 DNA

与串联重复序列组织形式不同的另一种重复序列是以散在方式分布于基因组内的散在重复序列。根据重复序列的长短不同，可以分为短散布元件（short interspersed element，SINE）和长散布元件（long interspersed element，LINE）。SINE 的重复序列长度在 500 bp 以下，在人基因组中的重复拷贝数达 10 万以上。LINE 的重复序列在

1000 bp以上，在人类基因组中有上万份拷贝。所有真核生物中都具有 SINE 和 LINE，但比例不同，如果蝇和鸟类含 LINE 较多，而人和蛙中则含 SINE 较多。

第二节　基因组

基因组（genome）一词最早出现于1922年，指的是单倍体细胞中所含的整套染色体 DNA。现在认为，基因组指的是细胞或生物体中所有的 DNA，包括所有的基因和基因间隔区域。

原核生物基因组就是原核细胞内构成染色体的一个 DNA 分子。真核生物有细胞核，染色体位于细胞核内，所以真核生物的核基因组是指单倍体细胞核内整套染色体所含有的 DNA 分子。除了核基因组以外，真核细胞内还有细胞器基因组，即动物细胞和植物细胞的线粒体基因组以及存在于植物细胞的叶绿体基因组。

一、原核生物基因组

在原核生物中有两类 DNA 分子：一是染色体 DNA，携带了细胞生存和繁殖所必需的所有遗传信息；二是质粒，是细胞核外独立存在的 DNA 分子，与细胞的生长没有必然的关系。

1. 细菌染色体

与真核生物不同，细菌并不具有明显的染色体形态特征。通常，细菌的遗传物质形成一个致密的凝集区或一系列凝集区，占据细胞内大约三分之一的体积，称为类核。在大肠埃希菌的类核中，DNA 占80%，其余为 RNA 和蛋白质。用 RNA 酶或蛋白酶处理类核，可使之由致密变得松散，表明 RNA 和某些蛋白质起到了稳定类核的作用。

原核生物一般只有一个染色体即一个 DNA 分子。但是在不同生长条件下，染色体分子可能有一个、两个甚至更多的拷贝。例如，当大肠埃希菌在适宜的生长培养基中培养时，可以有四个以上的染色体拷贝。

2. 质粒和噬菌体

质粒是细菌染色体外的可以自主复制的 DNA 分子。大多数质粒都是环状超螺旋双链 DNA，称为共价闭合环状分子。在一些链霉菌属和个别的粘球菌属中，发现有线性质粒。质粒的大小是可变的，从几百碱基对到几十万碱基对不等。细胞中质粒 DNA 分子一般具有稳定的拷贝数。正常生理条件下，其拷贝数在世代之间保持不变。

噬菌体是以细菌为寄主的病毒。噬菌体被一层蛋白包膜覆盖，可以在细菌外生存，再结合到细菌上。噬菌体由两类生物大分子组成，即蛋白质和核酸。每一种病毒颗粒只具有一种类型的核酸。

噬菌体的核酸，最常见的是双链线性 DNA。此外也有双链环状 DNA、单链环状 DNA、单链线性 DNA 以及单链 RNA 等多种形式。

二、真核生物细胞核基因组

大多数真核生物基因组包含于细胞核内，但大部分 DNA 序列并不编码蛋白质。

1. C 值与 C 值矛盾

一个单倍体基因组的全部 DNA 含量总是恒定的，这是物种的一个特征，通常被称为该物种的 C 值（C－value）。不同物种的 C 值差异很大，但生物体的复杂性和 DNA 含量之间并不总是正相关的，这种现象称为 C 值矛盾（C－value paradox）。它表现在两个方面：一是与预期的编码蛋白质的基因数量相比，基因组 DNA 的含量过多；二是一些物种之间的复杂性变化范围并不大，但是 C 值却有很大的变化。

2. 重复序列

根据 DNA 序列复性动力学特征的不同，真核生物基因组序列包括三种类型（图 2－3）。

（1）快复性组分（第一相），占总 DNA 的 25%；

（2）中度复性成分（第二相），占总 DNA 的 30%；

（3）慢复性组分（第三相），占总 DNA 的 45%。

慢复性组分即非重复序列，是原核生物基因组中的唯一成分，也是真核生物中的主要成分。在真核生物中，非重复序列相对于重复序列的比例变化较大。在低等真核生物中，大多数 DNA 是非重复序列，只有不足 20% 的 DNA 是重复序列；在高等真核生物如动物细胞中，一半的 DNA 是重复序列；在植物和两栖类动物中，重复序列可能超过 80%。非重复序列在基因组中不是绝对的唯一，但也仅有很少的拷贝（少于 3~4 个拷贝）。

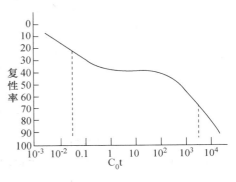

图 2－3　真核生物 DNA 复性动力学常数

快复性组分和中度复性组分分别是高度重复序列和中度重复序列。中度重复序列在基因组中一般有十个到几百个拷贝，一般是非编码序列，在基因调控中起重要作用，如人的 *Alu* 序列家族。高度重复序列有几百到几百万个拷贝，如 rRNA 基因和某些 tRNA 基因。

三、细胞器基因组

除了在低等真核生物中有一些线性的细胞器 DNA 外，大多数真核生物中细胞器基因组都是环状非重复 DNA 序列。细胞中有多个细胞器（线粒体、叶绿体），因此有多个独立存在的细胞器基因组。细胞器蛋白质的来源有两个，一是自身 DNA 编码，二是核基因编码。

1. 线粒体基因组

线粒体 DNA 多为共价闭环 DNA，并有多个拷贝。动物细胞线粒体基因组比较小，人、鼠和牛的线粒体基因组都只有 16.5 kb（图 2－4）。与核 DNA 相比，线粒体 DNA 所占的比例不到 1%。酵母线粒体基因组很大，例如酿酒酵母的线粒体基因组为 84 kb。

线粒体有自己的蛋白质合成体系，其中 rRNA 和 tRNA 均由线粒体自身基因组编码合成。线粒体 tRNA 比核基因编码的 tRNA 要小，其 RNA 聚合酶、氨酰 tRNA 合成酶和核糖体蛋白质均由核基因编码，但却是细胞器专用的，不同于细胞质中的蛋白质合成系统。

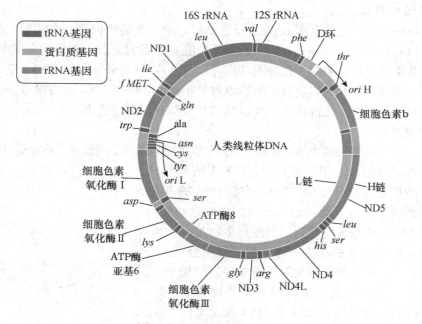

图2-4 人类线粒体基因组

线粒体中其他蛋白质的合成也常常由核基因和线粒体基因共同参与。在酵母线粒体中，ATP合酶由 F_0 和 F_1 两个单位组成。其中跨膜因子 F_0 的三个亚基由线粒体基因组编码，而可溶性的 F_1 – ATP合酶的5个亚基由核基因组编码。细胞色素 c 氧化酶的各亚基也是核基因组和细胞器基因组共同编码的。细胞色素 bc_1 复合物的一个亚基由线粒体基因组编码，其他六个亚基由核基因组编码。

2. 叶绿体基因组

叶绿体基因组相对来说比较大，高等植物的有140 kb，低等真核生物的有200 kb。叶绿体基因组可编码与蛋白质合成有关的 rRNA 和 tRNA，以及大约50种蛋白质，包括 RNA 聚合酶和一些核糖体蛋白。

叶绿体的蛋白质合成系统与细菌的很相似，许多核糖体蛋白质与大肠埃希菌的同源，RNA 聚合酶各亚基的基因与大肠埃希菌的核心酶基因同源，但是编码 β′ 亚基的基因含有一个内含子。叶绿体的内含子分为两类，一类位于 tRNA 基因上，类似酵母核 tRNA 基因的内含子；一类位于编码蛋白的基因上，类似线粒体的内含子。

叶绿体的作用是进行光合作用，大多数叶绿体基因产物是类囊体膜的成分或与氧化还原反应有关的酶。有些复合物与线粒体复合物一样，一部分亚基由细胞器基因组编码，而另一部分亚基由核基因组编码。

在已经鉴定的叶绿体基因中，45个基因编码 RNA，27个基因编码蛋白质，其中18个基因编码类囊体膜的蛋白质，10个基因的产物与电子传递功能有关。

四、基因组计划

"人类基因组计划（human genome project，HGP）"和"曼哈顿原子弹计划""人类登月计划"一起被誉为二十世纪科学史上的三个里程碑。

　　1985 年 5 月，美国能源部正式提出开展人类基因组的测序工作，形成了能源部的"人类基因组计划"草案。1986 年，美国生物学家 Renato Dulbecco 在 *Science* 上首次提出人类基因组计划的设想，并建议组织国家级和国际级的项目来进行这方面的研究。1986 年 3 月，美国能源部在召开的一次专门会议上，正式提出实施测定人类基因组全顺序的计划。1988 年 4 月，国际人类基因组织（HUGO）成立。1988 年 10 月，美国能源部和美国国立卫生研究院达成协议，共同管理和实施这一计划。1990 年 10 月，由美国国会批准正式启动 HGP 研究。中国于 1987 年在"863 计划"中开始设立人类基因组研究课题。2003 年，人类基因组草图宣布完成。

　　人类基因组计划是一项国际性的研究计划，目的是通过以美国为主的全球性的国际合作，在大约 15 年的时间里完成人类 24 条染色体的基因组作图和 DNA 全长序列分析，进行基因的鉴定和功能分析。人类基因组计划的最终目的是确定人类基因组所携带的全部遗传信息，并确定、阐明和记录组成人类基因组的全部 DNA 序列。

　　具体任务有以下五个方面。

　　（1）基因组作图（genome mapping）　　绘制两大人类基因组图谱，即遗传连锁图谱（genetic linkage map）和物理图谱（physical map）。遗传连锁图谱是通过家谱分析和遗传性状的连锁分析而建立的；物理图谱是通过对构成人类基因组的 DNA 的化学测定而绘制的，包括限制酶切图谱、排序的 DNA 克隆库以及对表达基因或无特征（功能不清）的 DNA 片段的低分辨图谱。所有图谱的目的都是把有关基因的遗传信息，按其在染色体上相对位置线性地系统地排列出来。

　　（2）基因组测序（genome sequencing）　　基因组的核苷酸顺序是分辨率最高的物理图谱，就人类而言，要排出 30 多亿个核苷酸的顺序。同时测定其他生物的基因组顺序，以便与人类基因组进行比较研究。

　　（3）基因识别（gene identification）　　在作图、基因定位和测序的同时，识别出基因的序列，设法克隆基因，以及着手研究基因的生物学功能。

　　（4）模式生物（model organism）研究　　从模式生物获得的数据资料，可以为人类基因组的研究进行技术的探索和经验的积累。有助于阐明人类的生物学规律。常用的模式生物有大肠埃希菌、酵母菌、线虫、斑马鱼、拟南芥、果蝇和小鼠等。

　　（5）发展生物信息学和计算机学　　随着基因组研究的开展，全球相关实验室每天都产生大量的数据，其中包括 DNA 测序、蛋白质的氨基酸序列、基因组作图标记与定位等。涉及数据的收集、甄别、组装、诠释、分配和使用等各个环节，因此，需要建立各种类型的数据库，发展新的计算机设备和软件，使生物学同信息科学和计算机科学紧密结合，形成了生物信息学（bioinformatics）和计算生物学（computational biology）。

　　人类基因组计划的成果不但可以揭示人类基因组携带的全部遗传信息，而且人类 6 千多种单基因遗传性疾病和严重危害人类健康的多基因易感性疾病的致病机制有望得到阐明，为这些疾病的诊断、治疗和预防奠定基础。同时，人类基因组计划的实施还带动了医药业、农业和工业等相关行业的发展，将产生极其巨大的经济效益和无法估量的社会效益。但是，这一计划的实施也带来了有关社会学、伦理学和法学等各方面的争论，因此应该充分考虑彻底破解人类遗传信息可能带来的对人类工作、学习和生活等各方面的影响，合理地、有限制地利用人类基因组计划的研究成果，最大限度地造福人类。

五、基因组学

1986 年，美国科学家 Thomas Roderick 提出了基因组学的概念，指对所有基因进行基因组作图（包括遗传图谱、物理图谱、转录图谱）、核苷酸序列分析、基因定位和基因功能分析的一门科学。因此，基因组研究应该包括两方面的内容，以全基因组测序为目标的结构基因组学（structural genomics）和以基因功能鉴定为目标的功能基因组学（functional genomics）。结构基因组学代表基因组分析的早期阶段，以建立生物体高分辨率遗传图谱、物理图谱和大规模测序为基础。功能基因组学代表基因分析的新阶段，是利用结构基因组学提供的信息系统地研究基因功能，以高通量、大规模的实验方法以及统计与计算机分析为特征。随着人类基因组作图和基因组测序工作的完成，当前的研究重心已转移到功能基因组学上。

（一）结构基因组学

结构基因组学的内容包括基因组作图和基因组测序。

1. 基因组作图

人类的单倍体基因组分布在 22 条常染色体和 X、Y 性染色体上，最大的 1 号染色体有 263 Mb，最小的 21 号染色体也有 50 Mb。人类基因组计划的首要目标是测定全部 DNA 序列，但由于人的染色体不能直接用于测序，因此人类基因组计划的第一阶段是要将基因组这一巨大的研究对象进行分解，将其分为容易操作的小的结构区域，这个过程简称为染色体作图。根据使用的标记和手段的不同，染色体作图可以分为遗传连锁作图和物理作图。

（1）遗传学图又称连锁图谱（linkage map） 它是以遗传多态性（在一个遗传位点具有一个以上的等位基因，在群体中的出现频率皆高于 1% 的遗传标记）为"路标"，以遗传学距离［在减数分裂事件中两个位点之间进行交换、重组的百分率，1% 的重组率称为 1 cM（centi Morgan）］为图距的基因组图。遗传图谱的建立为识别基因和完成基因定位创造了条件。

人类基因组遗传连锁图的绘制需要应用多态性标记。人的 DNA 序列上平均每几百个碱基中就会出现一些变异（variation），这些变异通常不产生病理性后果，并按照 Mendel 遗传规律由亲代传给子代，从而在不同个体间表现出不同，因而被称为多态性（polymorphism）。现在的多态性标记主要有三种。

①限制性片段长度多态性（restriction fragment length polymorphism，RFLP） RFLP 是第一代标记，用限制性内切酶特异性切割 DNA 链，由于 DNA 的一个"点"上的突变可以造成能切与不能切两种状况，因而产生不同长度的等位片段，可用凝胶电泳显示多态性，用于基因突变分析、基因定位和遗传病基因的早期检测等方面。

②DNA 重复序列的多态性标记 人类基因的多态性多由重复序列造成。重复序列的多态性有小卫星 DNA 多态性或不同数目的串联重复（variable number of tandem repeats，VNTR）的多态性和微卫星的 DNA 多态性等多种。

其中小卫星 DNA 重复序列或 VNTR 的多态性，指的是基因组 DNA 中有数十到数百个核苷酸片段的重复，重复的次数在人群中有高度变异，总长不超过 20 kb，是一种遗传信息量很大的标记物，可以用 Southern 杂交或 PCR 进行检测。微卫星 DNA 重复序列（microsatellite）或短串联重复（short tandem repeats，STR）多态性，是基因组中由 1~6 个碱基的重复，如（CA）$_n$ 和（GT）$_n$ 等产生的，以 CA 重复序列的利用度为最高。微卫星 DNA 重复序列在染色体 DNA 中散在分布，其数量可达 5 万~10 万，是目前最有用的遗传标记。第二代 DNA 遗传标记多指 STR 标记。

③单核苷酸多态性标记（single nucleotide polymorphism，SNP）　这是在 1996 年由 E. Lander 提出的，被称为"第三代 DNA 遗传标记"。与第一代 RFLP 及第二代 STR 以长度差异作为遗传标记不同的是，这种遗传标记的特点是单个碱基的置换，而且 SNP 的分布密集，每千个核苷酸中可出现一个 SNP 标记位点，在人类基因组中有 300 万个以上的 SNP 遗传标记，这基本达到了人类基因组多态位点数目的极限。这些 SNP 标记以同样的频率存在于基因组编码区或非编码区。

每个 SNP 位点通常仅含两种等位基因——双等位基因（biallelic），其变异不如 STR 繁多，但数目比 STR 高出数十倍到近百倍，因此被认为是应用前景最好的遗传标记物。

（2）物理图谱（physical map）　物理图谱通常由 DNA 的限制酶酶切片段或克隆的 DNA 片段有序排列而成，其基本单位是 kb 或 Mb。物理图谱反映的是 DNA 序列上两点之间的实际距离，而遗传图谱则反映这两点之间的连锁关系。在 DNA 交换频繁的区域，两个物理位置相距很近的基因或 DNA 片段可能具有较大的遗传距离，而两个物理位置相距很远的基因或 DNA 片段则可能因该部位在遗传过程中很少发生交换而具有很近的遗传距离。

人类基因组的物理图包含了两层意思。首先，基因组的物理图需要大量定位明确、分布较均匀的序列标记，这些序列标记可以用 PCR 方法扩增，被称为序列标签位点（sequence tagged sites，STS）。其次，在大量 STS 的基础上构建覆盖每条染色体的大片段 DNA 的连续克隆系（contig），为最终完成全序列的测定奠定基础。这种连续克隆系的构建最早建立在酵母人工染色体（yeast artificial chromosome，YAC）上。YAC 可以容纳几十万至几百万碱基对大小的 DNA 插入片段，构建覆盖整条染色体所需的独立克隆数最少。但 YAC 系统中的外源 DNA 片段容易发生丢失、嵌合而影响最终结果的准确性。二十世纪九十年代发展起来的细菌人工染色体（bacterial artificial chromosome，BAC）系统克服了 YAC 系统的缺陷，具有稳定性高、易于操作的优点，在构建人类基因组的物理图谱中得到了广泛应用。BAC 的插入片段达 80 kb~300 kb，构建覆盖人类全部基因组的 BAC 连续克隆系约需 3×10^5 个独立克隆（15 倍覆盖率，BAC 插入片段平均长 150 kb）。除了上述两种系统，在构建人类基因组的物理图谱中所利用的系统还有 P1 噬菌体（bacteriophage P1）和 P1 来源的人工染色体（P1-derived artificial chromosome，PAC），这两种载体可插入片段最大分别是 125 kb 和 300 kb。

从精细的物理图出发，排出对应于特定染色体区域的重叠度最小的 BAC 连续克隆系后，就可以对其中的 BAC 逐个进行测序。进行 BAC DNA 测序的基本测序步骤是：①将待测的 BAC DNA 随机打断，选取其中较小的片段（约 1.6 kb~2 kb）；②将这些片段克隆到测序载体中，构建出随机文库；③挑选随机克隆进行测序，达到对 BAC

DNA 8~10 倍的覆盖率；④将测序所得的相互重叠的随机序列组装成连续的重叠群；⑤利用步移（walking）或引物延伸等方法填补存在的缝隙；⑥获得高质量、连续并且真实的完成序列。对一个 BAC 克隆而言，其内部所有缝隙被填补后的序列称为完成序列；而对一段染色体区域或一条染色体而言，序列的完成是指覆盖该区域的 BAC 连续克隆系之间的缝隙被全部填补。

依照美国国立卫生研究院（NIH）和能源部联合制定的标准，最终的完成序列需要同时满足以下三个条件：①序列的差错率低于万分之一；②序列必须是连贯的，不存在任何缺口（gap）；③测序所采用的克隆必须能够真实地代表基因组结构。

2. 基因组测序

（1）全基因组的"鸟枪法"（shot-gun method）测序策略 全基因组的"鸟枪法"测序策略，是指在获得一定的遗传和物理图谱信息的基础上，绕过建立连续的 BAC 克隆系的过程，直接将基因组 DNA 分解成小片段，进行随机测序，并辅以一定数量的 10 kb 克隆和 BAC 克隆的末端测序结果，在此基础上进行序列拼接，直接得到待测基因组的完整序列。这一策略从一提出就受到质疑，并不为主流的公共领域所采纳。1995 年，由 Craig Venter 领导的基因组研究所（The Institute of Genomic Research，TIGR）将这种方法应用于对嗜血流感杆菌（*H. influenzae*）全基因组的测序中，成功测定了它的全基因组序列。该方法随后在对包括枯草杆菌、大肠埃希菌等 20 多种微生物的基因组测序中得到了成功的应用。1998 年 Celera 公司宣布计划采用全基因组的"鸟枪法"测序策略，在 2003 年底前测定人类的全部基因组序列。接着，该公司与加州大学伯克利分校合作，仅用了 4 个月的时间，就用全基因组的"鸟枪法"测序策略完成了果蝇基因组 120 Mb 的全序列测定和组装，证明了这一技术路线的可行性，成为利用同一策略进行人类基因组测序的一次预实验。

（2）cDNA 测序 人类基因组中基因约占总序列的 5%，对这一部分序列进行测定可以发现新的基因。由于与重要疾病相关的基因或具有重要生理功能的基因具有潜在的应用价值，使得互补 DNA（complementary DNA，cDNA）测序受到制药工业界和研究机构的青睐，纷纷投入重金进行研究并抢占专利。cDNA 测序的研究重点首先放在表达序列标签（expressed sequence tag，EST）测序，根据 EST 测序的结果可以获得基因在研究条件下的表达特征，比较不同条件下（如正常组织和肿瘤组织）的 EST 测序结果可以获得丰富的生物学信息（如基因表达与肿瘤发生、发展的关系）。其次，利用 EST 可以对基因进行染色体定位。至 2005 年 5 月 13 日，公共数据库内有 2000 多万条 EST（其中人类 EST 有 600 多万），更多的 EST 和全长 cDNA 则掌握在一批以基因组信息为产品的生物技术公司手中。

随着研究的深入，EST 测序固有的局限性变得日益显著。首先，由于文库构建的原因，绝大多数 EST 分布在基因的 3′端，数据库中代表基因 5′上游信息的 EST 只占很小的比例。其次，EST 的长度都在 300~500 bp 之间，仅从 EST 中很难获得基因结构的全部信息（如基因的不同拼接形式）。鉴于此，目前 cDNA 研究的热点已由 EST 转变为全长 cDNA 研究。为了获得全长 cDNA，除了利用 cDNA 末端快速扩增法（rapid amplification of cDNA ends，RACE）得到 cDNA 末端（主要是 5′端）的序列以外，另外一个关键是构建高质量的全长 cDNA 文库。常用的方法是利用 mRNA 的 5′

端帽子结构合成 cDNA，提高全长 cDNA 的比例，分离合成产物的大片段部分构建文库。对于表达丰度很低的基因，可采用校正 cDNA 文库加以识别。此外，根据基因组 DNA 序列分析基因结构，以指导全长 cDNA 的克隆，也可望加快全长 cDNA 研究的步伐。

（3）DNA 测序技术的发展　　随着人类基因组计划的开展，DNA 测序技术得到了不断地发展。荧光染料和激光共聚焦技术的应用，使得 DNA 序列测定实现了从手工到自动化的飞跃。随后，高质量的聚合酶和高度敏感的荧光染料的出现，也使得序列测定的质量和精度不断提高。同时，制造工艺的提高，使得以薄板凝胶系统为基础的测序仪实现了高通量产出。以 ABI 377 为例，一台测序仪每次可以测定 96 个样品，每条序列的平均长度可以达到 500 ～ 750 bp，每天可以完成 2 ～ 3 轮序列测定。20 世纪 90 年代后期，以 MegaBACE 和的 ABI 3700 为代表的毛细管电泳仪的问世，极大地提高了序列测定的产出量。由于毛细管电泳所需时间短，这些电泳仪一天可以完成 6 ～ 8 轮序列测定，每轮可以测定 96 ～ 384 个样品，自动化程度也得到了很大提高，极大地促进了人类基因组计划的发展。

（4）模式生物体的基因组测序　　人类基因组计划除了要完成人类基因组的作图、测序外，还对一批重要的模式生物，如大肠埃希菌、面包酵母、线虫、果蝇、拟南芥菜和小鼠等的基因组进行研究。低等的模式生物的基因组结构相对较简单，对其进行全基因组作图测序可以为人类基因组的研究进行技术探索和经验积累。更重要的是，这些研究一方面有助于人们在基因组水平上认识进化规律；另一方面，可以通过对不同生物体中的同源基因的研究，以及利用模式生物体的转基因、基因敲除（gene knockout）和基因敲减等方法研究基因的功能。随着遗传图谱和物理图谱的进一步完善，测序技术的进一步改进以及测序成本的降低，对其他各种模式生物体，尤其是基因组很大的哺乳类动物和植物基因组的测序工作将会不断展开。1997 年，大肠埃希菌的全基因组序列测定工作完成。随后，在国际多方合作的基础上，面包酵母、线虫和果蝇的全基因组序列相继得到测定。我国科学家在完成了对水稻基因组的物理图谱的绘制工作以后，对它的全序列测定工作也已经开始。2000 年 4 月 4 日，水稻基因组的工作草图测定完成。2002 年 5 月 6 日，最重要的模式生物小鼠基因组的序列草图测定完成。

（5）人类基因组的测序　　在世界各国科学家的努力下，人类基因组测序工作顺利开展，并取得了巨大的进展。与此同时，由于人类基因组计划将在医药行业带来的巨大应用前景，许多私营公司纷纷投入巨资开展自己的测序计划。1998 年，Celera 公司宣布将在 3 年时间内完成人类基因组全序列的测定工作，建立用于商业开发的数据库，并对一大批重要的人类基因注册专利。面对私营领域的挑战，公共领域的测序计划也加快了步伐。2000 年 6 月 25 日，美国、英国、日本、法国、德国和中国的 16 个测序中心或协作组获得了占人类基因组 21.1% 的完成序列及覆盖人类基因组 65.7% 的工作草图，两者相加达到 86.8%。同时，对整条染色体的精细测序也获得突破性进展。1999 年 12 月，英国、日本、美国、加拿大和瑞典科学家共同完成了人类 22 号染色体的常染色体部分共 33.4 Mb 的测序。2001 年 2 月 15 日，国际公共领域人类基因组计划和美国的 Celera 公司分别在 *Nature* 和 *Science* 杂志上公布了人类基因组序列工作草图，完成全基因 DNA 序列 95% 的测序。2003 年 4 月 14 日，人类基因组序列图绘制成功，全基因组测序完成 99%。

（二）功能基因组学

功能基因组学以全面研究所有基因功能为中心，并结合基因功能解决生物医学中的基础和应用问题，这些功能直接或间接与基因转录有关，因此狭义的功能基因组学是研究细胞、组织和器官在特定条件下的基因表达。广义地讲，功能基因组学是结合基因组来定量分析不同时空表达的 mRNA 谱、蛋白质谱和代谢产物谱，所有高通量研究基因组功能都归于功能基因组学的研究范畴。功能基因组学除了转录组学、蛋白质组学外，还包括在此基础上产生的不同分支，如比较基因组学和进化基因组学等，即以 – omics 为后缀的新学科。

基因多态性研究也是功能基因组学的研究内容之一，它虽然属于结构基因组学的范畴，但与功能基因组学密不可分，重点研究基因多态性与表型的关系，因此是功能基因组学研究中必不可少的内容。

人类功能基因组学涉及众多新技术，包括生物信息学技术、生物芯片技术、转基因和基因敲除技术、酵母双杂交技术、基因表达谱系分析、蛋白质组学技术和高通量细胞筛选技术等。以解决有关基因功能研究中的基本问题，如基因何时开始表达，基因表达产物定位于何处，该基因将与其他哪些基因相互影响，该基因如出现突变将会导致什么后果等。

1. 蛋白质组学

蛋白质组的概念是 1994 年提出的，但在 20 世纪 80 年代初，在基因组计划提出之前，就有人提出过类似的蛋白质组计划，旨在分析细胞内所有的蛋白质。但由于种种原因，这一计划被搁浅。20 世纪 90 年代初期，各种技术已比较成熟，在这样的背景下，经过各国科学家的讨论，才提出蛋白质组这一概念。1996 年，澳大利亚建立了世界上第一个蛋白质组研究中心。随后，丹麦、加拿大、日本和瑞士相继成立了蛋白质组研究中心。2001 年 4 月，在美国成立了国际人类蛋白质组研究组织（human proteome organization，HUPO），欧洲、亚太地区也都成立了区域性蛋白质组研究组织，试图通过合作的方式，融合各方面的力量，完成人类蛋白质组计划（human proteome project）。

蛋白质组学的研究内容大致可以分为两大类：结构蛋白质组学和功能蛋白质组学。前者的主要研究方向包括蛋白质氨基酸序列以及三维结构的解析、种类分析和数量确定，后者则以蛋白质的功能和相互作用为主要目标。

（1）蛋白质分离　迄今为止大通量分离蛋白质的主要方法是双向电泳（two – dimensional electrophoresis）。这项技术起源于 20 世纪 70 年代，应用了 20 多年并已建立了多种不同细胞及组织类型的资料库。双向电泳是依据蛋白质在等电点和相对分子质量的不同在电场中将不同蛋白质分开，先进行一次等电聚焦，然后再沿着等电聚焦电泳条带垂直方向进行十二烷基磺酸钠 – 聚丙烯酰胺凝胶（SDS – PAGE）电泳，结果在平面聚丙烯酰胺凝胶上形成一个二维的图谱。通常一块普通的二维凝胶可以分辨出 2000 个蛋白质，即使最熟练的技术员用最好的凝胶也只能分辨出 11 000 个蛋白质。

（2）蛋白质分析　蛋白质经二维电泳分离后，可以将单个的蛋白样点从凝胶中切割出来，用蛋白水解酶消化成多个多肽片段，用蛋白质谱仪进行分析。目前主要有两种方法：基质辅助激光解析电离飞行质谱（matrix – assisted laser desorption inoization – time of flight mass spectrometry，MALDI – TOF MS）和电喷雾电离随机质谱（electrospray ionization – tandem mass spectrometry，ESI – tandem MS）。前者可获得多肽片段质量的资讯，后者可获得多肽片段的详细资料。虽然两种操作的方式截然不同，但其原理都是带电粒子在磁场中运动的速度和轨迹依粒子的质量与携带电荷比的不同而变化，从而来判断粒子的质量和特性。

（3）蛋白质相互作用　在细胞的生命进程中，大多数蛋白质通过直接的物理相互作用与其他蛋白质共同行使功能。通过掌握能够与某种蛋白质发生相互作用的一些蛋白质的特性，便可推断出该蛋白的功能。例如，一个功能未知蛋白被发现与一系列和细胞生长有关的蛋白有相互作用，那么可以推测该未知蛋白参与了类似的细胞生长过程。因此绘制细胞中蛋白 – 蛋白相互作用的图谱，对了解这种细胞的生物学属性有重大意义。

酵母双杂交系统是广泛运用于体内蛋白 – 蛋白相互作用研究的一种重要方法；蛋白质芯片可以用于蛋白质相互作用的体外研究。目前许多大规模研究蛋白 – 蛋白相互作用的蛋白芯片正在研发当中。基于现已掌握的基因组测序信息，计算机分析也已经被广泛运用于推测蛋白质之间的功能性相互作用。

2. 生物信息学

生物信息学是20世纪80年代末开始，随着基因组测序数据迅猛增加而逐渐兴起的一门新兴学科，是利用计算机对生命科学研究中的生物信息进行存储、检索和分析的科学。其研究内容主要是利用计算机存储核酸和蛋白质序列，选择科学算法，编制相应的软件对序列进行分析、比较与预测，从中发现规律。

（1）生物信息学数据库　目前，已经有美国的GenBank，欧洲的EMBL和日本的DDBJ等国际性DNA数据库，用户可以通过光盘或其他存储媒体以及互联网获得这些序列，包括最新的序列。蛋白质的一级结构也建立了相应的数据库，其中著名的有PIR和SWISS – PORT等；迄今为止，已经有约6000种蛋白质的空间结构被阐明，记录这些详尽空间结构的数据库为美国的PDB。美国国立图书馆生物信息研究中心（National Center for Biotechnology Information，NCBI）的Entrez不但有序列数据库，还有大量的文献信息。除了这些主要的大型数据库之外，还有相对较小的专门性数据库，如GenProEc为大肠埃希菌基因和蛋白质数据库。这些信息各异的数据库，由互联网连接，构成了极其复杂、规模巨大的生物信息资源网络。

（2）生物信息学的目标和任务　生物信息学的研究目标是破译隐藏在DNA序列中的遗传语言，揭示基因组信息结构的复杂性及遗传语言的根本规律，揭示人体生理病理过程的分子基础，为人类疾病的诊断、预防和治疗提供最合理而有效的方法和途径。

目前生物信息学主要的任务是：①获取人和各种生物的完整基因组；②发现新基因和新的单核苷酸多态性；③获取蛋白质组信息；④蛋白质结构及新药设计；⑤生物信息分析的技术与方法研究。

第三节 染色体

一、染色质

染色质（chromatin）是指真核生物细胞核中，在细胞分裂期间能被碱性染料着色的物质，由 DNA、组蛋白、非组蛋白和少量 RNA 组成，是细胞分裂间期遗传物质的存在形式。染色质由最基本的单位——核小体成串排列而成的。

染色质根据形态特征和染色性能可分常染色质（euchromatin）和异染色质（heterochromatin）。在细胞核的大部分区域，染色质的折叠压缩程度较小，进行细胞染色时着色较浅，这一部分染色质叫作常染色质，常染色质中 DNA 的包装比（packing ration）约为 1000～2000，即 DNA 的实际长度是染色质长度的 1000～2000 倍。构成常染色质的 DNA 主要是单一序列 DNA 和中度重复序列 DNA。常染色质中并非所有基因都具有转录活性，处于常染色质状态只是基因转录的必要条件，而不是充分条件。异染色质是指间期核中染色质纤维折叠压缩程度高，处于聚缩状态，用碱性染料染色时着色深的部分。异染色质又分为结构异染色质或组成型异染色质（constitutive heterochromatin）和兼性异染色质（facultative heterochromatin）。结构异染色质指的是除复制期外，在整个细胞周期均处于聚缩状态，DNA 包装比在整个细胞周期中基本没有较大变化的异染色质，主要包括卫星 DNA 序列、着丝粒区、端粒、次缢痕和染色体臂的某些节段等。兼性异染色质是指在某些细胞类型或一定的发育阶段，原来的常染色质聚缩并丧失基因转录活性，变为异染色质。兼性异染色质的总量随细胞类型的不同而变化，一般胚胎细胞含量很少，而高度特化的细胞含量较多，说明随着细胞分化，较多的基因渐次以聚缩状态而关闭，再也不能接近基因活化蛋白。染色质的紧密折叠压缩可能是关闭基因活性的一种途径。最典型的例子就是哺乳动物雌性个体中的两个 X 染色体中有一个随机失活，失去转录活性而导致异染色质化。

二、染色体

染色体是基因组的结构单位。每一条染色体由一个 DNA 分子和与它相结合的蛋白质组成，一般呈高度浓缩的状态。

细菌含有一个单一的连续环状染色体，呈超螺旋状态，被包装成多个来回的环，没有核膜包围，但集中在某一区域，并与质膜接触。出现在细菌染色体上的蛋白质主要是一些碱性蛋白，其中最普遍的是 HU 蛋白。细菌没有组蛋白，因此从来不会形成核小体结构。

与细菌相似，古菌的染色体也是单一的连续环状染色体，但许多古菌具有组蛋白，因此也会形成核小体。然而，古菌的组蛋白要短于真核生物，而且在与 DNA 形成核小体的时候，只形成四聚体核心。如此小的组蛋白核心让古菌的一个核小体只能包被约 80 bp 的 DNA。

真核生物有多个线形染色体。不同的染色体大小不一样，但都呈高度浓缩的状态。每一条染色体都含有三个重要的功能元件：自主复制序列（autonomously replicating sequence，ARS）、着丝粒（centromere）和端粒（telomere）。这些元件是线形染色体正常复制和正确分离所必需的。其中，ARS 充当 DNA 复制起始区；着丝粒的主要功能是使复制的染色体在细胞有丝分裂和减数分裂过程中可均等地分配到子细胞中；端粒为线性 DNA 的两端，是维持染色体的完整性所必需的。染色体是细胞在有丝分裂时遗传物质存在的特定形式，是间期细胞染色质结构紧密包装的结果。染色体和染色质是真核生物遗传物质存在的两种不同形态，反映了它们处于细胞分裂周期的不同功能阶段，两者不存在成分上的差异。

三、真核生物染色体的包装

如果让一个 DNA 分子自由伸展，其长度可到 2 m。那么，如何让一个 2 m 长的 DNA 分子装入直径仅 5 μm 的细胞核呢？此外，当一个 DNA 分子复制成两个 DNA 分子以后，如何让它们在细胞分裂期精确地分开，各自进入一个子细胞呢？

虽然 DNA 通过与组蛋白形成核小体在一定程度实现了压缩，但这还远远不够。实际上核小体仅仅是染色质的一级结构，在此结构的基础上，真核生物的染色质还需要经过更高水平的包装、折叠和压缩，在细胞分裂中期到达最高水平，形成光学显微镜下清晰可见的染色体结构（图 2-5）。

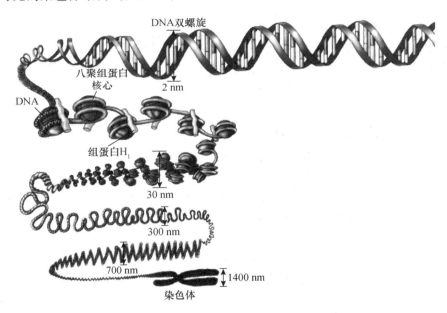

图 2-5　从 DNA 双螺旋到染色体

（一）从核小体到 30 nm 纤维/螺线管（solenoid）

在与细胞内部相似的生理条件下分离到的染色质并没有串珠状结构，而是以相对平滑的纤维出现。纤维的直径约 25～35 nm，因此通常称之为 30 nm 纤维。

关于核小体如何包装成 30 nm 纤维的机制还存在争议，一种比较流行的模型认为，由核小体构成的 10 nm 纤维折叠成一种有规则的螺线管结构（图 2-6）。一般认为，螺线管为左手螺旋，一圈含有 6～8 个核小体，总直径约为 30 nm。

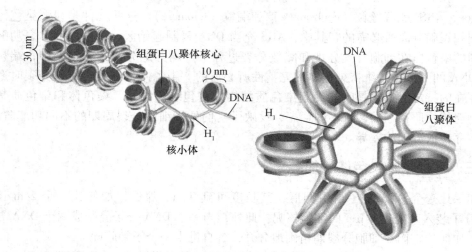

图2-6 螺线管的结构

H$_1$ 在螺线管形成中起着重要作用。相邻的核小体通过 H$_1$ 高度可变的 N 端和 C 端之间的相互作用结合在一起，使核小体能够彼此堆积重叠在一起。

绝大多数间期的染色质都是以 30 nm 的螺旋存在。这种纤维包装的并不十分紧密，压缩率约为 6 倍，但对 DNA 的转录和复制非常重要。

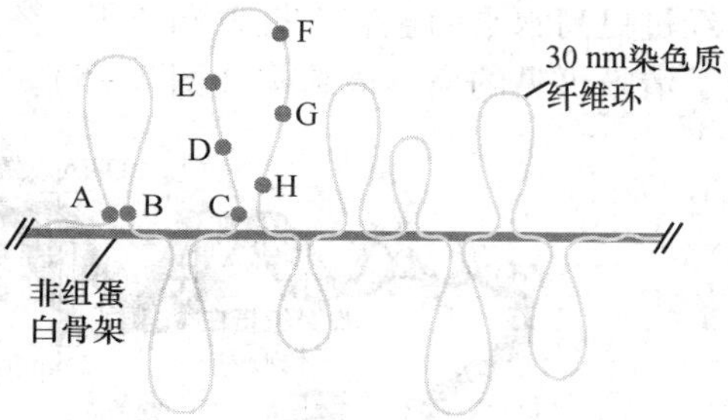

图2-7 环结构

（二）从螺线管到环（loops）

螺线管的下一级包装折叠水平是成环（图2-7）。环是由 30 nm 纤维上面的特定区域附着在特殊的 DNA 结合蛋白上形成的。这些特殊的 DNA 结合蛋白组装在一起，构成非组蛋白骨架，供 30 nm 纤维附着。环的大小变化很大，其中长度为 10 kb ~ 80 kb 的环较为典型。

环的底部与骨架的纵轴融合，其结构十分牢固，使用高盐和高浓度多阴离子化合物（如硫酸葡聚糖）都破坏不了。DNA 与骨架的附着点不是随机的，其序列是特定的，一般富含 AT，通常被称为骨架相关区域（scaffold - associated regions，SAR）或基质相关区域（matrix - associated regions，MAR）。环在功能上很重要，每一个环可能是一个受到独立调控的转录单位。

据估计，人的一条染色体平均含有 2000 个环，全部 23 条染色体共含有 46 000 个环。

（三）从环到玫瑰花瓣（rosettes）

30 nm 纤维形成的环从非组蛋白骨架向各个方向辐射展开，而核心骨架则沿着螺旋的路径朝向染色单体的轴。这些环还可以进一步卷曲，折叠成 6 个单体（相当于 6 枚花瓣）的玫瑰花瓣状结构。每一个玫瑰花瓣含有 300 kb 的 DNA，产生 200 ~ 300 nm 的纤维。

（四）从玫瑰花瓣到染色体

在玫瑰花瓣的基础上，环还可以进一步折叠成每圈含有 30 个玫瑰花瓣的螺旋，每个螺旋约含有 9 Mb 的 DNA。这些螺旋还可以继续浓缩，最终成为直径为 1400 nm 的中期染色体。

 思考题

1. 有许多人尝试通过寻找序列中的可读架（ORF）来确定一个基因组中含有多少个基因，给出至少三个理由说明这种方法可能会遗漏掉某些基因。

2. 解释为什么果蝇的基因数目是酵母的 2 倍，而果蝇表达的蛋白质种类却比酵母多 2 倍以上。果蝇是如何得到更多种蛋白质的？

3. 为什么 DNA 负超螺旋对于原核生物和真核生物极为重要？原核细胞和真核细胞内的染色体 DNA 各自是如何形成负超螺旋的？

4. 为什么真核基因组含有大量的重复序列？主要有哪三种类型的重复序列？如何区分它们？

5. 人类基因组的测序工作早已经完成，现在人们的注意力之一是寻找我们基因组序列的变异。估计在我们的基因组中，每 10 000bp 就会有一个单核苷酸多态性（SNP）位点。

（1）简述为什么人类基因组中会有那么多的变异。

（2）在我们的单倍体基因组中，大概有多少个 SNP 位点？

6. 什么是基因组？如何测定出一种生物的全基因组序列？

7. 一对夫妇的第一个小孩因患有一种常染色体隐性疾病而导致其智力低下。这对夫妇想要一个没有患这种遗传疾病的孩子。现在已经确定是何种基因的突变导致这种疾病，而且该基因已被作图和测序。但对导致这种疾病的等位基因的性质还一无所知。试提出一种可以帮助这个家庭的方法。

8. 什么是模式生物？模式生物应该具有哪些特征？简述秀丽隐杆线虫（*C. elegans*）、果蝇和小鼠是三种模式生物常用于分子生物学研究的原因。

（杨荣武）

第三章

DNA复制与重组

作为生物主要遗传物质的 DNA，首先应该具有高度精确的复制能力，这是一种生物能将其遗传信息准确、稳定地进行传递的前提；其次还应该具有重组（recombination）和突变（mutation）的能力，这是生物进化的动力。

本章将重点介绍 DNA 复制的基本特征和详细机制，而对于逆转录只作一般介绍。本章将重点介绍三类重组的原理、过程以及功能。

第一节　DNA 复制

一、DNA 复制的一般特征

DNA 复制具有以下基本特征。

（1）以原来的 DNA 母链为模板（template），四种脱氧核苷三磷酸（dATP、dGTP、dCTP 和 dTTP）为前体，还需要二价金属离子（Mg^{2+} 或 Mn^{2+}），根据 Watson – Crick 碱基互补配对规则，复制产生新的子链。

（2）双链 DNA 分子需要解链以暴露隐藏在双螺旋结构核心的碱基序列，然后才能作为模板。

（3）复制的方式是半保留（semi – conservative）　半保留复制是指 DNA 复制的时候，亲代 DNA 的两条母链先解链分离，然后分别作为新链合成的模板。在最终得到的两个子代 DNA 分子中，一条链是新合成的子链，另一条链是原来的母链，即原来作为模板的两条 DNA 母链被半保留在子代的 DNA 分子之中（图3 –1）。

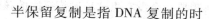
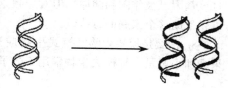

图3 –1　DNA 半保留复制

（4）需要引物　与 DNA 转录和翻译不同的是，DNA 复制不能从头合成（De novo synthesis），只能在先合成好的引物（primer）的羟基上进行 DNA 链的延伸。引物一般是长度为6 ~ 15 nt 的短 RNA，少数为蛋白质。

（5）复制的方向总是 $5' \rightarrow 3'$。

（6）复制起始于特定的区域，但终止的位置通常不固定　体内的 DNA 复制具有相对固定的起点。作为复制起点的核苷酸序列通常被称为复制起始区（replication origin）。细菌和真核生物的 DNA 复制起始区数目不同，前者只有一个，而后者则有多个（图3 –2）。

一旦 DNA 复制从起始区起动，该区域的 DNA 首先发生解链，形成叉状结构，这样的结构形象地称为复制叉（replication fork）。

（7）一般为双向复制。

（8）半不连续性　由于 DNA 复制的方向总是 $5' \rightarrow 3'$，而构成 DNA 双螺旋的两条链呈反平行关系，所以，在一个复制叉内进行的 DNA 复制很可能以半不连续（semi – discontinuous）的方式展开，即其中的一条子链与复制叉前进的方向相同，连续合成。另一条子链与复制叉前进的方向正好相反，需要先合成一些小的不连续的片段，然后再将这些不连续的片段会被连接起来，成为一条连续的链，这样的合成为半不连续合成（图3 – 3）。其中在复制叉中不连续合成的 DNA 片段被称为冈崎片段（Okazaki fragment），连续合成的 DNA 子链被称为前导链（leading strand），不连续合成的子链称为后随链（lagging strand）或滞后链。

（9）具有高度的忠实性　DNA 复制出错的机会很小，其忠实性明显高于转录、反转录、RNA 复制和翻译。DNA 复制的高度忠实性归功于细胞内存在一系列互为补充的纠错机制。

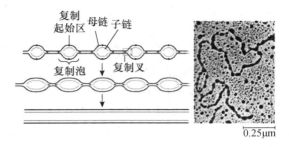

图 3 – 2　真核生物 DNA 的多个复制叉结构

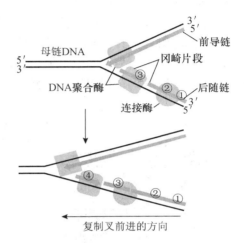

图 3 – 3　DNA 的半不连续复制

二、参与 DNA 复制的主要酶和蛋白质的结构与功能

DNA 复制是一项浩大的协同"工程"，涉及一系列的蛋白质和酶，主要的酶和蛋白质有 DNA 聚合酶（DNA polymerase，DNA pol）、DNA 解链酶（helicase）、单链结合蛋白（single – stranded binding protein，SSB）、DNA 引发酶（primase）、DNA 拓扑异构酶、DNA 连接酶和端粒酶等。

（一）DNA pol

DNA pol 的全称是依赖于 DNA 的 DNA 聚合酶（DNA – dependent DNA polymerase），其本意是以 DNA 为模板，催化 DNA 合成的聚合酶。

DNA pol 是参与 DNA 复制的最重要的酶，其催化的反应通式为：

$$引物 - OH + (dNTP)_n \xrightarrow{\text{DNA 聚合酶，DNA 模板/Mg}^{2+}} 引物 - O - dNMP + (dNTP)_{n-1} + PP_i$$

反应中形成的焦磷酸（PP_i）在细胞内焦磷酸酶的催化下迅速被水解，使得聚合反应趋于完全。如果没有焦磷酸酶，上面的反应实际上是可逆的。DNA 复制的一些基本特征是由聚合酶决定的。例如，DNA 复制需要引物和 DNA 链延伸的方向总是从 $5' \rightarrow 3'$。

在三维结构上，所有的 DNA 聚合酶（甚至 RNA 聚合酶）都折叠成类似于人右手的构象，由手指（finger）、手掌（palm）和拇指（thumb）三个结构域组成。原核生物、真核生物和病毒的聚合酶在这三个结构域上的序列和结构具有高度的保守性，这说明它们可能具有一个共同的祖先基因。

1. 细菌的 DNA pol

已在大肠埃希菌中发现 DNA pol Ⅰ、Ⅱ、Ⅲ、Ⅳ和Ⅴ。

（1）DNA pol Ⅰ　DNA pol 最初是由 Arthur Kornberg 和 Bob Lehman 在大肠埃希菌中发现的。该酶由polA基因编码，是一种多功能酶（multi－functional enzyme），除了具有 5′→3′的聚合酶活性以外，还具有 5′→3′外切核酸酶和 3′→5′外切核酸酶的活性。其中 3′→5′的外切酶活性是用来自我校对的，当错配的碱基出现在 DNA 生长链的 3′端的时候，DNA pol 凭借其内在的 3′→5′外切酶活性进行校对，切除错配的核苷酸，然后再通过其 5′→3′聚合酶活性换上正确的核苷酸（图 3－4）。而 5′→3′外切核酸酶活性是专门用来切除位于 DNA 5′端的 RNA 引物的。

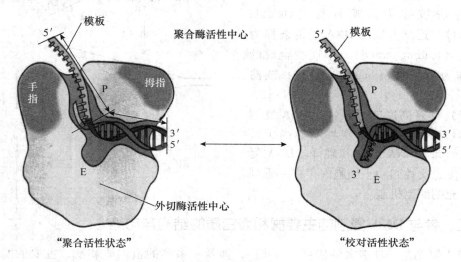

图 3 –4　DNA pol 的聚合和校对

（2）DNA pol Ⅱ　此酶由 *polB* 基因编码，也具有聚合酶活性和 3′→5′外切核酸酶活性，但无 5′→3′外切酶活性。

DNA pol Ⅱ 的聚合反应速度很慢，无法满足大肠埃希菌染色体 DNA 复制的需要，此酶最有可能参与 DNA 的修复。

（3）DNA pol Ⅲ　DNA pol Ⅲ含有多个亚基，虽然也具有 5′→3′聚合酶活性和 3′→5′外切酶活性，但却由不同的亚基承担（表 3 –1）。已有许多证据表明，DNA pol Ⅲ是参与大肠埃希菌染色体 DNA 复制的主要酶。

DNA pol Ⅲ有核心酶和全酶两种形式。全酶由核心酶、滑动钳（sliding clamp）和钳载复合物（clamp－loading complex）组成（图 3 –5）。

①核心酶　由 α、ε 和 θ 亚基组成。α 亚基具有 5′→3′聚合酶活性。ε 亚基具有 3′→5′外切酶活性，负责复制的校对。核心酶单独也能催化 DNA 复制，但进行性只有 10 ~ 15 nt。

表 3-1　大肠埃希菌　DNA polⅢ各亚基的功能

亚基	功能	亚基	功能
α	5′→3′聚合酶活性	γ	滑动钳装载复合物
ε	3′→5′外切酶活性	δ	滑动钳装载复合物
θ	α 和 ε 的装配	δ′	滑动钳装载复合物
τ	将全酶装配到 DNA	χ	滑动钳装载复合物
β	滑动钳（进行性因子）	ψ	滑动钳装载复合物

②pol Ⅲ′　由核心酶和 τ 亚基组成。体内的 pol Ⅲ′形成二聚体，分别负责前导链和后随链的复制。

③钳载复合物　由 γ、δ、δ′、χ 和 ψ 亚基组成。其中 γ-δ 复合物被认为具有 ATP 酶活性，负责 β 滑动钳的装载。

④β 滑动钳　由两个 β 亚基环绕 DNA 模板而成的环状六角星结构组成，其内部为一空洞，直径大于 DNA 的双螺旋直径。在 DNA 复制中，它像一个钳子，松散地夹住 DNA 模板，并能自由地向前滑动，这大大提高了 DNA polⅢ 的进行性（图 3-6）。

β 滑动钳的装配需要消耗 ATP，由钳载复合物催化，其中的 γ 亚基具有 ATP 酶活性，其功能是通过水解 ATP 来驱动钳子的打开，并帮助钳子装配到 DNA 模板上。

前导链和后随链的合成都需要形成 β 滑动钳，但前导链合成的时候，它只是在开始的时刻形成一次，这种结构一直持续到合成结束；但后随链合成时，需要周期性的装配和解体，实际上每合成一个冈崎片段就需要形成一次。

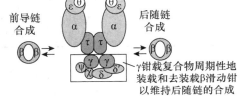

图 3-5　大肠埃希菌 DNA polⅢ 全酶的结构模型

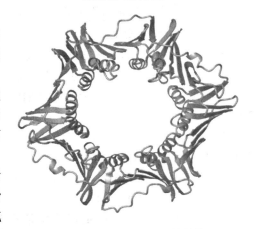

图 3-6　β 滑动钳的三维结构

（4）DNA polⅣ和 V　DNA polⅣ和 V 直到 1999 年才被发现，都属于易错的聚合酶，参与 DNA 的修复合成。

2. 真核生物的 DNA pol

已在真核细胞中发现 15 种以上的 DNA pol，但最重要的是 5 种较早发现的 DNA polα、β、γ、δ 和 ε（表 3-2）。新发现的 10 多种 DNA pol 一般无 3′→5′外切酶活性，因此没有校对的功能，它们主要参与 DNA 的易错修复。

表 3-2　真核细胞 DNA polα、β、γ、δ 和 ε 的比较

性质	DNA polα	DNA polβ	DNA polγ	DNA polδ	DNA polε
亚细胞定位	细胞核	细胞核	线粒体基质	细胞核	细胞核
引发酶活性	有	无	无	无	无
亚基数目	4	1	4	3~5	≥4
内在的进行性	中等	低	高	低	高
在 PCNA 存在时的进行性	中等	低	高	高	高
$3' \rightarrow 5'$ 外切酶活性	无	无	有	有	有
$5' \rightarrow 3'$ 外切酶活性	无	无	无	无	无
生物功能	细胞核 DNA 复制	细胞核 DNA 修复	线粒体 DNA 复制	细胞核 DNA 复制	细胞核 DNA 复制和修复

分裂细胞核抗原（proliferating cell nuclear antigen，PCNA）为聚合酶 δ 的辅助蛋白，其功能相当于大肠埃希菌 DNA pol Ⅲ 的 β 亚基。在真核细胞 DNA 复制时，由 PCNA 三个亚基组成滑动钳，以提高聚合酶 δ 的进行性。

（二）DNA 解链酶

DNA 解链酶是一类催化 DNA 双螺旋进行解链的酶，一般由 2 个亚基或 6 个亚基组成。所有的解链酶都能够结合 DNA 和 NTP，水解 NTP，有 $3' \rightarrow 5'$ 或 $5' \rightarrow 3'$ 方向极性（图 3-7）。

DNA 解链酶还具有移位酶（translocase）活性，此活性与 DNA 解链紧密偶联。移位酶活性使得它能够沿着被结合的 DNA 链单向移动，不断地解开 DNA 双链。

无论是解链酶活性还是移位酶活性都是将 NTP 水解释放出的化学能转化成 DNA 解链和沿着 DNA 移位的机械能，所以可将解链酶视为一种特殊的分子马达，其运动的轨道是 DNA。

（三）SSB

SSB 是一种专门与 DNA 单链区域结合蛋白质，本身并无任何酶活性，它在 DNA 复制中主要有三个作用：①暂时维持 DNA 的单链状态，防止被解链的互补双链在作为复制模板之前重新复性成双链；②防止 DNA 的单

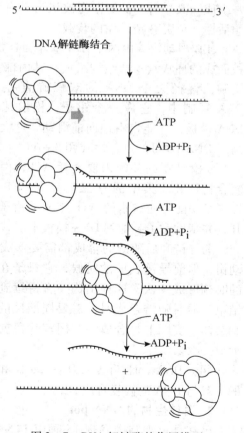

图 3-7　DNA 解链酶的作用模型

链区域自发形成链内二级结构，消除它们对聚合酶进行性的影响；③包被 DNA 的单链区域，防止核酸酶对单链区域的水解。

（四）DNA 拓扑异构酶

拓扑异构酶是一类通过催化 DNA 链的断裂、旋转和再连接而直接改变 DNA 拓扑学性质的酶。这一类酶在 DNA 复制中的作用是清除复制中产生的正超螺旋，而且能够精细调节细胞内 DNA 的超螺旋程度，促进 DNA 与蛋白质的相互作用，同时防止胞内 DNA 形成有害的过度超螺旋。

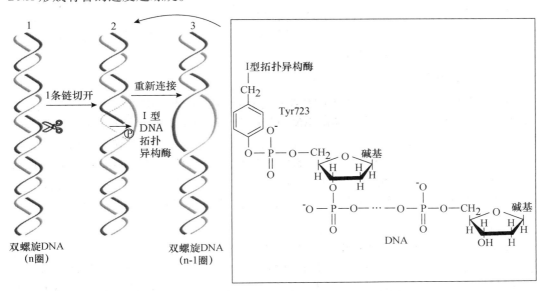

图 3－8　Ⅰ型 DNA 拓扑异构酶的作用机制

所有拓扑异构酶的作用都是通过前后两次转酯反应来进行的（图 3－8）。第一次转酯反应由活性中心上的 1 个 Tyr－OH 亲核进攻 DNA 链上的 3′, 5′－磷酸二酯键，导致 DNA 链发生断裂，并形成以磷酸酪氨酸酯键相连的酶与 DNA 的共价中间物。形成的这种共价中间物既贮存了被断裂的磷酸二酯键中的能量，又防止了 DNA 链上出现非正常的永久性切口。在断裂的 DNA 链进行重新连接之前，DNA 的另一条链或者另外一个 DNA 双螺旋通过切口，导致其拓扑学结构发生变化。然后，在断裂处发生第二次转酯反应，这一次转酯反应由 DNA 链断裂处上的自由 OH 亲核进攻酶第一次转酯反应的磷酸酪氨酸酯键，导致原来断裂的 3′, 5′－磷酸二酯键重新形成，而酶则恢复到原来的状态。

拓扑异构酶可分为Ⅰ型和Ⅱ型。Ⅰ型包括拓扑异构酶Ⅰ和Ⅲ，它们在作用过程中只能切开 DNA 的一条链；而Ⅱ型包括拓扑异构酶Ⅱ和Ⅳ，它们在作用过程中同时交错切开 DNA 的两条链。

参与 DNA 复制的主要是Ⅱ型。Ⅱ型拓扑异构酶既可以在 DNA 分子中引入有利于复制的负超螺旋，又可以及时清除复制叉前进中形成的正超螺旋，还能分开复制结束后缠绕在一起的两个子代 DNA 分子，其催化的反应依赖于 ATP。在 ATP 的存在下，一个 DNA 双螺旋上的两条链同时出现切口，随后另一个 DNA 双螺旋穿过切口，最后切口重新连接。在断裂和重新连接之间，可完成几种不同类型的拓扑学转变，包括松弛正、负超螺旋，环形 DNA 的连环化（catenation）和去连环化（decatenation）。

细菌的旋转酶（gyrase）属于 II 型拓扑异构酶，在消耗 ATP 的条件下，该酶可在共价闭环 DNA 分子中连续引入负超螺旋。在无 ATP 的情况下，该酶可以松弛负超螺旋。

（五）DNA 引发酶

DNA 引发酶是一类特殊的催化 RNA 引物合成的 RNA 聚合酶。由于 DNA 复制的半不连续性，引发酶在每一个复制叉的前导链上只需要引发一次，而在后随链上则需要引发多次（一个冈崎片段需要引发一次）。

（六）切除引物的酶

RNA 引物只是用来起动 DNA 的复制，它迟早要被除去。细胞内有专门的酶负责切除 RNA 引物。大肠埃希菌内切除 RNA 的酶是 DNA pol I 或核糖核酸酶 H（RNase H），其中 DNA pol I 使用其 $5' \rightarrow 3'$ 外切酶活性切除位于 5' 端的引物，核糖核酸酶 H 是一种专门水解与 DNA 杂交的 RNA 的内切核酸酶。真核细胞内的 DNA pol 都没有 $5' \rightarrow 3'$ 外切酶活性，因此它们没有切除 RNA 引物的功能，而是使用核糖核酸酶 H I/FEN1 或 FEN1/Dna2，其中 FEN1 具有 $5' \rightarrow 3'$ 外切核酸酶和内切酶活性。

（七）DNA 连接酶

DNA 连接酶是基因工程中最常见的工具酶之一，参与 DNA 复制、修复和重组。连接酶负责催化一个双螺旋 DNA 内相邻核苷酸 3'-羟基和 5'-磷酸基，甚至两个双螺旋 DNA 两端的 3'-羟基和 5'-磷酸基发生连接反应形成 3',5'-磷酸二酯键。DNA 连接酶只会连接 DNA 和 DNA，而不会连接 DNA 和 RNA，因此从来没有将 RNA 引物与新生的 DNA 连接起来的危险。

连接酶在 DNA 复制过程中的作用是连接后随链上相邻的冈崎片段，使后随链成为一条连续的链。连接酶在 DNA 修复和重组中的作用则是"缝合"修复或重组过程中在 DNA 链上产生的切口。

连接酶在催化连接反应时需消耗能量，细菌来源的 DNA 连接酶由烟酰胺腺嘌呤二核苷酸（nicotinamide adenine dinucleotide，NAD^+）提供能量，古菌、真核细胞、病毒和噬菌体的连接酶由 ATP 提供能量。

（八）端粒酶

端粒酶也称为端聚酶，是真核细胞所特有的，其作用是维持染色体端粒结构的完整。而端粒是位于一条染色体末端的特殊结构，由蛋白质和 DNA 组成，其中的 DNA 被称为端粒 DNA。端粒的主要功能是保护染色体，防止染色体降解和相互间发生不正常的融合或重组。

端粒 DNA 由许多短重复序列组成，一般无编码功能（表 3-3）。例如人端粒 DNA 的重复序列是 TTAGGG，约重复了 2×10^3 次。

表 3-3　几种真核生物的端粒重复序列

物种名称	重复序列
四膜虫	TTGGGG
小游仆虫	TTTTGGGG
出芽酵母	TGTGGGTGTGGTG
裂殖酵母	TTAC（A）（C）G$_{(1-8)}$
丝状真菌（链孢霉）	TTAGGG
脊椎动物（人、小鼠和非洲爪蟾）	TTAGGG

随着真核细胞染色体 DNA 的复制，位于端粒 5′端冈崎片段上的 RNA 引物被切除以后，留下来的空隙并无法通过 DNA pol 来填补，因为 DNA pol 不能从 3′→5′方向催化 DNA 合成。如果上述空隙不及时填补，端粒 DNA 会变得越来越短。

端粒酶由蛋白质和 RNA 两种成分组成（图 3-9）。其中，蛋白质部分具有逆转录酶活性，而 RNA 部分提供逆转录反应的模板。

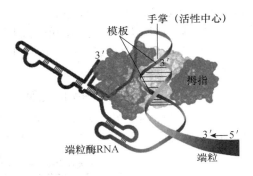

图 3-9　端粒酶的结构模型

端粒酶使用"滑动"机制（slippage mechanism）来延长端粒的长度，它每合成 1 拷贝的重复序列，就滑到端粒新的末端，重新启动重复序列的合成，详细的作用机制参看图 3-10。首先是其 RNA 中 1/2 拷贝的端粒 DNA 重复序列（UAA）与端粒 DNA 最后一段重复序列（TTA）互补配对，而剩余的 1 拷贝重复序列（UAACCC）突出在端粒的一侧作为模板；随后发生逆转录反应，在端粒 DNA 的 3′端添加 1 拷贝的重复序列（GGGTTA）。当逆转录反应结束以后，端粒酶移位，重复上面的过程，直到端粒突出的一端能够作为合成新的冈崎片段的模板，以填补上一个冈崎片段 RNA 被切除后留下的空隙。由此可见，端粒酶并没有直接填补引物切除以后留下的

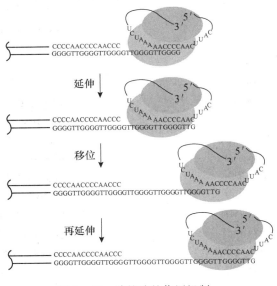

图 3-10　端粒酶的作用机制

空白，而是借助其逆转录酶的活性，将突出的端粒模板链进一步延长，从而可以在隐缩的后随链上再合成冈崎片段以加长后随链。

不同种类细胞内的端粒酶活性不同，端粒的长度也不一样，像生殖细胞和肿瘤细胞内端粒酶的活性均很高，与此相对应的端粒的长度就很长，而多数体细胞很难检测到端粒酶的活性，端粒的长度要短得多。这说明端粒酶活性的高低与端粒的长短有十

分密切的关系。由于体细胞缺乏端粒酶活性，因此每分裂一次，端粒就缩短一点。当端粒缩短到一定长度的时候，影响到正常的基因，细胞必然死亡。这就是为什么体细胞在体外培养到几十代以后，就不能传下去了，而癌细胞和生殖细胞几乎是永生的。将端粒酶基因成功地转染到体外培养的人体细胞后，发现被转染的细胞重新获得无限的增殖能力。

三、DNA 复制的详细机制

DNA 复制的基本单位是复制子（replicon）。任何一个复制子都含有一个复制起始区，有些复制子还可能含有特定的终止区（terminus）。

不同基因组 DNA 具有不同的复制子结构，有的只有一个复制子，如细菌染色体、质粒、噬菌体、病毒和线粒体基因组 DNA；有的有多个复制子，如真核细胞核内的每一个染色体 DNA。

（一）细菌染色体 DNA 的复制

以大肠埃希菌为例，其基因组 DNA 就是一个复制子。参与复制的绝大多数蛋白质和酶的结构与功能参看表 3 - 4。整个 DNA 复制可以分为起始、延伸、终止和分离三个阶段。

表 3 - 4　参与大肠埃希菌 DNA 复制的主要蛋白质或酶的名称和功能

蛋白质名称	功能
DNA 旋转酶	Ⅱ 型拓扑异构酶，负责清除复制叉前进中的拓扑学障碍
SSB	单链结合蛋白
DnaA 蛋白	复制起始因子，识别复制起始区 *oriC*
DnaB 蛋白	DNA 解链酶
DnaC 蛋白	招募 DnaB 蛋白到复制叉
DnaG 蛋白	DNA 引发酶，引物合成
DnaT 蛋白	辅助 DnaC 蛋白的作用
HU 蛋白	类似于真核细胞的组蛋白，结合 DNA 并使 DNA 弯曲
PriA 蛋白	引发体的装配
PriB 蛋白	引发体的装配
PriC 蛋白	引发体的装配
DNA pol Ⅲ	DNA 链的延伸
DNA pol Ⅰ	切除引物，填补空隙
DNA 连接酶	缝合相邻的冈崎片段
DNA 拓扑异构酶Ⅳ	分离子代 DNA
Rep 蛋白	DNA 解链酶
Tus	复制终止

1. 复制的起始

大肠埃希菌的 DNA 复制起始于对其复制起始区 *oriC* 的识别，结束于引发体（primosome）的形成。

oriC 的结构如图 3 - 11 所示，它包括 4 个 9 bp 重复序列（直接或反向重复）TTATCCACA 和 3 个 13 bp 直接重复序列，此外含有 11 个拷贝的甲基化位点序列 GATC。

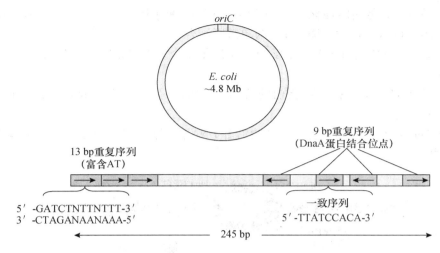

图 3-11　大肠埃希菌的 *oriC* 结构

复制起始阶段的主要反应过程如下（图 3-12 和图 3-13）：

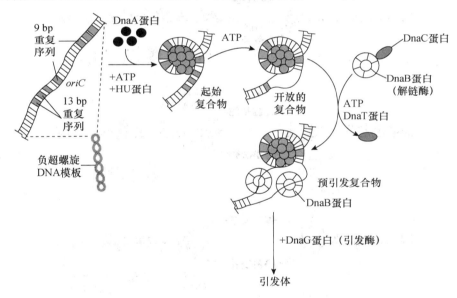

图 3-12　大肠埃希菌 DNA 复制过程中引发体的形成

（1）结合有 ATP 的 DnaA 蛋白四聚体在 HU 蛋白、整合宿主因子（integration host factor，IHF）的帮助下，识别并结合 *oriC* 的 9 bp 重复序列，这种结合具有协同性；

（2）DnaA 蛋白之间自组装成蛋白核心，DNA 则环绕其上形成类似核小体的结构；

（3）DnaA 蛋白具有 ATP 酶活性，可以水解结合的 ATP，以此驱动 13 bp 重复序列内富含 AT 碱基对序列解链，形成长约 45 bp 的开放的起始复合物；

（4）在 DnaC 蛋白和 DnaT 蛋白的帮助下，2 个 DnaB 蛋白被招募到解链区，形成预引发体（preprimosome），此过程也需要消耗 ATP；

（5）在 DnaB 蛋白的催化下，*oriC* 内的解链区域不断扩大，形成 2 个明显的复制叉，随着单链区域的扩大，SSB 开始与单链区结合；

（6）2 个 DnaB 蛋白各自朝相反的方向催化 2 个复制叉的解链，DnaA 蛋白随之被取代下来；

（7）在 PriA、PriB 和 PriC 蛋白的帮助下，DnaG 蛋白（引发酶）被招募到复制叉与 DnaB 蛋白结合在一起；

（8）DnaG 蛋白 – DnaB 蛋白复合物沿着 DNA 模板链，先后为前导链和后随链合成 RNA 引物。

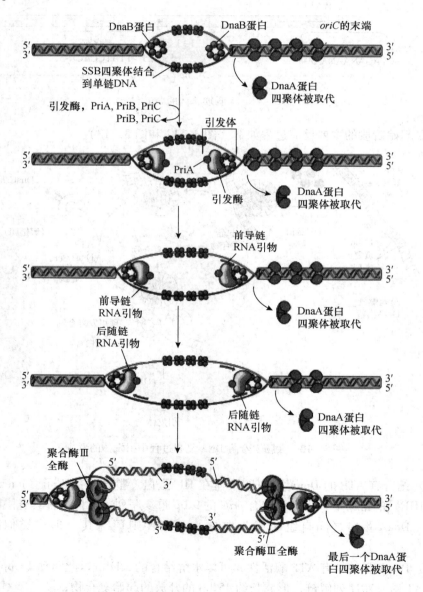

图 3 – 13　大肠埃希菌 DNA 复制过程中复制体的形成

2. 复制的延伸

复制的延伸在复制体（replisome）内进行（图3-14）。

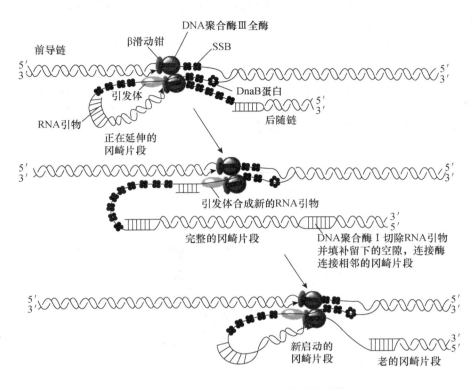

图 3-14　大肠埃希菌 DNA 复制的延伸

（1）复制体的形成　在 DNA pol Ⅲ 全酶加入到引发体上以后，这种由 DNA 和多种蛋白质组装而成的能够复制 DNA 的超分子复合体即为复制体。对于一个进行双向复制的复制子来说，一个复制叉上有一个复制体，所以有两个复制体。在一个复制体内，同时进行前导链和后随链的合成。

（2）前导链合成　当一个复制叉内的第一个 RNA 引物被合成以后，DNA pol Ⅲ 即可以在引物的 3′-OH 上连续地催化前导链的合成，直至复制的终点。

（3）后随链合成　后随链的合成需要 DNA pol Ⅲ 全酶的一部分暂时离开复制体，然后合成新的引物，随后 DNA pol Ⅲ 重新装配，以启动下一个冈崎片段的合成。每当一个新的冈崎片段合成好，DNA pol Ⅰ 的 5′→3′ 外切酶活性会及时将其中的 RNA 引物切除，并填补留下来的序列空白。与此同时，连接酶会将新的冈崎片段与前一个冈崎片段连接起来。

一个复制叉内的 DNA pol Ⅲ 全酶以不对称二聚体的形式，同时催化前导链和后随链这两条链的合成，但酶只能朝一个方向移动。这是因为后随链模板在复制中形成突环结构，以使正在被复制的后随链模板部分与前导链模板在方向上保持一致。

3. DNA 复制的终止和子代 DNA 的分离

大肠埃希菌染色体 DNA 复制终止于终止区（图 3 – 15）。6 个特殊的位点（*Ter* 位点）存在于终止区，它们能够显著地降低复制叉的移动速度，其作用具有方向特异性，*TerF*、*TerB* 和 *TerC* 作用于一个复制叉，*TerA*、*TerD* 和 *TerE* 作用于另一个复制叉。*Ter* 位点富含 GT，一种被称为终止区利用物质的蛋白质——Tus 蛋白（terminator utilization substance）能特异性地与它们结合。Tus 蛋白能抑制 DnaB 蛋白的解链酶活性，当它与 *Ter* 位点结合以后便阻止复制叉的前进。因此，当 Tus 蛋白与位于终止区两侧的 *Ter* 位点结合以后，便阻止另一侧的复制叉越过最后的 *Ter* 位点。如果一个复制叉先到达 *Ter* 位点，它会被减速，被让另一个复制叉赶上，直至相遇。

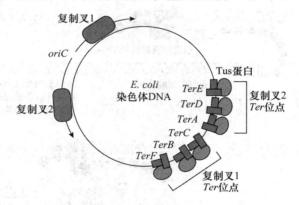

图 3 – 15　大肠埃希菌 DNA 复制终止区的结构

当 2 个复制叉在终止区相遇后，DNA 复制即停止，那些位于终止区内尚未复制的序列（约 50 ~ 100 bp）会在两条母链分开以后，通过修复合成的方式填补。但无论如何，最后复制完成的两个子代 DNA 分子是以连环体的形式锁在一起的，在分配给两个子细胞之前必须进行去连环化（decatenation）。在大肠埃希菌内负责切割的是拓扑异构酶Ⅳ（图 3 – 16），它作为位点特异性重组酶，识别终止区，切开 DNA 的两条链，在交换后进行再接。

（二）真核细胞细胞核 DNA 复制

真核细胞的细胞核 DNA 复制在很多方面与细菌极为相似，主要差别表现在以下七个方面。

（1）需要解决染色质和核小体结构对 DNA 复制构成的障碍；

（2）复制叉移动的速度远远低于细菌；

（3）具有多个复制起始区，以弥补复制叉移动速度低对整个 DNA 复制速度的制约；

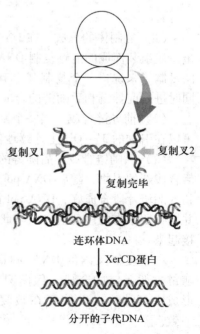

图 3 – 16　子代 DNA 的分离

（4）冈崎片段的长度短于细菌；

（5）复制被严格限制在细胞周期的S期；

（6）在第一轮复制结束之前不进行第二轮复制，而原核细胞在第一轮复制还没有结束的时候就可以在复制起始区启动第二轮复制；

（7）需要端粒酶解决端粒DNA末端复制问题。

目前许多有关真核细胞（特别是哺乳动物细胞）DNA复制的认识都来自于对猿猴病毒40（simian virus，SV40）复制系统和对酵母细胞染色体DNA复制的研究。SV40最初是在野生猴子的肾细胞培养物中发现的一种DNA病毒。其染色体较小，复制几乎完全利用宿主蛋白，特别适合在体外进行研究。通过这种方法，人们已发现有8种宿主蛋白和1种病毒自身编码的蛋白参与SV40的DNA复制。

SV40 DNA复制的起始和延伸阶段的反应主要步骤包括（图3-17）：

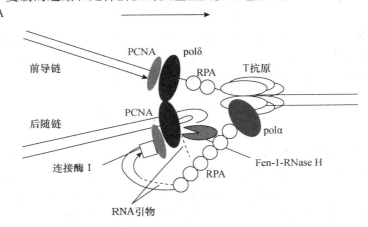

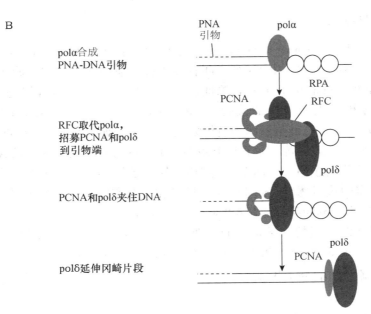

图3-17 真核细胞核DNA复制模型

A. 起始阶段；B. 延伸阶段

（1）2分子由 SV40 基因组编码的 T 抗原六聚体作为起始蛋白（相当于大肠埃希菌的 DnaA 蛋白），在 ATP 的存在下与 SV40 复制起始区结合，而导致这个区域 DNA 的解链；

（2）复制蛋白 A（RPA）作为 SSB 与上述稳定的起始蛋白/DNA 复合物结合，进一步提高 T 抗原的解链酶活性，致使解链区不断扩大；

（3）DNA polα/引发酶复合物与 T 抗原/RPA 复合物结合，新的 RNA – DNA 在复制起始区被合成；

（4）细胞内的复制因子 C（RFC）先与新合成的 DNA 3′端结合，然后将 PCNA 和聚合酶 δ 或 ε 招募到模板；

（5）具有校对能力和高度进行性的 polδ 或 polε 取代 polα，继续延伸新合成的 DNA 链；

（6）前导链和后随链的合成分别经历了从 polα/引发酶复合物到 polε 和 PCNA/polδ 的转换；

（7）FEN – 1/RNaseH1 负责切除 RNA 引物，DNA 连接酶Ⅰ负责连接相邻的冈崎片段，拓扑异构酶Ⅰ负责清除复制叉移动中形成的正超螺旋，拓扑异构酶Ⅱ则负责解连环体化，促进最后的 2 个以共价键相连的连环体 DNA 分开。

第二节　DNA 重组

DNA 重组是指发生在 DNA 分子内或 DNA 分子之间核苷酸序列的交换、重排（rearrangement）和转移现象，是已有遗传物质的重新组合过程，主要有同源重组、位点特异性重组和转座重组三种形式。生物体通过重组，既可以产生新的基因或等位基因的组合，还可能创造出新的基因，使种群内遗传物质的多样性提高。

一、同源重组

同源重组（homologous recombination）也称为一般性重组（general recombination），是一种在两个 DNA 分子的同源序列之间直接进行交换的重组形式。同源重组不依赖于序列的特异性，只依赖于序列同源性。进行交换的同源序列可能是完全相同的，也可能是非常相近的。细菌的接合（conjugation）、转化（transformation）和转导（transduction）以及真核细胞同源染色体之间发生的交换等都属于同源重组。

同源重组的发生必须满足以下几个条件：①在进行重组的交换区域含有完全相同或几乎相同的核苷酸序列；②两个双链 DNA 分子之间需要相互靠近，并发生互补配对；③需要特定的重组酶（recombinase）的催化，但重组酶对碱基序列无特异性；④形成异源双链（heteroduplex）；⑤发生联会（synapsis）。

用来解释同源重组的分子机制的主要模型有 Holliday 模型、单链断裂模型（the single – stranded break model）和双链断裂模型（the double – stranded break model）。

（一）同源重组的分子机制

1. Holliday 模型

Holliday 模型由美国科学家 Robin Holliday 在 1964 年提出，尽管它几经修改，但其核心内容一直没有改变。

Holliday 模型最初的主要内容如下（图 3 – 18）。

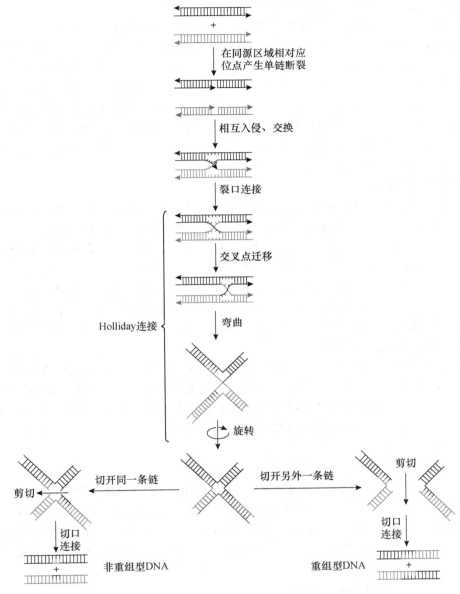

图 3 – 18　同源重组的 Holliday 模型

（1）2 个同源的 DNA 分子相互靠近。

（2）2 个 DNA 分子各有 1 条链在相同的位置被一种特异性的内切酶切开，被切开链的极性相同。

（3）被切开的链交叉并与同源的链连接，形成 χ（chi）状的 Holliday 连接 Holliday 连接又称 Holliday 结构或 Holliday 中间体（Holliday immediate）。如果 2 个 DNA 之间进行 180°的旋转，可得到它的异构体。

（4）Holliday 连接的拆分　Holliday 连接的拆分方式有两种，第一种是相同的链被第二次切开，结果产生与原来完全相同的两个非重组 DNA；第二种是另一条链被切开，然后再重新连接，由此产生重组的 DNA。

上述模型过于简单，难以解释清楚许多天然的同源重组现象，于是人们很快对其进行了改进。其中最大的一个改进是在 Holliday 连接形成之后引入一个全新的步骤——分叉迁移（branch migration），即 Holliday 连接形成以后，其分叉可向两侧移动，这样的移动将会导致一个 DNA 分子一条链上的一部分序列转移到另一个 DNA 分子之中。

上述经过迁移的 Holliday 连接，再通过内部 180°旋转同样可以得到它的异构体。最后 Holliday 连接的分离也有两种方式，但与无分叉迁移的模型不同的是，在非重组的 DNA 分子上也带有异源的双链。支持 Holliday 模型最有力的证据是使用特殊的方法可在电镜下看到 Holliday 中间体的结构。

2. 单链断裂模型

尽管最早的 Holliday 模型能解释重组的许多特征，而且 Potter 和 Dressler 也为 Holliday 模型提供了关键的证据，但它仍然存在不足。例如，参与重组的两个 DNA 双链被等同看待，既是入侵者，又是入侵者作用的对象。然而，后来的研究发现，参与重组的两个双链 DNA 一般有一个优先被作为遗传信息的供体。另外，它也没有解释 2 个 DNA 分子的同源序列是怎样配对以及单链切口又是如何形成的。此外，它也不能很好地解释存在于真核细胞（如酵母）内的同源重组现象。1975 年，Aviemore 对 Holliday 模型提出了修改。不久 Matt Meselson 和 Charles Radding 再次提出了修改，修改后的模型被称为单链断裂模型。

单链断裂模型认为，2 个进行重组的同源 DNA 分子在同源区域相应的位点上只产生一个单链裂口。单链断裂可能是自发的，也可能是环境压力（如离子辐射）诱导而成的。产生切口的那条链在被 DNA 聚合酶催化的新链合成取代后，侵入到另一条同源的 DNA 分子之中，至于 Holliday 连接的形成以及后来的拆分与原来的 Holliday 模型相比并没有做多少变动。

3. 双链断裂模型

双链断裂模型由 Szostak 等人于 1983 年共同提出。与单链断裂模型不同的是，双链断裂模型认为一个 DNA 分子上两条链的断裂才起动了链的交换。两个重组 DNA 分子中产生断裂的双链被称为受体双链（recipient duplex），不产生断裂的被称为供体双链（donor duplex）。随后发生的 DNA 修复合成以及切口连接导致形成 Holliday 连接，但有 2 个半交叉点（half chiasmas）

（二）参与同源重组的主要蛋白质

细胞内 DNA 重组的每一步都是在特定的蛋白质或酶的协助下完成的。这些参与重组的酶或蛋白质是通过筛选一系列重组有缺陷的大肠埃希菌突变体（重组频率降低）而得到的，它们中的绝大多数已经被克隆和定性。下面以大肠埃希菌为例，介绍一些与同源重组有关的蛋白质的结构与功能。

1. RecA 蛋白

RecA 蛋白是同源重组中最重要的蛋白质，参与大肠埃希菌所有的同源重组途径。其在重组中的主要作用是促进同源序列配对和链交换（strand exchange）。

RecA 蛋白有单体和多聚体两种形式，单体含有两个 DNA 结合位点，能分别结合单链 DNA 和双链 DNA。多聚体是由单体在单链 DNA 上从 5′→3′ 方向组装而成的丝状结构。多聚体的 RecA 环绕在单链 DNA 上形成一种有规则的螺旋，平均每 1 个单体环绕 5 个核苷酸，每 1 个螺旋有 6 个单体。RecA 的主要功能包括：①促进 2 个 DNA 分子之间的链交换；②作为共蛋白酶（co - protease）参与 SOS 反应，促进 LexA 蛋白和属于 DNA 聚合酶 V 的 UmuD 的自水解。

RecA 催化 DNA 分子之间的链交换需要同时满足 3 个条件：①2 个 DNA 分子中的 1 个必须含有单链区域，以便 RecA 能够结合；②2 个 DNA 分子必须含有不低于 50 bp 的同源序列；③同源序列内必须含有 1 个自由的末端，以起动链的交换。

RecA 在同源重组的具体作用分为 3 步（图 3 - 19）：①RecA 通过它的第一个 DNA 结合位点与单链 DNA 结合，包被 DNA，形成蛋白质 - DNA 丝状复合物；②RecA 的第二个 DNA 结合位点与 1 个双链 DNA 分子结合，形成三链 DNA 中间体，随后单链 DNA 侵入双链 DNA，寻找同源序列；③由被 RecA 包被的单链 DNA 从 5′→3′ 方向取代双链 DNA 分子之中的同源母链，形成异源双链，并发生分叉迁移。

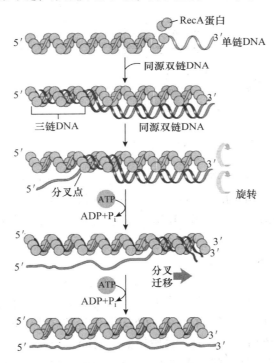

图 3 - 19　RecA 蛋白促进 2 个双链 DNA 分子链之间的交换

在其他生物体内也发现了 RecA 的类似物，例如，酵母细胞中的 Rad51 和 Dmc1，小鼠细胞中的 Rad51，人细胞中的 BCRA1 和 BCRA2 蛋白。

2. RecBCD 蛋白

RecBCD 蛋白参与细胞内的 RecBCD 同源重组途径，其功能是产生 3′ - 单链末端，为链入侵做准备。

RecBCD 蛋白又称为 RecBCD 酶，由 RecB、RecC 和 RecD 三个亚基组成，分别由 *recB*、*recC* 和 *recD* 三个基因编码，具有 5 种酶的活性，即外切核酸酶 V、解链酶、内切核酸酶、ATP 酶和单链外切 DNA 酶。这些酶活性能够自动发生切换，用于重组的不同阶段。

RecBCD 蛋白的作用过程如下（图 3 – 20）：RecBCD 首先与双链 DNA 分子自由末端结合，依靠 ATP 的水解为动力，沿着双链移动，解开双链，但它在上面一条链比下面一条链移动的速度要快，于是一个单链的环形成了，这种环随着 RecBCD 蛋白沿着 DNA 双链移动而增大（在电镜下可以观测到）。首先，RecBCD 蛋白依靠它的 3′→5′ 外切酶活性降解上面的一条链，当遇到 χ 序列时，3′→5′ 外切酶活性减弱，而 5′→3′ 外切酶活性被激活，于是下面一条链的单链部分被迅速水解，留下上面一条链的单链部分。产生的单链 DNA 为 RecA 作用的底物，由此最终起动了链交换和重组反应。

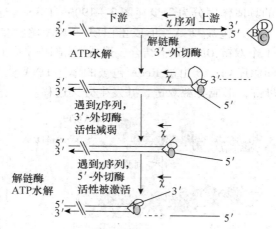

图 3 – 20　RecBCD 酶的在同源重组中的作用

χ 序列是一段特殊的碱基序列，其一致序列是 5′ – GCTGGTGG – 3′，它的存在能显著提高重组的频率。在重组中的作用是调节 RecBCD 的酶活性，作为其从 3′→5′ 外切酶切换成 5′→3′ 外切酶的信号，刺激 RecBCD 重组途径。据估计，大肠埃希菌基因组含有一千个以上的 χ 序列。

3. RuvA、RuvB 和 RuvC 蛋白

（1）RuvA　RuvA 蛋白的功能是识别 Holliday 连接，协助 RuvB 蛋白催化分叉的迁移。

大肠埃希菌的 RuvA 蛋白以一种特别的方式形成四聚体，呈四重对称，特别适合与 Holliday 连接中的 4 个 DNA 双链结合，从而促进分叉迁移过程中链的分离。

（2）RuvB　RuvB 蛋白本质上是一种解链酶，功能是催化重组中分叉的迁移。与多数解链酶一样，RuvB 是一种环状六聚体蛋白，但其特别之处在于 RuvB 包被双链 DNA，而不是单链 DNA。RuvB 单独结合 DNA 的效率并不高，需要 RuvA 的帮助。

2 个 RuvB 六聚体与 RuvA 接触，位于 RuvAB – Holliday 复合体相反的两边。

（3）RuvC　RuvC 蛋白是一种特殊的内切核酸酶，在重组中的作用是促进 Holliday 连接的分离，故又被称为拆分酶。RuvC 以对称的同源二聚体形式发挥作用，在 Holliday 连接的中央部位切开 4 条链中的 2 条，而导致 Holliday 连接的拆分（图 3 – 21）。由于 RuvC 二聚体与 Holliday 连接对称结合，因此，从理论上讲，RuvC 能够以两种机会均等的方式与 Holliday 连接结合，致使 Holliday 连接能够以两种机会相等的方式被解离，但只有一种方式产生重组 DNA。RuvC 的作用具有一定的序列特异性，其作用的一

致序列是 5′－（A/T）TT↓（G/C）－3′（箭头为切点），因此，只有当分支迁移到上述一致序列的时候，RuvC 才能起作用。

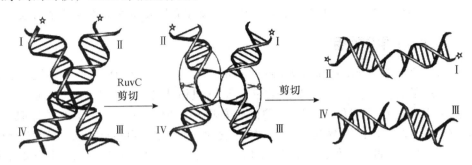

图 3－21　RuvC 的作用模型

（三）大肠埃希菌的 RecBCD 同源重组途径

这是大肠埃希菌最主要的重组途径。除了 RecBCD 蛋白以外，还需要 RecA、SSB、RuvA、RuvB、RuvC、DNApolⅠ、连接酶 和 旋 转酶。此外，还需要 χ 序列（图 3－22）。

（四）真核生物的同源重组

真核生物的同源重组主要发生在细胞减数分裂前期Ⅰ两个配对的同源染色体之间（非姐妹染色单体），先在细线期（leptotene）和合线期（zygotene）形成联会复合体（synaptonemal complex，SC），再在粗线期（pachytene）进行交换。有时，同源重组也会发生在 DNA 损伤修复之中，主要用以修复 DNA 双链断裂、单链断裂和链间交联等损伤。研究表明，不同真核生物的同源重组的机制是高度保守的，主要特征包括五点。①首先发生特异性的双链断裂，然后再发生同源重组。因此，适合真核生物同源重组的模型为双链断裂模型；②不能形成 SC 的突变细胞也可以发生交换；③不能形成轴体的突变细胞虽然其 DNA 双链可以断裂，但却不能进行有效的重组；④由 Hop2 蛋白控制染色体配对的特异性；⑤参与同源重组的主要蛋白质 有 Rad50、Mre11、Nbs1、Spo11、MSH4、Dmc1、PCNA、RPA 和聚合酶 δ/ε

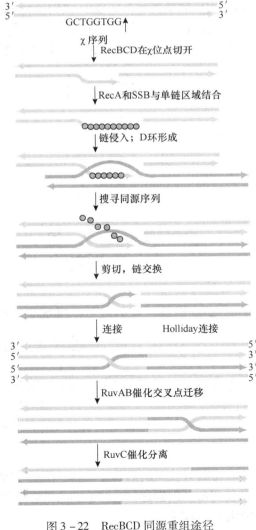

图 3－22　RecBCD 同源重组途径

等，其中 Rad50 与 Mre11 和 Nbs1 一起组成 Mre11 复合体，此复合体在各真核生物之间高度保守，它不仅参与 DNA 重组，还参与 DNA 损伤的修复和染色体端粒结构完整性的维持；⑥如果不发生交换，则减数分裂受阻，确保在交换发生之前细胞不能分裂。

二、位点特异性重组

位点特异性重组（site - specific recombination）是指发生在 DNA 特异性位点上的重组。参与重组的特异性位点需要专门的蛋白质识别和结合。尽管在许多情况下，位点特异性重组也需要在重组位点具有同源的碱基序列，但是所需的同源碱基序列较短。与同源重组一样，位点特异性重组也有链交换、形成 Holliday 连接、分叉迁移和 Holliday 连接解离等过程，但链交换没有 RecA 或者其类似物的参与，而且分叉迁移的距离较短。

位点特异性重组既可以发生在 2 个 DNA 分子之间，也可以发生在 1 个 DNA 分子内部。前一种情况通常会导致 2 个 DNA 分子之间发生整合或基因发生重复，而后一种情况则可能导致缺失（deletion）或倒位（inversion）（图 3 - 23）。

缺失性位点特异性重组和倒位式位点特异性重组分别在 2 个重组位点上含有直接重复序列（direct repeats）和反向重复序列（inverted repeats，IR）。

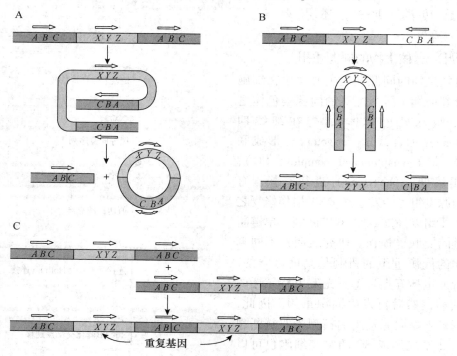

图 3 - 23　缺失性位点特异性重组和倒位式位点特异性重组图解
A. 缺失；B. 倒位；C. 重复

位点特异性重组的功能包括：①调节噬菌体 DNA 与宿主菌染色体 DNA 的整合；②调节特定的基因表达；③调节胚胎发育期间程序性的 DNA 重排（例如脊椎动物抗体和 T 细胞受体基因）。

这里仅介绍 λ 噬菌体的位点特异性整合。

第一例位点特异性重组发现在大肠埃希菌染色体 DNA 和 λ 噬菌体 DNA 之间。λ 噬菌体感染大肠埃希菌以后，其 DNA 通过两端的黏性位点（cohesive site，cos 位点）自我环化，并在 DNA 连接酶的催化下实现共价闭环。随后，噬菌体必须在裂解途径（lytic pathway）和溶源途径（lysogenic pathway）中做出选择。如果是裂解途径，噬菌体会在较短的时间内通过滚环复制大量增值，并导致宿主菌裂解；如果是溶源途径，噬菌体 DNA 就以位点特异性的重组整合到宿主染色体 DNA 上，进入到原噬菌体（prophage）状态（图 3-24）。在这期间，噬菌体几乎所有的基因都不表达。

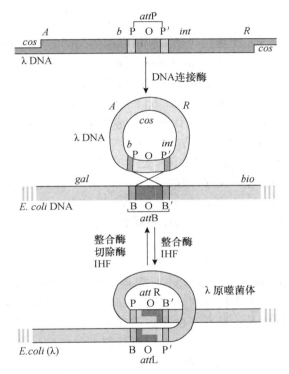

图 3-24 λ 噬菌体的位点特异性整合

大肠埃希菌染色体有高度特异性的位点供 λ 噬菌体 DNA 整合，它位于 *gal* 操纵子和 *bio* 操纵子之间，被称作附着位点（the attachment site，*att*B）。*att*B 只有 30 bp，中央含有 15 bp 的保守区域，重组就发生在该区域，该区域简称为 BOB′。B 和 B′分别表示大肠埃希菌 DNA 在这段保守序列两侧的臂。

噬菌体的重组位点称为 *att*P，其中央含有与 attB 一样长的同源保守序列，以 POP′表示。这段 15bp 的同源序列是重组的必要条件，但不是充分条件。P 和 P′分别表示两侧的臂，臂长分别是 150 bp 和 90 bp。*att*P 两翼的序列非常重要，因为它们含有重组蛋白质的结合位点（图 3-25）。

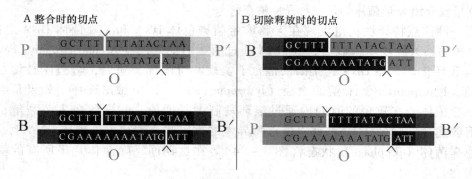

图 3 – 25　λ 噬菌体重组整合或切除时切点的序列

　　参与 λ 噬菌体整合的重组蛋白包括 1 种由噬菌体编码的整合酶（integrase，Int）和 1 种宿主蛋白——整合宿主因子（integration host factor，IHF），但不需要 RecA 蛋白。两种蛋白质结合在 P 臂和 P′臂上，使 attP 和 attB 的 15 bp 保守序列能正确地排列。Int 催化了重组过程的所有反应，包括一段 7 bp 的分叉迁移。

　　重组的结果导致了整合的原噬菌体两侧各成为 1 个附着点，但结构稍有不同，左边的 attL 结构为 BOP′，右边的 attR 结构是 POB′。

　　整合的 λ 噬菌体 DNA 从大肠埃希菌染色体中的切除除了需要 Int 和 IHF 以外，还需要 Xis 和 Fis 蛋白。Xis 是一种切除酶（excisionase），由噬菌体编码。Fis 由细菌编码。这四种蛋白质都是与 attL 和 attR 上 P 臂和 P′臂结合，促进 attL 和 attR 的 15 bp 保守序列正确地排列，从而有助于原噬菌体的释放。

三、转座重组

　　转座重组（transposition recombination）是指 DNA 上的核苷酸序列从一个位置转移到另外一个位置的现象。发生转位的 DNA 片段即转座子或跳跃基因。

　　与前两种重组不同的是，转座子的靶点与转座子之间不需要序列的同源性。接受转座子的靶位点绝大多数是随机的，但也可能具有一定的倾向性（如存在一致序列或热点），具体是哪一种与转座子本身的性质有关。

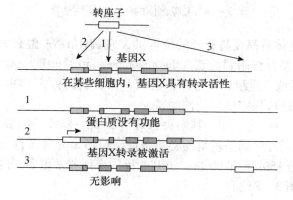

图 3 – 26　转座子对基因 X 的可能影响

转座重组可以导致突变，也可能改变基因组 DNA 的量。转座子的插入可改变附近基因的活性。如果插入到一个基因的内部，很可能导致基因的失活；如果插入到一个基因的上游，又可能导致基因的激活（图 3 - 26）。转座事件可导致基因组内核苷酸序列发生转移、缺失、倒位或重复。此外，转座子本身还可能充当同源重组系统的底物，因为在一个基因组内，双拷贝的同一种转座子提供了同源重组所必需的同源序列。

对几种生物的基因组序列分析的结果表明，人、小鼠和水稻的基因组大概有 40% 的序列由转座子衍生而来，但在低等的真核生物和细菌内的比例较小，约占 1% ~ 5%。这说明转座子在从低等生物到高等生物的基因和基因组进化过程中曾发挥过十分重要的作用。

（一）原核生物的转座子

人们最早在大肠埃希菌的半乳糖操纵子内发现转座现象，首先被发现的转座子是插入序列（insertion sequences，IS），其可插入使靶点处基因失活。IS 能够在从 DNA 的一个位点插入到另一个位点，导致靶位点基因以及和靶位点基因在同一个操纵子内、但位于靶位点基因下游的基因表达受阻，此现象被称为极性效应（polar effect）。

迄今为止，在细菌内已发现四类转座子，现分别加以讨论。

1. 第一类转座子

即 IS，它们是最简单的转座元件，是细菌染色体、质粒和某些噬菌体的正常组分，具有以下特征：①长度较小，通常在 700 ~ 1800 bp 之间；②两端通常含有 10 ~ 40 bp 的 IR 序列（左边的是 IRL，右边的是 IRR）。IRL 和 IRR 非常相似，但不一定完全相同；③内部一般只有一个基因，其表达产物只与插入事件有关，是专门催化转座反应的转座酶（transposase，tnpA），缺乏抗生素或其他毒性抗性基因；④通过剪切和插入的方式进行转座，转座结束后可导致靶位点序列重复（图 3 - 27）；⑤有少数（如 IS91）没有明显的 IR 序列，通过滚环复制和插入的方式进行转座。

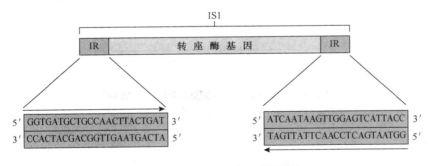

图 3 - 27　第一类转座子的结构

2. 第二类转座子

又称为复杂型转座子（complex transposon），它们具有以下特征（图 3 - 28）：①较长，长度在 2.5 kb ~ 20 kb 之间；②两侧含有 35 ~ 40 bp 长的 IR 序列；③内部通常含有不止一个结构基因，常见的结构基因包括编码转座酶 tnpA、编码解

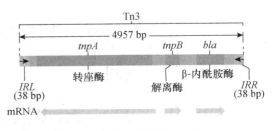

图 3 - 28　第二类转座子的结构

离酶 *tnp*R 以及一个或几个特定的抗生素抗性基因（resistance，*res*）；④转座以后导致约 5 bp 长的靶位点序列发生重复，结果导致在转座子两侧产生直接重复序列。

3. 第三类转座子

又名复合型转座子（composite transposon），由 2 个 IS 和一段带有抗生素抗性（如新霉素磷酸转移酶导致新霉素失活）或其他毒性抗性的间插序列组合而成，其中的 2 个 IS 分别位于转座子的两侧，具有相同或相反的方向。每一个 IS 都具有典型的第一类转座子的特征，可能独立地转位，也可能与间插序列一道作为一个整体进行集体转移。

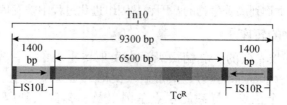

图 3 – 29　第三类转座子的结构

4. 第四类转座子

这一类转座子最为典型的是 Mu 噬菌体（bacteriophage Mu）（图 3 – 30），它是大肠埃希菌的一种温和性噬菌体，具有裂解和溶源循环生长周期。在溶源期，其 DNA 整合到宿主 DNA 中，不是通过位点特异性重组而是通过转座的方式随机地整合。在其复制的时候，它通过复制型转位随机插入到宿主 DNA 的其他区域，很容易诱发宿主细胞的各种突变，因此它有时被称为诱变子（mutator）。从转座子的角度来看，Mu 噬菌体 DNA 为长 38 kb 的线性双链，两侧缺乏 IR 序列，其基因组的 20 多个基因只有 A 基因和 B 基因与转座有关，其中 A 基因编码转座酶。Mu 的转座可引起靶位点序列产生重复。

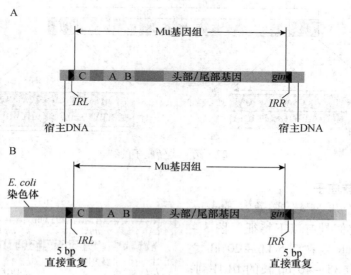

图 3 – 30　Mu 噬菌体 DNA 的结构

A. 病毒颗粒中的噬菌体 DNA；B. 原病毒 DNA

（二）真核生物的转座子

真核生物的转座现象最初由 Barbara McClintock 于 20 世纪 50 年代初期在玉米中发现。随后，又有人在果蝇体内发现。但在当时并没有引起足够的重视，直到 1983 年 McClintock 才获得诺贝尔奖。现已证明转座事件是真核生物极为普遍的现象，已有多种形式的转座子被发现。真核转座子与原核转座子的差别主要反映在转座的机制上，集中在两个方面：①真核转座子在转座过程中的剪切和插入是分开进行的；②真核转座子的复制很多需要经过逆转录即 RNA 中间物来进行。

一般可以根据转座的机制将真核转座子分为两类：第一类是需要 RNA 中间体的逆转座子（retrotransposon），其转座过程是 DNA→RNA→DNA，中间有一环节是反转录反应（图 3–31）；第二类是无 RNA 中间体的 DNA 转座子，其转座过程是 DNA→DNA。

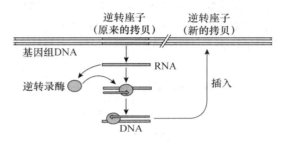

图 3–31　逆转座子的转座机制

每一类转座子都有自主型（autonomous）和非自主型（non‑autonomous）两种。自主型含有开放的阅读框架，编码转座所必需的酶或蛋白质，因此能独立地进行转座；非自主型编码能力不足，不能独立地进行转座，但保留了转座所必需的顺式序列，所以在合适的自主型转座子编码的转座酶的作用下也可以进行转座。

1. 逆转座子

逆转座子在真核生物的基因组中所占的比例很高。根据两端的结构，可将它们分为 LTR 逆转座子（LTR‑containing retrotransposon）和非 LTR 逆转座子（non‑LTR retrotransposon）。LTR 逆转座子的两端含有与逆转录病毒基因组 mRNA 经逆转录产生的类似的 LTR 序列；非 LTR 逆转座子没有 LTR 序列，但有一端含有 1 小段重复序列（通常是 poly A）。无论是哪一种逆转座子，仍然有自主型和非自主型之分。如果是自主型的，其内部含有 *gag* 基因和 *pol* 基因，但缺乏编码逆转录病毒外壳蛋白的 *env* 基因。*pol* 基因编码蛋白酶、逆转录酶、核糖核酸酶 H 和整合酶。如果是非自主型的，则内部序列大小变化很大，已丧失大多数或者全部编码功能。

属于 LTR 逆转座子的有果蝇基因组上的 *Copia* 元件和酵母体基因组上的 *Ty* 元件，属于非 LTR 逆转座子的有 LINE 和 SINE。

2. DNA 转座子

DNA 转座子可分为复制型 DNA 转座子（DNA transposons that transpose replicatively）和保留型 DNA 转座子（DNA transposons that transpose conservatively），其中，前者在转位前后原位置上的拷贝并没有消失，只是将转座子序列复制一份，并转移到新的位点；而后者在转座中原有的拷贝被原封不动地转移保留到新的位点。例如玉米的 *Ac‑Ds* 系统和果蝇的 P 元件（P element）。

玉米的 *Ac – Ds* 系统最先由 McClintock 发现。*Ac* 和 *Ds* 分别属于自主型和非自主型 DNA 转座子，*Ac* 表示激活子元件（activator element），约有 4563 bp 组成，两端是 11 bp 的 IR 序列，它带有全功能的转座酶基因；*Ds* 表示解离元件（dissociation element），两端也是 11 bp 的 IR 序列，但中间只有缺失、无功能的转座酶基因，它实际上是 *Ac* 经由不同的缺失突变而成的。由于 *Ds* 不能合成转座酶，所以不能单独移位，只有在 *Ac* 存在时 *Ds* 才会移动。

玉米籽粒的颜色由紫色色素基因 C 决定。如果 *Ac* 或 *Ds* 插入到 C 基因（color gene）内部，则紫色色素基因失活，于是玉米籽粒不能产生紫色色素，而成为黄色；如果 *Ds* 从 C 跳开，C 基因能够正常表达，玉米籽粒又变成紫色。而如果 *Ds* 远离 *Ac*，或者 *Ac* 本身跳开，*Ds* 则不再受 *Ac* 的控制，它又可以发挥对结构基因的抑制作用，使玉米籽粒成为黄色。*Ac* 和 *Ds* 在染色体上的跳动十分活跃，使得受它们控制的颜色基因时开时关，于是玉米籽粒便出现了斑斑点点（图 3 – 32）。

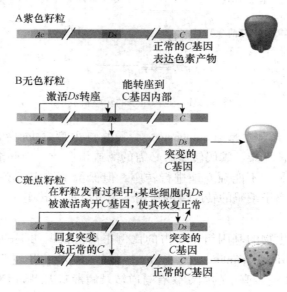

图 3 – 32　玉米的 Ac – Ds 系统

思考题

1. 在使用双脱氧法测定 DNA 一级结构的时候，为什么在反应系统中添加 SSB 可以提高 DNA 的得率？现在测序使用的酶一般都是耐热的 DNA 聚合酶，使用这样的 DNA 聚合酶有什么好处？

2. 为什么细胞内存在尿嘧啶 – DNA 糖苷酶能切除 DNA 链上由 C 经脱氨基转变而来的 U，但细胞内并不存在用来切除由 5 – 甲基胞嘧啶脱氨基产生的 T 的胸腺嘧啶 – DNA 糖苷酶？

3. 何种 DNA 病毒的复制以蛋白质为引物？使用蛋白质而不使用 RNA 作为引物对于这

些病毒来说有何益处？

4. 在鉴定和分离冈崎片段之前，为什么需要对 DNA 进行变性？

5. 简述 DNA 复制的高度忠实性是如何实现的。

6. 为什么着色性干皮病患者具有极高的皮肤癌发生率，但其内部器官生癌（如结肠癌）的概率不高？

7. 为什么大肠埃希菌的 RecA 突变体不仅在重组上有缺陷，而且对 UV 特别敏感？

8. 大肠埃希菌的 DNA 聚合酶 I 具有 3 种不同的酶活性，这些酶活性对 DNA 复制的忠实性是不是都有贡献？为什么？

9. 简述真核生物与细菌在 DNA 复制上有哪些重要的差别。

10. 简述 DNA 复制的极性以及证明 DNA 复制的极性的方法。

（杨荣武）

第四章 | DNA突变、损伤与修复

第一节　DNA 损伤与突变

一、DNA 损伤的原因

DNA 存储着生物体赖以生存和繁衍的遗传信息，这些信息的改变可能影响个体的生存，甚至使物种的延续遇到困难。因此在遗传过程中必须保持 DNA 分子高度的精确性和完整性，生物才能保持遗传的稳定性。生物细胞在进化中所获得的修复 DNA 损伤的能力，也是细胞中其他任何一种生物大分子无法相比的。另外，生物的进化和生物多样性源于 DNA 结构变化造成的 DNA 损伤（DNA damage）的积累，因此生物体又必须保有适度的突变率。

引起 DNA 损伤的因素很多，包括 DNA 分子自身在复制过程中发生的自发性改变，以及细胞内各种代谢物质和外界的物理、化学因素等引起的损伤。

（一）DNA 分子的自发损伤

1. 复制误差产生的 DNA 损伤

以 DNA 为模板按碱基配对原则进行 DNA 复制是一个严格而精确的事件，但也不是完全不会发生错误。复制误差主要由互变异构引起，因为某些错配的核苷酸避开了校正系统的检测。复制过程中如有错误的核苷酸掺入，DNA 聚合酶会暂停催化作用，以其 $3' \rightarrow 5'$ 外切核酸酶的活性切除错误接上的核苷酸，然后再继续正确的复制，这种校正作用广泛存在于原核和真核细胞的 DNA 聚合酶中，是对 DNA 复制误差的修复形式，从而保证了复制的准确性。但校正后的错配率仍在 10^{-10} 左右，即每复制 10^{10} 个核苷酸大概会有一个碱基的错误掺入。

2. 自发性化学变化引起的 DNA 损伤

生物体内 DNA 分子可以由于各种原因发生变化，从而影响 DNA 复制中碱基的正确配对。自发性的变化至少有以下 4 种类型。

（1）碱基的异构互变　DNA 分子中的 4 种碱基，其各自的异构体间都可以自发地相互变化（例如酮式与稀有的烯醇式碱基，以及氨基与稀有的亚氨基碱基间的互变），这种变化使碱基间的配对发生改变。例如图 4-1 中，腺嘌呤的稀有互变异构体能配上胞嘧啶、胸腺嘧啶的稀有互变异构体能配上鸟嘌呤等，如果这些错配发生在 DNA 复制时，就会造成子代 DNA 序列与亲代 DNA 不同的错误性损伤。

（2）碱基的脱氨基作用　碱基的环外氨基有时会自发脱落，胞嘧啶会变成尿嘧啶、腺嘌呤会变成次黄嘌呤（H）、鸟嘌呤会变成黄嘌呤（X）等，复制时 U 与 A 配对、H 和 X 都与 C 配对就会导致子代 DNA 序列的错误变化（图 4-2）。胞嘧啶自发脱氨基的

频率约为每个细胞每天 190 个。

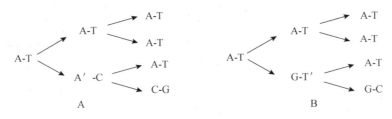

图 4 - 1　碱基的异构互变使 DNA 复制中出现错误配对，导致 A - T→G - C 转换

A. 腺嘌呤的稀有互变异体与胞嘧啶配对；B. 胸腺嘧啶的稀有互变异构体与鸟嘌呤配对

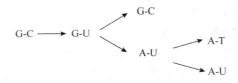

图 4 - 2　U 与 A 配对导致 G - C → A - T 转换

（3）脱嘌呤与脱嘧啶　在生理条件下，DNA 分子通过自发的水解可使碱基和脱氧核糖间的糖苷键受到破坏，从而引起嘌呤或嘧啶从 DNA 链的核糖磷酸骨架上脱落下来。在哺乳动物细胞基因组中，每天每个细胞因 N - 糖苷键自发水解约丢失 10 000 个嘌呤碱基和 200 个嘧啶碱基。如果这些损伤不被修复，将引起严重的后果。

（4）碱基修饰与链断裂　细胞在正常生理活动中产生的 O_2^- 和 H_2O_2 等活性氧族会造成 DNA 损伤，产生胸腺嘧啶乙二醇、羟甲基尿嘧啶等碱基修饰物，还可引起 DNA 单链断裂等损伤。每个哺乳类细胞每天 DNA 单链断裂发生的频率约为 5 万次。此外，体内还可以发生 DNA 的甲基化、结构的其他改变等，这些损伤的积累可能导致细胞老化或者癌变。如果细胞不具备高效率的修复系统，生物的突变率将大大提高。

（二）物理因素引起的 DNA 损伤

射线是导致 DNA 物理损伤的最常见原因。

1. 紫外线（ultraviolet light，UV）照射引起的 DNA 损伤

对于 DNA 分子损伤的研究最早是从研究紫外线的效应开始的。当 DNA 受到紫外线照射时，同一条 DNA 链上相邻的嘧啶以共价键连成二聚体，相邻的两个 T、两个 C 或 C 与 T 间都可以环丁基环（cyclobutane ring）连成二聚体。这些二聚体使双螺旋的两条链间的氢键减弱，导致 DNA 双螺旋扭曲，直接影响 DNA 的复制和转录中碱基的配对。其中最容易形成的是 TT 二聚体（thymine dimmer），如图 4 - 3 所示。

人体皮肤因受紫外线照射而形成二聚体的频率可达每小时 5×10^4/细胞，但一般只局限在皮肤中，因为紫外线不能穿透皮肤。微生物受紫外线照射后会影响其生存。紫外线照射还能引起 DNA 单链或双链断裂等损伤。

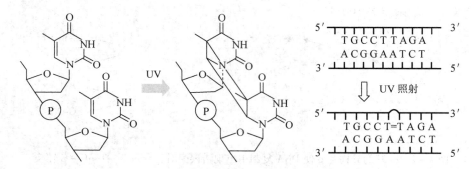

图 4 – 3 链内胸腺嘧啶二聚体的形成

2. 电离辐射引起的 DNA 损伤

电离辐射对 DNA 的损伤有直接效应和间接效应两种。直接效应是 DNA 直接吸收并积累射线能量，引起理化性质改变；间接效应是指 DNA 周围其他溶剂分子（主要是水分子）吸收射线能量，产生具有很高反应活性的自由基（如水分子生成·OH），进而损伤 DNA。一般只有在含水量极低的条件下才可以说辐射效应的发生主要是直接作用，而实际上，生物体内含有大量的水分子，约占总重的 60% ~70%，所以间接作用在电离辐射生物学效应的发生上占有重要的地位，对 DNA 损伤的发生具有重要意义。电离辐射可导致 DNA 分子的多种变化，实际情况中，往往在局部范围内形成的是几种类型损伤的复合。

（1）碱基变化 主要是由·OH 自由基引起，包括 DNA 链上的碱基氧化修饰、过氧化物的形成、碱基环的破坏和脱落，碱基替代以及嘧啶二聚体的形成等。一般嘧啶比嘌呤更敏感。

（2）糖基破坏 脱氧核糖变化，脱氧核糖上的每个碳原子和羟基上的氢都能与·OH 反应，导致脱氧核糖分解，最后会引起 DNA 链断裂。

（3）DNA 链断裂 这是电离辐射引起的 DNA 损伤中常见和主要的形式，断链数随照射剂量而增加。射线的直接和间接作用都可能使脱氧核糖分子破坏，磷酸二酯键断开以及碱基破坏或脱落而导致 DNA 链断裂。DNA 双链中一条链断裂称单链断裂（single – strand broken），两条互补链在同一对应处或相近处同时断裂称为双链断裂（double – strand broken），双链断裂常并发氢键断裂。虽然单链断裂发生频率为双链断裂的 10 ~20 倍，但比较容易修复；双链断裂难以修复，是细胞死亡的重要原因。如对于单倍体细胞（如细菌）来说，一次双链断裂就是致死事件。

（4）交联 包括 DNA 链交联和 DNA – 蛋白质交联。同一条 DNA 链或两条 DNA 链上的碱基间可以共价键结合，DNA 与蛋白质之间也会以共价键相连，组蛋白、染色质中的非组蛋白、调控蛋白、与复制和转录有关的酶都会与 DNA 共价键连接。这些交联是细胞受电离辐射后染色体畸变的分子基础，会影响细胞的功能和 DNA 复制。

（三）化学因素引起的 DNA 损伤

自由基、碱基类似物、碱基修饰物、烷化剂等都是可能导致 DNA 损伤的化学因素。

1. 烷化剂对 DNA 的损伤

烷化剂是一类亲电子的化合物,很容易与生物体中大分子(DNA、RNA 和蛋白质)的亲核位点起反应。烷化剂的作用可使 DNA 发生各种类型的损伤。

(1)碱基烷基化 烷化剂很容易将烷基加到 DNA 链中嘌呤或嘧啶的 N 或 O 上,其中鸟嘌呤的 N7 和腺嘌呤的 N3 最容易受攻击,烷基化的嘌呤碱基配对会发生变化,例如鸟嘌呤 N7 被烷化后就不再与胞嘧啶配对,而改与胸腺嘧啶配对,结果会使 G – C 转变成 A – T。

(2)碱基脱落 烷化鸟嘌呤的糖苷键不稳定,容易脱落形成 DNA 上无碱基的位点,复制时可以插入任何核苷酸,造成序列的改变。

(3)断链 DNA 链的磷酸二酯键上的氧也容易被烷化,结果形成不稳定的磷酸三酯键,糖与磷酸间易发生水解,使 DNA 链断裂。

(4)交联 烷化剂有两类,一类是单功能基烷化剂,如甲基甲烷碘酸,只能使一个位点烷基化;另一类是双功能基烷化剂,如氮芥、硫芥等化学武器,一些抗癌药物如环磷酰胺、苯丁酸氮芥、丝裂霉素等,某些致癌物如二乙基亚硝胺等,其两个功能基可同时使两处烷基化,造成 DNA 链内、链间以及 DNA 与蛋白质间的交联。

2. 碱基类似物(base analogue)和修饰剂对 DNA 的损伤

人工可以合成一些碱基类似物用作促突变剂或抗癌药物,如 5 – 溴尿嘧啶(5 – BU)、5 – 氟尿嘧啶(5 – FU)和 2 – 氨基腺嘌呤(2 – AP)等。由于其结构与正常的碱基相似,进入细胞后能替代正常的碱基掺入到 DNA 链中而干扰 DNA 复制合成,例如 5 – BU 结构与胸腺嘧啶十分相近,在酮式结构时与 A 配对,却又更容易成为烯醇式结构与 G 配对,在 DNA 复制时导致 A – T 转换为 G – C。

3. 其他化学物质对 DNA 的损伤

还有一些人工合成或环境中存在的化学物质能专一修饰 DNA 链上的碱基或通过影响 DNA 复制而改变碱基序列。例如亚硝酸盐能使 C 脱氨变成 U,经过复制就可使 DNA 上的 G – C 变成 A – T;羟胺能使 T 变成 C,结果使 A – T 改成 C – G;黄曲霉素 B1(aflatoxin B1,AFB1)是一种从被黄曲霉污染的花生、大米中分离得来的强致癌剂,能专一攻击 DNA 上的碱基,导致序列变化,在鸟嘌呤 N7 位置上形成一个加成复合物,使碱基和糖之间的糖苷键断裂,释放碱基产生无嘌呤位点。这些都是诱发突变的化学物质或致癌剂。嵌入性染料如吖啶橙、溴化乙啶(ethidium bromide,EB)等,可以插入碱基对之间,使 DNA 两条链错位,发生缺失、移码或插入。

二、DNA 突变

(一)突变的类型

上述损伤最终会导致 DNA 分子的变化,这种 DNA 分子水平上的突变(mutation)是整体遗传突变的基础。DNA 损伤后分子最终的改变有以下五种类型。

1. 点突变(point mutation)

指 DNA 上单一碱基的变异。嘌呤替代嘌呤(A 与 G 之间的相互替代)、嘧啶替代嘧啶(C 与 T 之间的替代)称为转换(transition);嘌呤变嘧啶或嘧啶变嘌呤则称为颠换(transversion)。

2. 缺失（deletion）

指 DNA 链上一个或一段核苷酸的消失。

3. 插入（insertion）

指一个或一段核苷酸插入到 DNA 链中。蛋白质编码的序列中缺失及插入的核苷酸数不是 3 的整倍数，都可导致读框移动（reading frame shift），使其后所译读的氨基酸序列全部混乱，称为移码突变（frame shift mutation）。

4. 倒位或转位（transposition）

指 DNA 链重组使基因内部的一段核苷酸链方向倒置，如从原来的 5′→3′ 方向整段倒置为 3′→5′ 方向排列，或一段序列从基因内部一处迁移到另一处，使基因结构发生改变。

5. 双链断裂

已如前述，对单倍体细胞一个双链断裂就是致死性事件。

（二）突变所致的后果

突变基因改变了原有基因的结构与功能，导致原有的遗传性状发生改变，可能产生四种后果。

1. 致死性

突变导致 DNA 失去作为复制和转录的模板功能，导致细胞或生物体死亡。

2. 丧失某些功能，从而引起疾病的发生

如血友病是由于凝血因子基因的突变，地中海贫血是由于珠蛋白基因的点突变或缺失。具有遗传倾向的高血压病、糖尿病等则是多基因变异与环境因素共同作用的结果。目前认为肿瘤发生的重要机制是体细胞突变（somatic mutation），由于体细胞突变不影响生殖细胞，故该突变基因不会传递给子代，但突变的细胞会形成一团基因型与体内其他细胞不同的细胞群，故可引起疾病。此外，致病基因与疾病表型也并非完全对应，同一基因的不同突变可以引起不同疾病表型，同一疾病表型也可能由不同基因突变所引起。

3. 改变基因型（genotype）而不改变表现型（phenotype）

例如在蛋白质非功能区段上编码序列的改变等。又如在简并密码子上第三位碱基的改变，密码子 CUU 第三位的碱基 U 被 C 或 G 取代，仍编码亮氨酸，突变不引起任何蛋白质水平上的改变，称为同义突变（synonymous mutation）。

4. 发生了有利于物种生存的结果

这样的突变经自然选择保留下来，使生物进化。

第二节　DNA 损伤修复

一、DNA 损伤修复机制

DNA 修复（DNA repairing）是细胞对 DNA 受损伤后的一种反应，这种反应可能使 DNA 结构恢复原样，重新执行它原来的功能；但有时并不能完全消除 DNA 的损伤，只是使细胞能够耐受这种 DNA 的损伤而能继续生存。这些未能完全修复而存留下来的损伤有可能在适合的条件下显示出来（如细胞的癌变等），但如果细胞不具备这修复功能，就无法对付经常发生的 DNA 损伤事件，从而影响生物的生存和遗传的稳定性。同时，生物多样性也依赖于 DNA 突变与 DNA 修复之间的良好平衡。研究 DNA 损伤修复机制，有助于研究衰老和癌变的原因，因此与军事医学、肿瘤学等密切相关，还可应用于环境致癌因子的检测。对不同类型的 DNA 损伤，细胞可以有不同的修复反应。在高等真核生物中，DNA 损伤的修复有两种主要的方式，切除修复和复制后修复。此外还有一种光修复方式，主要存在于低等生物及原核生物中。

（一）直接修复（direct repair）

即回复修复，这是较简单的修复方式，一般都能将 DNA 修复到原样。

1. 光修复

这是最早发现的 DNA 修复方式。紫外线可造成彼此相邻的嘧啶碱基共价结合形成二聚体，该二聚体可以由细菌中的 DNA 光解酶（DNA photolyase）打开，从而直接恢复到正常碱基状态。此酶在遇到嘧啶二聚体时可与之特异结合，这一步反应不需要光；结合后如经近 UV - 可见光（300 ~ 600 nm）激发，此酶即被激活，并利用其能量打开嘧啶二聚体之间的共价键，然后酶从 DNA 链上释放，DNA 恢复正常结构（图 4 - 4）。DNA 的光复活作用是一种高度专一的直接修复方式，它只作用于紫外线引起的 DNA 嘧啶二聚体。光解酶在自然界广泛存在，如在细菌、蓝绿藻类、真菌、高等植物以及所有主要脊椎动物群中都有发现，在人体细胞中也有发现，但其对于人体只是次要修复方式。

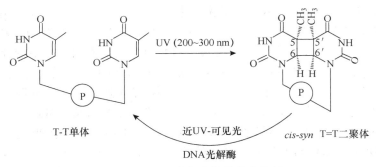

图 4 - 4　DNA 光解酶催化的光修复

2. 烷基的转移

烷化剂能使 DNA 分子中鸟嘌呤 O^6 位发生烷基化，在细胞中发现有一种 O^6 - 甲基鸟嘌呤 - DNA 甲基转移酶，能直接将甲基从鸟嘌呤 O^6 位上移到自身活性部位的半胱氨酸残基上，修复损伤 DNA 的同时自身不可逆失活（图 4 - 5）。这个酶的修复能力并不很强，但在低剂量烷化剂作用下能诱导出此酶的修复活性。

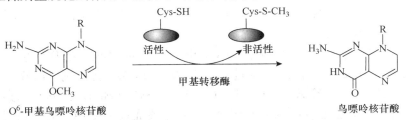

图 4 - 5　O^6 - 甲基转移酶催化的烷基转移修复

3. 单链断裂的重接

DNA 单链断裂是常见的损伤，其中一部分可仅由 DNA 连接酶（ligase）参与而完全修复。此酶在各类生物各种细胞中都普遍存在，修复反应容易进行。但双链断裂几乎不能修复。

4. 碱基的直接插入

DNA 链上嘌呤的脱落造成无嘌呤位点，能被 DNA 嘌呤插入酶（insertase）识别结合，在 K^+ 存在的条件下，催化游离嘌呤或脱氧嘌呤核苷插入生成糖苷键，且催化插入的碱基有高度专一性，与另一条链上的碱基严格配对，使 DNA 完全恢复。

（二）错配修复（mismatch repair）

错配修复可校正 DNA 复制和重组过程中偶尔出现的非同源染色体 DNA 碱基错配，错配的碱基可被错配修复酶识别后进行修复。

在 DNA 复制过程中，DNA 聚合酶能够利用其 $3'\rightarrow5'$ 外切核酸酶活性去除错配的核苷酸，但是这种校正作用并不十分可靠，某些错配的核苷酸可能逃避检测，出现于新合成的 DNA 链中。每一种核苷酸可以和其他三种核苷酸形成错配，总共可形成 12 种错配。错配修复系统能发现并修复这些错配核苷酸，将复制的准确性提高 2~3 个数量级。

1. *E. coli* 错配修复机制

在 *E. coli* DNA 复制过程中，如果模板链（亲代链）的腺嘌呤是甲基化形式，由于 DNA 聚合酶只能往 DNA 中掺入非甲基化的腺嘌呤，所以新复制的子代链中腺嘌呤是非甲基化的，数分钟后才被 Dam 甲基转移酶甲基化，在这段停滞期中，新复制的双链 DNA 是半甲基化的，因此能够被错配修复系统识别。一旦复制过程中新合成的 DNA 链出现错配的核苷酸，就能被 MutHLS 修复系统识别，并以甲基化的链为模板进行修复。

在 *E. coli* 中，错配修复蛋白 MutS 二聚体沿着 DNA 运动，能够发现 DNA 骨架因非互补碱基对之间的不对称而产生的变形，从而识别错配核苷酸。MutS 在错配位点夹住 DNA，利用 ATP 水解释放的能量使 DNA 形成扭结，MutS 自身构象也发生改变。随后，MutS–错配 DNA 复合物募集该修复系统的第二种蛋白因子 MutL，由于 MutL 蛋白是一种连接蛋白，其与 DNA 的结合能使 MutH 移动到 MutS 附近，并激活 MutH 的内切核酸酶活性，在错配位点附近切断错配核苷酸所在的一条 DNA 链，在解旋酶 UvrD 和外切核酸酶作用下，将包括错配核苷酸在内的一条单链 DNA 去除，所产生的单链 DNA 缺口由 DNApol Ⅲ 填补，DNA 连接酶封口，完成错配修复（图 4–6）。

2. 真核细胞错配修复机制

真核细胞修复错配核苷酸利用 MSH（MutS homologs）蛋白，以及与 MutL 同源的 MLH 和 PMS 蛋白。真核细胞有多种 MutS（MutS–like）蛋白，其特异性不同。有的 MutS 特异作用于简单的错配核苷酸，有的则识别在 DNA 复制中因"滑动"而出现的少量核苷酸插入或缺失。

真核细胞错配修复系统辨别校正 DNA 的机制与 *E. coli* 不同，在 DNA 复制过程中，后随链的合成是不连续的，冈崎片段通过 DNA 连接酶相连接。连接前，冈崎片段与以前合成的 DNA 链之间存在一个缺口，这个缺口相当于 *E. coli* 的 MutH 在新合成的 DNA 链上产生的切口。人 MSH 蛋白通过与复制体组分增殖细胞核抗原（PCNA）相互作用，被募集于后随链的合成位点。通过与 PCNA 相互作用，也可能将错配修复蛋白募集于前导链的 $3'$ 端。

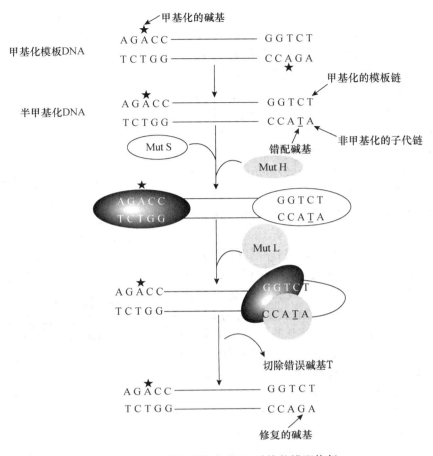

图 4-6　大肠埃希菌 MutHLS 系统的错配修复

（三）切除修复（excision repair）

切除修复又称切补修复，是最普遍的 DNA 损伤修复方式。最初在 *E. coli* 中发现，是一种多步骤的酶反应过程，对多种 DNA 损伤包括碱基脱落形成的无碱基位点、嘧啶二聚体、碱基烷基化、单链断裂、交联等都能起到修复作用。切除修复主要有以下几个阶段：首先内切核酸酶识别 DNA 损伤部位，并在 5′端作一切口；然后在外切酶的作用下从 5′端到 3′端方向切除损伤；在 DNA 聚合酶Ⅰ的作用下以损伤处相对应的互补链为模板合成新的正确 DNA 单链片段以填补切除后留下的空隙；最后在连接酶的作用下将新合成的单链片段与原有的单链以磷酸二酯键相接而完成修复过程（图 4-7）。

从切除的对象来看，切除修复又可以分为碱基切除修复和核苷酸切除修复两类。

1. 碱基切除修复（base-excision repair，BER）

碱基切除修复先由 DNA 糖基化酶（DNA glycosylase）特异性识别 DNA 中损伤的或错误的碱基，并通过水解 *N*-糖苷键去除受损碱基，从而在 DNA 骨架上产生一个无碱基的裸露的脱氧核糖位点（apurinic or apyrimidinic site，AP 位点），这种空缺的碱基位置可以通过两个途径来填补：一是在插入酶的作用下以正确的碱基插入到空缺的位置上；二是在内切核酸酶的催化下在空位的 5′端切开 DNA 链，从而触发上述一系列切除修复过程。

碱基切除修复是指切除和替换由内源性化学物质作用产生的 DNA 碱基损伤，主要针对 DNA 单链断裂和小的碱基改变，细胞内代谢产生的反应活性氧造成的氧化性 DNA 损伤也由碱基切除修复通路修复。绝大多数自发的碱基损伤是靠碱基切除修复进行修复的，但受损碱基的移除不是靠一种酶，而是由多个酶来完成的，每种酶切除特定的损伤。这种修复方式普遍存在于各种生物细胞中，也是人体细胞主要的 DNA 修复机制。

2. 核苷酸切除修复（nucleotide - excision repair，NER）

早在二十世纪六十年代，核苷酸切除修复在原核与真核生物中就已被发现。这一过程主要是修复各种环境因素（包括由紫外线和多种化学物质）导致 DNA 天然构象改变，影响碱基配对的 DNA 损伤。与碱基切除修复不同，核苷酸切除修复系统并不识别任何特殊的碱基损伤，而是识别 DNA 双螺旋形状的改变，例如紫外线照射产生的胸腺嘧啶二聚体以及其他嘧啶二聚体造成的变形。核苷酸切除修复系统在进行修复时，是切除 DNA 分子中含有损伤碱基的那一段 DNA，而不是仅仅切除受损的碱基，并以完整的那一条链为模板，合成出切去的部分，然后使 DNA 恢复正常结构。这一复杂过程需要大量蛋白质参与。

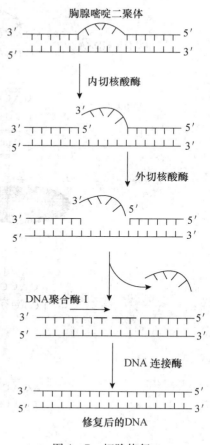

图 4 - 7　切除修复

NER 可分为两个途径，全基因组修复（global genome NER，GG - NER）和转录偶联修复（transcription - coupled NER，TC - NER）。前者执行全基因组范围内转录静止区域的核苷酸切除修复，后者主要修复转录活跃区域的 DNA 损伤。两者区别的关键是损伤识别的分子机制不同。

碱基切除修复和核苷酸切除修复通路修复的 DNA 损伤只涉及 DNA 双螺旋中的一条链，而另一条链仍然储存着正确的遗传信息。通过"切 - 补"模式，DNA 损伤（包括损伤 DNA 靶位点周围的几个核苷酸）被切除，形成的单链缺口以完整无误的互补链为模板填补，因此切除修复为无错修复通路。

如果切除修复系统有缺陷就可导致疾病，例如一种遗传性疾病称作着色性干皮病（xeroderma pigmentosum，XP）。现已发现一套 XP 病相关的基因（命名分别为 XPA 到 XPG），其表达产物在切除修复过程中发挥辨认和切除受损部位 DNA 的作用。XP 患者编码 XP 类蛋白的基因有缺陷，对嘧啶二聚体和烷基化的清除能力降低，不能修复紫外线照射引起的 DNA 损伤，导致突变积累，这类患者皮肤癌变的机会也比正常人高很多。

（四）重组修复（recombination repair）

切除修复之所以能够精确修复，重要前提之一是损伤通常发生于 DNA 双螺旋中的一条链，在切除损伤片段后可以以正确的互补链为模板来合成新的片段，完成修复。但对于 DNA 双链断裂（double - strand break，DSB）损伤，细胞必须利用重组修复，通过与姐妹染色单体正常拷贝的同源重组来恢复正确的遗传信息（图4-8）。

重组修复又称复制后修复，是对缺乏模板且损伤较大的 DNA 的一种修复方式。其基本修复过程是：①受损伤的 DNA 链复制时，产生的子代 DNA 在损伤的对应部位出现缺口；②另一条母链 DNA 与有缺口的子链 DNA 进行重组交换，将母链 DNA 上相应的片段填补子链缺口处，而母链 DNA 出现缺口；③以另一条子链 DNA 为模板，经 DNA 聚合酶催化合成一条新 DNA 片段填补母链 DNA 的缺口，最后在 DNA 连接酶的作用下，以磷酸二酯键使新片段与旧链连接，完成修复。

重组修复不能完全去除损伤，损伤的 DNA 段落仍然保留在亲代 DNA 链上，只是重组修复后合成的 DNA 分子是不带有损伤的，但经多次复制后，损伤就被"冲淡"了，在子代细胞中只有一个细胞是带有损伤 DNA 的。

DNA 重组修复也用于修复 DNA 复制中的错误。当 DNA 复制进行到核苷酸切除修复系统未能修复的 DNA 损伤（如胸腺嘧啶二聚体，T-T）时，DNA 聚合酶有时将暂停，并试图跨越损伤进行复制。虽然此时的复制不能利用模板链，但通过与复制叉的另一个子代 DNA 分子重组，可以恢复其序列信息。另一种情况是，与 T-T 相对应的位置上因复制不能正常进行而出现切口，完整的 DNA 链上就产生出一个断裂点，此时 DNA 两条链已经分开，没有互补链可以直接利用作为模板。在 *E. coli* 中已经证实这一 DNA 损伤诱导产生了重组蛋白，使 DNA 采用此种重组方式修复（图4-8）。

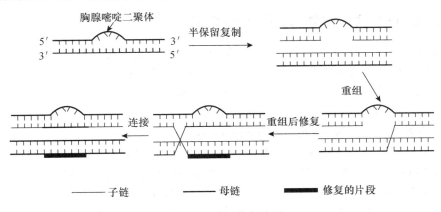

图4-8　重组修复途径

有大量的研究证明，重组修复现象在哺乳动物中广泛存在，也是啮齿动物主要的修复方式。重组修复与切除修复的最大区别在于前者不须立即从亲代的 DNA 分子中去除受损伤的部分，却能保证 DNA 复制继续进行，原母链中遗留的损伤部分，可以在下一个细胞周期中再以切除修复方式去完成修复。

根据 DNA 末端连接的同源性，可以将重组修复分为非同源末端连接（nonhomologous end joining，NHEJ）和同源重组（homologous recombination，HR）。

（五）SOS 修复

"SOS"是国际上通用的紧急呼救信号，这一命名表示这是一类应急性的修复方式。SOS 修复是指 DNA 受到严重损伤，细胞处于危急状态，正常修复机制均已被抑制时所诱导的一种 DNA 修复方式。

在 *E. coli* 中，这种反应由 recA – LexA 系统调控。在正常情况下，与 SOS 修复有关基因（*recA* 基因、*uvrA* 基因以及其他 SOS 基因）的表达是处于低水平的，这是因为它们的 mRNA 合成受到 LexA 转录阻遏蛋白的抑制。当 DNA 受到严重损伤或复制受阻产生大量单链缺口时，RecA 蛋白的水解酶活性被激活，刺激 LexA 的水解。LexA 水解后，与 SOS 修复有关基因的抑制被解除，于是十几种 SOS 修复基因被活化，相关的修复酶大量表达。引起 SOS 反应的信号消除后，RecA 蛋白的蛋白酶活力丧失，LexA 蛋白又重新发挥阻遏作用。

当 DNA 两条链的损伤邻近时，损伤不能被切除修复或重组修复，这时在内切核酸酶、外切核酸酶的作用下造成损伤处的 DNA 链空缺，再由损伤诱导产生的一整套的特殊 DNA 聚合酶与 SOS 修复酶类催化空缺部位 DNA 的合成。SOS 修复酶对碱基的识别和选择几乎是随机的，因此错配的概率很高，需要进行精确的校验。修复仍然保持了 DNA 双链的完整性，提高细胞的生存率，但 DNA 中存留的错误很多，带给细胞较高的突变率，故又称为错误倾向修复（error prone repair）。

SOS 修复也广泛存在于真核生物中。以细菌为研究材料的实验还证明不少能诱发 SOS 修复机制的化学药物都是哺乳动物的致癌剂。因而，SOS 反应可作为检测药物致癌性的指标，而抑制 SOS 反应的药物则可减少突变和癌变，这类物质被称之为抗变剂。SOS 修复和突变、癌变的关系，是肿瘤学上研究的热点课题之一。

二、与 DNA 损伤修复有关的人类疾病

DNA 损伤修复与突变、寿命、衰老、肿瘤发生、辐射效应和某些毒物的作用都有密切的关系。现已发现 4000 多种人类遗传性疾病，其中不少与 DNA 修复缺陷有关，这些 DNA 修复缺陷的细胞对辐射和致癌剂的敏感性增加。

与 DNA 修复障碍有关的人类遗传疾病主要有以下三种。

1. 着色性干皮病（Xeroderma pigmentosum）

第一个发现的 DNA 修复缺陷性遗传病，是一个常染色体隐性遗传病。该病是由于患者对紫外线照射造成的核苷酸损伤切除修复缺陷所致，易发生光损伤和日光诱发的皮肤癌，患者皮肤和眼睛对太阳光特别是紫外线十分敏感，身体暴露部位的皮肤干燥脱屑、色素沉着、容易发生溃疡，皮肤癌发病率高，常伴有神经系统障碍，智力低下等。

2. 布伦氏症候群（Bloom's syndrome）

一种与重组修复有关的常染色体隐性遗传病。该病患者体内缺乏 DNA 接合酶，不能修复断裂的 DNA。患者体型较小、对太阳敏感、脸部变红、不孕且免疫功能低下。该病在犹太人中最常见，每十万人中会出现 2 名患者，其他人种较不常见。该病患者的姐妹染色单体和染色体畸变率均增高，有患白血病的高度倾向。

3. 遗传性非息肉型结直肠癌（hereditary nonpolyposis colorectal cancer，HNPCC）

一种常染色体显性遗传病，与 DNA 的错配修复基因突变有关。干细胞错配基因（MMR）的突变是导致 HNPCC 的主要原因。MMR 产物能通过辨认、切断 DNA，修复错配的核苷酸，从而减少突变的发生，而在 HNPCC 中 MMR 基因突变的发生率约为 22% ~ 86%。

此外，NER 基因缺陷引起的疾病还有科凯恩综合征（Cockayne syndrome）、范可尼贫血（Fanconi anemia）、遗传性乳腺癌等。

 思考题

1. 哪些因素会导致 DNA 分子结构发生自发性损伤？细胞能采取哪些办法保持 DNA 结构的稳定性？

2. 哪些环境因素容易损伤生物体内的 DNA？损伤有哪些方式和类型？结果会对生物细胞产生什么影响？

3. 已知生物细胞对 DNA 损伤修复的方式有哪些？修复反应的结果如何？

4. SOS 修复的概念是什么？有何特点？为什么说 SOS 修复与 DNA 突变、癌变之间的关系是肿瘤学研究的热点之一？

（陈　莉）

第五章

基因转录与加工

第一节　概　述

一、基因的表达与转录

除 RNA 病毒外，生物体的遗传信息主要储存在 DNA 中，而生物体内执行生命活动的大分子主要是 RNA 和蛋白质，因此 DNA 中的遗传信息必须转变成 RNA 和蛋白质，这个过程称为基因的表达（expression），包括转录（transcription）和翻译（translation）两个过程。以 DNA 为模板合成各种 RNA 分子的过程叫作转录；通过核糖体将 mRNA 中的遗传信息转变成氨基酸序列的过程称为翻译。基因的转录是 DNA 中遗传信息表达的第一步，也是最重要的一步。

基因的转录是在染色体的局部进行的，DNA 的两条链均含有遗传信息，都可以作为模板进行转录，但对于某一具体基因来说，只能以其中的一条链为模板进行转录。催化 RNA 形成的酶称为 RNA 聚合酶（RNA polymerase）。基因的每次转录都是从染色体上的某个碱基开始，到另外一个碱基处结束，这个长度称为一个转录单位（transcription unit），其中可能包含一个基因，也可能包含多个基因。转录产生的 RNA 可以分为四类：第一类是 rRNA，占细胞中 RNA 总量的 80% 以上，是组成核糖体的主要成分；第二类是 tRNA，占 RNA 总量的 15% 左右，在蛋白质翻译过程中负责将氨基酸运输到核糖体；第三类是 mRNA，占 RNA 总量的 2% ～5%，是合成蛋白质的模板；第四类是不属于上述三类的其他 RNA 分子，这些 RNA 分子中有的长度较短，称为小RNA（microRNA）。

基因的转录具有选择性，有些基因的产物对于细胞的正常生命活动来说是必不可少的，因此就常被转录，但大多数基因只是在细胞特定时刻才被转录，基因组中还有些 DNA 序列是不转录的，在某种条件下细胞中所有的 RNA 产物称为细胞的转录组（transcriptome）。目前发现人细胞中编码蛋白质的基因数目大约为 23 000 个，我们可能会认为人细胞的基因组 DNA 中被转录的部分很少，但是实际上并非如此。最新的研究表明，人类细胞和其他很多哺乳动物细胞的基因组 DNA 很大一部分都会被转录成 RNA，但产物多数是属于上述的第四类产物，这类 RNA 产物的种类和数量众多，功能各异，在基因的转录后加工修饰等方面起重要作用，近来对它们的研究使我们对 RNA 在细胞中的功能的认识越来越深入。在脊椎动物中，这些小 RNA 的种类大大多于传统的三大类 RNA 分子。2003 年实施的 DNA 元件百科全书计划（encyclopedia of DNA elements，ENCODE）于 2012 年发表的初步研究结果令人惊讶，人类基因组中至少有 76% 的 DNA 片段都会被转录成 RNA，长度为 20 个碱基左右的小 RNA 和长度超过 200 碱基的长 RNA 在基因的表达调节中起着非常重要的作用。对它们的研究是目前分子生物学的热点之一，这方面的研究结果必将大大增加我们对基因表达的了解，极大丰富现有的分子生物学知识。

二、基因转录的基本步骤

原核细胞和真核细胞基因转录的步骤和发生的事件基本类似，唯复杂程度不同。转录过程分为以下三个阶段。

（一）模板的识别和转录的起始

这一阶段发生的主要事件是 RNA 聚合酶寻找并结合在基因的启动子上，为基因的转录做准备。原核生物和真核生物 RNA 合成方面的差异主要就出现这一阶段。

RNA 聚合酶结合启动子后就开始基因的转录，首先使启动子中的一小段双链 DNA 解旋成单链，以便 NTP 和模板上的碱基配对，转录起始就开始于 RNA 链的第一个核苷酸的生成。一般来说，转录起始后要合成 9 个以上的核苷酸才能宣告有效转录正式开始，否则 RNA 聚合酶有可能随时终止转录。与 DNA 链相比，RNA 聚合酶是个巨大的蛋白质复合物，DNA 双链打开形成单链状态是在 RNA 聚合酶覆盖下进行的，从外部看不到解开的 DNA 单链，这也保证了单链 DNA 的安全。

（二）RNA 链的延伸

RNA 聚合酶在模板链上从 3′端向 5′端方向移动，同时新生 RNA 链不断伸长的过程就是转录的延伸。大肠埃希菌 RNA 聚合酶合成 RNA 的速度一般为每秒 50~90 核苷酸。RNA 合成的速度远比 DNA 复制的速度慢。随着 RNA 链的延伸，RNA 聚合酶前部的 DNA 双链解旋成单链充当模板，在合成 RNA 链之后，单链的 DNA 又重新形成双螺旋状态。

（三）转录的终止

当 RNA 聚合酶移动到转录终止位点时，RNA 聚合酶不再形成新的磷酸二酯键，RNA – DNA 杂合双链分离，DNA 恢复成双螺旋状态，RNA 聚合酶从 DNA 模板和新生的 RNA 上解离，转录过程终止。

一般来说，DNA 被转录成 RNA 之后还要经过各种各样的加工和修饰才具备生物学功能，这个过程称为转录后加工，这方面原核生物和真核生物差异较大。同一前体的 RNA 分子在细胞的不同发育阶段会被剪接成不同类型的产物，最后形成不同功能的蛋白质或 RNA 产物。正是由于此原因，真核细胞的蛋白质种类要大大多于基因组中蛋白质基因的数目。近来发现，RNA 转录后加工过程中的拼接错误常常会导致人类疾病的发生，大约 15% 的人类遗传病与 RNA 的不正常拼接有关。RNA 的转录后加工也是细胞控制基因表达的重要手段和步骤。

第二节　原核生物基因的转录和转录后加工

原核生物没有细胞核，基因的转录和加工均发生在细胞质中。原核基因转录后加工较少或不经过加工就具有生物学活性，原核的 mRNA 甚至在转录的同时就被翻译成多肽链。原核细胞中功能相关的基因在基因组中也常常串联在一起，组成操纵子形式，它们受同一个启动子调控，形成一个包含若干基因的长 mRNA 前体。本节主要以 *E. coli* 为例介绍原核生物基因的转录和转录后加工的基本过程。

一、原核生物的 RNA 聚合酶

1960～1961 年多个研究小组的科学家几乎同时独立地从 *E. coli* 中分离到了以 DNA 为模板合成 RNA 的酶，称为依赖 DNA 的 RNA 聚合酶（DNA – dependent RNA polymerase）或称 DNA 指导的 RNA 聚合酶（DNA – directed RNA polymerase）。这种酶具有以下几个特点：①以四种核糖核苷三磷酸（ATP、CTP、GTP 和 UTP）为底物，以双链 DNA 中的一条链为模板，Mg^{2+} 为辅助离子，按照碱基互补配对规则，合成与模板 DNA 完全互补的 RNA 链；②新合成的 RNA 链的延伸方向是 5′到 3′方向，模板 DNA 的方向是 3′到 5′方向；③第一个核苷酸带有 3 个磷酸基团，以后加入的核苷酸须脱去一个焦磷酸；余下的一个磷酸基团与前一个核苷酸的 3′端的羟基形成磷酸二酯键；④RNA 聚合酶不需要引物，可以直接依靠模板从头合成 RNA。RNA 聚合酶在体内进行基因转录时，要受到多种因素制约。研究发现 RNA 聚合酶的体内和体外活性有所不同，如体外实验中 RNA 聚合酶能够以 DNA 的两条链为模板同时进行转录，但在细胞内只能以 DNA 的一条链作为模板进行转录；体外实验时发现 RNA 聚合酶以双链 DNA、单链 DNA 为模板均能够进行转录，但在体内 RNA 聚合酶以双链 DNA 作为模板时的转录效率较高。

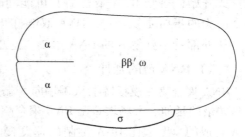

图 5 – 1　大肠埃希菌 RNA 聚合酶的结构示意图

通过多年的研究分析，科学家们已经将细菌 RNA 聚合酶的空间结构基本搞清，酶分子中有多条通道，分别可供原材料核苷酸、新合成的 RNA 链以及 DNA 模板等分子通过；酶分子中各亚基之间配合十分紧密。

大肠埃希菌体内只有一种 RNA 聚合酶，外形呈长椭圆形，负责转录细胞内所有的 RNA 分子。酶相对分子量为 465 000，由 5 种亚基组成（$\alpha_2\beta\beta'\sigma\omega$），其中包含 2 个 α 亚基，另外还含有 2 个 Zn^{2+}，这种组成的酶称为全酶（holoenzyme），没有 σ 亚基的酶称为核心酶（core enzyme）（图 5 – 1）。各亚基的功能各不相同，σ 亚基的功能是寻找基因的启动子序列，参与启动子的识别和结合，转录正式开始后就离开 RNA 聚合酶，故转录的延伸是由 RNA 聚合酶的核心酶完成的；β 和 β′亚基占据聚合酶质量的绝大部分，负责 RNA 的催化；两个 α 亚基构成核心酶装配的骨架。大肠埃希菌 RNA 聚合酶的组成和各亚基基本功能见表 5 – 1。

表 5-1 大肠埃希菌 RNA 聚合酶各亚基的组成和功能

亚基	基因	相对分子量	亚基数	功能
α	rpoA	36 500	2	酶的组装，与启动子上游元件和活化因子结合
β	rpoB	15 100	1	与 β′ 亚基组成酶的催化中心
β′	rpoC	15 500	1	与 β 亚基组成酶的催化中心
σ	rpoD	32 000 ~ 92 000	1	识别启动子，促进转录起始；有多种不同相对分子量的 σ 亚基，对应识别不同类别的启动子
ω	rpoZ	10 000	1	未知

σ 亚基在启动子识别过程中起重要作用，没有 σ 亚基的 RNA 聚合酶只能与 DNA 模板进行随机的、非特异性的结合，酶与 DNA 的亲和力较低；而 σ 亚基可以极大提高 RNA 聚合酶与启动子区域 DNA 的亲和力，提高聚合酶与 DNA 的结合常数，同时降低 RNA 聚合酶与模板上非特异性位点的结合常数，使酶迅速与非启动子区域的 DNA 解离，与启动子区域 DNA 结合，结合时间可长达几小时甚至数十小时。

一般来说，RNA 聚合酶转录基因的类型由 σ 亚基决定。每种细菌都含有多种相对分子量各异的 σ 亚基用于开启不同类型基因的转录（表 5-2）。如大肠埃希菌正常生活时转录各种基因使用的 σ 亚基分子量为 70 000，记做 σ^{70}；受到热胁迫时大肠埃希菌表达的一些特殊基因的启动子识别由 σ^{32} 负责；与氮代谢有关的基因启动子识别由 σ^{54} 进行。而生活史中能形成芽孢的枯草杆菌具有至少 18 种不同的 σ 亚基；玫瑰黄链霉菌（Streptomycetes coelicolor）居然具有至少 60 种 σ 亚基。许多噬菌体也认识到 σ 亚基在启动基因转录中的重要作用，如 T4 噬菌体感染大肠埃希菌后，将大肠埃希菌 RNA 聚合酶的 σ 亚基上的一个精氨酸进行 ADP 糖基化修饰使其失活，然后利用自身编码的 σ^{55} 亚基使大肠埃希菌的 RNA 聚合酶的核心酶转录自身的基因。许多噬菌体侵染细菌时仅携带 σ 亚基，就可以引导细菌的 RNA 聚合酶专一性的仅转录病毒的基因。T3 和 T7 噬菌体的 RNA 聚合酶较小，仅由一条多肽链组成，相对分子量不到 100 000，在 32℃ 时转录的速度比大肠埃希菌的 RNA 聚合酶转录速度快得多，可达每秒 200 个核苷酸。它最大的特点是特异性非常高，仅转录噬菌体自身的基因，因此噬菌体的 RNA 聚合酶在基因工程中常常被用来进行基因的特异性转录。科学家在研究基因表达的调控时还发现，有些细菌或噬菌体利用将不同的 σ 亚基按照一定的顺序表达的方式来调节自身基因表达的顺序。

表 5-2 大肠埃希菌的 σ 亚基

基因	因子	-35 区	间隔	-10 序列	功 能
rpoD	σ^{70}	TTGACA	16 ~ 18 bp	TATAAT	一般基因的转录
rpoS	σ^{s}	—	—	—	应激反应
rpoH	σ^{32}	CCCTTGAA	13 ~ 15 bp	CCCGATNT	热激
rpoE	σ^{E}	—	—	—	胞质周隙/细胞外蛋白质
rpoN	σ^{54}	CTGGNA	6 bp	TTGCA	不同氮源的利用
rpoF	σ^{28} (σ^{F})	CTAAA	15 bp	GCTGAATCA	鞭毛合成/趋化现象
fecl	σ^{fecl}	—	—	—	铁代谢（运输）

每个大肠埃希菌大约含有 13 000 个 RNA 聚合酶，在细胞的任何时刻，大约有 2000 ~ 5000 个 RNA 聚合酶在进行基因的转录。大肠埃希菌 RNA 聚合酶在 37℃ 时转录基因的速度大约是每秒 40 ~ 50 核苷酸，与核糖体合成多肽链的速度相当（大约每秒钟 15 个氨基酸），但与 DNA 复制时的每秒 800 ~ 1000 个核苷酸相比还是慢很多。

以往认为 RNA 聚合酶没有校对功能，其实 RNA 聚合酶也能够对错误进行纠正，目前认为 RNA 聚合酶可以将错误掺入的核苷酸通过水解除去（这是聚合反应的逆反应，属于外切酶活性），还可以向后倒退，在新合成的 RNA 链上沿着 $3' \rightarrow 5'$ 方向切除包含错误碱基在内的一小段核苷酸，然后重新转录。这就意味着，在 RNA 合成过程中 RNA 聚合酶的合成不是连续的，有可能暂停或倒退。

真核细胞的细胞器线粒体和叶绿体中也含有 RNA 聚合酶，分别负责转录各自细胞器中的基因。线粒体的 RNA 聚合酶相对分子质量为 7×10^4，仅由一条多肽链组成，是已知最小的 RNA 聚合酶之一，与 T7 噬菌体的 RNA 聚合酶有同源性。叶绿体中 RNA 聚合酶的体积较大，由多亚基组成，与细菌的类似。古细菌中也只有一种 RNA 聚合酶，组成与真核细胞的 RNA 聚合酶非常类似，而与原核的差异较大。

二、原核生物基因的转录

一般将转录的过程分为模板的识别和转录的起始、RNA 链的延伸和转录终止等三个步骤。

（一）模板的识别和转录的起始

按照惯例，如果没有特别指明，所叙述的 DNA 序列或 RNA 序列的左端是 5′端（带有磷酸基团），右端是 3′端（带有羟基），5′端方向称为序列的上游（upstream），3′端方向称为序列的下游（downstream）。列出的 DNA 序列是非模板链的序列，它与转录产生的 RNA 序列相同。在 DNA 的两条链中，3′ 到 5′ 方向的那条链称为模板链（template strand），也称反义链、负链（−链）；另外一条链称为非模板链（nontemplate strand），又称编码链、正义链、正链（+链）。模板链的序列与新合成的 RNA 序列完全互补（RNA 中以 U 替代 DNA 中的 T），非模板链的序列与新合成的 RNA 序列完全相同。新合成的 RNA 能够与模板链互补杂交，形成杂交体。在模板链上，作为模板开始转录的第一个核苷酸标记为 +1 位点，向模板链 5′端方向的核苷酸依次标记为 +2、+3、+4 等；向模板链 3′端方向的核苷酸依次标记为 −1、−2、−3 等，注意没有 0 位的核苷酸（图 5−2）。

```
          5′ AACGUACAUC..   RNA转录产物
3′.GCATAC TTGCATGTAG..      模板链，反义链，负链，-链
5′.CGTATG AACGTACATC..      编码链，正义链，正链，+链
   上游   -1 +1+2  下游
```

图 5−2 转录的模板链与非模板链

由于基因的转录仅发生在 DNA 双链的局部区域，因此转录开始前 RNA 聚合酶找到转录的起始位点是非常重要的。研究发现 RNA 聚合酶的 σ 亚基在寻找转录的启动子方面起着非常重要的作用。启动子（promoter）就是指 RNA 聚合酶识别、结合并开启转录的一段 DNA 序列，一般位于转录起始点上游。σ 亚基率先寻找到基因的启动子序列，

并使 RNA 聚合酶特异地与启动子牢固结合，随后 RNA 聚合酶开始转录。

　　科学家们分析了大肠埃希菌和噬菌体中众多基因的启动子序列后，发现绝大多数原核生物基因的启动子具有一些共有序列（consensus sequence）或称保守序列。

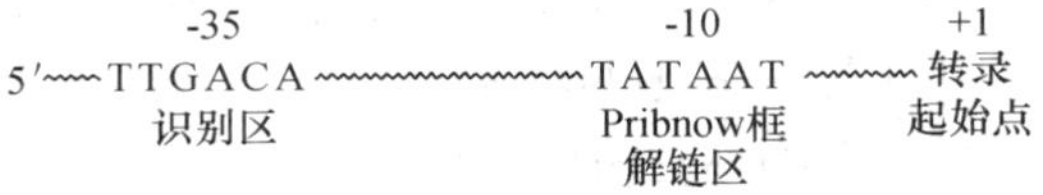

图 5-3　原核生物基因启动子一般具有两个保守序列

　　如在转录起始点（+1）上游约 10 个碱基处发现以 -10 碱基为中心，长度为 6 bp 的共有序列 TATAAT，又称为 -10 序列、TATA 区或 Pribnow 框（box）。在 -10 碱基上游又发现一个以 -35 碱基为中心，长度为 6 bp 的共有序列 TTGACA，称为 -35 区（图 5-3）。这里的共有序列仅仅表示一种概率，具体碱基序列在不同基因的启动子中会略有不同。一般来说启动子内的序列与这些共有序列越相似，这种启动子起始基因转录的能力就越强，即称为强启动子。与共有序列完全匹配的启动子的启动转录的能力则极强。研究发现，这两个共有区在基因转录过程中的功能是不同的，基因转录时 RNA 聚合酶的 σ 亚基首先通过识别 -35 区而确认基因启动子的位置，RNA 聚合酶在此位置与 DNA 序列牢固结合；随后 DNA 双链在 -10 序列处被打开成单链。

　　通过碱基突变技术研究发现，这两个区域的碱基序列非常保守，改变启动子共有序列内的碱基的种类会改变启动子的活性。一般来说，如果突变使得启动子的保守序列的碱基远离上述的共有序列，则启动子的转录效率会下降，称为下降突变（down mutation）；相反，如果突变使某启动子内的碱基接近共有序列，则会使这个启动子的转录效率提高，功能增强，称为上升突变（up mutation）。 -35 区内序列的下降突变会导致 RNA 聚合酶与 DNA 的结合能力降低，而 -10 序列内碱基下降突变则导致 DNA 双链打开的效率降低，这都会导致转录效率的大大降低，甚至无法转录。

　　 -10 序列和 -35 区两个保守区之间的距离也非常重要，它们之间的最佳距离是 16~19 bp，因为要保证它们位于 DNA 双螺旋的同一侧，相隔距离过大或过小都会影响到 σ 亚基的作用从而改变启动子的效率（启动效率指聚合酶每秒钟发动有效转录起始的次数），又由于不同启动子中的具体碱基组成不同，导致启动子的效率有强弱之分。现在发现最强启动子与最弱启动子之间的启动效率可相差 1000 倍。绝大部分原核基因的启动子中都有这两个保守序列，但是在一些弱启动子中可能完全没有 -35 区，RNA 聚合酶必须在某些激活因子的协助下才能与这类启动子结合，这些激活因子与模板 DNA 的结合位点可能位于启动子内部，也有可能位于启动子附近或上游。

　　大多数原核生物基因的启动子仅由这两个保守区组成。但有些极强启动子在这两个保守区的上游还存在一个额外的元件，称为上游启动子元件（upstream promoter element，UPE），简称 UP 元件，为了以示区别，将 -10 序列和 -35 区两个保守区称为核心启动子元件（core promoter element）。如大肠埃希菌编码 rRNA 的基因（rrn gene）有 7 个，它们都具有极强的启动子，使得细胞在快速生长时能快速转录 rRNA，满足合成大量蛋白质的需要。其中的一个基因 rrnB P1 的启动子除了具有 -10 序列和 -35 区核心启动子外，在上游的 -40 至 -60 区域内还存在一个上游启动子，RNA 聚合酶可以识别这部分序列，并且它在没有其他蛋白质的协助下也可使基因 *rrnB* P1 的转录效率提高 30 倍。

在 σ 亚基寻找到启动子的 -35 区，同时聚合酶的 α 亚基识别转录需要的启动子上游序列后，RNA 聚合酶就能够牢固地与启动子结合，这时候 DNA 还处于双链状态，RNA 聚合酶与 DNA 形成的复合物称为闭合型复合物（closed complex），随后 DNA 双链在 -10 序列被打开，这时候 RNA 聚合酶与 DNA 形成的复合物就改称为开放型复合物（open complex），DNA 双链被打开后复合物形成的结构又称为转录泡（transcription bubble）（图 5 - 4），同时 RNA 聚合酶的 β 和 β′ 亚基牢固地与 DNA 链结合直至转录结束。聚合酶的催化中心就会依照 DNA 模板的序列选择与其互补配对的核苷酸，在相邻的核苷酸之间形成磷酸二酯键，并脱去焦磷酸分子，转录形成 RNA 的第一个核苷酸，一般为 A 或 G。有时候转录开始后只形成长度不到 10 个核苷酸的短 RNA 链就转录终止，并将短 RNA 链释放出来，这种转录称为流产转录（abortive transcription），这有可能是正式转录前的一种测试。由于 RNA 聚合酶的起始效率不高，因此这种流产转录是基因正式转录之前的常见现象，甚至成为显著特征，RNA 聚合酶需要多次的流产转录，转录才能真正启动。一般只有转录产物长度超过 9 个核苷酸后，转录才能算是正式启动。转录启动后，σ 亚基的任务完成，离开 RNA 聚合酶复合物，随后的转录延伸阶段由聚合酶的核心酶完成。

在转录起始阶段，当 RNA 聚合酶全酶与 DNA 结合时可覆盖长度约 80 bp 的 DNA 序列，范围包括 -35 区上游以及 -10 序列下游和转录起始点的 +1 位的核苷酸；当 σ 亚基离开核心酶后，核心酶覆盖的长度变为 60 bp 区域，在延伸不久，聚合酶的构象会再次发生变化，覆盖的 DNA 长度减少为 30 ~ 40 bp。转录泡的长度一般是 12 ~ 14 bp。

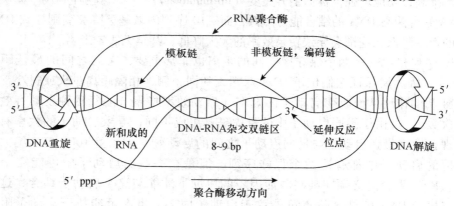

图 5 - 4　转录和转录泡

在噬菌体和细菌的基因组中，科学家们还发现一种称为增强子（enhancer）的 DNA 序列，它与启动子不同之处在于它不能启动基因的转录，但是却可以使已经启动的基因转录的效率极大地提高，甚至可达数百倍之多。

（二）转录的延伸

在延伸阶段，双链 DNA 解链区不停地向前移动，RNA 聚合酶的核心酶沿着 DNA

模板链从 3′ 向 5′ 方向移动，同时形成短的、暂时的 DNA - RNA 杂交双链，一般这个 DNA - RNA 杂交体长度为 8~9 bp 左右，随后 RNA 与 DNA 分开，单链 DNA 重新聚合，恢复形成双螺旋结构。在 RNA 合成阶段，新的底物原材料核糖核苷酸被逐个加在 RNA 产物的 3′ 末端，加入的核苷酸的特异性由碱基配对原则决定。在每一个核苷酸加入的过程中，加入的核苷酸的 β 位和 γ 位的磷酸被除去，由 α 位的磷酸基团与 RNA 链 3′ 末端的羟基之间形成磷酸二酯键，新核苷酸的 α 位与 β 位磷酸基团之间的高能键断裂释放出的能量供合成磷酸二酯键之用。对 RNA 聚合酶的结构进行研究发现，在转录过程中 DNA 模板处于聚合酶核心酶 β 亚基和 β′ 亚基之间，β′ 亚基表面的一个凹槽内，RNA 合成的活性位点也在这两个亚基之间；非模板的 DNA 位于 β 亚基中，距离活性位点较远。合成的 RNA 链通过一个由部分 β 亚基和部分 β′ 亚基构成的通道被挤压出转录复合体之外。

一般来说转录可以连续进行下去直至终止，但是有时候会受到某种因素（如模板损伤等）而导致聚合酶停止前进，使转录暂时停止。当转录重新开始时，核心酶在某些蛋白质因子的协助下，沿着 RNA 的 3′ 到 5′ 方向切除一小段 RNA，然后转录才能重新开始。因此核心酶的移动速度实际上不是恒定不变的，转录是个不连续的过程，由快速的延伸过程和短暂的停顿组成。在短暂的停顿过程中，聚合酶的活性位点会发生结构重排。有时候聚合酶会切除错误配对的碱基而导致聚合酶发生沿着模板进行倒退的现象。

（三）转录的终止

一般情况下，转录起始后聚合酶的核心酶会一直沿着 DNA 模板向前转录，直至转录出终止信号，终止转录。需要注意的是，RNA 聚合酶只能感知转录出来的 RNA 链上的信号，也就是说转录的终止信号来自于转录出来的 RNA 链。提供转录终止信号的 RNA 序列（或与此序列对应的模板上的 DNA 序列）称为终止子（terminator），在转录终止过程中协助 RNA 聚合酶识别转录终止信号的辅助因子（蛋白质）称为终止因子（termination factor）。

目前发现原核生物转录的终止有两种方式，第一种不需要额外的蛋白质参与，仅依靠 RNA 序列本身特征即可有效终止转录，这种方式称为内源性终止，也称不依赖 ρ 因子的终止或简单终止；第二种终止方式需要蛋白质因子 ρ 参加，称为依赖 ρ 因子的终止。大肠埃希菌中的终止方式主要是不依赖 ρ 因子的终止（可占全部终止子的 50% 以上），而依赖 ρ 因子的终止方式主要出现在噬菌体中。

在内源性终止中，聚合酶转录出来的 RNA 链形成的特殊结构构成转录终止信号，RNA 聚合酶能够感知到这种信号，从而停止转录，将 RNA 链释放。这种 RNA 链本身形成的转录终止信号由一段富含 GC 的反向重复序列（可形成茎环结构或称为发卡结构）和紧接着至少 4 个连续的 U 组成（在模板 DNA 上对应的序列是 A）（图 5 - 5）。由于 RNA 链形成茎环结构的机会较多，因此 RNA 链上单独的茎环结构只能使 RNA 聚合酶的转录减慢或暂停，但并不能使转录终止，如果在茎环结构后再紧接着出现连续的 U，由于 U 与 A 之间的配对力较弱，因此 RNA 聚合酶就会从模板上脱落，终止转录。这种方式的终止结构中，终止子终止转录的效率随着茎环结构上 GC 配对的长度（至少 6 bp）和随后的 U 的数目（至少 4 个，可多达 7 个）增加而提高。如大肠埃希菌的色氨酸操纵子转录出的 mRNA 即可在一定条件下形成茎环结构加上连续的 U 来终止基因的转录。

但有些 RNA 不能形成上述的转录终止信号，因此不能使 RNA 聚合酶在此终止转录，这种情况下必须有额外的蛋白质因子协助聚合酶才能终止转录，ρ 因子就是一种协助 RNA 聚合酶终止转录的蛋白质。ρ 因子是依赖 ATP 的六聚体解旋酶家族的一个成员，是一个相对分子量为 275 000 的六聚体蛋白复合物，具有 NTP 酶和解旋酶的活性，每个亚基都具有 RNA 结合域和 ATP 水解功能域，ρ 因子在细胞中的含量可达 RNA 聚合酶的 10%。ρ 因子在转录开始、新的 RNA 链合成出后就开始结合在 RNA 链上，紧跟在聚合酶后面沿着 RNA 链上朝着 3′末端移动。当聚合酶在终止子附近速度减慢或停顿时，ρ 因

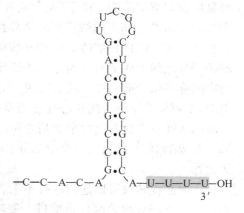

图 5 - 5　内源性终止

子就可以追上 RNA 聚合酶并与之结合，使聚合酶释放出新合成的 RNA 链，同时聚合酶从模板脱落，转录终止（图 5 - 6）。在这种转录终止方式中，终止子也具有反向重复序列，但没有富含 GC 的配对区，合成出的 RNA 也能够形成茎环结构，但茎环结构后没有连续的 U。在这种终止方式中，基因转录的终止并不发生在某个特定的核苷酸位置上，而是在一段大约 60 碱基长度范围内的任一碱基处都可能是终止位点。

有时 RNA 聚合酶在遇到转录终止信号时，在某些蛋白质因子的协助下不终止转录，而是越过终止信号继续转录，这个过程称为转录的通读（readthrough），在这个过程中起协助作用的蛋白质称为抗终止因子（anti - termination factor）。在噬菌体中这种抗终止因子较多，用来调节基因转录的长度而产生不同的转录产物。还有一种通读的方式是由于原有的终止子中的茎环结构在某种条件下受到破坏无法形成，导致 RNA 聚合酶继续转录。ρ 因子的突变失活也会导致转录终止失败。

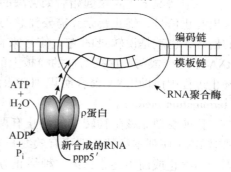

图 5 - 6　依赖于 ρ 因子的转录终止

与转录开始时需要一些蛋白质因子识别启动子一样，转录的终止子也需要一些蛋白质因子识别，但目前对于转录终止过程的了解还非常不彻底。科学家们发现在终止过程中，有若干蛋白质因子参与，如 Nus 因子（有 A、B、C、D、E、F 和 G 等）以及 ρ、τ 等，但目前仅对 ρ 因子有所了解；在众多的 Nus 因子中，了解较多的只有 NusA 和 NusG。研究发现，NusA 和 NusG 均可以与 RNA 聚合酶核心酶结合，调节转录的速度，但是它们的作用正好相反。当带有茎环结构的新生 RNA 从 RNA 转录复合物出口处出来时，与聚合酶的核心酶结合的 NusA 能与茎环结构结合，使 RNA 聚合酶转录暂停。由于原核生物的转录和翻译同时进行，所以这种转录过程中的暂停对

于保持转录与翻译速度的协调一致是非常重要的。NusG 可以使转录速度增加 25%，能在多个位点上减少转录的停顿，它是 ρ 因子的辅助因子，在大肠埃希菌中非常重要。在依赖于 ρ 因子的转录终止方式中，缺少 NusG 因子时 ρ 因子无法单独发挥终止效果（体外实验中 ρ 因子可以单独终止转录）。NusG 可以协助 ρ 因子更快得将新生的 RNA 从聚合酶上解离下来。

ρ 因子在转录中的作用有两个，一是使转录在正常终止位点终止，二是结合在新生 mRNA 链的某些位点上，使转录能在这些位点上随时终止，当然这种在基因内部的终止也不是随便发生的。由于原核生物的转录和翻译同时进行，这两个过程之间就存在一定的协调性。当转录和翻译的行进速度一致时，ρ 因子在 RNA 链的潜在的结合位点就会被核糖体掩盖，转录就会持续进行；当细胞内缺乏某种氨基酸导致翻译过程暂停，翻译过程与转录过程在速度上无法保持一致时，RNA 上 ρ 因子的潜在结合位点就会被暴露出来，ρ 因子就可以结合在 mRNA 上，导致转录停止，避免细胞内合成出无法翻译的 mRNA，造成资源浪费。

目前认为 NusA 是 RNA 聚合酶的一个亚基，因为 NusA 能够与 RNA 聚合酶的核心酶结合，形成复合物，这与 σ 因子的特点类似。当 σ 因子在转录有效开始而脱离核心酶后，NusA 就与核心酶结合，由 NusA 识别转录终止序列，转录终止后 NusA 又脱离核心酶，σ 因子又可与核心酶结合形成全酶，由此形成含有 σ 因子的 RNA 聚合酶起始复合物以及含有 NusA 的 RNA 聚合酶转录终止复合物循环。

（四）转录的调节

转录是基因表达的第一步，细胞在不同的环境下要表达出不同的基因，因此细胞内对基因的表达有着非常严格而且精妙的控制。原核生物可以通过操纵子的形式同时对若干基因的转录进行控制，也可以通过某些调节物质同时对数百个基因进行控制；在控制基因转录的速度方面，可以通过增强子极大地提高基因转录的效率，也可以通过衰减子等方式降低基因转录的速度。有的基因还具有不止一个启动子，在细胞的不同生理状态下分别使用，以满足细胞的需要。总之，原核细胞中基因转录的调节方式是多种多样的，详见本书基因表达与调节部分。

三、原核生物基因的转录后加工

刚转录出来的 RNA 序列与模板序列是互补的，这种 RNA 称为原初转录物（primary transcript），这种原初转录产物一般要经过一系列的变化，才能成为有生物学活性的、成熟的 RNA 分子，这一系列的变化过程称为 RNA 的成熟，或称为转录后的加工（posttranscriptional processing）。在这个过程中需要有一些特殊的酶和分子参与。

（一）原核 mRNA 转录后的加工

一般来说，原核 mRNA 转录后无须加工修饰，即可用作蛋白质翻译的模板。由于原核生物没有细胞核，转录和翻译均在细胞质中进行，当 mRNA 的 5'端刚从转录复合物中被释放出来时，就会有核糖体与之结合进行翻译，因此原核生物的转录和翻译是偶联的。原核生物也常常会利用这个特点，对基因的表达进行调节。

原核生物的一个转录单位有的含有多个基因，它们共同转录，形成一个长的多顺反子，这种多顺反子可不将单个基因分开就直接用于翻译。但有时也需要通过内切核酸酶将单个基因分开，再进行翻译。如细菌核糖体大亚基蛋白 L10 和 L7/L12 与 RNA 聚合酶的 β 和 β′亚基的基因组成一个转录单位共同转录，转录结束后，通过 RNase Ⅲ 将单个基因切开，再各自单独翻译，这可能是由于这些不同的基因需要在翻译水平上对产物单独进行精细的调节。

（二）原核 tRNA 转录后的加工

大肠埃希菌的 tRNA 基因共约 60 个，有的 tRNA 基因单独存在，有的以串联重复的形式组成 tRNA 转录单位，也有的与 rRNA 基因或蛋白质基因混在一起转录。如大肠埃希菌有 7 个 rRNA 转录单位，每个转录单位由 16S rRNA 基因、23S rRNA、5S rRNA 基因以及若干 tRNA 基因组成。基因 tRNA 转录后的加工包括以下几个方面：①在转录初级产物上，由内切核酸酶在 tRNA 基因两端切开，使 tRNA 成为单独的基因；②由外切核酸酶在 tRNA 基因的 5′端和 3′端进行修剪，切除掉部分核苷酸；③对 tRNA 基因内部的部分核苷酸进行修饰和异构化，最后 tRNA 分子中出现众多的稀有核苷酸；④在 tRNA 3′端加上 CCA 碱基，产生装载氨基酸的末端位点。在 tRNA 的加工过程中，有多种 RNA 酶参与。

几乎所有大肠埃希菌及噬菌体的 tRNA 前体的 5′端都要经过内切酶 RNase P 切割，从而露出 tRNA 分子的 5′末端。RNase P 由蛋白质和 RNA 两部分组成，其中的 RNA 长度为 375 个核苷酸，相对分子量为 130 000，蛋白质部分的相对分子量为 20 000，这个酶实际上是核酶，因为其单独的 RNA 部分也能够发挥切割功能。

内切酶 RNase E 或 RNase F 负责从 tRNA 基因的前体中切出 tRNA 基因的 3′端，随后再由外切酶 RNase D 在 tRNA 的 3′末端修剪核苷酸，最后形成成熟 tRNA 的 3′端。最新研究发现，除了 RNase D 外，可能还有五种 RNase 也参与了 tRNA 3′末端的修剪加工，包括 RNase BN、RNase T、RNase PH、RNase Ⅱ 和 PNPase（多聚核苷酸磷酸化酶），这六种酶作用的最有效 3′末端有所不同。如果这六种酶同时失活，细菌就会死亡，但只要有一种酶具有活性就可保证对细菌的 tRNA 进行成熟加工。所有的 tRNA 分子的 3′末端都具有 CCA 三个核苷酸，最后一个核苷酸 A 作为连接氨基酸之用。有些 tRNA 基因前体的 3′端就具有 CCA 核苷酸，在上述的内切核酸酶和外切核酸酶的修剪下，CCA 末端就可以暴露；而有的 tRNA 基因前体的 3′端没有 CCA，这就需要在核酸酶修剪加工后，由 tRNA 核苷酰转移酶（nucleotidyl transferase）将 CTP 和 ATP 加在 tRNA 基因的 3′末端，从而形成可以承载氨基酸的末端（图 5 - 7）。

另外，tRNA 中含有种类众多的稀有碱基，可达总核苷酸数目的 10%，这些稀有碱基也是在加工过程中形成的，每一种稀有碱基都是由特殊的修饰酶对 A、G、C、U 四种碱基修饰形成的，tRNA 中一共发现有 50 多种修饰方式。tRNA 上存在如此之多的稀有碱基，有利于氨酰 tRNA 合成酶辨认氨基酸，并将氨基酸装载到对应的 tRNA 上；同时，碱基修饰增加了 tRNA 与密码子之间的相互作用的范围，使得一种 tRNA 能够识别一种以上的密码子。

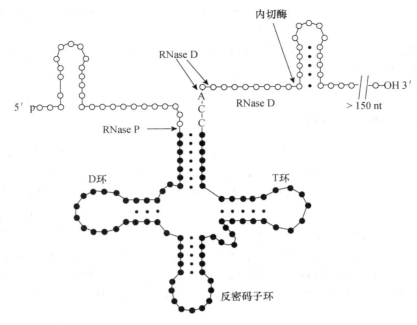

图 5 – 7　大肠埃希菌 tRNA 基因的转录后加工

(三) 原核 rRNA 转录后的加工

大肠埃希菌共有 7 个 rRNA 的转录单位，分散在基因组各处。每个转录单位由 16S rRNA、23S rRNA、5S rRNA 以及若干 tRNA 基因组成。tRNA 基因一般位于 16S rRNA 和 23S rRNA 基因之间，也有位于 3′末端的 5S rRNA 基因之后的。rRNA 的初级转录产物大小为 30S，含有约 6500 个核苷酸，rRNA 的前体加工主要包括以下几个步骤：①内切核酸酶 RNase Ⅲ 从 30S 前体中将 16S rRNA 和 23S rRNA 的前体切出，内切酶 RNase E 将 5S rRNA 的前体切出，这两种内切酶可以识别并切割 rRNA 基因前体两侧形成的茎环结构，从而将 rRNA 基因前体切下；②16S rRNA 基因前体、23S rRNA 基因前体和 5S rRNA 基因的前体在外切酶的作用下，切除两端的多余序列；③内部碱基的甲基化修饰，包括甲基化碱基和甲基化核糖，其中以 2′-甲基核糖最为常见（图 5 – 8）。16S rRNA 中含有 1 个假尿嘧啶和大约 10 个碱基和核糖上的甲基化修饰；23S rRNA 中含有约 23 种修饰，包括 10 个假尿嘧啶、1 个二氢尿嘧啶和 12 个甲基化核苷，其中 N^4，$2′-O-$二甲基胞苷（$m^4 Cm$）是 16S rRNA 中特有的成分。但 5S rRNA 中一般不进行甲基化，也没有其他的修饰成分。以上几个步骤中，首先进行的是内部碱基的修饰，然后外切核酸酶和内切核酸

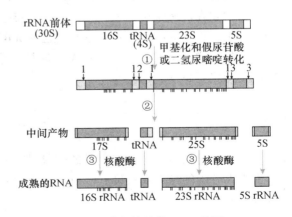

图 5 – 8　大肠埃希菌 rRNA 基因
转录后的加工和修饰

酶才能对前体进行切割。不同细菌的 rRNA 基因前体的加工过程不完全相同，但基本过程类似。

细菌中 rRNA 的修饰直接由识别含有待修饰核苷酸 RNA 区域的特定序列和（或）结构的酶来完成，同一区域的一次修饰常常会修饰两个或两个以上的核苷酸，因此细菌 rRNA 的修饰类似于细菌和真核生物中 tRNA 的修饰。

四、原核 RNA 的降解

在生物体中的 RNA，尤其是 mRNA 的降解与合成是同等重要的。科学家也发现，控制 mRNA 的寿命是生物使用的一种控制基因表达的有效手段。在生物体内，不同种类的 mRNA 的寿命差异较大，有时可相差几百倍。细菌 mRNA 的寿命很短，一般不超过几分钟，由于细菌蛋白质的翻译与转录是偶联的，在快速生长的细菌中，有时候甚至一个 mRNA 分子的 3′端还没有形成，而它的 5′端就已经被翻译后降解了。我们对原核生物 mRNA 降解的了解绝大部分来自于对大肠埃希菌的研究，研究的结果也可适用于其他的细菌。原核生物中 mRNA 的降解发生在翻译过程中，大肠埃希菌 mRNA 通过内切核酸酶与 3′→5′的外切核酸酶活性的综合作用而降解，tRNA 和 rRNA 的寿命则较长，可接近细菌的一整代时间。

通过研究突变菌株，科学家发现了一些与 mRNA 降解有关的酶，包括①内切酶 RNase E 和 RNase Ⅲ，可在 RNA 分子内部形成切口；②外切核酸酶 RNase Ⅱ 从 RNA 的 3′末端向 5′方向切除；③多聚核苷酸磷酸化酶（PNPase）从 RNA 的 3′末端切除核苷酸，但与真正的核酸外切内相比，此酶需要无机磷酸盐作为辅助底物。

在细菌中还没有分离到从 RNA 5′末端开始向 3′方向切割的酶，因此推测细菌中 mRNA 的降解是从 3′端开始的。但绝大多数 mRNA 的 3′端都有发夹结构，这会阻止 RNase Ⅱ 和多聚核苷酸磷酸化酶（PNPase）的降解。所以在 mRNA 的降解模型中，mRNA 的降解首先是 3′端的这些发卡结构被内切核酸酶除去，从而暴露出新的末端，然后 RNase Ⅱ 和多聚核苷酸磷酸化酶（PNPase）才能进入 mRNA 的编码区降解 mRNA。在这个过程中，mRNA 3′末端的多聚腺苷酸化可能对降解起一定的作用，因为 1975 年以来科学家在许多细菌的 RNA 的 3′末端发现有 poly（A）尾巴，但是与真核细胞中的功能相反，细菌 mRNA 3′端的这种尾巴使 mRNA 分子降解得更快。

总的来说，虽然细菌的 mRNA 降解是一个十分重要的生物学过程，但目前科学家对此仍知之甚少

第三节　真核生物基因的转录和加工

与原核生物相比，真核生物的转录基本过程和步骤虽然类似，但在参与转录过程的生物大分子的种类及数量上以及转录后对初级转录产物进行的加工修饰方面却又有着极大的差异。

一、真核生物的 RNA 聚合酶

1969 年科学家 Robert Roeder 和 William Rutter 发现真核细胞内有 3 种 RNA 聚合酶，

它们在体内分别负责转录不同类别的基因，不能相互代替。由于真核生物的 RNA 聚合酶在转录时还需要众多的蛋白质辅助因子参与，而有的辅助因子本身也是多亚基的复合物，因此要彻底研究清楚真核 RNA 聚合酶的各亚基组成不是一件容易的事情，目前的研究资料大多来自对酵母 RNA 聚合酶的研究。2006 年美国斯坦福大学科学家 Roger Kornberg 因对酵母 RNA 聚合酶 II 的结构和作用机制的研究而获得诺贝尔化学奖，他的父亲 Arthur Kornberg 因发现大肠埃希菌的 DNA 聚合酶 I 而获得 1959 年的诺贝尔生理或医学奖。

真核 RNA 聚合酶都是由 10~15 个亚基组成的复合体，还结合有二价金属离子，每种酶的相对分子量都大于 500 000，它们的结构很相像，最大的三个亚基尤其相似，有些小亚基在三种酶中都有，但它们的功能不同，所转录的基因对象也完全不重复，因此它们在细胞内不能相互代替（表 5−3）。如酵母的三种 RNA 聚合酶都含有 Rpb5、Rpb6、Rpb8、Rpb10 和 Rpb12 五种亚基，虽然它们的功能还未能完全了解，但既然三种聚合酶中都有这五种亚基，说明它们在转录中具有很重要的功能。酵母 RNA 聚合酶 II 的 12 个亚基中，有 3 个亚基在结构与功能上与细菌 RNA 聚合酶的核心酶相似。原核生物 RNA 聚合酶的各个亚基（除 σ 亚基外）均可以在真核的 RNA 聚合酶中找到功能相对应的亚基。利用从被称为"死亡之帽"的鬼笔鹅膏（*Amanita phallaides*）中分离出的一种对人体有毒的八肽化合物 α−鹅膏蕈碱（图 5−9），可以将这三种真核细胞 RNA 聚合酶区分开：α−鹅膏蕈碱不能抑制 RNA 聚合酶 I 的活性，但在极低浓度下（$10^{-9} \sim 10^{-8}$ mol/L）就可以抑制 RNA 聚合酶 II 的活性，而在高浓度下（$10^{-5} \sim 10^{-4}$ mol/L）才能抑制动物体内的 RNA 聚合酶 III 的活性，但不能抑制酵母和昆虫的。α−鹅膏蕈碱几乎不能抑制原核 RNA 聚合酶的活性。

表 5−3 真核细胞内 RNA 聚合酶的种类和功能

酶的种类	功 能
RNA 聚合酶 I	转录 5.8S rRNA，18S rRNA 和 28S rRNA 基因
RNA 聚合酶 II	转录细胞内所有的蛋白质基因，大部分小核 RNA（snRNA）基因和 microRNA 基因等
RNA 聚合酶 III	转录 tRNA、5S rRNA、U6−snRNA、小核仁 RNA（snoRNA）以及胞质小 RNA（scRNA）等小分子 RNA 基因

RNA 聚合酶 I 具有最强的转录活性，它位于核仁中，就数量而言，它承担了细胞中大部分 RNA 的合成。真核生物 RNA 聚合酶 II 的典型代表来自酿酒酵母，两个最大的亚基与细菌 RNA 聚合酶的 β、β′亚基同源，其余三个亚基也存在于 RNA 聚合酶 I 和 III，但真核生物中不存在与细菌 RNA 聚合酶 σ 因子相关的亚基，其功能由某些基本转录因子完成。RNA 聚合酶 II 最大的亚基中含有一个羧基端结构域（carboxy−terminal domain，CTD），这个结构域由 7 个氨基酸残基组成的共有序列的多次重复组成，是 RNA 聚合酶 II 所独有的。在酵母中七肽序列重复约 26 次，在哺乳动物中重复约 50 次。这里的重复次数非常重要，去除半数以上的重复序列会导致细胞死亡。CTD 中丝氨酸和苏氨酸残基可被高度磷酸化，在转录起始、转录延伸、mRNA 加工以及 mRNA 向细胞质的输出等过程中均具有重要功能。

线粒体和叶绿体的 RNA 聚合酶比较小，与细胞核中的 RNA 聚合酶相比，它们与细菌 RNA 聚合酶更相似，只转录很少的基因。

虽然真核 RNA 聚合酶与原核 RNA 聚合酶在组成上差异较大，但结构研究显示它们的空间结构惊人的相似。

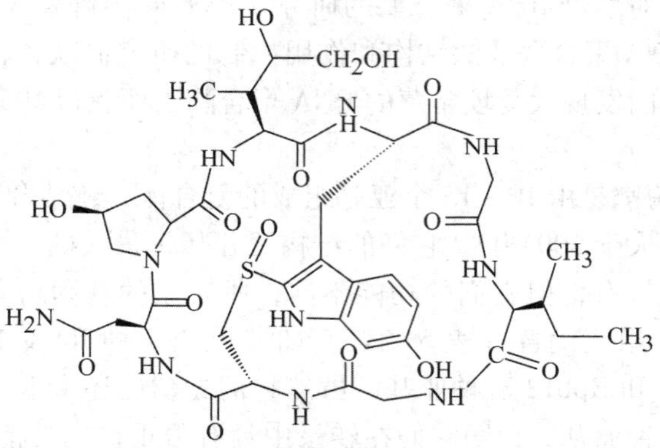

图 5-9 α-鹅膏蕈碱的结构

二、真核生物基因的转录

总的来说，原核和真核基因转录的过程基本类似，都是 RNA 聚合酶和相关的蛋白与双链 DNA 在基因的启动子和转录起始点附近结合，组成封闭的启动子复合物（closed promoter complex），然后转录起始点附近若干碱基对被拆开，局部出现单链 DNA，模板链露出，这时的复合物称为开放的启动子复合物（open promoter complex）；随后 RNA 聚合酶沿着模板从转录起始点向下游移动，转录起始结束，进入延伸阶段；最后转录遇到终止信号而停止转录。具体细节在不同的聚合酶中有所不同。真核细胞 RNA 聚合酶在转录基因的起始和延伸过程中需要大量的蛋白质因子的协助，因此真核生物的基因转录比原核要复杂得多，本小节首先介绍启动子和转录因子这两个重要的概念，然后主要介绍真核基因转录与原核细胞中的不同之处。

基因的转录实际上就是 RNA 聚合酶和相关蛋白在 DNA 模板上进行一系列活动，结果将 DNA 双链中的一条链转变成为单链 RNA 的过程。在大多数情况下原核生物的基因转录可由 RNA 聚合酶单独完成，因此大多数原核基因的启动子的范围仅包括 RNA 聚合酶结合的以及解链并开始转录的一小段 DNA 序列，称为核心启动子；少数原核基因需要额外的蛋白质因子结合在核心启动子上游位置协助才能开启转录，这些处于上游的 DNA 序列被称为上游启动子序列。

但真核细胞中的情况更为复杂。在真核生物中，"启动子"一词用来指所有对基因转录起始有重要作用的 DNA 序列，不同基因的启动子的数量是不同的。对于某些基因来说，这些序列可能会有多个，而且功能各不相同，不仅包括作为前转录起始复合物组装位点的核心启动子（core promoter）（有时也称基本启动子，basal promoter），也包括一个或者多个位于核心启动子上游的上游启动子（upstream promoter）。分子生物学中常常用"元件（element）"一词来指 DNA 序列，故"上游启动子"有时也称被称为"上游元件"或"上游启动子元件"等。RNA 聚合酶和相关的转录辅助蛋白可以在没有上游启动子元件的情况下在核心启动子位置组装成前转录起始复合物，但通常无法发动转录，或转录的效率极低。因此真核生物基因的有效转录通常需要核心启动子和上游启动子的共同参与。从位置上看，核心启动子一般位于转录起始位点附近，上游启动子则分布于核心启动子上游，但在不同基因中的具体位置变化较大，较远的甚至有可能位于转录起始位点上游几百碱基甚至更远处，另外这些上游启动子在不同基因中也不完全相同，有些是各类基因通用的启动子，但有些只存在于某些特殊基因中，因此完整地获得某个基因的所有启动子序列不是一件很容易的事。

真核生物的三种 RNA 聚合酶分别识别不同类型的启动子序列，与其说是聚合酶挑选不同的基因进行转录，还不如说是由于基因具有的启动子的差异限定了哪些基因只能由哪类聚合酶转录。这三种 RNA 聚合酶的启动子差异较大，其中以转录蛋白质基因的 RNA 聚合酶 II 的启动子类型最为复杂。

真核生物的 RNA 聚合酶没有类似原核 RNA 聚合酶 σ 亚基的亚基，故本身不能识别并结合在启动子上，需要其他的蛋白质分子协助。真核生物的转录因子（transcription factor）是指在基因转录过程中除 RNA 聚合酶之外的其他所有蛋白质的总称。这些转录因子可根据它们的功能和转录时所处的位置来赋予不同的名称加以区分。

RNA 聚合酶转录任何基因都需要的转录因子，称为基本转录因子（basal transcription factor）或通用转录因子（general transcription factor）。三种 RNA 聚合酶所需的基本转录因子种类和数量均不同，其中 RNA 聚合酶 II 的基本转录因子最多。各种基本转录因子和 RNA 聚合酶按照一定的顺序结合在核心启动子区域，组装成前起始复合物（preinitiation complex）。基本转录因子发动有效转录的活性非常低，只能进行本底水平的转录，根本不能满足细胞内正常的生命活动之需，但前起始复合物的装配是进行高效转录的必要条件。在英文字母前加上 TF II 或 TF III 以表示和区分 RNA 聚合酶 II 和 RNA 聚合酶 III 的基本转录因子的不同种类。

仅在转录某些个别基因时才需要的转录因子称为基因特异性转录因子（gene - specific transcription factor）或直接就称为转录因子。在提及"转录因子"这个概念时，如果没有特别注明，一般指的就是这种基因特异性转录因子。真核细胞内的特异性转录因子数量众多，转录因子一般是促进基因转录的，所以转录因子又有转录激活因子（activitor）、激活因子和反式激活因子等不同的名称，但近来发现也有起抑制作用的转录抑制因子。与基本转录因子的功能不同，许多促进基因转录的基因特异性转录因子不与 RNA 聚合酶直接作用，而是通过与基本转录因子直接或间接的作用，促进前起始复合物的逐步形成而促进转录；或者促进基本转录因子和 RNA 聚合酶结合在启动子上形成前起始复合物。许多基因特异性的转录因子都识别并结合在某种特定的 DNA 序列上，属于 DNA 结合蛋白，它们所结合的 DNA 序列一般位于核心启动子上游，称为上游启动子序列，这些上游启动子一般可增强核心启动子的转录效率。有的转录因子结合上游启动子后，只影响与之相连的核心启动子的转录起始；有的转录因子结合某 DNA 序列后会同时影响若干基因的转录。有的转录因子如 p300/CBP 通过对组蛋白进行修饰而影响染色体中核小体的定位；或通过与 DNA 结合使 DNA 发生弯曲而影响染色体的结构。虽然许多转录因子是通过识别并结合在 DNA 上的特定位点而发挥功能的，但是与 DNA 结合不是转录因子作用的唯一方式，有的转录因子还可以通过识别另外一种转录因子而发挥作用，或识别 RNA 聚合酶或与其他蛋白质组成前起始复合物等。这些在转录因子与前起始复合物之间起功能传递作用的蛋白质称为辅激活因子、辅激活蛋白（coactivator）或中介蛋白（mediator）。判断一种蛋白质是否属于转录因子的方法就是看它是否是在某个特定启动子或某组启动子上发生转录时所必需的。

（一）RNA 聚合酶 I 的转录

RNA 聚合酶 I 仅转录 rRNA 基因，目前发现的唯一例外是锥虫（trypanosome）的 RNA 聚合酶 I 还转录另外两种蛋白质基因。三种 rRNA 基因即 5.8S rRNA、18S rRNA 和 28S rRNA 基因是多拷贝基因，成簇集中在染色体上，它们串联在一起，形成一个转录单位，共同转录形成 45S 的 rRNA 前体，再通过切割加工形成三种基因。5S rRNA 基因由 RNA 聚合酶 III 转录。

染色体上每个 rRNA 基因重复单位从 5′端上游到 3′端下游包括以下几个组成部分：①每个转录单位之间的非转录间区（nontranscribed spacer，NTS）；②转录单位中的 5′端外间区（external transcribed spacer，ETS），实际上就是转录单位中 5′端的非编码区；③18S rRNA 基因转录区；④rRNA 各基因之间的间隔区（internal transcribed spacer，ITS）；⑤5.8S rRNA 基因转录区；⑥基因之间的间隔区；⑦28S rRNA 基因转录区；⑧转录单位中 3′末端的非编码区（图 5 – 10）。

真核细胞 rRNA 基因在各物种之间具有很强的保守性，但非转录区和基因之间的非编码间隔区则在长度和序列方面变化都很大。在转录单位上游的非转录区中含有转录所需的启动子序列和小片段的重复序列（具有增强转录的增强子功能）以及与转录终止有关的信号序列等。rRNA 基因的启动子序列在不同物种之间也有较大差异，具有高度的种属专一性，某一个物种的 rRNA 基因不能在其他物种的细胞中表达（但由 RNA 聚合酶 III 转录的 5S rRNA 例外）。

RNA 聚合酶 I 的启动子由两部分保守序列组成，一部分是位于转录起始点附近的核心启动子，在人类细胞中是从 – 45 到 + 20，老鼠的位于 – 39 到 + 9 之间；另外一部分就是上游启动子（又称上游控制元件，upstream control element，UCE），在人类细胞中位于 – 180 到 – 107 之间，它们都是富含 GC 的区域。同时这两部分之间的适当距离对于转录起始的效率是非常重要的（图 5 – 11）。

RNA 聚合酶 I 有两种基本转录因子，它们也都是多亚基的复合物。第一种称为上游结合因子（upstream binding factor，UBF），是同源二聚体，可与核心启动子和上游启动子结合，确保基因转录的高效率，在酵母中称上游激活因子（upstream activating factor，UAF）。第二种称为核心结合因子（core binding factor，CBF），在人类细胞中称为 SL1。

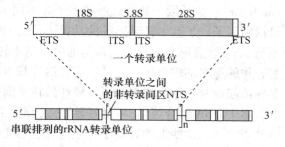

图 5 – 10　rRNA 基因的转录单位结构图

SL1 由 4 个亚基组成，一个是聚合酶 II 和 III 转录起始也需要的 TBP（TATA – binding protein），另外三个是 TBP 相关因子（TBP associated factor，TAF）。TBP 和相关蛋白 TAF 在三种 RNA 聚合酶中均有，它们的 TBP 相同，但 TAF 完全不同，故在右下角注明罗马数字以示区别。RNA 聚合酶 I 的基本转录因子 SL1 中含有的是 TAF_I110、TAF_I63

和 TAF₁48。SL1 和 UBF 一起，指导 RNA 聚合酶 I 结合在核心启动子上，SL1 的功能是与核心启动子结合，确保 RNA 聚合酶 I 精确定位在核心启动子上，功能上与原核生物中的 σ 亚基类似。

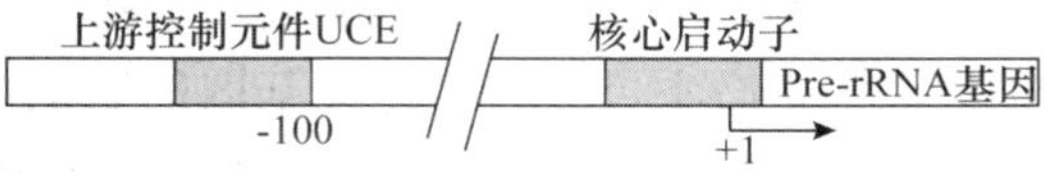

图 5 - 11　RNA 聚合酶 I 转录的基因启动子结构

rRNA 基因一般在细胞中是持续表达的，但在细胞周期的不同时期内也会有速度上的变化。RNA 聚合酶 I 转录的终止与一个 DNA 结合蛋白有关。该蛋白在啤酒酵母中称为 Reb1，在鼠类中称为 TTF - 1，它们结合在转录终止点下游12～20 bp 处，可阻止聚合酶的转录。还发现一个蛋白 PTRF（polymerase I and transcript release factor），可能诱导聚合酶与转录物从模板上脱离。在转录产物的 3′末端常常出现 2～4 个连续的 U，但是由于仅有 U 并不能成为转录的终止信号（细菌也需要茎环结构再加上连续至少 4 个 U 才能成为终止信号），因此有可能是 U 附近的序列结构在转录终止中起作用。

（二）RNA 聚合酶 Ⅱ 的转录

在所有的 RNA 聚合酶中，RNA 聚合酶 Ⅱ 对基因转录过程的调控最为复杂。RNA 聚合酶 Ⅱ 转录的基因主要是编码蛋白质的基因，其次是大部分的小核内 RNA（snRNA）基因以及 microRNA 等。

编码蛋白质的基因有共同的结构特征，均由三部分组成：5′端的非转录区、转录区和 3′端的非转录区。5′端的非转录区与基因的转录起始有关，又可分为两部分，一部分是以转录起始点为中心向上游 100 bp 的范围，称为核心启动子，是绝大部分 RNA 聚合酶转录的蛋白质基因所共有的，也是 RNA 聚合酶 Ⅱ 和基本转录因子结合形成前转录起始复合物的部位；位于 5′端非转录区的 - 100～ - 400 bp 区域称为上游启动子区，也称基因表达调节区，是特异性转录因子结合的部位，与组织器官特异性基因的表达有关。在有些基因中，这些基因表达调节区可位于上游 1000 bp 以及更上游的区域，但也有的位于转录区中的内含子中或转录区下游的 3′端非转录区中。转录区包括蛋白质基因的编码区和非编码区。转录区下游的 3′端非转录区含有与转录终止有关的信号和基因末端多聚腺苷酸的加尾信号等。

RNA 聚合酶 Ⅱ 还转录大部分核内小 RNA（snRNA）基因，即 U - snRNA。snRNA 基因在序列上的保守性很强，在哺乳动物中同一种 snRNA 基因的序列同源性高达 95%。snRNA 虽然也由 RNA 聚合酶 Ⅱ 转录，但是 snRNA 基因的启动子结构和转录区下游的 3′端非转录区的结构与蛋白质的完全不同，反映出它们是属于两类不同的基因类群，它们的转录起始和转录终止机制不同。

基因的转录实际上就是蛋白质与模板 DNA 的相互作用过程，有的蛋白质与 DNA 直接结合，那么结合位点处的 DNA 序列也就显得十分重要，依据蛋白质结合 DNA 之后发挥的功能不同，分别给这些 DNA 序列不同的名称以示区别，如核心启动子、起始子、上游启动子或称上游元件、下游元件、增强子、沉默子、应答元件、间隔子或称隔离子等；而转录因子也分别给予不同的名称，如激活因子、基本转录因子、基因特异性转录因子、辅激活因子、中介因子和转录抑制因子等。RNA 聚合酶 Ⅱ 的转录要受到多种因素的调节，这些不同的转录因子通过结合在转录区上游的非转录区、转录起始点附近或上下游区域，对基因转录起着发动、加速或减速、阻遏等调节作用，使细胞能迅速对周围环境的变化做出反应。这些蛋白质基因中有的对于各种类型细胞的正常生理活动都是必不可少的，这类基因的表达不可停止，称为组成型表达；有的基因仅在响应外界环境变化时在某些特殊类型的器官或组织中表达。

要注意的是，这部分的名词很多，但基本都属于蛋白质和 DNA 序列这两大类，在分子生物学中，常用"因子（factor）"这个词来指蛋白质，用"子"或"元件（element）"一词来指 DNA 序列。各基因转录时需要的转录因子不完全相同，因此与之结合的各种"元件"或"子"也不同。由此我们可以发现，RNA 聚合酶Ⅱ的启动子类型非常复杂多样。本部分主要介绍 RNA 聚合酶Ⅱ转录中重要的因子和元件，它们是控制基因转录的关键成分。

1. RNA 聚合酶Ⅱ的基本转录因子和前起始复合物

目前发现 RNA 聚合酶Ⅱ的基本转录因子至少有 7 种，它们大多在转录的起始阶段发挥功能，它们的组成和基本功能见表 5 - 4。另外科学家还发现了 TFⅡJ 和 TFⅡS 两个转录因子，其中 TFⅡJ 可能参与启动子的清除和链的延伸，TFⅡS 有助于转录的延伸，减少转录过程中的停顿。

表 5 - 4　RNA 聚合酶Ⅱ的基本转录因子

基本转录因子	亚基数	亚基的相对分子量	基本功能
TBP	1	38 000	与 TATA 框结合
TFⅡA	3	12 000，19 000，35 000	稳定 TFⅡB 与启动子的结合，活化 TBP
TFⅡB	1	35 000	与 TBP 结合，引入 TFⅡF/RNA 聚合酶Ⅱ复合物，影响转录起始位点的选择
TFⅡD	13	—	协助聚合酶定位在核心启动子上
TFⅡE	2	34 000，57 000	引入和调节 TFⅡH，具有 ATPase 活性和解旋酶活性
TFⅡF	2	30 000，74 000	与 RNA 聚合酶Ⅱ牢固结合；与 TFⅡB 结合，使 RNA 聚合酶Ⅱ与启动子位点特异结合
TFⅡH	12	35 000 ~ 89 000	将 DNA 在起始位点解链，使 RNA 聚合酶Ⅱ最大亚基 C 端磷酸化，负责清除转录因子，转录过程中对模板进行核苷酸切除修复

单独的 RNA 聚合酶Ⅱ无法有效发动基因的转录，需多种基本转录因子协助才能启动转录。从某种意义上说，这些基本转录因子的功能与细菌 RNA 聚合酶 σ 亚基的功能是相同的。蛋白质基因转录需要①RNA 聚合酶Ⅱ和基本转录因子在核心启动子部位组装成前转录起始复合物，同时②某些基因特异性的转录因子结合在转录区上游的上游启动子区，这样基因转录才能正常启动。

RNA 聚合酶Ⅱ与基本转录因子在转录起始点附近的核心启动子上组装成前转录起始复合物的过程开始于 TFⅡD 的活动。①首先是 TFⅡD 的一个亚基识别 TATA 框并与之结合，故这个亚基就被称为 TATA 结合蛋白，简称 TBP（TATA box binding protein）。TFⅡD 由 TBP 亚基和另外至少 12 个与 TBP 有关的蛋白因子（TBP - associated factor，TAF）组成，TBP 结合在 DNA 的小沟中（大多数的 DNA 结合蛋白与 DNA 的大沟结合），使 DNA 发生弯曲，便于 DNA 双链打开。从结构来看，TBP 呈鞍形，部分缠绕为双螺旋并形成一个平台，供转录起始复合物的其他成员在上面组装，TAF 可以协助 TBP 结合到 TATA 框。TAF 具有特异性，真核细胞三种 RNA 聚合酶需要的 TAF 各不相同。识别 RNA 聚合酶Ⅱ转录启动子的 TAF 称为 TAFⅡ，而含有不同 TAFⅡ的 TFⅡD 可以识别不同基因的启动子。②随后是 TFⅡA 参与进来与 TFⅡD 结合，TFⅡA 有 2 个亚基，可稳定 TFⅡD 与启动子的结合，并活化 TBP；接着是 TFⅡB，它有 2 个结构域，一个与 TBP 结合，一个引入 TFⅡF 和 RNA 聚合酶Ⅱ的复合物。TFⅡF 有 3 个亚基，较大的亚基有解旋酶活性，可能参与起始位点的解链，较小的亚基可与 RNA 聚合酶Ⅱ紧密结合。TFⅡD 也可与 RNA 聚合酶Ⅱ的 C 末端结构域（CTD）直接作用，将聚合酶固定在转录起始位点。③随后 TFⅡE 和 TFⅡH 也参与结合。它们均为多亚基蛋白复合物，TFⅡH 有 12 个亚基，是最复杂的基本转录因子，具有多种酶活性。它的 ATP 酶活性可将 DNA 双链打开，将起始转录复合物变为开放型；激酶活性将 RNA 聚合酶Ⅱ C 末端的结构域 CTD 磷酸化，使复合物的构象发生改变，从而促进转录的有效启动，并使 RNA 聚合酶脱离各种基本转录因子，使转录进入延伸阶段，这一步称为启动子的清除（promoter clearance），另外它还对转录过程中的模板进行碱基切除修复。④在 RNA 聚合酶Ⅱ转录 60～70 nt 的 RNA 之后，TFⅡE 和 TFⅡH 先后离开复合物，聚合酶Ⅱ的转录进入延伸阶段。但有研究显示，虽然大部分的基本转录因子在转录开始后离开核心启动子，但 TFⅡD、TFⅡA 和 TFⅡH 等并不立即离开核心启动子，而是仍与启动子结合，以方便下一次基因转录的启动，因此基因转录一旦启动，后续的转录起始将大大加快，直到遇到新的指令关闭这个基因的转录。

在上述的各种转录因子中，TBP 尤其重要，它是 RNA 聚合酶定位所不可缺少的重要因子，在 RNA 聚合酶Ⅰ的基本转录因子 SL1、RNA 聚合酶Ⅱ的基本转录因子 TFⅡD 以及 RNA 聚合酶Ⅲ的基本转录因子 TFⅢB 中均包含这个因子，但需要注意的是，只有在 TFⅡD 中的 TBP 才能识别并结合 TATA - Box 序列，而 SL1 和 TFⅢB 中的 TBP 均不能识别 TATA - Box 序列。另外有些 RNA 聚合酶Ⅱ的启动子中没有 TATA - box 序列，但转录的起始也必须有 TBP 的参与，因此，TBP 这个蛋白质的名称并不全面。

除了在转录起始过程中有众多的基本转录因子参与外，科学家还发现在转录的延伸过程中也有蛋白质因子参与，如哺乳动物细胞中的延伸因子 TFⅡS 能显著减少聚合酶转录过程中在特定位点的停顿，促进延伸的进行。有报道认为 TFⅡF 也在延伸中起作用，但它是通过限制聚合酶在随机位点上的停顿而达到促进转录延伸的。

2. RNA 聚合酶Ⅱ转录的基因的启动子

与大多数原核基因的启动子内部具有 -10 序列和 -35 区两个保守区不同，真核蛋白质基因的启动子范围在 DNA 链上的跨度很大，很难在所有蛋白质基因的启动子中找到共同的保守序列。不过也存在一些在部分基因启动子中出现的较为保守的或称为"框（box）"的序列。蛋白质基因的启动子可分为核心启动子（core promoter）和上游启动子（upstream promoter，UP）两部分。核心启动子是以转录起始点为中心的上游和下游部分序列，一般位于 -37～+37 区域。在核心启动子中可找到 4 个保守元件，一是中心位置大约在 -25 位置的 TATA 框（TATA box），长度约 6 bp；二是位于 TATA 框上游的由基本转录因子 TFⅡB 识别并结合的部位（TFⅡB recognition element，BRE）；三是以转录起始点为中心的起始子（initiator，Inr）；四是转录起始点下游的下游启动子元件（downstream promoter element，DPE）。上游启动子也称近端启动子（proximal promoter），所在范围包括转录起始点上游 −250 ～ −37 区域（图 5 − 12，图 5 − 13）。核心启动子和上游启动子除了位置不同之外，功能也有所不同，核心启动子是 RNA 聚合酶和基本转录因子形成的前转录起始复合物结合的位点，上游启动子是由参与转录起始的特异性转录因子识别结合的部位。但要注意的是，并不是任一基因的启动子都同时含有这 5 个元件，大多数基因中总是缺少一个或多个元件，如 TATA 框和 DPE 框很少同时出现在同一个启动子中。

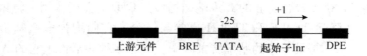

图 5 − 12   RNA 聚合酶 Ⅱ 转录的基因启动子一般结构

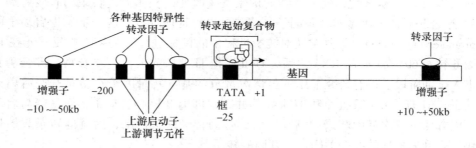

图 5 − 13   真核 RNA 聚合酶 Ⅱ 基因转录起始的蛋白质和 DNA 元件总览

TATA 框（TATA − box），也称为 Goldberg − Hogness 框，中心碱基位于 − 25 区域，中心一致性序列为 TATAAA，因这段序列中全部是 TA 碱基对（仅少数基因含有一个 GC 碱基对），DNA 双链很容易从此处打开，与原核基因启动子的 − 10 序列功能类似。如果基因的 TATA 框缺失，则 RNA 聚合酶不能精确起始基因的转录，转录就会在很多位点上发生，但转录的效率不会降低。虽然人基因组中含有 TATA 框的基因不到总基因数的一半，但这个保守序列在哺乳动物中还是非常常见的。酵母中 TATA 框的范围较宽，在 − 300 ～ − 30 区域内。

实验发现，有些启动子需要 TATA 框才能发挥功能，但有的仅需要 TATA 框来定位转录起始位点，而有的启动子还没有 TATA 框。在前转录起始复合物装配过程中，TATA框由 TFⅡD 的亚基 TBP 识别并结合，使复合物精确定位在启动子部位。对于没有 TATA 框的启动子来说，复合物的装配也需要 TBP，TBP 通过结合在其他启动子元件上的蛋白质将自己定位在正确的位置，因此注意 TBP 蛋白不是一定结合在 TATA 框上。

有两类基因没有 TATA 框，一是持家基因，如腺嘌呤脱氨酶基因、胸腺嘧啶合成酶基因等。无 TATA 框的基因含有 GC 框，可弥补无 TATA 框的不足。在果蝇中，大约只有30% 由 RNA 聚合酶 Ⅱ 转录的基因启动子中含有 TATA 框，但没有 TATA 框的启动子一般含有 DPE 框，DPE 框的功能与 TATA 框相同。二是参与动物发育调节的基因，如控制果蝇发育的同源异型基因（homeotic gene）以及哺乳动物免疫系统发育阶段的活化基因、小鼠末端脱氧核苷酸转移酶（*TdT*）基因等。一般仅在某些组织器官中表达的特异性表达基因都有 TATA 框，如仅在皮肤细胞中表达的角蛋白和在红细胞中表达的血红蛋白等。

TF Ⅱ B 与 TF Ⅱ D 和 RNA 聚合酶 Ⅱ 一起组装成前起始复合物，有些启动子紧靠 TATA 框的上游有个保守的元件，位于 −37 ∼ −32 区域，可被 TF Ⅱ B 识别并结合，称为 TF Ⅱ B 识别元件（BRE），保守的一致性序列是（G/C）（G/C）（G/A）CGCC。

起始子（Inr）是转录起始点附近的保守序列，包括的区域为 −2 ∼ +5，体外实验表明，仅含有 TATA 框或起始子的启动子足以使 RNA 聚合酶精确起始转录，说明它们可以独立发挥作用，但它们还是常常同时出现在核心启动子中，可达到比单独出现更强的起始效率。哺乳动物功能最强起始子的序列是 CTCATTCT，一般来说哺乳动物中起始子的共有序列是 PyPyAN（T/A）PyPy，其中 Py 代表嘌呤碱基（C 或 T），N 代表任一碱基，A 是转录的起始位点碱基。果蝇的起始子保守序列是 TCA（G/T）T（T/C）。小鼠的末端脱氧核苷酸转移酶（TdT）基因中没有 TATA 框和明显的上游启动子元件，但具有起始子序列，这个起始子序列就足以有效地起始 TdT 的转录，且猿猴空泡病毒 40（SV40 病毒）启动子的 TATA 框或 GC 框能够极大地促进 TdT 基因的转录。

果蝇中下游启动子元件 DPE 就像 TATA 框一样普遍存在，位于 +28 ∼ +32 区域，保守的一致性序列为 G（A/T）CG，功能与 TATA 框相同，可以弥补 TATA 框的缺失。基因启动子中如果没有 TATA 框一般就会含有 DPE 框，它们都能与 TF Ⅱ D 结合。在没有 TATA 框的启动子中，DPE 框与 Inr 是成对存在的。

上游启动子是特异性转录因子识别并结合的部位，在不同的基因中发现的上游启动子中的保守序列不同，如位于 −110 ∼ −80 区域的 GC 框（GC box），保守序列为 GGGCGG 或 CCGCCC，由 Sp1 蛋白识别并结合，同时增加转录效率。SV40 早期启动子中有 6 个拷贝的 GC 框，GC 框的缺失会导致基因转录效率的下降。还有位于 −70 ∼ −80 区域的 CAAT 框，保守序列为 GCCAATCT，有称为 CTF 的蛋白家族成员 CP1 和 CP2 与核因子 NF−1 识别并结合。除此之外还有八聚体框，共有序列为 ATGCAAAT，识别的因子为 Oct−1 和 Oct−2，前者普遍存在，后者只存在于 B 淋巴细胞中。哺乳动物中的其他上游启动子中的保守序列见表 5−5，这些保守序列有的存在于多个基因中，有的仅存在于个别基因中，它们都有特异性的转录因子识别并与之结合。因此要注意核心启动子中的元件在大部分的基因中会出现，而上游启动子的保守元件则在不同基因中变化极大。与这些上游启动子结合的蛋白质因子一般不与 RNA 聚合酶Ⅱ直接发生作用，而是通过另外一种蛋白将作用传递过去，这种蛋白称为中介蛋白（mediator）或辅激活蛋白（coactivator）。这些与上游启动子结合的基因特异性转录因子中，有的是促进转录的，而有的是抑制转录的。

表 5−5　哺乳类 RNA 聚合酶 Ⅱ 上游启动子中常见的保守序列

保守序列名称	共同序列	结合的蛋白因子名称	蛋白质的分子量	结合 DNA 长度
GC 框	GGGCGG	Sp−1	105 000	∼20 bp
CAAT 框	GCCAATCT	CTF/NF1	60 000	∼22 bp
Octamer	ATTTGCAT	Oct−1	76 000	∼20 bp
		Oct−2	53 000	∼23 bp
kB	GGGACTTTCC	NFkB	44 000	∼10 bp
ATF	GTGACGT	AFT	—	∼20 bp

要注意将这种上游启动子与后面要讲到的增强子区别开。它们虽然都能促进转录的效率，但是它们之间一个明显的差异就是上游启动子只能在核心启动子的上游发挥功能，而增强子在核心启动子上游和转录区下游均能起作用，甚至距离目标基因几千碱基处都能增强转录效率。

真核生物基因在上游启动子附近区域还存在一些保守序列，称为应答元件。细胞中的一些激活蛋白与应答元件结合后，会激活一些特异的基因表达，以对细胞内外环境的变化做出快速反应。真核生物中对外界环境变化做出快速反应的方法一般是通过对没有活性的转录激活蛋白进行共价修饰，使其迅速具备转录激活蛋白的活性，然后识别基因上游启动子中的相应应答元件，激活相关基因转录。如 cAMP 的应答元件 CRE 保守序列是 WCGTCA（W 代表 A 或 T），由 CREB 激活蛋白识别；热激应答元件的保守序列是 CTNGAATNTTCTAGA（N 代表任意核苷酸），由 HSP70 和其他的激活蛋白所识别；血清应答元件的保守序列是 CCWWWWWWGC，由血清应答因子识别。

除了以上介绍的保守序列外，上游启动子中还会包含一些与基因在某些特定发育阶段表达有关以及仅在某一种细胞中表达的保守元件等。真核生物中对那些在发育过程中起关键作用的基因的表达控制是通过重新合成特异性转录因子来实现的。

3. 增强子和沉默子

增强子和沉默子不属于启动子，它们是对转录有显著的影响的 DNA 序列，增强子可以增强转录效率，而沉默子正好相反，可以降低转录效率。增强子和沉默子与上游启动子的区别在于它们不仅可以在启动子的上游起作用，也可以在启动子的下游、内含子中甚至转录区的下游发挥调节功能，并且将它们本身倒置仍能发挥调节功能。另外它们距离所调节的基因的距离可以很远，只要它们与所调节的基因处于同一条 DNA 链上，有的甚至在几千碱基之外还能发挥调节功能。它们对所调节的基因没有特异性，只要基因处在它们所能调节的范围内，均可受它们调节。增强子和沉默子的活性完全取决于与之识别并结合的蛋白，这些蛋白属于组织特异性的转录因子。同一 DNA 序列有时表现为增强子，有时表现为沉默子，这完全取决于与之结合的转录因子的特性。增强子和沉默子可以简单，也可以复杂，这完全取决于它们本身的数目以及与它们结合的转录因子的类型。

将增强子序列从 DNA 上切除下来并插入到 DNA 中其他位置的重建实验显示，增强子出现在 DNA 分子的任何地方都仍能维持正常的转录（只要没有绝缘子存在于插入序列中）。在体内实验中显示，如果将一个 β 珠蛋白基因插入一种含增强子的 DNA 分子中，它的转录将提高超过 200 倍。目前科学家仍在探索增强子到底距离启动子多远时才不起作用。

增强子的作用机制可能是增加启动子附近激活因子的浓度，无数实验已经证明了基因表达水平（即转录速率）与结合位点的激活因子的净数量成正比。增强子位点中所结合的激活因子越多，表达水平就越高。增强子的作用可能会受绝缘子的限制，绝缘子也是一种 DNA 元件，可以防止增强子作用于绝缘子后面的启动子，例如有时增强子位于两个启动子之间，但只激活其中的一个启动子，就是存在绝缘子的缘故。

4. 转录的终止

对 RNA 聚合酶 II 转录终止具有以下特征：①基因的 3′端具有转录终止的信号，但信号的组成在各基因中不同；②3′端转录区的非翻译区有一段称为"加尾信号"的保守序列，与 mRNA 前体的 3′端切除和多聚腺苷酸加尾有关；③转录终止与转录物的 3′端加工是独立的事件，有不同的机制。

（三）RNA 聚合酶Ⅲ的基因转录

RNA 聚合酶Ⅲ转录的基因包括两类，第一类是 tRNA 基因、5S rRNA 基因和腺病毒 VA RNA 基因等，被称为"典型的"基因；第二类是近来新发现的类型，包括核小 RNA（snRNA）基因中的 U6 RNA 基因、7SK 基因、参与细胞内蛋白质转运的 7SL 以及 EB 病毒的 EBER2 基因等。这些基因中有的转录后无须加工，如 5S rRNA 和 7SL 基因；有的转录后需要进行一定的修饰加工，如 tRNA 基因。以上两类基因中，第一类基因的启动子均位于转录起始点下游的转录区内；而第二类基因的启动子位于转录起始点上游，与 RNA 聚合酶Ⅱ的启动子相仿。

5S rRNA 基因是核糖体大亚基的组成部分，长度为 120 nt，它的序列在大多数的真核细胞中保守性很强，5S rRNA 基因与其他的 rRNA 基因不在同一条染色体上，5S rRNA 基因首尾连接集中分布在染色体上的一个区域，称为 5S rDNA。

RNA 聚合酶Ⅲ所转录的基因的启动子有三类（图 5-14）。第一类是启动子位于所转录的基因内部，位置在 +50 ~ +80 处，由分开的两部分序列组成，启动子没有保守的 TATA 区，如 5S rRNA、tRNA、腺病毒的 VA RNA 基因等。这种特殊类型的启动子最早是在研究爪蟾 5S rRNA 基因启动子序列时发现的，在此之前总认为启动子一定是在转录起始点上游。在 5S rRNA 的基因启动子内发现 3 个保守区，分别称为 A 区、中间元件（intermediate element）和 C 区，在 VA RNA 基因和 tRNA 基因的内部启动子中发现有 A 和 B 两个保守区。这些保守区均有转录因子与之识别并结合。

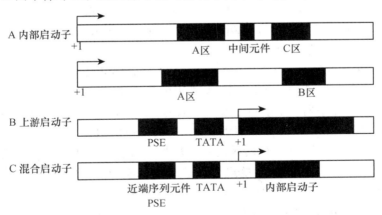

图 5-14　RNA 聚合酶Ⅲ识别的启动子可分为三类

第二类启动子与 RNA 聚合酶Ⅰ和Ⅱ的启动子特点类似，位于基因转录起始点上游，包含 2 个基本成分，即近端序列元件（proximal sequence element，PSE）和 TATA 保守区，它们之间的距离为 30 ~ 40 bp。核内小 RNA（snRNA）基因中的 U6 RNA 基因、MRP、H1 和 7SK RNA 基因等具有这类启动子。

第三类是混合启动子，启动子由位于转录起始点上游的保守区和位于基因转录区内部的保守区组成，7SL RNA 基因的转录起始点上游的启动子启动转录效率强，转录区内部的启动子转录效率低。

所有 RNA 聚合酶Ⅲ转录的基因的启动子都没有种属特异性，这一点与 RNA 聚合酶 Ⅰ转录的基因完全不同，如爪蟾的 5S rRNA 基因可在人细胞内转录，反之亦然。

RNA 聚合酶Ⅲ有三个基本转录因子：TFⅢA、TFⅢB 和 TFⅢC。TFⅢA 是一种锌指蛋白；TFⅢB 由 TBP 和另外 2 个蛋白组成；TFⅢC 是一个相对分子量大于 500 000 的复合物，至少由 6 个亚基组成，大小与 RNA 聚合酶相当。在转录 5S rRNA 基因时，这三种基本转录因子按照一定的次序与基因内部的启动子结合，组装成前转录起始复合物。先是 TFⅢA 与保守区 A 结合，随后与 TFⅢC 结合，而 TFⅢC 促使 TFⅢB 结合在启动子上，引导 RNA 聚合酶结合在转录起点上。从功能看，TFⅢA 和 TFⅢC 是装配因子，它们唯一的作用是帮助 TFⅢB 定位在正确的位置上，一旦 TFⅢB 定位就不再需要它们。TFⅢB 是真正的转录起始因子，它能使聚合酶精确定位在启动子上。而在转录 tRNA 基因时仅要求 TFⅢB 和 TFⅢC 参加，先是 TFⅢC 识别保守区 B，并与保守区 B 和 A 结合，随后依次引导 TFⅢB 和 RNA 聚合酶结合在启动子上。TBP 是所有三种 RNA 聚合酶转录基因所必需的，它能直接与 RNA 聚合酶相互作用，并准确定位于启动子上（在 RNA 聚合酶Ⅲ中，TBP 的结合位点在 $-40 \sim +11$ 处），再与 RNA 聚合酶组成转录起始复合物。但在人细胞 RNA 聚合酶Ⅲ的基因外启动子只要求 TFⅢB 和 SNAP 蛋白参与转录的起始。SNAP 与近端序列元件 PSE 结合后再与 TFⅢB 作用，使得 TFⅢB 结合在启动子的 TATA 区。

转录终止决定于 $3'$ 端的终止信号，特征是一连串至少 4 个以上的 "U"，同时 "U" 两侧的序列也十分重要，一般是 CG 和 GC。

（四）特殊功能的 RNA 分子的转录

细胞内除了上述三大类 RNA 外，还有一些具有特殊功能的小分子 RNA，如 snoRNA、snRNA 和 miRNA 等。这些小分子 RNA 在大分子 RNA 转录后加工中起到重要的作用，但它们本身也是经过转录，由前体加工产生的。

核内小 RNA（snRNA）基因中大部分由 RNA 聚合酶Ⅱ转录，U6 RNA 基因由 RNA 聚合酶Ⅲ转录。但不管哪种情况，snRNA 基因的启动子均位于转录起始点上游，启动子中均含有三个保守序列，距离转录起始点从远到近依次称为 OCT、PSE 和 TATA。距离转录起始点最近的 TATA 区足以启动转录，但上游的八聚体序列 OCT 和近端序列元件 PSE（位于 $-45 \sim -60$ 处）使转录的效率增加，有转录因子分别对它们进行识别和结合。TATA 区决定是由哪种聚合酶进行转录，这里的 TATA 区也是由包括 TBP 在内的蛋白质复合物所识别结合，并使聚合酶结合在正确的起始位点。

在细胞内 MicroRNA 对基因的表达调节起着重要的作用，它们是由 RNA 聚合酶Ⅱ转录成前体而后加工形成的。有些编码 microRNA 的基因位于其他基因的内含子中，与这些基因共同表达。

（五）细胞器基因的转录

1. 线粒体基因的转录

线粒体中的 RNA 聚合酶仅由一条多肽链组成，相对分子量为 140 000，此酶与某些噬菌体 RNA 聚合酶的相似性高于细菌的 RNA 聚合酶。线粒体的 RNA 聚合酶需要 2 个蛋白质协助才能转录，其中之一是转录因子。所转录的基因的启动子组成不一，但均富含 AT。

2. 叶绿体基因的转录

叶绿体的 RNA 聚合酶与细菌的类似，全酶由 4 个亚基组成的核心酶（αα′ββ′）和不同的 σ 亚基组成，σ 亚基由核基因编码。叶绿体基因的启动子特点与细菌的类似，大都有 −10 序列和 −35 区的保守序列。另外还发现叶绿体中含有类似噬菌体 T3 和 T7 的 RNA 聚合酶，它们可识别不含有 −10 序列和 −35 区的启动子，可在叶绿体和非光合作用质体如淀粉体中转录基因。

（六）古细菌基因的转录

目前有关古细菌的基因转录机制的研究多是通过基因组序列比较得出的。古细菌（*Sulfolobus solfataricus*）基因的启动子含有典型的真核生物 RNA 聚合酶Ⅱ的 TATA 框，距离转录起始位点 27 ±4 bp 处，与大多数真核的 RNA 聚合酶Ⅱ的类似。古细菌和詹氏甲烷球菌（Methanococcus jannaschii）都只有一种 RNA 聚合酶，与真核的 RNA 聚合酶类似。古细菌的 RNA 聚合酶有 13 个不同的单拷贝亚基，其中 3 个最大的亚基与真核的 RNA 聚合酶中 2 个最大的亚基同源，古细菌的 β 亚基亲缘关系较远。古细菌也有编码类似真核生物转录因子 TBP、TFⅡB 和 TFⅢB 的基因。从目前的资料看出，古细菌的转录系统与细菌的差别较大，与真核生物较为接近，但缺少真核转录装置中的系统分工。

三、真核生物基因的转录后加工

与原核基因相比，真核 rRNA 基因和 tRNA 基因的加工方式比较类似，而 mRNA 的加工方式差异较大，真核 mRNA 基因转录后的前体要经过复杂多样的修饰加工方式才能成为成熟的 mRNA 分子。科学家发现，其实 mRNA 不仅携带翻译成氨基酸的信息，还带有这个蛋白质将在哪里、以多快速度翻译以及寿命是多久等诸多信息。这些信息有的包含在与 mRNA 相互作用的蛋白质中，而更多的是储存在 mRNA 的非翻译区中。

（一）真核细胞 mRNA 基因的转录后加工

真核细胞编码蛋白质的基因在染色体上都是单独作为转录单位存在的，每个基因单独转录、加工和翻译成为一条多肽链。大多数的真核 mRNA 基因在转录后不能直接用作翻译的模板，而要经过复杂的修饰加工过程，最后运送到细胞质中才能被翻译，所以真核细胞编码蛋白质的基因的转录加工与翻译在时间和空间上都是被分开的，这点与细菌的完全不同，由此也引起一系列在转录和翻译过程以及调节上的差异。

在真核 mRNA 基因转录、修饰加工过程中，前体 mRNA 分子的大小不断变化，这一系列的 mRNA 中间体被称为核内不均一 RNA（heterogeneous nuclear RNA，hnRNA），它在细胞中的寿命与加工过程的快慢有关，一般从几分钟到几小时不等，细胞质中 mRNA 的寿命在 1 ~ 10 小时，而神经细胞的 mRNA 寿命较长，可达半年甚至与人的寿命相当。

真核细胞 mRNA 前体的加工和修饰主要包括以下几个方面：①在 mRNA 的 5′端加上特殊的核苷酸形成帽子结构；②在 mRNA 的 3′端将 mRNA 分子切断，并加上几十至数百个腺嘌呤核苷酸，形成特殊的尾巴结构；③去除氨基酸编码序列之间的内含子序列，并将编码区连接起来；④在 mRNA 分子的内部进行个别碱基的甲基化修饰。以上几个方面的变化，不是按照顺序进行的，而是同时进行的。

1. 5′端加帽

真核 mRNA 的 5′端转录出来的第一个核苷酸一般是嘌呤核苷酸，mRNA 前体从转录复合物中出来后，细胞会立即在 5′端第一个核苷酸前面再加上一个鸟嘌呤核苷酸（由鸟苷转移酶完成），但这个加上的鸟嘌呤核苷酸与转录产生的第一个核苷酸之间连接的键不是常见的 3′,5′-磷酸二酯键，而是 5′,5′-磷酸三酯键，然后再在这个外加的核苷酸以及 mRNA 前体原来的第 1 位和第 2 位核苷酸的碱基上的某些部位进行甲基化修饰（由鸟苷酸甲基转移酶进行），这种改变后的 5′端结构就称为“帽子结构”（图 5-15）。又由于这前 3 个核苷酸上进行甲基化的数目在不同的基因中不完全相同，由此又可形成不同类型的帽子结构。真核生物中的 mRNA 分子在末端鸟嘌呤中仅含有一个修饰的甲基基团，称为单甲基帽（monomethylated cap）；而在一些非编码短序列的 RNA 中（如 snRNA 等）则含有三个甲基基团，称为三甲基帽（trimethylatedcap）。负责这些额外的甲基化的酶存在于细胞质中，可确保只有特化RNA 才能在它们的帽上进一步修饰。RNA 聚合酶Ⅱ会对所有转录产生的 RNA 分子进行加帽，另外反转录病毒 mRNA 的 5′端也有类似的帽子结构。

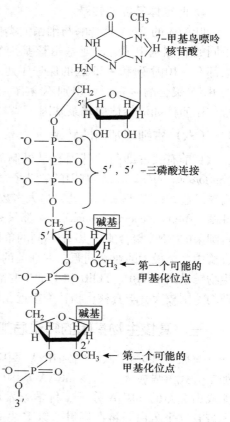

图 5-15 mRNA 的 5′端帽子结构

在转录起始后不久，RNA 聚合酶Ⅱ就在转录起始位点的下游 30 个核苷酸处暂停，等待加帽酶来将帽子加入到新生 RNA 的 5′端。如果没有这种保护，新生 RNA 很容易受到 5′→3′的外切核酸酶的降解，并会导致聚合酶复合体从 DNA 模板上脱落。所以加帽反应对于聚合酶Ⅱ有效进入延伸阶段并转录其余的基因部分是非常重要的。因此为了等待加帽而暂停的机制代表了一种转录的确认关卡。

在细胞核中，帽子结构可被能与帽结合的 CBP20/80 异源二聚体所识别和结合，这个结合会导致除去内含子的剪接事件的开始。同时还通过与 mRNA 输出装置（TREX复合体）的直接相互作用来协助 mRNA 从细胞核中输出。一旦到达细胞质，一组不同的蛋白质（elF-4F）会结合于帽结构，从而启动细胞质中 mRNA 的翻译。因此帽子结构与 mRNA 向细胞质中的运输、mRNA 的翻译效率以及本身的稳定性有关。

腺苷高半胱氨酸的类似物 5′-脱氧-5′-异丁酰基腺苷能抑制 mRNA 甲基转移酶的活性，从而抑制 mRNA 的加帽过程，它能强烈抑制劳氏肉瘤的生长。真核细胞中mRNA 的脱帽反应是细胞调节 mRNA 寿命的一种手段。

2. 3′端的形成和多聚腺苷酸化的加尾

除酵母外的真核生物和病毒的 mRNA 前体的 3′端末端多具有 AAUAAA 的保守序列，这个序列称为加尾信号。mRNA 基因转录结束后，由核酸酶 RNase Ⅲ 在 3′末端的加尾信号附近将 mRNA 切断，然后多聚腺苷酸聚合酶〔poly（A）polymerase〕以 ATP 为供体，在其他十几种蛋白质因子的协助下在末端添加几十至数百个腺嘌呤核苷酸，构成 3′末端的多聚腺苷酸尾巴结构。加尾信号与多聚腺苷酸之间的距离约 11～30 个核苷酸（图 15－16）。

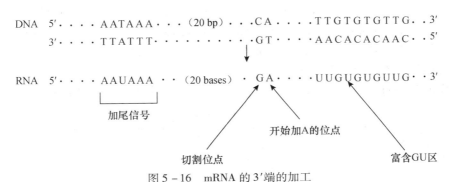

图 5－16　mRNA 的 3′端的加工

大部分真核生物和病毒 mRNA 基因的 3′端都具有多聚腺苷酸尾巴，但也有 mRNA 基因没有多聚腺苷酸尾巴的，如组成染色体的组蛋白基因、呼肠孤病毒基因和许多植物基因。多聚腺苷酸化过程可被某些物质抑制，如 3′－脱氧腺苷（又称冬虫夏草素）能够阻止细胞产生成熟的 mRNA 分子的机制就是特异性的抑制这一过程，但不抑制转录。mRNA 3′端多聚腺苷酸尾巴的长度与 mRNA 的寿命有一定的关系，hnRNA 中的尾巴长度最长，加工完成运转到细胞质后的 mRNA 随着被翻译的次数增多，poly（A）尾巴的长度也逐渐缩短。体外实验发现缺失 poly（A）尾巴的 mRNA 虽然还能作为模板进行蛋白质的翻译，但效率有所下降，同时容易被核酸酶降解。

3. mRNA 内部的甲基化

真核 mRNA 分子内部一般含有甲基化的碱基，主要类型是 N^6－甲基腺嘌呤（m^6A）。

4. 内含子的去除以及编辑和再编码等

与原核 mRNA 基因几乎没有内含子相反，大多数真核 mRNA 基因含有不编码氨基酸序列的内含子，虽然这些内含子也被转录出来，但它们在随后的加工修饰过程中全部要被除去。随后被内含子隔开的氨基酸编码区（外显子）重新连接起来，成为成熟的 mRNA 分子。mRNA 中内含子的特点及剪接方式与 tRNA、rRNA 的都不同。除了内含子剪接方式的多样化之外，真核 mRNA 的基因序列还有可能通过编辑和再编码的方式再度发生改变。这些复杂的转录后加工方式成为真核细胞调节基因表达的一种重要手段。

（1）mRNA 中内含子的去除　1977 年科学家 R. J. Robert 和 P. A. Sharp 分别在实验中用基因的 mRNA 序列与其对应的基因组 DNA 序列杂交时发现有部分 DNA 序列在 mRNA 中找不到对应的序列而无法杂交，只能形成一个突起的环状结构。进一步的研究发现大多数真核 mRNA 基因中氨基酸的编码区被不编码的区域隔开，在转录后的加工过程中，这些不编码氨基酸的序列被切除，编码氨基酸的序列重新连接成成熟的

mRNA 分子，故称这种基因为断裂基因或不连续基因。1978 年科学家 W. Gilbert 将断裂基因中虽然被转录出来但是在随后的加工过程中被除去的序列称为内含子（intron），将在成熟的 mRNA 分子中被保留下来的编码序列称为外显子（exon）。真核mRNA基因的这种结构特点大大颠覆了当时人们对基因结构的认识，R. J. Robert 和 P. A. Sharp 由于发现了断裂基因以及在有关 RNA 剪接过程中的贡献而共同获得 1993 年的诺贝尔生理或医学奖。

后来科学家发现，内含子不仅存在于编码蛋白质的基因中，也存在于 tRNA 基因和 rRNA 基因中，但它们的性质特点不同，去除的方式也不同。在真核生物基因组中有 7 种类型的内含子，而蛋白质基因中只有 2 种，在古细菌中还有一些特殊类型的内含子。

不同基因中内含子的数量和大小都不同，但不同物种的同源基因中含有的内含子数量、大小和位置的相似度较高。

根据内含子的结构特点可将内含子的类型分为以下 8 种类型，见表 5 – 6。

表 5 – 6 内含子的类型

内含子类型	分布
GU – AG 内含子	真核 mRNA 前体
AU – AC 内含子	真核 mRNA 前体
Ⅰ类内含子	真核 mRNA 前体，细胞器 RNA 和少数细菌 RNA
Ⅱ类内含子	细胞器 RNA，一些原核 RNA
Ⅲ类内含子	细胞器 RNA
孪生内含子	细胞器 RNA
tRNA 前体中的内含子	真核的 tRNA 前体
古细菌中的内含子	多种 RNA

还可以按照内含子去除的方式可将内含子分为四类：Ⅰ型自我剪接，分布较广，最早在四膜虫的 rRNA 中发现；Ⅱ型自我剪接，分布较窄，主要出现在细胞器和某些原生动物基因中；核 mRNA 中的内含子需通过剪接复合体将内含子除去；核 tRNA 中的内含子通过特异性的核酸酶去除。

内含子在结构上有什么可以辨认的特征呢？根据统计分析发现，内含子中存在四个非常重要的保守序列，5′端的 GU、3′端的 AG、分支点 A 和多嘧啶核苷酸区（图 5 – 17）。首先科学家们发现核蛋白 mRNA 基因的内含子与外显子交界处存在明显的保守序列，标明内含子与外显子的界限，即从 mRNA 前体上看，内含子 5′最前端均为 GU，3′端均为 AG，这种内含子在边界序列上的特征称为核蛋白质基因的 GU – AG 规则。进一步研究发现，在边界上的保守序列长度不仅仅是这 2 个核苷酸，而且在不同类型的真核生物中这些保守序列也不同，如在脊椎动物中 5′端的保守序列是 5′ – AG↓GUAAGU – 3′，3′端序列是 5′ – PyPyPyPyPyPyNCAG↓ – 3′（其中 Py 代表 U 或 C，N 代表任意一种核苷酸），向下箭头处代表外显子与内含子边界，5′端的剪接位点也称为供体（donor site），3′端的剪接位点也称为受体（acceptor site）。当然内含子不能仅靠两端的四个核苷酸就给予界定，内含子的内部还含有第三个重要的保守位点，称为分支点（branch point site）。分支点位于内含子中靠近 3′剪接位点的上游，具有的保守核苷酸组成为：—PyURAC—（Py 代表 U 或 C，R 代表 A 或 G），下面画线的核苷酸 A 的位置是内含子剪接时参与形成分支的特殊位点，此处的核苷酸 A 极为保守，绝少变化。此外在脊椎动物基因中紧接分支点下游，内含子的 3′ 端上游还有一段 10～20 个核苷酸长度的多嘧啶核苷酸保守区域。虽然 5′ 端剪接位点、分支点和 3′ 剪接位点之间的距离在不同的基因中各有差异，但一般分支点更靠近 3′ 剪接位点。这四个最为保守的位点构成内含子最显著的特征，内含子剪接时的各种蛋白质因子和 snRNP 就结合在这些保守序列上形成剪接体。酵母中没有这类多嘧啶序列，它的分支点序列是 UACUAAC，位于 3′ 剪接位点上游 18～140 bp 处，功能与高等真核生物的分支点不同。但必须指出的是，这里总结出的内含子保守序列还会存在很大的变化，使得科学家无法仅从基因组 DNA 序列中找出全部的内含子序列。

　　分支点位于内含子 3′ 剪接位点上游 18～40 个核苷酸处。酵母中分支点的突变或缺失都会阻碍剪接反应的进行；但在多细胞真核生物中，分支点序列具有一定的灵活性，当真正的分支点缺失或突变时，可以在附近区域选择其他类似序列（称为隐蔽位点）来替代，隐蔽位点总是接近于原来的分支点。只有当分支点失活时，隐蔽位点才能使用。当隐蔽分支点起作用时，剪接过程也可以正常进行，结果产生与野生型相同的剪接产物。因此分支点的作用是选择距其最近的 3′ 剪接位点作为与 5′ 剪接位点相连的靶位点。

　　细胞核中存在一些大小在 100～300 nt 的小分子 RNA，称为核内小 RNA（small nuclear RNA，snRNA），有些 snRNA 中 U 的含量较高，称为 U 系列 snRNA，它们一般不单独存在而是与数种蛋白或多肽结合形成核糖核蛋白复合物（snRNP）。其中 U1、U2、U4、U5 和 U6 snRNP 参与 mRNA 前体 hnRNA 中内含子的加工，U3 snRNP 参与 rRNA 前体的加工。snRNP 在内含子剪接过程中的作用就是依靠自身的序列去精确识别内含子的 5′ 剪接点、3′ 剪接点以及分支点等保守序列。mRNA 内含子的去除需由剪接体（spliceosome）完成。剪接体大小为 50S 至 60S，外形是有些突出的椭球体，是由上述 5 种 snRNA 结合约 41 种蛋白质组成的 snRNP、约 70 种剪接因子（splicing factors）和 30 多种调节因子（regulators），在 mRNA 前体的内含子剪接位点上逐步形成的。在剪接体中，起催化作用的可能是 RNA 分子，而蛋白质分子起结构或组装作用。

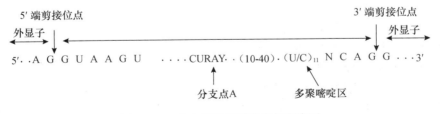

图 5－17　内含子的若干特征保守序列

　　mRNA 内含子的剪接过程非常复杂，研究表明，具有 GU－AG 特征的内含子的剪接过程首先是一系列的 snRNP 相关因子识别并结合在内含子的保守特征区上，并逐步装配成一个复杂的剪接体，随后在剪接体中形成活性中心对内含子进行切除并将外显子连接起来。

　　首先是在内含子保守序列上各种因子和 snRNP 逐步组装成剪接体，这些步骤包括：

①U1 snRNA 的 5′端序列与 mRNA 前体中内含子 5′剪接位点序列互补而结合，U2 辅助因子 U2AF 随后结合在分支点下游的多聚嘧啶区，然后 U1 snRNA 和 U2AF 在某些因子的协助下结合形成前剪接复合物 E；②U2 snRNA 可与分支点互补并结合，前剪接复合物 E 变成前剪接复合物 A；③U4 snRNP、U5 snRNP 和 U6 snRNP 与前剪接复合物 A 结合，组成剪接复合物 B1，此时的复合物已含有剪接内含子所需的所有成分；④接着 U1 snRNP 离开 5′剪接位点，而 U5 snRNP 从外显子移到内含子上，U6 结合到内含子的 5′剪接位点，组成 B2 复合物；⑤U4 snRNP 离开复合物，U2 和 U6 通过碱基配对而结合，自身回折形成发夹结构，构成催化中心；⑥U5 snRNP 识别内含子两侧的剪接位点并与之结合，在 U2 snRNP 和 U6 snRNP 的催化下，连续进行两次的转酯反应，将内含子剪去，同时将外显子连接起来。

随后的两次转酯反应中第一步是 5′剪接位的断裂。这一步由分支点的腺嘌呤核苷酸 2′位的羟基通过转酯反应攻击 5′端剪接位点的第一个核苷酸鸟苷酸的磷酸酯键，引起该键断裂，导致外显子与内含子分开，并在外显子的 3′末端形成一个羟基，同时内含子 5′端的 G 与分支点的 A 通过 5′-2′磷酸酯键连接，形成套索（lariat）状结构。第二步是 3′剪接点的断裂和外显子的连接，随后在内含子上游新形成的外显子 3′末端的 -OH 攻击内含子 3′剪接位点的核苷酸 G 的磷酸二酯键，引起该键断裂，导致内含子与外显子彻底分离，释放的内含子形成一个套索状结构，随即被降解，而上游外显子 3′末端与下游外显子 5′端连接起来，完成一个内含子的剪接过程（图 5-18）。

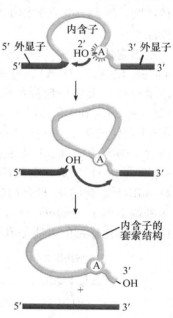

从化学意义上讲，内含子的剪接只是连续的 2 次转酯反应，其实并不复杂，虽然单纯的转酯反应不需要额外提供能量，但是在剪接过程中，剪接体的组装以及 snRNA 与内含子的配对和空间构象的变化却需要能量供给，因此在内含子的剪接过程中还是需要消耗很多能量的。

核 mRNA 中除了上述的 GU-AG 类内含子外，还有一类数量较少、被称为 AU-AC 类的内含子，目前发现在人、植物和果蝇中有 20 多种基因含有此类内含子。参与这类内含子剪接的剪接体的组成中除仍保留 U5 snRNP 外，U11 snRNP 和 U12 snRNP 取代了 U1 snRNP 和 U2 snRNP，分别负责识别内含子的 5′剪接位点和分支点序列；催化转酯反应的是 U4 atac snRNA 和 U6 atac snRNA，

图 5-18　内含子的剪接过程

而不是 UG-AG 类剪接体中的 U4 snRNP 和 U6 snRNP。这两种内含子的重要区别在于它们的分支点序列不同，识别分支点的 snRNP 也不同。

绝大多数的内含子剪接发生在同一个分子内部，但也有发生在两个分子之间的内含子剪接现象，这就是反式剪接（trans-splicing），这种情况比较少见。假定有 2 个 RNA 分子，一个分子上具有 5′剪接位点，另外一个分子具有 3′剪接位点，而且它们又靠得很近，就有可能在它们之间发生内含子剪接，将不同的 RNA 分子连接在一起，被

切除的序列会形成 Y 状的结构而非类似内含子的套索状结构。研究比较多的一个例子是锥虫，锥虫中有很多 mRNA 的前端有一段 35 核苷酸长的前导序列，它不是该 mRNA 基因上游编码的，而是来自另外一些重复单位的转录产物，经过反式剪接方式连接而成。目前发现在多细胞的真核生物中，反式剪接发生得比较少，但在锥虫、线虫中则是主要的剪接加工手段。在秀丽隐杆线虫中，约有 70% 的基因由反式剪接机制加工。在叶绿体中也发现有此种剪接机制。

　　研究发现，一个基因在不同的条件下经转录及加工能产生若干序列不完全相同的成熟 mRNA 分子，由此可翻译成具有不同氨基酸序列的蛋白质，这些蛋白质称为同源体（isoform），造成这种现象的原因是转录后的内含子剪接方式的多样化。如 α−原肌球蛋白基因可以得到 10 个不同的蛋白质产物，而肌钙蛋白可以得到 64 个蛋白质同源体。甲状腺中的降钙素和大脑中降钙素相关肽的基因实际上是同一个基因，该基因有 6 个外显子，但该基因 3′端有 2 个加尾信号，在不同器官中该基因表达时使用不同的内含子剪接方式并在不同的地方终止加尾，结果产生 2 个分子量不同的产物，即有 4 个外显子的降钙素和有 5 个外显子的降钙素相关肽，见图 5−19。

　　一个基因的转录产物在不同的细胞中或同一细胞的不同发育阶段或在不同的生理状态下，通过不同的剪接方式生成多种不同的成熟 mRNA 分子和相应的蛋白质产物的现象称为选择性剪接或可变剪接（alternative splicing）。

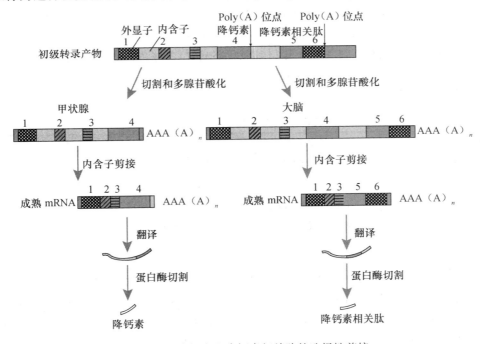

图 5−19　降钙素和降钙素相关肽的选择性剪接

　　哺乳动物中 90% 以上的基因可发生这种选择性剪接。选择性剪接会形成基因产物的多样性，从而影响基因编码的功能多样性，有时甚至形成功能完全相反的蛋白质。还有的选择性剪接在生物发育过程中起决定性作用，例如果蝇的性别分化是一系列基因相互作用的结果，其中起关键作用的调节蛋白就有选择性剪接现象，结果形成不同性别的果蝇。这种选择性剪接是细胞调节基因表达的一种非常重要的手段，也正是由于选择性剪接现象的存在，使得高等生物中蛋白质的种类远大于编码蛋白质的基因的种类，如人类基因组中蛋白质基因只有 3 万多种，但是蛋白质的种类至少在 30 万种以上。

从这个现象出发，我们可以认为所谓的内含子和外显子实际上是相对而言的，某个 DNA 片段是内含子还是外显子不是一成不变的，在某种情况下可能会被当作内含子被切除，而在另外一种条件下又有可能作为外显子保留而得以表达。因此仅仅凭借基因的 DNA 序列就推测产物的氨基酸序列极有可能造成错误。

通过选择性剪接发现，基因实际上可以认为是不同长度模块的组合，细胞在不同情况下，通过不同方式的组合，产生不同组成的基因，细胞中就生成不同组成和性质的蛋白质。我们所定义为外显子或内含子的 DNA 片段应该称为模块更加合适，模块被用作外显子还是内含子完全根据细胞中实际情况而定，不是固定不变的。

（2）mRNA 序列的编辑　1986 年 R. Benne 等发现锥虫线粒体的细胞色素氧化酶亚基Ⅱ（*co*Ⅱ）基因的 DNA 序列与 mRNA 序列不一致，mRNA 序列中有个别核苷酸在对应的 DNA 序列中是不存在的，推测是在转录后加工过程中添加的，他们将这种改变 RNA 序列的转录后加工方式称为 RNA 编辑（RNA edit）。随后其他科学家陆续发现其他基因中也存在这种现象，RNA 编辑的方式包括 U 的插入和删除，C、A 和 G 的插入，C 被 U 取代或 U 被 C 取代以及 A 变成 I 等多种方式（表 5-7）。比较极端的例子是锥虫线粒体的细胞色素氧化酶亚基Ⅲ（*co*Ⅲ）基因，该基因转录后被编辑改变的序列占原 DNA 序列的 55% 之多，以至于科学家在先得到基因的 mRNA 序列后，很长时间才找到基因的 DNA 序列；而在副黏病毒 P 基因的编辑中，由于插入 G 的数量不同导致最后产生多种不同的蛋白质产物。

表 5-7　RNA 编辑的不同类型

编辑类型	基本机制	分布范围
U 的插入和删除	gRNA 指导的反应	锥虫线粒体 mRNA
C、A 或 U 的插入	—	多头绒孢菌线粒体 mRNA 和 rRNA
G 的插入	RNA 聚合酶的重复转录	副黏病毒 P 基因
C 变为 U	酶促脱氨	哺乳动物肠的 *apoB* mRNA
A 变为 I	脱氨	脑谷氨酸受体亚基 mRNA
C 变为 U 或 U 变为 C	脱氨或氨基化	植物线粒体 mRNA 和 rRNA，牛心线粒体 tRNA

Blum B. 等发现在 RNA 中插入 U 的机制与细胞中的一种小 RNA 有关，这种小 RNA 被称为指导 RNA（guide RNA，gRNA）。gRNA 由基因组 DNA 通过转录产生，大小约 60 个核苷酸，可与被编辑的 mRNA 前体部分序列互补。研究发现，编辑过程一般是沿着 mRNA 前体的 3′端向 5′端进行，当 gRNA 与 mRNA 前体进行遇到不能配对的碱基时，就以 gRNA 中的核苷酸为标准对 mRNA 前体进行核苷酸的插入或删除 U。此过程由一个酶复合物所催化，该复合物由内切核酸酶、末端鸟苷酰转移酶以及 RNA 连接酶等组成，大小约 20S。

哺乳动物中也有基因经过编辑而表达出不同蛋白质产物的例子，如载脂蛋白 B 按照大小可分为 ApoB100（相对分子量 512 000）和 ApoB48（相对分子量 241 000）两种，但它们是同一个基因的产物，ApoB100 在肝脏中合成，ApoB48 在小肠中合成。在小肠中表达该基因时，由于某个位点上的 C 变成 U，导致原来的密码子 CAA 变为终止密码子 UAA，翻译提前结束，结果形成一个较小的蛋白质产物。类似的 RNA 编辑的例子还有 5-羟色胺受体 mRNA 基因以及脑离子通道亚基 mRNA 基因等。

（3）mRNA 序列的再编码 科学家们一直以为 DNA 上的遗传信息一旦被转变成了 RNA 形式就会被固定下来用于蛋白质的翻译，不会再发生变化，但越来越多的研究表明事实不是这样，成熟的 mRNA 在翻译时还可能通过某些方式使 mRNA 的信息以不同的方式被解读出来，也就是说 mRNA 中的信息又被重新改变了原来的含义，这种对 mRNA 含有的信息的重新改变就称为再编码（recoding）。细胞中有一类称为校正 tRNA（proofreading tRNA）的分子，它们能够对由于基因的错义突变、无义突变和移码突变等造成的基因产物无法表达或产物活性降低的情况进行补救。校正 tRNA 一般是正常 tRNA 分子变异形成的，如反密码子环的个别碱基改变或决定 tRNA 特异性的碱基改变，导致 tRNA 翻译时对常规的译码规则进行改变，从而使 mRNA 上突变了的信息得到校正，基因产物全部或部分恢复活性。校正 tRNA 的作用方式是翻译时在突变位置引入一个与原来氨基酸相同或性质接近的氨基酸或者通过每次阅读 2 个或 4 个核苷酸而消除移码突变。有时核糖体中 rRNA 的突变也有助于消除移码突变的影响。

mRNA 序列中信息的再编码还有一种方式，那就是核糖体在翻译某些 mRNA 时不是连续翻译，而是会跳过一段序列不翻译而去翻译下一段 mRNA，这种现象称为核糖体移码、程序性阅读框架移位或翻译移码，这种翻译移码的结果导致一种 mRNA 能翻译出多种蛋白质产物。

（二）真核细胞 tRNA 基因的转录后加工

真核细胞中 tRNA 基因数目比原核细胞的要多得多，如大肠埃希菌有 60 个 tRNA 基因，而酿酒酵母有 272 个，果蝇有 800 个，爪蟾有 1150 个，人细胞有 1300 个。真核细胞的 tRNA 基因也是成簇排列的，中间被不转录的间隔区分开。真核的 tRNA 基因由 RNA 聚合酶Ⅲ转录，形成大小约为 4.5S 的 tRNA 前体，大约包含 100 个核苷酸，经加工后成为成熟的大小约为 4S 的 tRNA 分子，长度为 70~80 个核苷酸。

真核 tRNA 基因的转录后加工与原核的类似，主要包括以下四个方面。①tRNA 前体分子的 5′端的修剪 由与原核细胞中类似的 RNaseP 将前体 5′端的多余核苷酸切除，但真核的 RNaseP 与原核的稍有不同，单独的 RNA 成分没有酶活性；②tRNA 前体的 3′端修剪 将多余的核苷酸切除，这由多种核酸酶共同完成；真核 tRNA 前体的 3′端均没有 CCA 序列，必须由核苷酰转移酶将 CTP 和 ATP 中的胞苷酰基团和腺苷酰基团转移过去；③对基因内部的碱基和核糖进行各种修饰由各自的特异性修饰酶完成；真核 tRNA 基因内部除了对碱基进行修饰外，还有对核糖进行修饰的 2′-O-甲基核糖出现；④前体中内含子的切除 内含子切除的方式与 rRNA 和 mRNA 中的均有所不同，tRNA 中内含子的切除由特异的核酸酶进行（图 5-20）。

对酵母 tRNA 中内含子的剪接研究的比较清楚，酿酒酵母有 272 个 tRNA 基因，含有内含子的 tRNA 基因约有 59 个，内含子大小从 14~60 nt 不等，它们之间没有保守序列。一般内含子位于反密码子附近，形成一个内含子环，而有的内含子序列与反密码子配对形成一段茎环结构，在 tRNA 前体中不出现反密码子环结构。

体外研究发现，tRNA 中内含子的剪接分为两个步骤。第一步是特殊的内切核酸酶切断磷酸二酯键，将内含子序列切出来，反应无须提供能量；第二步是由 RNA 连接酶将被切开的 tRNA 分子连上形成完整的 tRNA 分子，反应需要 ATP 供给能量。在 tRNA 的转录后加工中，链的切割和连接是两个独立的反应；而在 mRNA 中内含子的切除时，链的断裂和连接反应是协同进行的。

内切核酸酶切割内含子后形成的核酸末端有些特殊，5′末端是羟基，而 3′ 末端是 2′，3′ - 环状磷酸基。在激酶和 ATP 存在时，5′ - 羟基转变为磷酸基团，而 2′，3′ - 环状磷酸基在环磷酸二酯酶催化下被打开，形成 2′ - 磷酸基团和 3′ - 羟基；随后在连接酶作用下形成 3′，5′ - 磷酸二酯键，多余的 2′ - 磷酸基团被磷酸酯酶除去。

植物和哺乳动物 tRNA 前体被内切酶切割时也产生 2′，3′ - 环磷酸，植物 tRNA 内含子的剪接过程与酵母类似，哺乳动物的则有些差异，如 Hela 细胞中的连接酶可直接将 5′ - 羟基与 2′，3′ - 环磷酸连接，无须经过末端转换过程。

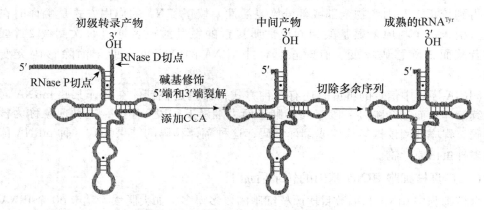

图 5 - 20　真核 tRNA 基因转录后的加工

（三）真核细胞 rRNA 基因的转录后加工

真核细胞具有 4 种 rRNA 基因，分别是 5S rRNA、5.8S rRNA、18S rRNA 和 28S rRNA。其中的 5.8S rRNA 是真核细胞特有的，在原核细胞中找不到对应的基因。在基因组中，5.8S rRNA、18S rRNA 和 28S rRNA 这三种基因串联成簇存在，组成一个转录单位，各转录单位之间有不转录的间隔区存在。转录时由 RNA 聚合酶 I 转录产生一个长的 rRNA 基因前体，然后再经过加工修饰成为 3 种成熟的 rRNA 分子（图 5 - 21）。不同生物中长的 rRNA 前体的大小不同，哺乳动物细胞中为 45S，果蝇中为 38S，酵母中为 37S（酵母中三种 rRNA 大小为 17S、5.8S 和 26S）。真核细胞中 rRNA 基因的拷贝数一般在几十至几千之间。

真核细胞的 5S rRNA 基因在染色体上也是成簇排列，中间有不转录的间隔区，但不与其他三种 rRNA 基因连在一起，由 RNA 聚合酶 Ⅲ 转录，前体也需要经过加工才能成为成熟的 rRNA 分子。细胞核中的核仁是 rRNA 基因转录加工并组装成核糖体的场所，18S rRNA 基因和一些蛋白质组装成核糖体的小亚基，5S rRNA、5.8S rRNA、28S rRNA 基因和一些蛋白质组装成核糖体的大亚基，然后运输到细胞质中组成核糖体，参与细胞质中蛋白质的合成。

真核 rRNA 基因转录后的加工修饰主要包括：①内部碱基进行甲基化和假尿苷酸化等修饰；②大的前体被 RNA 内切酶切割成单个基因；③内含子的去除等。

rRNA 基因转录后可进行甲基化修饰，发生修饰的主要部位是核糖的 2′-羟基。真核细胞 rRNA 基因的甲基化程度比原核细胞的要高。如哺乳动物的 18S rRNA 和 28S rRNA 基因分别含有约 43 个和 74 个甲基，大约 2% 的核苷酸被甲基化，是细菌的 3 倍。真核 rRNA 基因大的前体一般也是先进行甲基化，再被切割成单个基因，这一点与细菌一致。科学家近来发现，核仁中存在大量的小 RNA 分子，称为核仁小 RNA（small nucleolar RNA，snoRNA），参与对 rRNA 基因转录后加工过程中的甲基化、假尿苷酸化以及切割等过程。目前在酵母和人的细胞中已经发现有几百种 snoRNA，如含有 C 框（AUGAUGA）和 D 框（CUGA）的 snoRNA 可以借助自身的互补序列识别 rRNA 前体中进行甲基化和切割的位点；含有 H 框（ANANNA）和 ACA 框的 snoRNA 识别假尿苷酸化位点；酵母 rRNA 基因中含有的 43 个假尿苷酸位点以及众多的甲基化位点都必须依靠 snoRNA 才能精确加工。这些 snoRNA 本身也需要经过复杂的加工成熟过程。

多数真核 rRNA 基因不存在内含子，有些 rRNA 基因含有内含子但不转录，如果蝇的 285 个 rRNA 基因中三分之一有内含子，但均不转录。少数 rRNA 基因有内含子并进行转录，转录后内含子可以自动予以切除，不需要额外的蛋白质等因子参与。

1981 年科学家 T. Cech 在试图分离参与四膜虫 rRNA 前体中内含子剪接过程中的蛋白酶的时候却意外发现了这类内含子能自动从 rRNA 前体上切除，无须额外的蛋白酶参与，由此发现了核酶。1989 年他和 S. Altman 因发现和研究核酶而共同获得诺贝尔化学奖。

四膜虫的大核含有大量扩增的 rRNA 基因（rDNA），它们以回文二聚体结构形式形成微染色体，每个回文二聚体由 2 个相同的转录单位组成，产物为 35S 的 rRNA 前体。35S rRNA 前体长 6400 个核苷酸，经加工形成 17S rRNA、5.8S rRNA 和 26S rRNA。某些品种的四膜虫的 26S rRNA 基因中含有一个长 413 bp 的内含子，这个内含子的去除只需要一价和二价阳离子以及鸟苷或鸟苷酸存在就可以自发进行，没有额外的酶分子参与，也不需要外部供给能量。详细的研究发现，这个内含子的去除实际上只是磷酸酯的转移反应，这里的鸟苷或鸟苷酸起着辅助因子的作用，可提供游离的 3′-羟基，使内含子 5′端的磷酸基团转移到此基团上。第二次的转酯反应是由内含子上游的外显子 3′-羟基攻击内含子下游外显子 5′端的磷酸基，结果将内含子上下游的外显子连接。被切下的线形内含子可发生环化，这是由内含子的 3′-羟基攻击 5′末端第 15 个核苷酸处的磷酸基团引起的，形成一个环状分子和一段长 15 nt 的多聚核苷酸。这个环状的内含子还可以进行自我切割和转酯反应，最后形成长度为 395 nt 的线形分子，被称为 L-19，这就是第一个被发现的核酶。

这种能自我切除的内含子称为 I 型内含子，分布很广泛，在真核生物的线粒体、叶绿体基因，低等真核生物 rRNA 基因以及细菌和噬菌体的个别基因中均有发现。

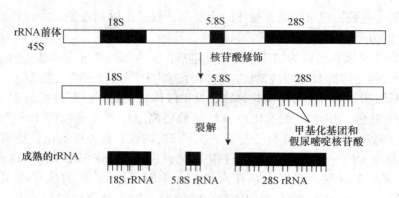

图 5 – 21　真核 rRNA 基因转录后的加工

这类 Ⅰ 型内含子中含有一些特殊序列，如内含子指导序列区（intron guide sequence，IGS）能与上游的外显子 3′端的 CUCUCU 序列配对。整个内含子中还含有类似的 8 个碱基配对区，其中有 4 个序列十分保守。内含子的核酶活性与内含子折叠形成的空间构象有关。

在某些真菌线粒体和植物叶绿体中还存在 Ⅱ 类内含子，这类内含子本身也有自我催化剪切功能，与 Ⅰ 类内含子类似，但 Ⅰ 类比 Ⅱ 类更加普遍，它们之间并无联系。不同之处在于剪接时不需要额外提供鸟苷或鸟苷酸，剪接时的转酯反应是由内含子中靠近 3′端的腺苷酸的 2′ – 羟基攻击 5′ – 磷酸基团引起的。同样经过两次转酯反应后，内含子被切除成套索（lariat）结构。Ⅱ 型内含子的结构更加复杂且更加保守，故仅在少数基因中出现。这类内含子含有 6 个螺旋区，其中的螺旋区 Ⅰ 有 2 个外显子结合位点（exon binding site，EBS），可以与上游外显子的内含子结合位点（intron binding site，IBS）配对。内含子靠近 3′端有一保守序列 CUGAC，其中 A 上的 2′ – 羟基可以与末端 5′ – 磷酸基团形成磷酸二酯键。由于已有 2 个磷酸酯键，故对核酶的要求较高，内含子的剪接活性依赖于本身二级结构和进一步的折叠。

线粒体和叶绿体中 rRNA 基因的排列方式和转录后的加工过程和方式一般与原核细胞的基因类似。

四、真核 RNA 的降解

细胞中 mRNA 的丰度是 mRNA 合成与降解的最终平衡结果，当两者保持恒定时，mRNA 的水平达到稳态（steady state）。细胞中 mRNA 不稳定的主要原因是细胞中有大量的 RNA 酶对 mRNA 进行降解，这些 RNA 酶可以从 mRNA 的中间或两端对 mRNA 进行降解。细胞内 mRNA 分子不稳定的巨大优势在于细胞能够通过改变 mRNA 的合成来快速改变翻译的结局，虽然这样细胞的成本显得有些高，但它足以补偿由于快速制备与破坏 mRNA 而造成的浪费。

真核细胞中 RNA 的寿命比原核的要长得多，如酵母中 mRNA 的半衰期为 10 ~ 20 分钟，哺乳动物中有的长达几个小时，少数甚至长达数年，目前发现有关 mRNA 降解的结果多数来源于对酵母的研究，这些机制也适用于哺乳动物。研究发现真核细胞中不存在类似原核细胞中的那种使用不依赖序列的内切酶来降解 mRNA。目前发现至少有 4 条途径与 RNA 的降解有关，其中有 2 条途径研究得比较多。第一条途径是依赖于去腺苷酸化的脱帽途径（deadenylation – dependent decapping）。这条途径又分两种情况，第一种情况是先由专一性降解 poly（A）的核酸酶将 poly（A）尾巴降解成 Oligo（A）（长度 10 ~ 12 个 A），从而触发 mRNA 的 5′端脱帽。脱帽由脱帽复合体催化完成（酵母中脱帽酶由两种蛋白质 Dcp1 和 Dcp2 组成，哺乳动物中则比较复杂，除了类似与酵母的同源物外还有其他的蛋白质），脱帽导致 mRNA 的 5′端形成单磷酸的末端，从而引起外切酶 Xrn1 从 5′端向 3′方向切割 mRNA，降解的速度非常快，甚至很难得到降解的中间体。这种从 5′端开始降解 mRNA 的途径是 mRNA 降解的主要途径，需要注意的是在此途径中，先脱帽，然后 3′端的 poly（A）尾巴才会完全被去除。第二种情况是当 3′端的 poly（A）先被去除剩下 oligo（A）的长度时，开始启动 3′→5′外切酶降解 mRNA。这一降解过程由外切体完成。外切体（exosome）是一个环状复合体，由 9 亚基核心再加上一个或多个附着于其表面的蛋白质组成。研究结果显示外切体具有内切核酸酶活性。在古细菌中，外切体也以相似方式存在。它类似于细菌降解体，因为它的核心亚基在结构上与 PNP 酶相关，因此外切体是一种古老形式的分子机器。在细胞核中，外切体也发挥了重要作用。

第二条途径称为无义介导的 RNA 降解（nonsense – mediated RNA delay，NMD）或 RNA 监督（RNA surveillance）。由于 mRNA 上的基因突变会使编码区中终止密码子提前出现，结果导致无功能蛋白质的出现。这种途径中首先会精确发现错误位置的终止密码子，从而引起 mRNA 的 5′端帽子结构被去除（去除原理与上述第一条途径不同），最后外切核酸酶从 mRNA 的 5′端降解 mRNA 分子。在这种途径中不需要先去除 poly（A）尾巴就可以将 mRNA 降解。最初发现本途径参与对基因突变或剪接错误的非正常 mRNA 的降解，但近来发现也参与正常 mRNA 的降解。研究发现有可能是通过对比终止密码子下游是否还会出现外显子与内含子的交界信号，从而确定哪个密码子是正常的，哪个密码子是不正常的。虽然也还有其他的一些解释，但都不能完美解释细胞的这种令人惊异的本领。

以上途径中，一般认为去腺苷酸化的脱帽途径是降解所有有腺苷酸尾巴的 mRNA 的默认途径。除此之外，还有一些只用于降解某些类型 RNA 的特殊途径，如降解哺乳动物组蛋白 mRNA 的途径、只发生在细胞特定阶段的用内切酶切割 mRNA 的降解途径以及 miRNA 介导的 mRNA 降解途径等。

许多 mRNA 的 3′ – UTR 区含有一段富含 AU 的序列（AU – rich elements，ARE），一种是五连体序列 AUUUA，另外一种不含 AUUUA，而是富含 U。这个序列在 3′ – UTR 中会出现一次或多次，细胞内有许多与降解有关的蛋白质（如外切体、脱腺苷酸酶、脱帽酶等）会结合在这个保守区内，从而加速这个 mRNA 的降解。而同时也有一些对 mRNA 起稳定作用的元件（如富含嘧啶的元件）存在于 mRNA 上，有些蛋白质会结合在这些元件上，保护 mRNA 免受降解。

最新的研究提示 mRNA 降解发生在细胞质中的分散颗粒内，这种颗粒称为加工小体（processing body，PB）。这些结构体积非常大，甚至在光学显微镜下都能观察到。它们是非翻译 mRNP 与各种蛋白质聚合在一起的复合体，而这些蛋白质与翻译抑制和 mRNA 衰变相偶联，如脱帽装置和 Xrn1 外切核酸酶。poly（A）聚合蛋白通常不出现于 PB 中，这表明脱腺苷酸化比定位于这些结构中要出现得早。在影响翻译和衰变的不同实验条件下，加工小体（PB）处于动态变化之中，即在大小和数量上可增加或减少，甚至消失。如使用可抑制翻译起始的药物，可使多核糖体从 mRNA 上释放出来，这会导致 PB 数目增加和体积增大，就如衰变成分的部分失活所导致的降解减缓一样。

目前发现，细胞核和细胞质中都有监视 mRNA 的系统。在细胞核中，系统可以监控那些未曾剪接或剪接错误以及在不适当位置终止的 mRNA，并将它们降解，这需要一系列的蛋白质来识别并使用细胞核中的外切体来降解。细胞质中的监管系统识别三种带缺陷的 mRNA，即在正常终止密码子前有终止密码子的、无终止密码子的和编码区中结合有停滞核糖体的 mRNA，将不正确的 mRNA 模板降解。

在外界环境因素（如激素、营养以及病毒感染等）刺激细胞后，细胞内的 mRNA 水平会跟着发生改变。芯片技术研究显示，在 50% 的情况下，细胞内 mRNA 水平的改变不是由转录引起的，而是由细胞调节 mRNA 稳定性造成的。

第四节　反转录和 RNA 的复制

在细胞生物中，RNA 一般是由 RNA 聚合酶以 DNA 为模板转录产生的，而在一些 RNA 病毒体内还有另外一种合成 RNA 的方式，以 RNA 为模板进行的 RNA 合成，即 RNA 的复制。同时在 RNA 病毒中还存在以 RNA 为模板，将 RNA 信息转变成为 DNA 的反转录过程。

一、反转录（逆转录）

反转录，也称逆转录（reverse transcription），是以 RNA 为模板合成 DNA 的过程，这与以 DNA 为模板合成 RNA 的转录过程相反，故称反转录。1970 年 Temin、Mizufani 和 Baltimore 分别在致癌的 RNA 病毒中发现了反转录酶（reverse transcriptase）。这是生物学史上的一项意义非常重大的发现，对遗传信息流动的中心法则（central dogma）是一项非常重要的补充。1975 年 Temin 和 Baltimore 因发现反转录酶而获得诺贝尔生理或医学奖。

RNA 病毒以 RNA 为遗传物质，它们入侵细胞生物时，需要将自身的 RNA 序列转变成为 DNA 序列，再插入到宿主的染色体中，成为"前病毒"（provirus），随后病毒的遗传物质就成为宿主染色体的一部分，随着宿主染色体的复制而复制。这种 RNA 病毒最显著的特征就是本身编码并携带反转录酶进入宿主细胞中。

禽类成髓细胞瘤病毒的反转录酶由一个 α 亚基和一个 β 亚基组成。α 亚基的相对分子质量为 65 000，β 亚基相对分子质量为 90 000，α 亚基其实是 β 亚基进行加工的产物。鼠类白细胞病毒的反转录酶仅由一条多肽链组成，相对分子质量为 84 000，由基因 *pol* 编码，与聚合酶一样，反转录酶也需要二价金属离子作为辅助离子。

反转录酶与 DNA 聚合酶都以四种 dNTP 为原材料合成 DNA，要求有模板和引物，要求有二价阳离子（Mg^{2+} 或 Mn^{2+}）和还原剂（保护酶蛋白中的巯基），合成的 DNA 链的方向都是 5′向 3′方向延伸。反转录酶以自身的 RNA 为底物时酶的活性最强，但带有引物的 RNA 都可以作为酶的模板，引物可以是单链 DNA，也可以是 RNA，但长度至少为 4 个核苷酸，且 3′末端必须携带羟基。

反转录酶是个多功能酶，具有 3 种酶活性，这与 RNA 病毒入侵细胞是相适应的。RNA 病毒入侵细胞后，以自身的 RNA 为模板合成 DNA 的第一条链，这里使用的是反转录酶的活性；随后发挥 RNaseH 的活性，将 RNA – DNA 杂交双链中的 RNA 降解；最后再使用 DNA 聚合酶的活性，以 DNA 的第一条链为模板，合成 DNA 的第二条链，组成双链 DNA。

反转录病毒的基因组由 2 条相同的（＋）RNA 链组成，它们通过 RNA 分子近 5′端的区域内的氢键结合在一起，类似细胞生物染色体的二倍体结构。RNA 分子两端是正向重复序列，由于它们入侵的对象是真核细胞，因此 RNA 的特征也与真核 RNA 类似，如 5′端有帽子结构，3′端有 poly（A）尾巴等。（＋）RNA 靠近 5′端还通过碱基配对带有一分子的宿主 tRNA 作为反转录的引物，不同病毒携带的 tRNA 种类不同。

典型的反转录病毒 RNA 基因组长度为 700～10 000 个核苷酸，至少包含 3 个基因：*gag*、*pol* 和 *env*。*gag* 和 *pol* 先被翻译成一条多肽链，再被加工切割成 6 个蛋白。*gag* 编码病毒内部的核心蛋白，包括基质、衣壳和核衣壳 3 个蛋白；*pol* 编码蛋白酶、整合酶和反转录酶；*env* 基因编码被膜蛋白，经剪切后成为表面蛋白和跨膜蛋白 2 种蛋白。不同反转录病毒基因组中还含有其他的基因，复杂程度不同，有的病毒基因中甚至还有内含子，须经过剪接加工后才能翻译。

研究反转录病毒，特别是引起人类严重疾病的病毒，如人类免疫缺陷病毒（HIV）的基因组的组成和它们所表达的基因，有助于人们设计有效药物来对抗病毒。如治疗艾滋病效果较好的齐多夫定（AZT）和双脱氧肌苷（DDI），能有效抑制 HIV 的反转录酶的活性（图 5 – 22）。

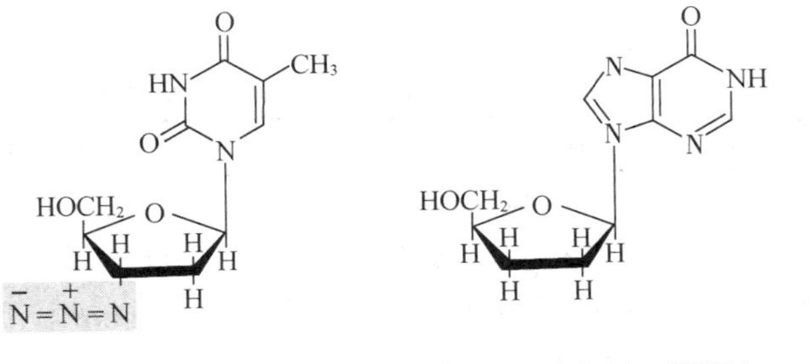

3′-Azido-2′, 3′-dideoxythymidine（AZT） 2′, 3′-Dideoxyinosine（DDI）

图 5 – 22 两种治疗艾滋病的药物结构

反转录病毒的生活周期非常复杂，首先使用病毒颗粒表面蛋白和跨膜蛋白与宿主细胞融合，将基因组 RNA、反转录引物、反转录酶和整合酶送入细胞内，随后病毒 RNA 进行反转录，产生的双链 DNA 进入细胞核，在整合酶协助下将病毒 DNA 插入到宿主染色体上，之后就可以随着宿主染色体 DNA 的复制而扩增自己了。反转录过程非常复杂，要经过反转录酶的 2 次模板转换，10 个步骤才能完成。

反转录病毒会引起严重的人类疾病，如 HIV 引起的艾滋病、劳氏肉瘤病毒引起的癌症以及乙肝病毒引起的乙肝（乙肝病毒虽然是 DNA 病毒，但生活周期中也有反转录过程）等。但通过对病毒的基因组进行改造，可以把它们改造成基因治疗中有效的基因运载工具。

二、RNA 的复制

当以 RNA 为遗传物质的 RNA 病毒扩增自己时需要以 RNA 为模板再合成 RNA，这就是 RNA 的复制。RNA 病毒种类很多，含有的 RNA 的形式也是多样的，一般我们把能直接用作蛋白质翻译模板的 mRNA 称为正链，与之互补的 RNA 称为负链。RNA 病毒都具有能以 RNA 为模板合成 RNA 的 RNA 复制酶（replicase，RNA 指导的 RNA 聚合酶），但不同病毒的复制酶的来源和组成不同，有的病毒全部自己合成复制酶，有的只合成部分亚基，余下的亚基取自宿主细胞中的蛋白。RNA 复制酶与 DNA 聚合酶有些类似，以四种 NTP 为原材料，需 Mg^{2+} 作为辅助离子，在模板链上从 3′端向 5′端移动，新合成的 RNA 链是从 5′端向 3′端延伸。

RNA 病毒复制 RNA 的方式也是多种多样的。

1. 有正链 RNA 的病毒

由于这种病毒携带的 RNA 链可直接用作翻译的模板，故这类病毒进入宿主细胞后立即合成与复制有关的酶和蛋白，随后就开始复制 RNA，最后将 RNA 和蛋白装配成病毒颗粒。典型代表是噬菌体 Qβ 病毒和脊髓灰质炎病毒。脊髓灰质炎病毒是一种小型 RNA 病毒，感染细胞后立即利用宿主的核糖体合成一条多肽链，然后加工包括 RNA 复制酶、外壳蛋白等在内的若干蛋白，进而开始复制 RNA。

噬菌体 Qβ 是大肠埃希菌的噬菌体，外形为直径 20 nm 的二十面体，含有 30% 的 RNA 和 70% 的蛋白质，RNA 长度为 4500 个核苷酸，编码 3~4 个蛋白质基因。它含有的 RNA 复制酶有 4 个亚基，噬菌体自己只编码其中的 β 亚基，其他亚基来自宿主细胞，复制酶的组成见表 5 – 8。

表 5 – 8　Qβ RNA 复制酶的组成和性质

亚基	分子量	来　源	功　能
α	65 000	宿主核糖体蛋白 S1	与噬菌体 Qβ 的 RNA 结合
β	65 000	噬菌体感染后自己合成	催化形成磷酸二酯键的活性中心
γ	45 000	宿主的 EF – Tu 因子	与底物结合，识别模板并选择底物
δ	35 000	宿主的 EF – Ts 因子	稳定 α 和 γ 亚基的结构

噬菌体 Qβ 进入大肠埃希菌后，携带的 RNA 链可以直接作为模板合成蛋白质，包括复制酶的 β 亚基。当复制酶组装完成后，就以 RNA 正链为模板合成负链 RNA，接着再以负链 RNA 为模板合成出正链 RNA，速度为每秒 35 个核苷酸。噬菌体 Qβ 还能通过 RNA 的空间结构来调节基因表达的时间和数量。

2. 有负链 RNA 的病毒

常见的有狂犬病病毒和马水疱性口炎病毒。这类病毒进入宿主细胞后，通过自己携带的 RNA 复制酶复制自己的负链 RNA，合成正链 RNA，再以正链 RNA 为模板合成有关蛋白质和负链 RNA，进而包装成病毒颗粒。

3. 含有双链 RNA 和复制酶的病毒

如呼肠孤病毒，本身含有 RNA 复制酶，能以双链 RNA 为模板，转录出正链 RNA，随即翻译出所需的蛋白质。再以正链为模板合成负链 RNA，组成双链 RNA，组装成病毒颗粒。

4. 致癌 RNA 病毒

这类病毒包括白细胞病毒和肉瘤病毒等，它们需要将自身的 RNA 反转录成为 DNA，再将 DNA 插入宿主染色体上随宿主复制，然后以 DNA 为模板合成相关蛋白质和自身的 RNA，组装成病毒颗粒从细胞中释放出去。这类病毒自身一般带有反转录酶。

 思考题

1. 解释下列名词：转录、反转录、逆转录、转录后加工、启动子、终止子、－10 序列、－35 区、TATA 框、转录因子、基本转录因子、增强子、剪接体、选择性拼接、指导 RNA、RNA 编辑、再编码。

2. 生物界中的 RNA 有哪两种合成方式？

3. 转录可分为几个阶段？各有什么主要特征？

4. 比较原核基因和真核基因在启动子序列特征方面有哪些异同？

5. 原核细胞基因的转录一般采用哪两种常见的转录终止方式？

6. 比较原核细胞和真核细胞的 mRNA、tRNA 和 rRNA 基因转录加工方式的不同之处。

7. 真核细胞的基因转录中有哪些蛋白质因子参与？它们各有什么功能？

8. 真核细胞的基因转录中有哪些重要的 DNA 序列参与？各有什么重要功能？

9. 目前已知的真核细胞 RNA 降解的途径有哪些？

（胡文军）

第六章 | 蛋白质的生物合成

蛋白质生物合成亦称为翻译（translation），即是把 mRNA 分子中碱基排列顺序转变为蛋白质或多肽链中的氨基酸排列顺序的过程。这也是基因表达的第二步，产生基因产物蛋白质的最后阶段。不同的组织细胞具有不同的生理功能，是因为它们表达不同的基因，产生具有特殊功能的蛋白质，参与蛋白质生物合成的成分至少有 200 种，由 mRNA、tRNA、核糖核蛋白体以及有关的酶和蛋白质因子共同组成。

第一节 从 RNA 到蛋白质

RNA 与蛋白质生物合成的关系十分密切，参与蛋白质生物合成过程的 RNA 有信使RNA（mRNA）、转运 RNA（tRNA）和核糖体 RNA（rRNA），它们各自起着不同的作用。

一、mRNA 与遗传密码

1953 年，Watson 和 Crick 弄清 DNA 的双链双螺旋结构之后，分子生物学像雨后春笋般蓬勃发展。许多科学家的研究使人们基本了解了遗传信息的流动方向：DNA→mRNA→蛋白质，即中心法则（图 6 – 1）。也就是说蛋白质由 mRNA 指导合成，遗传密码应该在 mRNA 上。mRNA 带有从 DNA 转录来的遗传信息，这些遗传信息是以碱基排列顺序的方式存在于 mRNA 分子中的。mRNA 能再把这种遗传信息以氨基酸排列顺序的方式传递给蛋白质，也就是以 mRNA 为模板合成蛋白质。将 mRNA 中核苷酸顺序转变为蛋白质分子中氨基酸顺序的过程被称作翻译，即将 4 个字母的核苷酸"文字"翻译成 20 个字母的氨基酸"文字"。这种翻译是通过遗传密码来实现的，它是蛋白质生物合成的中心环节。

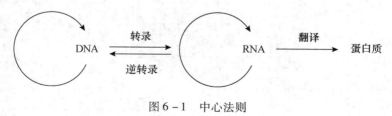

图 6 – 1 中心法则

（一）遗传密码的破译

基因密码的破译是二十世纪六十年代分子生物学最辉煌的成就，先后经历了五十年代的数学推理阶段和 1961～1965 年的实验研究阶段。

1954 年，物理学家 George Gamow 根据在 DNA 中存在四种核苷酸，在蛋白质中存在二十种氨基酸的对应关系，做出如下数学推理。如果每一个核苷酸为一个氨基酸编码，只能决定四种氨基酸（$4^1 = 4$）；如果每两个核苷酸为一个氨基酸编码，可决定 16 种氨基酸（$4^2 = 16$）。上述两种情况编码的氨基酸数小于 20，显然是不可能的。那么如果三个核苷酸为一个氨基酸编码的，可编 64 种氨基酸（$4^3 = 64$）；若四个核苷酸编码一个氨基酸，可编码 256 种氨基酸（$4^4 = 256$），以此类推。Gamow 认为只有 $4^3 = 64$ 这种关系是理想的，因为在有四种核苷酸条件下，64 是能满足于 20 种氨基酸编码的最小数。若四个核苷酸编码一个氨基酸（$4^4 = 256$），虽能保证 20 种氨基酸编码，但不符合生物体在亿万年进化过程中形成的和遵循的经济原则，因此认为四个以上核苷酸决定一个氨基酸也是不可能的。1961 年，Brenner 和 Crick 根据 DNA 链与蛋白质链的共线性（colinearity），肯定了三个核苷酸编码一个氨基酸的推理。随后的实验研究证明上述假想是正确的。

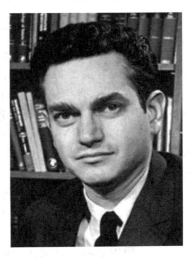

Nirenberg

1962 年，Crick 用 T4 噬菌体侵染大肠埃希菌，发现蛋白质中的氨基酸顺序是由相邻三个核苷酸为一组遗传密码来决定的。由于三个核苷酸为一个信息单位，有 $4^3 = 64$ 种组合，足够 20 种氨基酸用了。

破译遗传密码现今有四种方法。

1. 体外实验

在无细胞蛋白质合成体系中加入人工合成的 polyU 开创了破译遗传密码的先河。自 1961 年发现 mRNA 后，许多实验室开始在无细胞蛋白质合成系统中加入 mRNA，以研究蛋白质生物合成过程，并表明加入 mRNA 能刺激无细胞系统中蛋白质合成。1961 年，美国国立卫生院（NIH）的 Nirenberg 和 Mathaei 设想既然 mRNA 有刺激无细胞系统中的蛋白质合成作用，加入人工合成的多聚核苷酸亦将会有这种促进作用。按此设想，他们合成了 polyU 作为模板，以观察无细胞系统中蛋白质合成速率。因为在反应体系中加入高浓度 Mg^{2+}，可有利于 IF（起始因子）的作用和 fMet – tRNA^{Met} 的形成，从而保证肽链合成的起始。当把翻译产物分离、纯化和做序列分析后，结果出乎意料，合成的肽链中的氨基酸残基全部是苯丙氨酸，即 polyPhe。于是第一次确认了 UUU 是 Phe 的密码子。这样，就在一个偶然的机会开创了破译密码的工作。随后，他们又以 polyA 和 polyC 为模板，证明了分别可指导合成 polyLys 和 polyPro，即确定了 AAA 是 Lys 的密码子，CCC 是 Pro 的密码子。

2. 混合共聚物碱基配对

1963 年，Speyer 和 Ochoa 等发展了用两个碱基的共聚物破译密码的方法。例如，以 A 和 C 为原料合成 polyAC。polyAC 含有 8 种不同的密码子：CCC、CCA、CAA、AAA、AAC、ACC、ACA 和 CAC。各种密码子占的比例随着 A 和 C 的不同而不同，例如当 A 和 C 的比例等于 5：1 时，AAA：AAC 的比例 = $5 \times 5 \times 5 : 5 \times 5 \times 1 = 125 : 25$。依次类推。实验显示 AC 共聚物作为模板翻译出的肽链由六种氨基酸组成，它们是 Asp、His、Thr、Pro 和 Lys，其中 Pro 和 Lys 的密码子早先已证明分别是 CCC 和 AAA。根据共聚物成分的不同比例和翻译产物中氨基酸比例亦不同的关系，Speyer

等确定了 Asp、Glu 和 Thr 的密码子含 2A1C、His 的密码子含 1A2C、Thr 的密码子也可以含 1A2C、Pro 为 3C 或 1A2C、Lys 为 3A。但上述方法不能确定 A 和 C 的排列方式，只能显示密码子中碱基组成及组成比例。例如，Asp、Glu 和 Thr 的 2A1C 可能有三种排列方式，即 AAC、ACA、CAA。反复改变共聚物成分比例的方法十分麻烦和费时。

3. 氨酰 tRNA 与确定的三核苷酸序列结合

Nirenberg 和 Leder 于 1964 年建立了破译密码的新方法，即 tRNA 与确定密码子结合实验。该方法的原理为在缺乏蛋白质合成所需因子的条件下，特异氨酰 tRNA（aa-tRNA）也能与核糖体-mRNA 复合物结合。最重要的是这种结合并不一定需要长的 mRNA 分子，而三核苷酸就可以与核糖体结合。例如，当 polyU 与核糖体混合时，仅有 Phe-tRNA（苯丙氨酰-tRNA）与之结合；Pro-tRNA（脯氨酰-tRNA）特异地与 polyC 结合；GUU 可促进 Val-tRNA（缬氨酰-tRNA）结合；UUG 促进 Leu-tRNA（亮氨酰-tRNA）结合等。虽然 64 个三核苷酸（密码子）都可按设想的序列合成，但并不是全部密码子均能以这种方法决定，因为有一些三核苷酸序列与核糖体结合并不像 UUU 或 GUU 等那样有效，以至于不能确定它们是否能为特异的氨基酸编码。

4. 用重复共聚物破译密码

Nishimura、Jones 和 Khorana 等人应用有机化学和酶学技术，制备了已知的核苷酸重复序列。蛋白质在核糖体上的合成可以在这些有规律的共聚物的任一点开始，并把特异的氨基酸掺入肽链（图 6-2）。例如，重复序列 CUCUCUCUCU 是多肽 Leu-Ser-Leu-Ser 或者是多肽 Ser-Leu-Ser 的信使分子。使用共聚物构成以三核苷酸为单位的重复顺序，如（AAG）n，可合成三种类型的多肽：polyLys、polyArg 和 polyGlu，即 AAG 是 Lys 的密码子，AGA 是 Arg 的密码子，GAA 是 Glu 的密码子；又如（AUC）n 序列是 polyIle、polySer 和 polyHis 的模板。

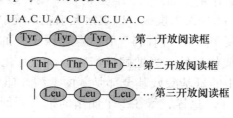

图 6-2 重复共聚物破译遗传密码

如此，至 1965 年破译了所有氨基酸的密码子。

（二）遗传密码的特点

遗传密码又称密码子、遗传密码子、三联体密码，指 mRNA 分子上从 5′端到 3′端方向，由起始密码子 AUG 开始，每三个核苷酸组成的三联体。它决定肽链上氨基酸的种类和合成顺序，以及蛋白质合成的起始、延伸和终止。氨基酸与密码子的对应关系见表 6-1。

表6-1　通用遗传密码子表

第一个核苷酸 (5′端)	第二个核苷酸				第三个核苷酸 (3′端)
	U	C	A	G	
U	苯丙氨酸	丝氨酸	酪氨酸	半胱氨酸	U
	苯丙氨酸	丝氨酸	酪氨酸	半胱氨酸	C
	亮氨酸	丝氨酸	终止码	终止码	A
	亮氨酸	丝氨酸	终止码	色氨酸	G
C	亮氨酸	脯氨酸	组氨酸	精氨酸	U
	亮氨酸	脯氨酸	组氨酸	精氨酸	C
	亮氨酸	脯氨酸	谷氨酰胺	精氨酸	A
	亮氨酸	脯氨酸	谷氨酰胺	精氨酸	G
A	异亮氨酸	苏氨酸	天冬酰胺	丝氨酸	U
	异亮氨酸	苏氨酸	天冬酰胺	丝氨酸	C
	异亮氨酸	苏氨酸	赖氨酸	精氨酸	A
	蛋氨酸	苏氨酸	赖氨酸	精氨酸	G
G	缬氨酸	丙氨酸	天冬氨酸	甘氨酸	U
	缬氨酸	丙氨酸	天冬氨酸	甘氨酸	C
	缬氨酸	丙氨酸	谷氨酸	甘氨酸	A
	缬氨酸	丙氨酸	谷氨酸	甘氨酸	G

1. 密码的连续性

两个密码之间没有任何碱基加以隔开。因此，要正确地阅读密码必须从一个正确的起点开始，以后连续不断地往下读，直至终止密码。UAG、UAA 和 UGA 是肽链合成的终止密码。AUG 既是甲硫氨酸的密码子，又是肽链合成的起始密码。

开放阅读框（open reading frame，ORF）是结构基因的正常核苷酸序列，从起始密码子到终止密码子的阅读框可编码完整的多肽链，其间不存在使翻译中断的终止密码子（图6-3）。

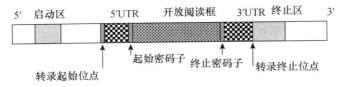

图6-3　开放阅读框

如果在 mRNA 中插入一个或缺失一个碱基，会使这一碱基以后的密码发生全盘性错误，称为移码（frame shift）。由于移码引起的突变叫作移码突变。只要插入或缺失不等于3的整数倍的碱基都会引起移码突变（图6-4）。

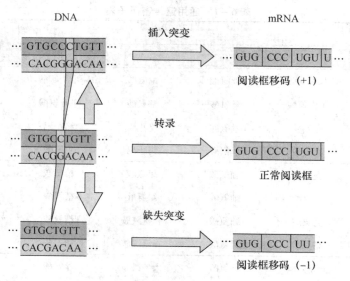

图6-4 移码突变

2. 密码的简并性

由于密码子有 64 个，而对应的氨基酸只有 20 种，故有些氨基酸会对应多个密码子，密码子的这种性质称为密码的简并性。大多数氨基酸都有多个密码子，如 CCU、CCC、CCA 和 CCG 都是脯氨酸的密码子。这种简并性主要是由于密码第三位碱基呈摆动现象，即密码的专一性主要取决于前两个碱基，第三位碱基即使发生突变仍能翻译出正确的氨基酸，从而使合成的蛋白质的生物学功能不变，有利于维持物种的稳定性。

3. 密码的摆动性

mRNA 上的密码子与 tRNA 上的反密码子配对辨认时，大多数情况会遵守碱基互补配对原则，但也可出现不严格配对，尤其是密码子的第三位碱基与反密码子的第一位碱基配对时常出现不严格碱基互补，这种现象称为摆动配对（图6-5）。

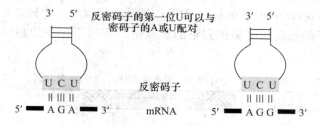

图6-5 摆动现象

4. 密码的通用性

不论高等或低等生物都共同拥有一套遗传密码，即从细菌到人都可通用，说明地球上的生物都是从共同的起源分化而来的，这是进化学说的有力佐证。

但是，最近从线粒体中发现一些例外，如线粒体中 AUA、AUG 和 AUU 为起始密码，AUA 也可为甲硫氨酸密码子，UGA 为色氨酸密码子，AGA 和 AGG 为终止密码等。

线粒体含有少量遗传物质，它编码 13 个只有线粒体本身使用的蛋白质。其中不同密码子的现象说明了遗传密码本身也经历了一个进化的过程。留在线粒体中的不同密码子可能是"遗老"，也可能是进化中的分支。

二、tRNA 的结构与功能

如果说 mRNA 是合成蛋白质的"蓝图"，那么 tRNA 就是原料氨基酸的"搬运工"。tRNA 执行着从 DNA 序列信息到蛋白质的氨基酸序列信息的翻译功能。要了解 tRNA 怎样行使功能，就需要知道它的分子结构。尽管 tRNA 分子很小，它们的结构却令人吃惊的复杂，就像蛋白质有初级、二级、三级结构一样，tRNA 也有这些结构。初级结构是 tRNA 中的碱基线性顺序，二级结构是 tRNA 不同区域碱基互相配对形成茎环的方式，三级结构是该分子的整体三维形状。

（一）tRNA 的结构特点

1. tRNA 的二级结构特点

1965 年，Robert Holley 及同事首次测定了酵母丙氨酸 tRNA 天然核酸的碱基序列，其初级序列提示至少存在 3 个二级结构，其中包括一个三叶草形状。至 1969 年，已确定了 14 个 tRNA 的序列，结果显示，尽管在初级结构上差别相当大，但所有 tRNA 本质上都具有相同的"三叶草"形二级结构，如图 6－6 所示。注意：tRNA 的真实三维结构完全不是三叶草形的，三叶草形只是描述 tRNA 分子的碱基配对方式。

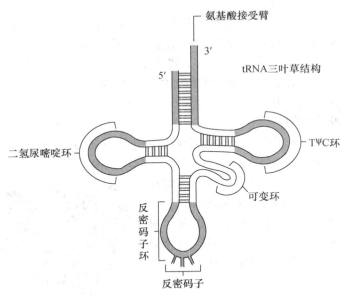

图 6－6 tRNA 二级结构示意图

三叶草结构有 4 个碱基对形成的茎，以此确定了分子的 4 个主要区域。第一个区域是 tRNA 的两个末端通过碱基配对形成的受体茎（acceptor stem）。3′端具有不变的 CCA 序列，比 5′端突出一些。左边的是二氢尿嘧啶环（dihydrouracil loop，D 环），因该部位总是存在修饰过的尿嘧啶而得名。底部是反密码子环（anticodon loop），因最重要的反密码子在其顶端而得名。反密码子和 mRNA 密码子碱基配对，因此可对 mRNA 解码。右边是 TψC 环（T loop，T 环），因几乎不变的三碱基序列 TψC 而命名，ψ 代表 tRNA 中一个修饰的假尿嘧啶核苷（pseudouridine），除了碱基是通过 5 - C 而不是 1 - N 连接核糖外，其他与正常尿苷一样。图 6 - 6 中反密码子环与 T 环之间的区域称为可变环（variable loop），其长度为 4 ~ 13 nt，有些较长的可变环含有碱基配对的茎。

除了二氢尿嘧啶和假尿嘧啶外，tRNA 还含有许多修饰的核苷，有些修饰只是简单的甲基化，有些则更精细。如鸟嘌呤核苷转换为 Y 核苷（wyosine），含有复杂的 Y 碱基的三环碱基。有些 tRNA 的修饰是一般性的，如所有 tRNA 在 T 环的相同位置都有一个假尿嘧啶，多数 tRNA 都有一个高度修饰的核苷，如反密码子附近的 Y 核苷。

tRNA 核苷的修饰产生了一个问题：tRNA 是由修饰碱基合成的，还是转录后才完成碱基修饰的？

答案是 tRNA 和其他 RNA 的产生方式一样，都由 4 种标准碱基组成，一旦转录完成，就可由多种酶系统进行碱基修饰。那么，这些修饰对 tRNA 的功能有什么影响呢？科学家已经在体外用 4 种正常的、没有修饰的碱基合成了至少两种 tRNA，但它们不能结合氨基酸。因此在这两个例子中，完全无修饰的 tRNA 没有功能。虽然这些研究提示所有修饰作用的总和是至关重要的，但是单碱基修饰可能对 tRNA 的负载和利用效率有更细微的影响。

2. tRNA 的三级结构特点

Alexander Rich 及同事在 20 世纪 70 年代用 X 射线衍射技术揭示了 tRNA 的三级结构。因为所有 tRNA 都具有以三叶草模型为代表的本质上相同的二级结构，所以它们本质上具有相同的三级结构。图 6 - 7 显示了酵母 tRNA^{Phe} 分子的倒 L 形结构，该结构最重要的方面是将其碱基配对茎的长度最大化，以两个碱基配对茎为一组进行堆积，形成相对伸长的碱基配对区。其中一个配对区水平位于分子的顶部，包括受体茎和 T 茎；另一个形成分子的垂直轴，包括 D 茎和反密码子茎。由于每个茎的两部分不能完美地排成行而有轻微弯曲，线形排列允许碱基对互相堆积从而赋予其稳定性。该分子的碱基配对茎是 RNA - RNA 双螺旋。

tRNA 主要是通过形成碱基配对区的二级相互作用而维持稳定，也可通过区域间的几十个三级相互作用达到稳定，包括碱基 - 碱基、碱基 - 骨架、骨架 - 骨架相互作用。多数包括氢键的碱基 - 碱基三级相互作用发生在不变碱基或半不变碱基（半不变碱基总是嘌呤碱或者嘧啶碱）之间。这些相互作用使 tRNA 能正确折叠，所以相关碱基应保持不变，任何变化都会影响 tRNA 正确折叠进而阻碍 tRNA 正确行使功能。

tRNA 三级结构另一个值得注意的方面是反密码子结构。图 6 - 7 显示反密码子碱基是堆积

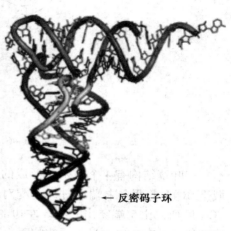

← 反密码子环

图 6 - 7　tRNA 的三级结构示意图

的，但这种堆积随着碱基向右突出而远离 tRNA 骨架，使它们处于和 mRNA 密码子碱基相结合的位置。实际上，反密码子骨架已被扭成部分螺旋状，这促进了与相应密码子的碱基配对。

（二）tRNA 的功能

1. 运载氨基酸进行蛋白质合成

tRNA 的种类很多，每种氨基酸都会由 2～6 种特异的 tRNA 进行转运。但对于特定的某一种 tRNA，则只能按照密码表与特定的一种氨基酸结合。大多数 tRNA 的 3′端具有同样的三个核苷酸序列，即 – CCA。活化后的氨基酸与 tRNA 的 3′端核苷酸的核糖 2′或 3′ – OH 以酯键相结合，形成相应的氨酰 tRNA。各种 tRNA 都含有核糖体识别位点，特异的反密码子与 mRNA 上的密码子以碱基互补关系配合，使 tRNA 带着各自的氨基酸准确地在 mRNA 上"对号入座"（图 6 – 8），进而氨基酸可以按一定顺序进入到核糖体中进行多肽的合成。

tRNA 反密码子环上的反密码子也由三个核苷酸组成，与 mRNA 的密码之间基本遵守碱基配对的原则。用人工合成的多聚核苷酸代替 mRNA 进行实验表明，tRNA 反密码子与 mRNA 密码子配对时，密码子第三个核苷酸（由 5′→3′方向）的碱基与反密码子第一个核苷酸（由 5′→3′方向）的碱基配对很不严格，可出现摆动配对。反密码子第一位碱基常出现次黄嘌呤，与 A、C、U 之间皆可形成氢键而结合，可能由此而导致摆动现象。

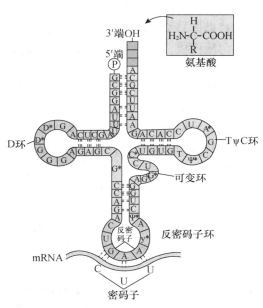

图 6 – 8　tRNA 的功能

2. 负责肽链合成的起始

在 mRNA 被翻译时，其起点为密码子 AUG。AUG 是甲硫氨酸的密码子，它也存在于 mRNA 的其他部位，因为肽链内部常常含有甲硫氨酸。那么为什么参加运送甲硫氨酸的 tRNA 有时将甲硫氨酸运至起始部位，起始肽链合成，有时又将甲硫氨酸运至 mRNA 下游参加肽链延长呢？研究发现有两种不同的运送甲硫氨酸的 tRNA，另一种专门用于起始过程，另一种专门用于肽链延长过程。前者具有能够识别起始因子 IF – 2 的结构，能将甲硫氨酸 tRNA 运送至核糖体。另外，在大肠埃希菌中参与起始的甲硫氨酸已被甲酰化，即甲酰甲硫氨酸（fMet），而参与延长的甲硫氨酸没有甲酰化。

3. 其他功能

除了参与蛋白质的生物合成外，近期研究发现，氨酰化的 tRNA 还参与许多其他生理活动。各种氨基酸和对应的 tRNA 结合后形成的氨酰 tRNA 表示为：氨基酸的三个字母缩写 – tRNA^{氨基酸的三个字母缩写}，例如丙氨酰 – tRNA 写作 Ala – tRNA^{Ala}。表 6 – 2 列出了一些氨酰 tRNA 的其他功能。

表 6 – 2　氨酰 tRNA 的其他生理功能

氨酰 tRNA	功　能
Glu – tRNA^{Gln}	合成 Gln – tRNA^{Gln}
Ser – tRNA^{Sec}	合成硒代半胱氨酰 – tRNA^{Sec}
Met – tRNA^{Met}	合成 S – 甲基 – 高半胱氨酸硫代内酯, 校读
Glu – tRNA^{Gln}	合成氨酰 – 1 – 半醛, 合成 5 – 氨基乙酰丙酸
Lys – tRNA^{Lys}	合成脂质
Gly – tRNA^{Gly}	
Ser – tRNA^{Ser}	合成细胞壁肽聚糖
Thr – tRNA^{Thr}	

三、核糖体的结构与功能

核糖体是细胞内的一种核糖核蛋白颗粒 (ribonucleoprotein particle), 主要由 rRNA 和蛋白质构成, 其功能是按照 mRNA 的指令将氨基酸合成蛋白质多肽链, 所以核糖体是细胞内蛋白质合成的分子机器。

核糖体是由罗马尼亚籍细胞生物学家 George Emil Palade 用电子显微镜于 1955 年在哺乳类与禽类动物细胞中首次发现的, 他将这种新细胞器描述为密集的微粒或颗粒。一年之后, A. J. Hodge 等人在多种植物的体细胞中也发现了核糖体, 可是当时人们仍无法将微粒体中的核糖体完全区分开来。

在进入 20 世纪 60 年代后, 随着人们对核糖体探索的不断深入, 学术成果也不断涌现。J. R. Warner 等人在 1963 年发现众多核糖体共同翻译同一条 mRNA 的现象, 并将他们发现的结构命名为 "多核糖体" (polyribosome)。B. J. McCarthy 和 J. J. Holland 在 1965 年发现被干扰的核糖体在无细胞系统中可直接利用 DNA 作为模板合成蛋白质, 而新霉素等抗生素可增强这种特殊的翻译。20 世纪末各种显微技术的发展使人们对微观事物的研究上了一个台阶。2000 年, Poul Nissen 等人测得核糖体大亚基中正在形成的肽键周围 1.8 nm 范围内除了 23S rRNA 结构域 V 的部分原子外, 不存在任何核糖体蛋白质侧链原子, 从而证明了核糖体是一种核酶。

核糖体及翻译系统中的相关分子的结构及功能是 20 世纪中期研究的热点。直到今天, 该领域的研究仍十分活跃。

(一) 核糖体的组成

核糖体按存在的生物类型可分为两种: 真核生物核糖体和原核生物核糖体。真核细胞含有较多的核糖体, 每个细胞平均有 $10^6 \sim 10^7$ 个, 而原核细胞中核糖体较少, 每个细胞平均只有 $15 \times 10^2 \sim 18 \times 10^3$ 个。

1. 原核细胞的核糖体

原核细胞的核糖体较小, 沉降系数为 70S, 相对分子质量为 2500, 由 50S 和 30S 两个亚基组成。在完整的核糖体中, rRNA 约占 2/3, 蛋白质约为 1/3。50S 大亚基含有 34 种多肽链和 2 种 RNA 分子, 相对分子质量大的 rRNA 的沉降系数为 23S, 相对分子质量小的 rRNA 为 5S。30S 小亚基含有 21 种多肽链和一个 16S 的 rRNA 分子 (图 6 – 9)。

2. 真核细胞的核糖体

真核细胞核糖体的沉降系数为 80S，大亚基为 60S，小亚基为 40S。在大亚基中，有大约 49 种蛋白质，另外有三种 rRNA：28S rRNA、5S rRNA 和 5.8S rRNA。小亚基含有大约 33 种蛋白质，一种 18S 的 rRNA（图 6 – 9）。

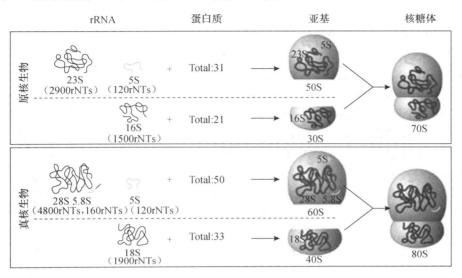

图 6 – 9 核糖体的组成

真核细胞中，核糖体进行蛋白质合成时，既可以游离在细胞质中，称为游离核糖体（free ribosome）；也可以附着在内质网的表面，参与构成粗面内质网，称为固着核糖体或膜旁核糖体（图 6 – 10）。分布在线粒体中的核糖体，比一般核糖体小，约为 55S，称为胞器核体或线粒体核体。凡是幼稚的、未分化的细胞，如胚胎细胞、培养细胞和肿瘤细胞，因为它们生长迅速，所以在胞质中一般具有大量游离核糖体。

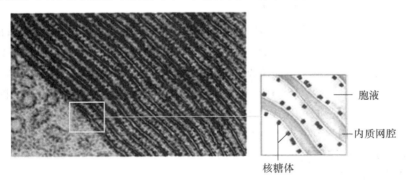

图 6 – 10 核糖体附着于粗面内质网

（二）核糖体中 rRNA 的结构与功能

rRNA 是生物界中一类高度保守的大分子，这很可能是由于 rRNA 在蛋白质合成中发挥主导作用所决定的。早期曾普遍认为 rRNA 只在核糖体蛋白质的正确装配中起结构骨架作用。现在越来越多的证据特别是 rRNA 具有催化活性的发现表明，在蛋白质生物合成中起决定性作用的是 rRNA 而不是核糖体蛋白质。翻译过程的基本反应可能是以 mRNA、rRNA 和 tRNA 的相互作用为主导的。核糖体蛋白质主要通过诱导或稳定 rRNA 上功能位点的构象来协同 rRNA 的功能。已证明 rRNA 许多位点与蛋白质合成的反应过程密切相关。用计算机预测的所有原核与真核生物 rRNA 都能折叠成相似的二级结构。

1. rRNA 在亚基结合中的作用

rRNA 在核糖体中的分布是不均匀的，富集在大小亚基的结合面上，这提示 RNA 与大小亚基的结合有关。研究结果表明，原核生物 16S 和23S rRNA 的互补序列在亚基结合中可能形成碱基配对（图6-11）。现已鉴定出了 16S rRNA 中一些碱基为亚基结合所必需。同样 rRNA 在真核生物核糖体的亚基结合中也起着很重要的作用。18S rRNA 的中央结构域与亚基的结合关系密切，28S rRNA 的第Ⅰ和第Ⅴ结构域也与亚基的结合有关。

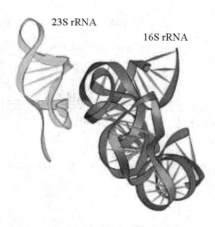

图6-11　16S rRNA 与 23S rRNA 的相互作用

2. rRNA 与 mRNA 的相互作用

关于大肠埃希菌 16S rRNA 的功能，研究得最清楚的就是它对翻译起始密码子的识别。这种识别是通过 mRNA 的 SD 序列与 rRNA 3′端的 SD 互补序列的相互作用而实现的。这种相互作用不仅存在于蛋白质合成的起始阶段，而且一直存在于肽链的延伸过程，可能是核糖体保证正确地阅读 mRNA 框架的方式。还有证据表明，rRNA 与 mRNA 的相互作用在肽链的终止中也起一定的作用，如 16S rRNA 的 C1200 和 C1203 突变会减弱终止密码子 UGA 的终止效率。

3. rRNA 与 tRNA 的相互作用

我们可以把核糖体看成一个多肽成酶体系，底物便是氨酰 tRNA。核糖体对底物的识别也就是氨酰 tRNA 与核糖体的结合及解码过程，肽键的形成与氨酰 tRNA 转位也就是核糖体的催化过程。所以了解核糖体这两个过程的机制是揭开蛋白质生物合成秘密的关键。大量的研究表明，16S rRNA 的 C1400 和 A1500 及附近的碱基是核糖体解码的关键区域。tRNA 能促进 mRNA 与 16S rRNA 的 A1394 和 C1399 碱基结合。C1395、C1407、G1401、G1402 等位点也与核糖体和 tRNA 的结合有关。

4. rRNA 的肽基转移酶活性

传统的观念认为酶的本质是蛋白质，即只有蛋白质才有催化功能，一直以来人们自然地认为核糖体中具有催化作用的是蛋白质组分，而 rRNA 主要起支架作用。后来越来越多的实验证据表明，rRNA 在蛋白质合成过程中可能发挥重要作用，特别是自 T. Cech 和 S. Altman 发现 RNA 具有催化功能后，人们普遍接受了 rRNA 可能是一个肽基转移酶的理论。2000 年，通过核糖体的高分辨率晶体结构，在位于大亚基的肽基转移反应中心周围没有发现任何蛋白，只有 23S rRNA（图6-12），离肽基转移反应中心最近的是 L3 蛋白，距离为 18.4Å，说明蛋白不可能涉及肽基转移反应。这项研究为 rRNA

在蛋白质合成过程中起主要催化作用的理论提供了强有力的证据。从晶体结构图中，可以推论出在大亚基单位的 RNA 完成重要的肽基转移反应，核糖体是一个核酶。因此，科学家认为 rRNA 具有催化功能，蛋白质不直接参与肽键的形成，而是只作为结构单位，帮助 rRNA 正确折叠。

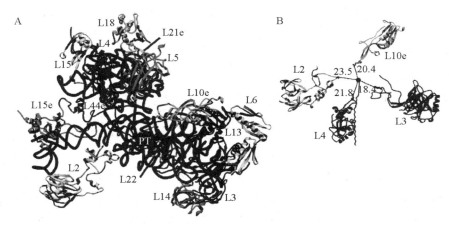

图 6 - 12　核糖体肽基转移反应中心晶体结构图

A. rRNA 肽基转移反应中心；B. 离肽基转移中心最近的蛋白质

（三）核糖体中蛋白质的结构与功能

与 rRNA 或核糖体亚基结合的蛋白质有二类。一类与 rRNA 或核糖体亚基紧密连接，需高浓度盐和强解离剂（如 3 mol/L LiCl 或 4 mol/L 尿素）才能将其分离，这类蛋白质称为"真"核糖体蛋白质（"real ribosomal proteins"），或简称为核糖体蛋白质。如 E. coli 30S 亚基上的 21 种蛋白质及 50S 亚基上的 34 种蛋白质（共 54 种，因为小亚基上的 S20 与大亚基上的 L26 是相同）；在真核细胞40S 亚基上的 30 种蛋白质及 60S 亚基上的 45～50 种蛋白质（共约 80 种），即属此类。因为在核糖体自组装过程中，这类蛋白质逐批与 rRNA 结合形成核糖体的大、小亚基，所以这些蛋白质又可根据与 rRNA 结合的顺序不同分为"初级结合蛋白""次级结合蛋白"与"迟结合蛋白"等几组。

当前，对核糖体蛋白质的了解主要来自对 E. coli 核糖体的研究。E. coli 的核糖体小亚基中约有 22 种蛋白质（编号为 S1 至 S22），其核糖体大亚基中约有 34 种蛋白质（编号为 L1 至 L36）。这些蛋白质是免疫学上独立的蛋白质，只有 L7 与 L12 之间表现出相互交叉反应。这些核糖体蛋白质中除 S6、L7 及 L12（等电点约为 5）之外全部都是碱性蛋白质（等电点约为 10）。

在 E. coli 核糖体小亚基（30S）的组装过程中，编号为 S4、S7、S8、S15、S17 及 S20 的核糖体蛋白质能直接与 16S rRNA 结合；在上述第一批蛋白质（统称为"初级结合蛋白"）与 rRNA 形成复合物后，编号为 S5、S6、S9、S12、S13、S16、S18 及 S19 的第二批蛋白质（统称为"次级结合蛋白"）再与之前形成的复合物结合；次级结合蛋白结合后也使最后一批编号为 S2、S3、S10、S11、S14 及 S21 的蛋白质（统称为"迟结合蛋白"）的结合更为稳固。蛋白质与螺旋连接处的结合对引发正确的 RNA 三级折叠与组织核糖体的整体结构至关重要。几乎所有的核糖体蛋白质结构中都包含球状结构域和能联络离它们较远的 RNA 的延伸结构域。核糖体额外的稳定性来自这些核糖体蛋白质中的碱性官能团对 rRNA 骨架边缘磷酸基团上相互排斥的负电荷的中和。核糖体蛋白质之间的相互作用（如静电引力及氢键）也有助于维持整个核糖体结构的稳定。

另一类蛋白质则为与有功能的核糖体亚基疏松缔合，能被 0.5 mol/L 单价阳离子（如 K^+，$NH4^+$）从亚基上洗脱，并对核糖体循环发挥调节作用的蛋白质，如起始因子（IF 或 eIF）和延长因子（EF）等，称为核糖体相关蛋白质（proteins associated with ribosome，PAR）。PAR 不是构成核糖体的固有成分。

（四）核糖体的结构与功能

不合成蛋白质时细胞中核糖体为非活性的稳定状态，即大、小亚基单独存在；只有结合在 mRNA 链上时，大、小亚基才结合在一起，转变成能够合成蛋白质的活性形式。蛋白质合成开始时，第一个核糖体在 mRNA 的起始部位结合，根据 mRNA 携带的信息将氨基酸连接成多肽链。核糖体向 mRNA 的 3′端移动一定距离后，第二个核糖体又在 mRNA 的起始部位结合，再向前移动一定距离后，在 mRNA 起始部位又可结合第三个核糖体，依次下去，直到终止部位。因此，一条 mRNA 链上，可以同时合成许多相同的多肽链。一条 mRNA 链上能结合多少个核糖体主要取决于 mRNA 的长度。一般每隔 80 个核苷酸可有一个核糖体。通过这种方式使 mRNA 保持高效、高速的翻译水平。每一条 mRNA 链可同时连接 5~6 个乃至 50~60 个核糖体进行蛋白质合成，这种聚合物称为多核糖体（polyribosome，polysome）（图 6-13）。mRNA 的长短决定多聚核糖体的多少，多聚核糖体是合成蛋白质的功能团可排列成螺纹状、念珠状等。此时，在每一核糖体上均以 mRNA 的密码为模板，翻译成蛋白质的氨基酸顺序。在活细胞中，核糖体的大小亚基、单核糖体和多聚核糖体是处于一种不断解聚与聚合的动态平衡中，随功能而变化，执行功能时为多聚核糖体，功能完成后解聚为大、小亚基。

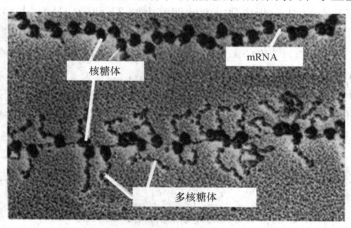

图 6-13　多核糖体

2009 年的诺贝尔化学奖就是奖励"对核糖体结构和功能的研究"做出巨大贡献的三位科学家——英国剑桥大学科学家 Ramakrishnan、美国科学家 Steitz 及以色列的科学家 Yonath。他们都采用了 X 射线蛋白质晶体学的技术，标识出了构成核糖体中成千上万个原子所在的位置（图 6-14）。这些科学家们不仅让人们知晓了核糖体的"外貌"，而且在原子层面上揭示了核糖体功能的机制。

大亚基侧面观是低面向上的倒圆锥形，底面不是平的，边缘有三个突起，中央为一凹陷，似沙发的靠背和扶手。小亚基是略带弧形的长条，一面稍凹陷，一面稍外突，约 1/3 处有一细缢痕，将其分成两个大小不等的部分。小亚基趴在大亚基上，大小亚基凹陷部位彼此对应结合，就形成了一个内部空间。此部位可容纳 mRNA、tRNA 及进行氨基酸结合反应等。此外，在大亚基内有一垂直的通道，称为中央管，所合成的多肽链由此排放，以免受到蛋白酶的分解。

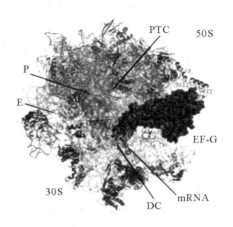

图 6 - 14　X 射线技术获得核糖体与蛋白质结合的图像

核糖体结构和功能的深入研究，有助于了解每一个核糖体组分及其功能以及整个核糖体的空间位置关系。目前已知在核糖体上存在着若干功能活性区域，原核生物核糖体至少有 6 个功能部位：① 容纳 mRNA 的部位；② 结合氨基酰 tRNA 的氨基酰位（aminoacyl site，A 位）；③ 结合肽酰 tRNA 的肽酰位（peptidyl site，P 位）；④ tRNA 排出位（exit site，E 位）；⑤ 肽基转移酶所在的部位；⑥ 转位酶位点。

第二节　蛋白质生物合成过程

蛋白质的生物合成过程又称蛋白质的翻译。在翻译过程中，核糖体从开放阅读框架的 5′- AUG 开始向 3′端阅读 mRNA 的三联体遗传密码，而多肽链的合成是从 N 端向 C 端进行，直至终止密码出现。蛋白质生物合成是最复杂的生物化学过程之一，有将近 200 种成分参加。原核细胞与真核细胞中蛋白质合成过程基本相同，合成过程可以分为四个阶段：① 氨基酸的活化与搬运；② 肽链合成的起始；③ 肽链的延长；④ 肽链的终止。后三步均在核糖体上进行，且是一个循环机制，因此，核糖体上肽链的合成过程也称核糖体循环。

一、氨基酸的活化与转运

（一）氨基酸的活化过程

一个氨基酸的 $-NH_2$ 与另一个氨基酸的 $-COOH$ 联结成肽键的反应性不强，经实验证明氨基酸的羧基必须活化才能彼此相连。在氨酰 tRNA 合成酶催化下，利用 ATP 供能，并需 Mg^{2+} 参与，在氨基酸的羧基上进行活化，形成中间复合物，反应式如下：

$$氨基酸 + ATP \longrightarrow 氨酰 - AMP + PPi$$

此中间复合物与特异的 tRNA 作用，将氨基酸转移到 tRNA 的氨基酸接受臂CCA - OH 上，反应式如下：

$$氨酰 - AMP + tRNA \longrightarrow 氨酰 - tRNA + AMP$$

（二）氨酰 tRNA 合成酶

氨酰 tRNA 合成酶是生物体内蛋白质合成过程中的一类关键酶，能专一性辨认氨基酸的侧链和 tRNA，催化特定氨基酸与特异 tRNA 结合，使 mRNA 的遗传信息准确无误地反映在蛋白质氨基酸序列上。近年来研究表明，氨酰 tRNA 合成酶还具有调控基因表达、调节氨基酸合成和信号传导等方面功能。

1. 氨酰 tRNA 合成酶的结构

氨酰 tRNA 合成酶的大小、亚基组成均不同，相互间一级结构的同源性亦有限。根据一级结构上保守序列的特点，氨酰 tRNA 合成酶可分为 I、II 类，前者多以单体形式存在，包括 ArgRS、CysRS、GluRS、GlnRS、IleRS、LeuRS、LysRS、MetRS、TrpRS、TyrRS、ValRS（MetRS、TrpRS 和 TyrRS 为二聚体），均含有 HIGH 和 KMSKS 同源保守序列和 Rossman 折叠结构域，两个特征序列分别位于结合 ATP 的 Rossman 折叠的开始与结尾。I 类酶催化氨基酸与 tRNA 的 3′ 末端腺苷酸核糖 2′ - 羟基之间的酯化反应，并从 tRNA 接受茎的小沟一侧靠近 tRNA。II 类酶以二聚体或多聚体形式存在，包括 AlaRS、AsnRS、AspRS、GlyRS、HisRS、LysRS、PheRS、ProRS、SerRS 和 ThrRS，该类酶在酶活性中心有一个反平行的 β 折叠结构和三个特征模体。II 类酶催化氨基酸与 tRNA 的 3′ 末端腺苷酸核糖 3′ - 羟基之间的酯化反应，从 tRNA 接受茎的大沟一侧靠近 tRNA。

I 型和 II 型氨酰 tRNA 合成酶之间缺乏明显的结构相关性。但酶与 tRNA 结合具有共同的方式。tRNA 的 L 形分子两端，接受臂和反密码环嵌入合成酶内，tRNA 沿着自身的一侧与酶接触，而 L 形的突出部位包括 tRNA 的大部分序列都不涉及与酶的接触。

不同的酶是从不同的角度接近 tRNA 分子的。作用于异亮氨酸、缬氨酸和谷氨酰胺的合成酶像是 tRNA 分子的摇篮，抓住反密码子环（在 tRNA 分子底部），并将氨基酸接受臂（在 tRNA 分子右部顶端）置于它的活性部位。这些酶有相似的蛋白质结构，类似的作用方式，并且都将氨基酸加在 tRNA 分子末端核糖的 2′ - 羟基上，被称为"I 类"酶。而作用与苯丙氨酸和苏氨酸的酶属于"II 类"，它们从另一侧接近 tRNA，并将氨基酸加到 tRNA 末端核糖的 3′ - 羟基上。

2. 氨酰 tRNA 合成酶的专一性

氨酰 tRNA 合成酶具有高度专一性，它既能识别特异的氨基酸，又能识别特异的 tRNA，并能把氨基酸连接在特异的 tRNA 上，这是保证遗传信息准确翻译的条件之一。

（1）氨酰 tRNA 合成酶对 tRNA 的识别　1962 年，Fritz Lipmann 及同事证明，核糖体识别氨酰 tRNA 中的 tRNA 而不是氨基酸。这一事实意味着如果氨酰 tRNA 合成酶出错并将错误的氨基酸放到 tRNA 上，那么这些氨基酸将在错误的位置被插入蛋白质中。这是非常危险的，因为含有错误氨基酸序列的蛋白质很可能无法正确行使功能。由此产生了关于 tRNA 结构的主要问题：假设所有 tRNA 的二级和三级结构本质上是一样的，那么当合成酶从二十多种 tRNA 中选出一种 tRNA 时，是以什么碱基序列进行识别的呢？

该问题的复杂性在于 tRNA 的同工种类（isoaccepting species）可由同一合成酶加载同样的氨基酸，然而它们却有不同的序列甚至不同的反密码子。如果推测氨酰 tRNA 合成酶识别 tRNA 元件的部位，我们可能会想到两个位点。第一，受体茎是一个合理的选择，因为它是 tRNA 上接受氨基酸的位点，因此有可能在负载氨基酸时位于或接近酶活性中心。推测酶和受体茎有非常密切的接触，所以它应该能识别受体茎上具有不同碱基顺序的 tRNA。当然，最后 3 个碱基都是相同的 CCA 与这个功能无关。第二，反密码子是另一个合理的选择，因为它在每个 tRNA 中都不相同，并且与 tRNA 应该加载的氨基酸有直接关系。多数情况下这两种推测都是对的，并且某些 tRNA 的其他部位在氨酰tRNA 合成酶识别过程中也起作用。

（2）氨酰 tRNA 合成酶对氨基酸的识别　与氨酰 tRNA 合成酶正确识别 tRNA 一样，另一个更困难的工作是识别相应氨基酸。原因很明显，tRNA 是大的复杂分子，不同分子在核酸序列以及核苷酸修饰上都有变化；而氨基酸是简单分子，不同分子间彼此相似，有时非常相似。例如，异亮氨酸（Ile）和缬氨酸（Val），除了异亮氨酸多一个甲基（CH$_3$）外，其他部分完全一样。1958 年，Linus Pauling 用热动力学方法计算出异亮氨酰 tRNA 合成酶（IleRS）应该像正确 Ile - tRNA 配对一样产生约 1/5 的错误 Val - tRNA 配对。而实际上，在 150 个被 IleRS 激活的氨基酸中仅有一个是 Val，并且由该酶产生的 3000 个氨酰 tRNA 中仅有一个是 Val - tRNA。异亮氨酰 tRNA 合成酶怎样阻止Val - tRNA 的形成呢？

1977 年 Alan Fersht 首先推测，合成酶用一种双筛（double - sieve）机制避免产生带有错误氨基酸的 tRNA。第一次筛选由酶的催化位点（catalytic site）来完成，该位点拒绝体积过大的底物，而像缬氨酸这样的小底物恰好能进入活化位点并且活化为氨酰腺苷酸形式，有时直接成为氨酰 tRNA 形式。然后第二次筛选发挥作用，活化的氨基酸或体积太小的氨酰 tRNA 被酶的另一个编辑位点（editing site）水解。

例如，IleRS 利用第一筛排除体积过大的或形状错误的氨基酸，苯丙氨酸因其体积太大而被排斥，亮氨酸因其形状不对（亮氨酸的一个末端甲基不能进入活性位点）而被排斥。但是像缬氨酸这样的小氨基酸会怎样呢？它们确实能进入 IleRS 的活化位点并且被活化，但随后被转运到编辑位点时被识别为不正确并被降解。这种第二次筛选也被称为校正（proof - reading）或编辑（editing）。

（3）氨酰 tRNA 合成过程的校对机制　氨酰 tRNA 合成酶的底物是氨基酸、ATP 和tRNA，对同工的 tRNA 具有高度专一性。即使同工的 tRNA，在碱基组分、序列、立体结构等方面都有差别，相应的合成酶可以识别这些同工 tRNA。任何一个正常底物都能通过一个随机碰撞过程和活性中心相结合，只有正确的底物成员才可被酶接纳。如果是错误的成员，不是真正的底物，将被排斥。正确的底物成员只是少数，因为 20 种氨基酸中只有一种是合适的底物，约 40 种 tRNA 中只有一种可以与密码子匹配并结合正确的氨基酸，4 种 NTP 中只有 ATP 是正确的底物。接纳底物是严格的，通过随机的碰撞、排斥、再碰撞和接纳，只有合适才能留在结合位点，才能在合成酶上实现 tRNA 荷载氨基酸以及氨基酸的活化。

氨酰 tRNA 的合成过程中氨酰 tRNA 合成酶首先用动力学校对机制来控制正确的tRNA 和氨基酸。tRNA 和合成酶的结合通过两步反应来进行：①相关 tRNA 对结合位点有很高的亲和性，因此结合较快，解离较慢，随着 tRNA 的结合，酶对结合的 tRNA 进行"审核"以确定该 tRNA 是否正确；②若结合的是正确的 tRNA，酶的构象就会改变，使 tRNA 对酶相关位点的结合更加稳定，接着迅速发生氨基酰化；若结合的是错误的tRNA，酶的构象不发生改变，结果反应缓慢，这增加了 tRNA 在荷载前从酶表面解离的机会。这种通过反应速度减慢，使反应底物重新解离，中断反应进程的调控类型称为动力学校对（kinetic proof reading）。

氨酰 tRNA 的合成还具有化学校对（chemical proofreading）的鉴别过程。依赖于反应的部分途径，再通过逆向进行校对称为化学校对，错误氨基酸的掺入往往引发化学校对。校对一个错误氨基酸的进入，可以在两个阶段上进行，一是校对错误的氨基酰-腺苷，二是校对错误的氨酰 tRNA。这两种校对都需要正确的 tRNA 存在。当错误的氨基酰-腺苷存在时，引发水解过程，以适当的形式释放出错误的氨基酸；当错误的氨酰 tRNA 存在时，在 tRNA 识别位点被识别，被水解并释放出错误的氨基酸。这两个阶段都是合成氨酰 tRNA 的中间过程。前者发生在酶的底物氨基酸和 ATP 结合部位，后者发生在 tRNA 结合部位。

二、翻译的起始

翻译的起始阶段是指 mRNA、起始氨酰 tRNA 分别与核糖体结合而形成翻译起始复合物（translational initiation complex）的过程。虽然原核生物与真核生物在蛋白质合成的起始上有差异，但有 3 点是共同的：①核糖体小亚基结合起始氨酰 tRNA；②在 mRNA 上必须找到合适的起始密码子；③大亚基必须与已经形成复合物的小亚基、起始氨酰 tRNA、mRNA 结合。

（一）起始因子

参与上述 3 个过程的多种蛋白质因子称为起始因子（initiation factor，IF）。原核生物有 3 种起始因子，即 IF-1、IF-2 和 IF-3。其中 IF-3 的功能是结合核糖体 30S 小亚基，使之与 50S 大亚基分开，进而促进 mRNA 与 30S 小亚基结合；IF-2 在 30S 亚基存在时有很强的 GTPase 活性；IF-1 能促进 IF-2 和 IF-3 的活性。

真核生物比原核生物拥有更多的起始因子，目前已发现 12 种直接或间接为起始所需的因子，其中有一些因子由多达 11 种不同的亚基组成，迄今只知道部分因子的功能。为了区别原核生物，真核起始因子被称为 eIF（eukaryotic initiation factor）。eIF 的功能主要包括：与 GTP 和 Met-tRNA 组成三元复合物；与 mRNA 5′端帽子结构组成起始复合体；确保核糖体从 5′端扫描 mRNA 直到第一个 AUG；在起始位点探测 tRNA 起始子与 AUG 的结合；介导 60S 大亚基的加入等。

（二）原核生物翻译的起始

1. 核糖体大小亚基分离

蛋白质肽链合成连续进行，在肽链延长过程中，核糖体的大小亚基是聚合的，一条肽链合成终止实际上是下一轮翻译的起始。此时在 IF-3 和 IF-1 的作用下，IF-3、IF-1 与小亚基结合，促进大小亚基分离（图 6-15）。

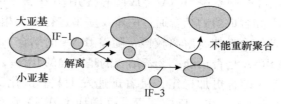

图 6-15　起始因子促进核糖体大小亚基分离

2. mRNA 与核糖体小亚基定位结合

在原核细胞中，一个多顺反子 mRNA 可以有多个 AUG 翻译起始位点，为多个蛋白质编码。那么，原核细胞中的核糖体如何识别 mRNA 分子内众多的 AUG 位点呢？Shine 和 Dalgarno 研究发现，在细菌的 mRNA 起始密码子 AUG 上游 10 个碱基左右的位置，通常含有一段富含嘌呤碱基的六聚体 SD 序列（–AGGAGG–），它与原核生物核糖体小亚基 16S rRNA 3′端富含嘧啶的短序列（–UCCUCC–）互补，从而使mRNA 与小亚基结合。因此，mRNA 的 SD 序列又称为核糖体结合位点（ribosomal binding site，RBS），紧接着 SD 序列后的一段核苷酸序列又可被小亚基蛋白辨认识别（图6–16）。原核生物就是通过上述核酸–核酸、核酸–蛋白质的相互作用把 mRNA 结合到核糖体的小亚基上，并在 AUG 处精确定位，形成复合体。此过程需要 IF–3 的帮助。

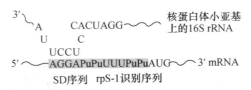

图 6–16　核糖体 rRNA 通过 SD 序列辨认起始密码子

3. 起始 fMet–tRNA 就位

原核生物起始 tRNA 是甲酰甲硫氨酰 tRNA，记作 fMet–tRNA^{fMet}。fMet–tRNA^{fMet} 与核糖体的结合受 IF–2 的控制。原核生物核糖体上有 3 个 tRNA 结合位点，氨酰 tRNA 进入 A 位，肽酰 tRNA 进入 P 位，失去氨酰的 tRNA 通过 E 位排出，A 位和 P 位横跨核糖体的两个亚基，E 位主要是大亚基成分。IF–2 首先与 GTP 结合，再结合起始 fMet–tRNA^{fMet}。在 IF–2 的帮助下，fMet–tRNA^{fMet} 识别对应核糖体 P 位的 mRNA 起始密码子 AUG，并与之结合，这也促进 mRNA 的准确就位。起始时 IF–1 结合在 A 位，阻止氨酰 tRNA 的进入，还可阻止 30S 小亚基与 50S 大亚基的结合。

4. 70S 起始复合物的形成

IF–2 有完整核糖体依赖的 GTP 酶活性。当上述结合了 mRNA、fMet–tRNA^{fMet} 的小亚基再与 50S 大亚基结合生成完整核糖体时，IF–2 结合的 GTP 就被水解释能，促使 3 种 IF 释放，形成由完整核糖体、mRNA 和起始氨酰 tRNA 组成的 70S 翻译起始复合物（图6–17）。此时，结合起始密码子 AUG 的 fMet–tRNA^{fMet} 占据 P 位，而 A 位留空，并对应 mRNA 上 AUG 后的第 2 个三联体密码子，为肽链延长做准备。

（三）真核生物翻译的起始

真核生物与原核生物的翻译起始阶段差别较大，起始过程更复杂。如核糖体为 80S，起始因子（eIF）数目更多，起始甲硫氨酸不需甲酰化。在真核生物中，成熟的 mRNA 分子内部没有核糖体结合位点，但 5′端有帽子，3′端有 poly A 尾结构。小亚基首先识别结合 mRNA 的 5′端帽子，再移向起始点，并在那里与大亚基结合。

1. 核糖体大小亚基的分离

在前一轮翻译终止时，真核起始因子 eIF–2B、eIF–3 与核糖体小亚基结合，并在

eIF - 6 的参与下，促进无活性的 80S 核糖体解聚生成 40S 小亚基和 60S 大亚基，这一点与原核生物相似。

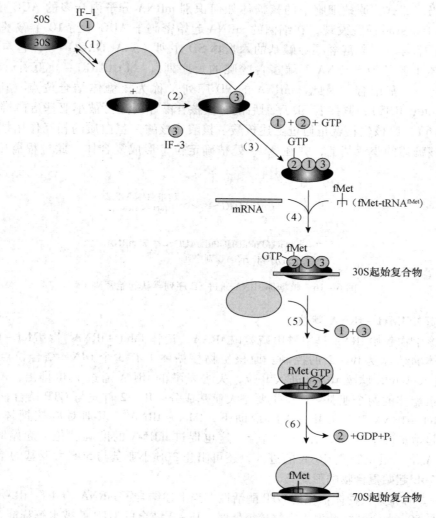

图 6 - 17　翻译起始复合物的形成

2. 起始 Met - tRNA$_i^{Met}$ 就位

真核细胞起始 Met - tRNA$_i^{Met}$ 首先与 eIF - 2 以及 1 分子 GTP 结合成为三元复合物，然后与游离状态的核糖体小亚基 P 位结合，形成 43S 的前起始复合物。此过程需要 eIF - 3、eIF - 4C 的帮助，其中 eIF - 3 是一个很大的因子，由 8 ~ 10 个亚基组成，它是使 40S 小亚基保持游离状态所必需的。

3. 扫描起始密码子

在大多数真核 mRNA 中，5′端帽子与起始 AUG 距离较远，最多可达 1000 个碱基左右，因此小亚基需从 mRNA 的 5′端向 3′端扫描，直到找到启动信号 AUG（图 6 - 18）。

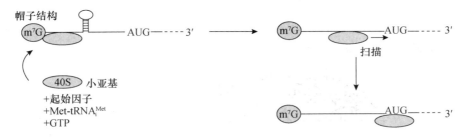

图 6 - 18　小亚基结合到 mRNA 上后扫描起始位点

起始密码子常处于 GCCACCAUGG 序列之中，这段序列由 Marilyn Kozak 阐明其功能，故称为 Kozak 序列，该序列 AUG 上游的第三个嘌呤（A 或 G）和紧跟其后的 G 是最为重要的。当小亚基扫描遇到起始 AUG 时，Met - tRNA$_i^{Met}$ 的反密码子与之互补结合，最终小亚基与 mRNA 准确定位结合形成 48S 复合物，此过程需要水解 ATP 提供能量。eIF - 4F 复合物组分也与该过程有关，如具有解旋酶活性的 eIF - 4A 能打开引导区的双链区以利于 mRNA 的扫描，eIF - 4B 也能促进扫描过程。

4. 80S 起始复合物的形成

80S 起始复合物的形成：一旦 40S 复合物定位于起始密码子，便在 eIF - 5 的作用下，迅速与 60S 大亚基结合形成 80S 翻译起始复合物（图 6 - 19）。eIF - 5 是一种 GTP 酶，在水解 GTP 的同时，促使 eIF - 2。eIF - 3 等各种起始因子从核糖体上释放。

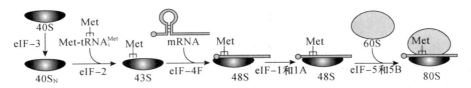

图 6 - 19　80S 起始复合物的形成

三、肽链的延长

（一）肽链延伸因子

肽链延长需要 2 个延长因子（EF - TU 和 EF - G）。它们都属于 G 蛋白类，能与 GTP 结合，具有 GTP 酶活性。与 GTP 结合后，它们就可与核糖体结合，参与肽链延长。当 GTP 水解为 GDP 和 Pi 后，它们又从核糖体上脱离。在胞质中它们的 GDP 又可与 GTP 交换，准备参加另一次肽链的延长。

ET - TU 的作用是带领氨酰 tRNA 进入核糖体，而 EF - G 的作用是在新来的氨酰 tRNA 中的氨基酰掺入肽链后使核糖体沿着 mRNA（5′→3′方向）移动一个密码子的距离。

（二）肽链延长的步骤

肽链延长可分为三个步骤：注册、成肽和转位（图 6 - 20）。起始复合物形成后，核糖体大、小亚基内部形成能容纳 tRNA 的三个间隙，A 位、P 位和 E 位。起始复合物中 fMet - tRNA^{fMet} 在 P 位，而 A 位空着。

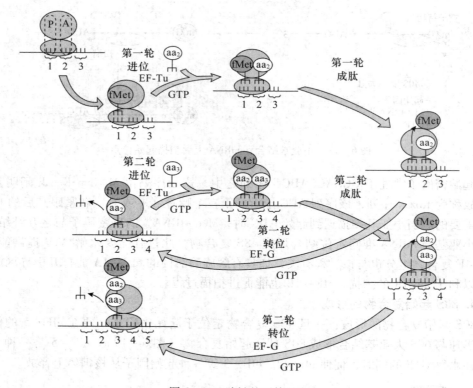

图 6-20　肽链的延伸过程

（1）注册　与第二个密码子对应的氨酰 tRNA 与带有 GTP 的延长因子 EF-TU 结合，形成的 EF-TU-GTP-氨酰 tRNA 进入核糖体，氨酰 tRNA 占领 A 位，tRNA 的反密码子对应 mRNA 的密码子。EF-TU 与核糖体结合后，就表现出 GTP 酶活性，其分子结合的 GTP 因此被水解成 GDP 和 Pi。这时 EF-TU 与氨酰 tRNA 分开，并离开核糖体，这可能与 GTP 水解引起的构型改变有关。EF-TU-GDP 在胞质可与 GTP 交换并重新结合新的氨酰 tRNA。至此，核糖体上结合着 mRNA 和两个氨酰 tRNA，一个在 P位，一个在 A 位。

（2）成肽　此时处于两个氨酰 tRNA 附近的转肽酶（transpeptidase）即肽酰转移酶，将 fMet-tRNA^{fMet} 的甲酰蛋氨酰转移至 A 位氨酰 tRNA 的氨基上，生成连接在 tRNA 的 3'-OH 上的二肽。转肽酶活性可能存在于 rRNA 中，因为核糖体去掉 95% 蛋白质后仍有转肽酶活性。第一个肽键形成后，A 位带有二肽酰-tRNA，P 位带有不带氨基酸的 tRNA。

（3）转位　核糖体在转位酶（translocase）EF-G 催化下移动一个密码子距离，第一个 tRNA 由出口部位（E 位）脱离核糖体供重新使用。转位过程需要水解 GTP 供应能量。此时，二肽酰-tRNA 在 P 位，A 位空出。EF-TU-GTP 又可带第三个氨酰 tRNA 进入 A 位，然后重复上述过程，直至肽链成熟。

四、肽链合成的终止

翻译的终止涉及两个阶段：首先，终止反应本身需要识别终止密码，并从最后一

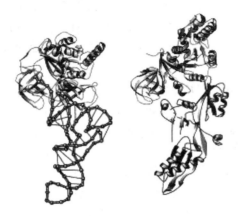

个肽酰 tRNA 中释放肽链；其次，终止后反应需要释放 tRNA 和 mRNA，核糖体大、小亚基解离。因此，翻译终止的关键因素是终止密码子和识别终止密码子的组分。

（一）释放因子

研究证实终止密码子不能被任何一种 tRNA 所识别，它们是被蛋白因子直接识别的。终止过程需要的蛋白质因子称为终止因子（termination factor），又称释放因子（release factor，RF）。

释放因子有两类，第一类为密码子特异性因子，原核生物有 RF-1 和 RF-2 两种，RF-1 识别 UAA/UAG，RF-2 识别 UAA/UGA 终止密码子；真核生物中 eRF-1 识别三个终止密码子。第二类释放因子为密码子非特异性因子，原核生物中为 RF-3，真核生物中为 eRF-3。第一类释放因子识别终止密码子，并促进肽酰 tRNA 酯键的水解，但要使这个反应进行得更有效，并使 GTP 水解，还需要第二类释放因子的作用图6-21。

图 6-21 第一类释放因子空间结构与 tRNA 的比较

在哺乳动物蛋白质合成的最后一步中，肽链从肽酰 tRNA 上释放是一个依赖 GTP 的过程。然而第一类释放因子 eRF-1 家族并无 GTP 结合位点，所以，整个终止反应对 GTP 的需求来自另外一种具 GTP 结合位点的蛋白质，即第二类释放因子 eRF-3。研究不同生物的 eRF-3 表明，这些蛋白质 C 区结构域高度保守，都有 4 个 GTP 结合位点，与其他 G 蛋白相似，尤其是与延伸因子 EF-Tu 和原核生物 RF-3 相似。

（二）翻译的终止过程

原核生物肽链延长到 mRNA 的终止密码子后，释放因子 RF-1 或 RF-2 可在 RF-3-GTP 的帮助下识别结合终止密码子，并激活核糖体水解肽酰 tRNA 的酯键，把多肽链从 P 位肽酰 tRNA 上释放出来。继而促使 mRNA 卸载 tRNA 及 RF 从核糖体脱离，紧接着在 IF-3 和 IF-1 的作用下，核糖体大小亚基解离，开始新一轮核糖体循环。

真核生物翻译终止过程与原核生物相似，eRF-1 在 eIRF-3 的帮助下识别 3 种终止密码子，激发终止反应。

蛋白质生物合成是耗能过程。首先每分子氨基酸活化生成氨酰 tRNA 消耗 2 个高能磷酸键；其次在翻译起始阶段，原核生物消耗 1 个 ATP，真核生物消耗 1 个 GTP 和 1

个 ATP；再次在肽链延长阶段，进位和转位各消耗 1 个高能磷酸键，因此肽链每增加 1 个肽键要消耗 4 个高能磷酸键；最后在翻译终止阶段消耗 1 个 ATP。值得注意的是，ATP 的水解在翻译的全过程（起始、延长和终止）中具有重要的作用。实际上与 GTP 发生作用的翻译因子都属于 G 蛋白家族，包括 IF－2、EF－Tu、RF－3 及真核同源物 eIF－2、eEF－1A、eEF－2、eRF－3。它们都能结合并水解 GTP，且遵从类似的机制：与 GTP 结合有活性，与 GDP 结合则无活性。在翻译过程中，核糖体重复地进行着机械变化，这一过程正是由翻译因子与 GTP 的结合并且水解释放能量来驱动的。随着 GTP 水解为 GDP，这些因子的构象将发生变化，继而与核糖体分离。除 GTP 外，蛋白质的合成还需要 ATP，包括氨基酸的活化及 mRNA 的解旋等，所以蛋白质的合成是一个昂贵的过程。据估计，在快速成长的细菌中，多至 90％ 的 ATP 是用来合成蛋白质的。

五、蛋白质翻译的忠实性

蛋白质合成的忠实性对细胞活力非常重要，否则会干扰细胞的生理过程，甚至导致疾病。生物已经进化出多种机制以维持翻译的准确性，包括底物选择、校对和转肽后的质量控制机制。这些机制在氨基酸活化，翻译起始、延伸和终止等不同阶段发挥作用。

（一）蛋白质合成起始的忠实性机制

翻译起始阶段的忠实性主要涉及核糖体在 mRNA 上的定位及起始密码子的识别。原核生物中，核糖体小亚基 16S rRNA 上的一段反 SD 序列可以使小亚基正确定位在 mRNA 上，并使起始密码子定位在 P 位。另外，16S rRNA 上的部分碱基可以直接与 P 位密码子相互联系，通过碱基修饰能够精细调节 P 位的构象，降低非起始密码子引发的起始。此外，小亚基还可以促进起始密码子－反密码子正确配对。原核生物 IF－3 作为一个忠实性因子，不仅可以通过使近同源或非同源氨酰 tRNA 在 P 位结合不稳定，促进正确起始氨酰 tRNA 的选择，而且也可以诱导非起始氨酰 tRNA 解离，阻止在非起始位置形成起始复合物。如果没有 IF－3，起始氨酰 tRNA 对近同源起始密码子的区分度很低。IF－2 也可以促进起始氨酰 tRNA 的识别，使之正确定位到 P 位，并且还可以和 IF－3 一起，通过控制 16S rRNA 中螺旋的构象，影响翻译起始的忠实性。IF－2 突变会使细菌以非甲酰化的 Met－tRNA 起始翻译，并对肽脱甲酰基酶形成持久的耐药性。

真核生物中，eIF－1、eIF－1A、eIF－2、eIF－5、eIF－3 及 eIF－4G 等 6 个起始因子突变都会影响起始的忠实性，其中影响最大的是 eIF－1。eIF－1 可以通过影响前翻译起始复合物形成封闭构象，增强扫描、阻止无机磷酸释放，阻止 eIF－5 过早结合，及调控 eIF－2 水解 GTP 等方式，增强起始的忠实性。eIF－1 和 IF－3 的 C 末端结构域在核糖体上的结合位点相同，揭示它们可能以相同的机制参与起始密码子的选择，但两者并非同源蛋白质。原核生物中，eIF－1 的同源蛋白质为 YciH，但进化过程中 YciH 被 IF－3 取代了。细菌 IF－1 在真核生物中的同源蛋白质为 eIF－1A，后者含有一些 IF－1 中没有的结构域，这些结构域形成扫描增强因子和扫描抑制因子结构域，可以调节翻译的正确起始。另外，真核生物起始密码子的可及性、前导序列的长度、碱基组成和细胞差异性等都会影响起始密码子的选择，其中影响最大的是起始密码子的可及性。

（二）蛋白质合成延伸的忠实性机制

延伸过程包括 3 步：氨酰 tRNA 进位、转肽和移位。忠实性主要体现在氨酰 tRNA 的正确选择和转肽后的质量控制。

1. 延伸因子 EF－Tu 的忠实性

EF－Tu 是氨酰 tRNA 与核糖体之间的分子桥梁，没有校对功能，其忠实性主要基于对氨酰 tRNA 的特异性选择。首先，EF－Tu 对同源氨酰 tRNA 的亲和力远大于对错误的氨酰 tRNA。如哺乳动物线粒体中，Ser－tRNA 合成酶会错误合成部分 Ser－tRNA^{Gln}，但 EF－Tu 对 Gln－tRNA^{Gln} 和 Ser－tRNA^{Ser} 的亲和力远大于对 Ser－tRNA^{Gln}。其次，部分氨酰 tRNA（Asn－tRNA，Gln－tRNA，Cys－tRNA 和 Sec－tRNA）形成过程中会出现错误的中间物，但 EF－Tu 不结合错误中间物，从而阻止了错误氨基酸的插入。EF－Tu 对氨酰 tRNA 的结合可能涉及氨基酸和 tRNA 两部分，如 EF－Tu 不结合 Asp－tRNA^{Asn}，就是因为 EF－Tu 不能同时结合 Asp 的侧链羟基和 tRNA^{Asn} 的接受臂。tRNA 上的 TΨC 臂也会影响 EF－Tu 结合 tRNA 的特异性。而哺乳动物和古细菌中，延伸因子 EF－1 还可以与氨酰 tRNA 合成酶形成复合物，提高翻译的起始忠实性。

2. 核糖体在氨酰 tRNA 选择中的忠实性

体内蛋白质翻译的整体差错率为 $6 \times 10^{-4} \sim 5 \times 10^{-3}$，氨酰 tRNA 合成酶的忠实性很高，可达 $10^{-5} \sim 10^{-4}$，翻译错误主要发生在氨酰 tRNA 选择。核糖体不仅可以利用动力学校对的方式进行选择，而且还可以利用诱导契合机制进一步增强选择的特异性。DNA 聚合酶（DNA polymerase，DNAP）、RNA 聚合酶（RNA polymerase，RNAP）和氨酰 tRNA 合成酶也都可以利用这两种机制。核糖体像一台精密的天然氨基酸检测器，即使天然氨基酸被装载到非天然 tRNA 上，也可以被选择。但一般认为，核糖体对氨酰 tRNA 中的氨基酸和 tRNA 都具有专一性。正确的氨酰 tRNA 与核糖体的亲和力大体一致，其中氨基酸和 tRNA 的结构都起作用。

3. 核糖体在转肽后的忠实性

虽然氨酰 tRNA 的选择具有高度的忠实性，但很难避免错误氨基酸的掺入，这时核糖体的转肽后的质量控制机制开始发挥作用。细菌体外翻译实验发现，如果错误氨基酸掺入 A 位，当它移位到 P 位时，会影响核糖体对 A 位氨基酸或 RF 的选择，造成 A 位错误掺入的概率增加，虽不是终止密码子，但 RF 也可以进入 A 位，导致肽链过早释放。虽然已经知道在延伸过程中核糖体 A、P 和 E 位总会有 2 个位点被 tRNA 占据，但只有当 P 或 E 的 tRNA 位配对正确时，才能使 A 位形成特定构象，以结合新进位的氨酰 tRNA。如 P 位 tRNA 错配对，会导致 A 位构象开放，不能与底物发生有效的相互作用，忠实性降低。又如，在翻译的起始阶段，SD 序列起着 E 位 tRNA 的作用，可以防止错误的氨酰 tRNA 掺入。

（三）蛋白质合成终止的忠实性机制

正确的终止需要 RF。RF 的忠实性体现在两方面：①正确识别终止密码子；②引发肽链释放。细菌中，Ⅰ类 RF 中的 RF－1 和 RF－2 可以识别终止密码子，准确率高于氨酰 tRNA 的识别；而Ⅱ类 RF 主要是偶联 GTP 水解和释放Ⅰ类 RF。

RF 识别过程非常复杂，涉及 RF 的主链及侧链、16S rRNA 和水分子等多种结构，作用性质包括极性共价键、离子键、疏水作用和堆积作用等。极端嗜热细菌中，RF－1和 RF－2 主要依赖终止密码子的第 1 位碱基（U1）与其上 1 个特定的 Gly 和 Glu 形成氢键来识别。对第 2 位碱基的识别，RF－2 依赖于其上几个氨基酸形成的 1 个精细开关，RF－1 则通过 Glu 与 Arg 形成离子键识别终止密码子第 2 位碱基（A2）。第 3 个碱基的识别与反密码子三肽关系不大，RF－1 依赖于 H_2O 与 Gln 形成的识别开关，RF－2 则依赖于特定的 1 个 Arg。RF 能够扫描所有的密码子，结合常数也相似。但由于 16S rRNA 上的 A1493 可以妨碍 RF 在有义密码子处的结合，且 RF 上的 1 个组氨酸可以与终止密码子发生堆积，使自己稳定结合在核糖体上，导致有义密码子处 RF 解离常数高出 1000 倍。

第三节　蛋白质翻译后加工

由 DNA 到 RNA 再到多肽链合成的信息传递过程以及这一过程中的主要步骤，已经基本研究清楚。但是，有了一级结构完整的肽链，还不是问题的终结。蛋白质的肽链在翻译的同时或翻译后都会发生多种多样的生化事件，才能成为具有特定结构和功能的成熟的蛋白质，即翻译后加工，也即为蛋白质的成熟。所谓成熟可以理解为以下三层含义：一是蛋白质和肽类正确构象的形成；二是蛋白质或肽类表现出其应有的生物活性；三是蛋白质和肽类被传送到细胞或机体的特定部位。至此，蛋白质才是成熟的蛋白质。蛋白质翻译后加工要经过以下诸多的生化事件，如新生肽链的折叠，二硫键的形成，糖基化作用、羟基化作用、磷酸化作用等 100 多种化学修饰以及蛋白质的分拣和投送等等。

一、翻译后折叠

新生肽链折叠的研究现仍处于初始阶段，它是建立在变性蛋白质去除变性因素后重新折叠的体外研究和一级结构决定高级结构的理论基础之上。经典的自装配学说认为核糖体所合成的多肽链，只要有了一定的氨基酸序列，也应该能够自发地折叠，由它的一级结构决定空间结构。近期的研究结果表明，新生肽链的折叠不是在肽链完全合成之后才开始进行，而是在多肽链合成的早期就已开始，随着肽链的延伸同时进行折叠和构象调整。这与体外蛋白质变性后复性时整条多肽链进行折叠不同。体内环境比在体外控制变性复性的条件要复杂得多，有许多其他因子和蛋白质存在，新生肽链的 N 端一出现，折叠就开始了。另外体内折叠的效率比体外要高得多。研究表明，至少有两类蛋白质因子参与了体内蛋白质折叠过程：一类是酶，包括二硫键异构酶和脯氨酰顺－反异构酶；另一类是分子伴侣（molecular chaperone）。

（一）分子伴侣

分子伴侣也称为监护分子，它是指一类特殊的蛋白质，这类蛋白质在细胞中的功能包括两方面，一方面是防止新生肽链错误的折叠和聚合，另一方面则是帮助或促进这些肽链快速地折叠成正确的三维构型并成熟为具有完整结构和功能的蛋白质。

分子伴侣的作用机制有以下特点：①分子伴侣是细胞内绝大多数蛋白质正确折叠所必需的，虽然没有分子伴侣的参与蛋白质也可以折叠，但常折叠成没有功能的三维结构；②分子伴侣所参与的蛋白质折叠特异性不强或不具有特异性，即一种分子伴侣可以参与很多蛋白质的折叠；③分子伴侣与其作用的多肽链在结构和编码的基因上无直接联系；④分子伴侣的作用机制可能主要是通过疏水序列而识别、伸展多肽链的骨架部分；⑤已发现许多分子伴侣具有 ATP 酶的活性，这可能意味着分子伴侣在与非折叠状态的多肽链结合后，可利用内在的 ATP 酶水解 ATP，从而有利于自身的释放。

分子伴侣主要有热休克蛋白（heat shock proteins，HSP）和伴侣素（chaperonins）等。

1. 热休克蛋白

属于应激反应性蛋白，高温应激可诱导该蛋白合成，各种生物都有相应的同源蛋白，其本身有许多生物学功能。如大肠埃希菌的 Hsp70 能够识别新合成多肽的富含疏水性氨基酸的片段，在折叠发生之前保持肽链呈伸展状态，以避免多肽链内或多肽链之间疏水基团的相互作用引起错误折叠与聚合；折叠发生时，催化 ATP 释放能量驱动折叠并解离 Hsp70 和多肽片段。

2. 伴侣素

约有 85% 的蛋白质能够自发折叠或者在热休克蛋白的帮助下折叠，还有约 15% 的蛋白质需要在热休克蛋白和伴侣素的共同作用下才能完成正确折叠。大肠埃希菌中的伴侣素主要是 GroES – GroEL 复合体，GroEL 由 14 个相对分子质量为 60 000 的相同亚基组成，7 个亚基为一组形成圆环状 7 聚体，2 组圆环状 7 聚体组成一个圆筒形结构；GroES 也是一个 7 聚体，每个亚基的相对分子质量都为 10 000，聚合物的形状像一个能够覆盖在 GroEL 圆筒形结构上的盖子。GroEL 圆筒形结构有一个 5nm 的中空区域，未折叠的多肽链进入这个中空区域，经过多次的结合和解离使多肽链得到正确折叠。每一次的结合与解离都需要 ATP 供能。GroES 的作用是瞬时封闭圆筒形结构的空腔，造成一个有利于肽链折叠的微环境。

（二）蛋白质二硫键异构酶

二硫键是由两个半胱氨酸残基的侧链巯基氧化形成的一种肽链内或肽链间的共价交联，对稳定蛋白质的三维结构起着非常重要的作用，近三分之一的人源蛋白质含有二硫键。在真核细胞中，二硫键的氧化形成主要在内质网腔中进行，因其氧化性环境有利于二硫键的形成，更重要的是内质网腔中有一系列催化二硫键正确形成的氧化还原酶类，其中最重要的一类就是蛋白质二硫键异构酶家族（protein disulfide isomerase family，PDI family）。

到目前为止哺乳动物 PDI 家族成员已经发现了 19 个，它们都含有一个或多个硫氧还蛋白（thioredoxin，Trx）同源结构域，由具有催化中心的 a 型结构域和没有催化中心的 b 型硫氧还蛋白同源结构域以不同的排列方式组合而成。还原型谷胱甘肽（GSH）和氧化型谷胱甘肽（GSSG）构成了细胞内基本的氧化还原体系，与细胞质中的强还原性环境不同，内质网腔是一个与细胞外环境相似的氧化性环境。在内质网腔中，约 50% PDI 的 a 结构域和 a'结构域的活性中心都处于还原状态；约 15% PDI 的两个活性中心都处于氧化状态；约 20% PDI 的 a 结构域活性中心处于氧化态，而 a'结构域的活性中性处于还原态；另外 15% PDI 的 a'结构域活性中心处于氧化态，而 a 结构域的活性中性处于还原态。PDI 活性中心的不同氧化 – 还原状态对其发挥生理功能至关重要。当 PDI 的活性中心处于氧化态时，它可以将活性中心的二硫键传递给底物，使底物形成一对二硫键，同时 PDI 自身活性中心被还原为还原态；当 PDI 的活性中心处于还原态时，它可以催化底物二硫键的异构或夺取底物的二硫键，使自身的活性中心被氧化（图6－22）。

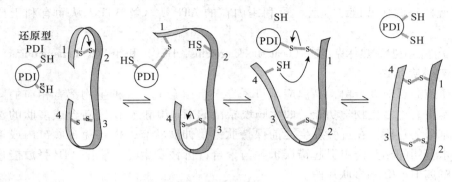

图 6－22　PDI 辅助蛋白质形成正确的二硫键

蛋白质二硫键异构酶家族的成员可以调控不同底物蛋白的二硫键的状态，从而调控特定的功能，如 ERp57 和 PDI 在主要组织相容性复合物（MHC）分子的装配及抗原提呈过程中起到重要作用；ERP5 通过调控整合素（integrin）等分子的二硫键从而调节血小板的激活状态。

（三）肽－脯氨酰顺反异构酶

肽基脯氨酰顺反异构酶（peptidyl prolyl cis/trans isomerase，PPI）广泛分布于各种生物体及各种组织中，多数定位于胞质，但也存在于大肠埃希菌的外周质、红色面包霉的线粒体基质、酵母与果蝇和哺乳动物的内质网中。PPI 在细胞中的基本作用是通过非共价键方式，稳定扭曲的酰胺过渡态，从而催化肽基脯氨酰的顺式与反式旋转体的相互转变（图6－23）。

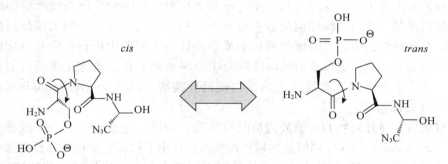

图 6－23　PPI 催化的顺反异构反应

二、翻译后修饰

蛋白质能行使正常功能取决于体内基因表达产物的正确折叠和空间构象的正确形成，而翻译后修饰在这个成熟过程中发挥着重要的调节作用。因为翻译后修饰使蛋白质的结构更为复杂，功能更为完善，调节更为精细，作用更为专一。并且细胞内许多蛋白质的功能也是通过动态的蛋白质翻译后修饰来调控的；细胞的许多生理功能，例如细胞对外界环境的应答，也是通过动态的蛋白质翻译后修饰来实现的。正是这种蛋白质翻译后修饰的作用，使得一个基因并不只对应一个蛋白质，从而赋予生命过程更多的复杂性。因此，阐明蛋白质翻译后修饰的类型、机制及其功能对保障生命有机体的正常运转、预防和治疗相关疾病有着重要意义。

（一）一级结构的修饰

1. 特定氨基酸的共价修饰

蛋白质翻译后修饰是一个复杂的过程，目前在真核生物中存在 20 种以上的修饰类型，比较常见的为糖基化、乙酰化、泛素化、磷酸化以及近年发现的小泛素相关修饰物（small ubiquitinrelated modifier，SUMO）化。

（1）糖基化　蛋白质的糖基化是低聚糖以糖苷的形式与蛋白上特定的氨基酸残基共价结合的过程。蛋白质糖基化可以按照氨基酸和糖的连接方式分为四类：O 位糖基化、N 位糖基化、C 位甘露糖化以及糖磷脂酰肌醇（glycophosphatidylinositol，GPI）锚定连接。O 位糖基化多发生在临近脯氨酸的丝氨酸或苏氨酸残基上，糖基化位点处的蛋白多为 β 构型，O 位多聚糖以逐步加接单糖的形式形成低聚糖。目前没有发现特异的蛋白序列作为糖基化位点，O 位糖基化反应发生在细胞内两个部位，一是在高尔基体上，一是在细胞核或细胞质中。发生在高尔基体上的糖基化起始于丝氨酸和苏氨酸羟基上连接 N - 乙酰半乳糖胺、N - 乙酰葡萄糖胺、甘露糖、海藻糖等的还原端，分泌蛋白和膜结合蛋白 O 位糖基化发生在 N 位糖基化及蛋白折叠之后，在高尔基体顺面上完成；发生在细胞核和细胞质中的糖基化是在丝氨酸或苏氨酸残基上连接一个单糖（N - 乙酰葡萄糖胺）。在哺乳动物体内最常见的 O 位糖基化形式是由 GalNAc 转移酶催化的 O - GalNAc 糖基化，进而连接 Gal、GalNAc 或者 GlcNAc 部分。N 位糖基化是由内质网上的糖基转移酶催化，在内分泌蛋白和膜结合蛋白的天冬酰胺残基的氨基上结合寡糖的过程。普遍认为 N 位糖基化发生在蛋白 Asn - Xaa - Ser/Thr（Xaa 为除脯氨酸外的所有氨基酸残基）序列上，少数情况下 Asn - Xaa - Cys 序列也作为糖基化位点。

蛋白质的糖基化在许多生物过程中起着重要的作用，如免疫保护、病毒的复制、细胞生长、细胞与细胞之间的黏附、炎症的产生等。很多蛋白，如转录因子、核小孔蛋白、热休克蛋白、RNA 聚合酶Ⅱ、致癌基因翻译产物和酶等，都存在糖基化翻译后修饰方式。糖基化异常经常导致疾病的发生。在帕金森病、风湿性关节炎和其他与自由基相关的疾病患者体内，检测到铁转移蛋白糖基化水平过高。铁转移蛋白是一种糖基化的金属转运血清蛋白，糖基化稳定了铁转移蛋白，间接地调节了铁离子的平衡。另有大量文献报道糖基化的紊乱与迅速发展的肌营养不良相关，Muntoni 等通过对糖基转移酶活性的鉴定，发现导致肌肉营养失调的新机制，该病患者普遍存在非正常的 α - dystroglycan 糖基化。

（2）乙酰化　乙酰化修饰主要发生在组蛋白上，是由组蛋白乙酰转移酶（HAT）催化的，其反过程去乙酰化由组蛋白去乙酰酶（histone deacetylases，HD 或者 HDAC）催化。核心组蛋白的 N 末端富含赖氨酸，在生理条件下带正电，可与带负电的 DNA或相邻的核小体发生作用，导致核小体构象紧凑及染色质高度折叠。乙酰化使组蛋白与 DNA 间的作用减弱，导致染色质构象松散，这种构象有利于转录调节因子的接近，使得 DNA 可以和转录因子结合，促进基因的转录。去乙酰化则抑制基因转录。

（3）泛素化　虽然泛素化所涉及的是蛋白的降解过程，但是研究表明这个过程对有机体的有序进行是必不可少的。泛素由 76 个氨基酸组成，高度保守，普遍存在于真核细胞内。共价结合泛素的多聚泛素蛋白质能被 26S 蛋白酶体识别并降解，这是细胞内短寿命蛋白和一些异常蛋白降解的普遍途径。该降解过程中需要三种酶的参与：泛素活化酶（E1）、泛素结合酶（E2）和泛素蛋白质连接酶（E3）。其中 E3 负责对蛋白质的特异性识别，E2 和 E1 介导蛋白酶体的激活（图 6 – 24）。

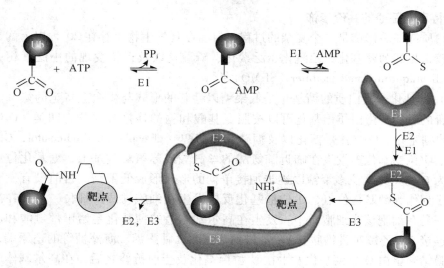

图 6 – 24　蛋白质的泛素化过程
E1：泛素活化酶；E2：泛素结合酶；E3：泛素蛋白连接酶

（4）硫酸化　在有机体内，磷酸化是蛋白翻译后修饰中最为广泛的共价修饰形式，同时也是原核生物和真核生物中最重要的调控修饰形式。磷酸化对蛋白质功能的正常发挥起着重要调节作用，涉及多个生理、病理过程，如细胞信号转导，肿瘤发生，新陈代谢，神经活动，肌肉收缩以及细胞的增殖、发育和分化等。该过程主要是通过蛋白质磷酸化激酶将 ATP 的末端磷酸基团转移到蛋白的特定位点上，如 Ser、Thr 和 Tyr 残基上，而其逆向过程则由蛋白质磷酸酶去除相应的磷酸基团。正是这两种酶的相反作用及其中所涉及的能量消耗与生成，使磷酸化成为体内很多生理活动调控的首要方式，并且是目前所知的最主要的信号传导方式。

（5）SUMO 化　SUMO 分子是一种近年发现的泛素样分子，也参与蛋白质翻译后修饰，但是不介导靶蛋白的蛋白酶体降解，而是可逆性修饰靶蛋白，参与靶蛋白的定位及功能调节过程。SUMO 是由多个成员组成的蛋白质家族。酵母和果蝇各有 1 个 SUMO 编码基因；哺乳动物至少有 3 个，分别表达 SUMO1、SUMO2 和 SUMO3；植物可以表达 8 种 SUMO。SUMO 约含有 100 个氨基酸残基，其 C 端与泛蛋白有 18% 同源性，并且两者的四级结构都具有典型的"泛蛋白折叠"。与泛蛋白不同的是，SUMO 的 N 端有一段长度可变的无序区，含有 15～20 个氨基酸残基，可能参与介导蛋白质之间相互作用。

2. N 端 Met 的切除

蛋白质合成过程都是以甲酰化甲硫氨酸为起始氨基酸的，但是，实际上天然蛋白质多数没有这样的 N 末端。细胞内脱甲酰基酶和氨基肽酶可以除去 N – 甲酰基或 N 端氨基酸，这一过程在肽链尚在延伸时就有可能发生。

3. 二硫键形成

mRNA 中没有编码胱氨酸的密码子，但许多蛋白质都含有二硫键，这是多肽链合成后通过两个半胱氨酸的氧化作用生成的，二硫键对于维系蛋白质的空间构象很重要。如核糖核酸酶肽链中的 8 个半胱氨酸残基构成了 4 对二硫键，此 4 对二硫键对它的酶活性是必需的。二硫键也可以在链间形成，使蛋白质分子的亚单位聚合。

4. 多蛋白加工

真核生物 mRNA 的翻译产物为单一多肽链，有时这一肽链经不同的切割加工，可产生多个功能不同的蛋白质或多肽，此类原始肽链称为多蛋白（polyprotein）。例如垂体前叶所合成的促黑激素与促肾上腺皮质激素（ACTH）的共同前体物——鸦片促黑皮质素原（proopiomelano – cortin，POMC）是由 265 个氨基酸残基构成的多肽，经不同的水解加工，可生成至少 10 种不同的肽类激素，包括：ACTH、α – 促黑激素（α – MSH）、β – 促黑激素（β – MSH）、γ – 促黑激素（γ – MSH）、α – 内啡肽（α – endorphin）、β – 脂酸释放激素（β – lipotropin，β – LT）、γ – 脂酸释放激素（γ – lipotropin，γ – LT）、甲硫氨酸脑啡肽（Met-enkephalin）等活性物质（图 6 – 25）。

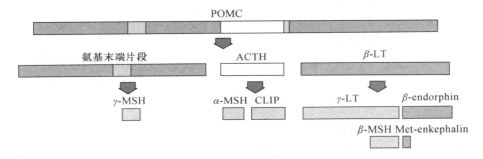

图 6 – 25　鸦片促黑皮质素原的加工

5. 内含肽的剪接

蛋白质内含子（intein）是指前体蛋白中的一段插入序列，它在蛋白质翻译后的成熟过程中能自我催化，使自身从前体蛋白中切除，并将其两侧称为蛋白质外显子（extein）的多肽片段以正常的肽键连接形成有功能的成熟蛋白质。1990 年，分别由 Kane 和 Hirata 领导的研究小组同时在酵母中发现蛋白质剪接（protein splicing）现象。1994 年，Perler 将"插入片段"正式命名为"intein"，即蛋白质内含子，并将其定义为现象在蛋白质成熟过程中被剪切掉的一段框内融合于前体蛋白的氨基酸序列。蛋白质内含子两端的序列称为"extein"，即蛋白质外显子。

蛋白质内含子不同于 RNA 内含子，前者存在于蛋白质中，后者则存在于 mRNA 前体中。然而，蛋白质内含子与 RNA 内含子（intron）也有相似之处，它们都插入到基因中，通过自身剪接从前体中剪接下来，将两边的前体连接。

每一个蛋白质内含子都包含 N 端剪接结构域和 C 端剪接结构域。内含子不依赖其他任何因素催化蛋白质就可以剪接。蛋白质顺式剪接（cis – splicing）包括 4 步亲核反应。第一步，蛋白质内含子 N 端的第一个保守氨基酸 Cys 或 Ser 引起酰基化重排，N 端蛋白质外显子与蛋白质内含子之间的肽键被打开，形成硫酯键或酯键。第二步，C 端蛋白质外显子的第一位氨基酸 Cys、Ser 或 Thr 的巯基或羟基攻击第一步反应形成的硫酯键或酯键，导致 N 端蛋白质外显子以硫酯键或酯键连接到 C 端蛋白质外显子的第一位氨基酸残基的侧链上。蛋白质内含子的 N 端剪接点被切断，形成分支中间体（branched intermediate）。第三步，蛋白质内含子 C 端的 Asn 或 Gln 侧链上的酰胺基攻击 C 端剪接点的肽键，导致该剪接点断裂。至此，蛋白质内含子与两侧的蛋白质外显子分开。第四步，通过自发的 S－N 或 O－N 之间的酰基化重排，两个蛋白质外显子之间的硫酯键或酯键转变成正常的肽键。这样，就完成了标准的蛋白质剪接反应（图6－26）。

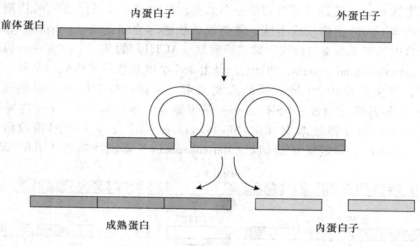

图 6－26 蛋白质内含子剪接过程

（二）高级结构的修饰

多肽链合成后，不仅要折叠形成正确的空间构象，有些蛋白质还要经过空间结构的修饰，才能成为具有全部功能的蛋白质。

1. 亚基聚合

三级结构是蛋白质拥有生物活性的最基本结构，有些多亚基的蛋白质还拥有四级结构。如乳酸脱氢酶由四个亚基组成，亚基有 2 种，一种是 M 型，另一种是 H 型。来自于骨骼肌的乳酸脱氢酶 M 型比例较高，而来自于心肌的乳酸脱氢酶 H 型亚基比例较高。又如血红蛋白也是由四个亚基组成的，亚基也有 2 种，不同的是所有的血红蛋白都是由 2 个 α 亚基和 2 个 β 亚基组成的。

2. 辅基连接

根据是否有辅基，蛋白质可以分为单纯蛋白质和结合蛋白质。单纯蛋白质就是只由氨基酸组成的蛋白质；而结合蛋白质除了氨基酸以外还有其他成分，如糖蛋白、脂蛋白、核蛋白和金属蛋白等，以及血红蛋白和细胞色素类中的铁卟啉，大量酶蛋白中的辅酶等。

三、翻译后转运

真核细胞有复杂的膜结构，细胞内各种细胞器都是被膜所隔离的。蛋白质的生物合成发生在细胞质内，如果合成的蛋白质是在其他细胞器内发挥作用，就存在转运的问题。如有些蛋白质需要转运出细胞膜成为分泌蛋白，有些需要转运到线粒体发挥作用，还有些需要转运到细胞核内等。所有靶向转运的蛋白质结构中都存在分选信号，主要为 N 末端特异氨基酸序列，可引导蛋白质转运到细胞的适当部位，这类序列称为信号序列。信号序列是决定靶向转运特性的重要元件，因此，指导蛋白质靶向转运的信息存在于它的一级结构之中。表 6-3 列出了部分靶向转运的蛋白质的信号序列或成分。

表 6-3　靶向输送蛋白质的信号序列或成分

靶向输送蛋白	信号序列或成分
分泌型蛋白，输入 ER	N 端信号肽，13～36 个氨基酸残基
内质网腔驻留蛋白	N 端信号肽，C 端 – Lys – Asp – Glu – Leu – COOH
内质网膜蛋白	N 端信号肽，C 端 KKXX 序列（X 为任意氨基酸残基）
线粒体蛋白	N 端信号肽，两性螺旋，12～30 个残基，富含 Arg、Lys
核蛋白	核定位序列
过氧化物酶体蛋白	C 端 SKL 序列
溶酶体蛋白	Man – 6 – P（甘露糖 – 6 – 磷酸）

真核生物主要有两种类型的蛋白质运送方式：一种是信号肽引导的经内质网膜运送途径；另一种是导肽（leadingpeptide）引导的通过线粒体、叶绿体、过氧化物体、乙醛酸体的膜运输途径。这两种运输途径又可以看作"翻译后转运"及"翻译时转运"的差别。对于那些翻译后定位的蛋白质，在细胞质中游离核蛋白体上合成之后释放入细胞质，其中一些蛋白质具有线粒体定位信号或核定位信号。翻译时进行定位的蛋白质通常在与内质网膜结合的核蛋白体（即统称粗面内质网）上合成，合成的同时进入内质网，经过高尔基体后穿出细胞质膜。

针对这两种运送方式，我们将介绍两个与蛋白质运送有关的理论，即信号肽假设及导肽假设。

（一）信号肽假说

信号肽假说认为，编码分泌蛋白的 mRNA 在翻译时首先合成 N 末端带有疏水氨基酸残基的信号肽，它被内质网膜上的受体识别并与之结合。信号肽经由膜中蛋白质形成的孔道到达内质网内腔，随即被位于腔表面的信号肽酶水解。由于它的引导，新生的多肽能够通过内质网膜进入腔内，最终被分泌到胞外。翻译结束后，核糖体亚基解聚、孔道消失，内质网膜又恢复原先的脂双层结构（图 6-27）。

信号肽位于分泌蛋白的 N 端，一般由 15～30 个氨基酸组成，包括三个区：一个带正电的 N 末端，称为碱性氨基末端；一个中间疏水序列，以中性氨基酸为主，能够形成一段 α 螺旋结构，是信号肽的主要功能区；一个较长的带负电荷的 C 末端，含小分子氨基酸，是信号序列切割位点，也称加工区。

当信号肽序列合成后，被信号识别颗粒（signal recognition particle，SRP）所识别，蛋白质合成暂停或减缓。信号识别颗粒将核糖体携带至内质网上，蛋白质合成重新开始。在信号肽的引导下，新合成的蛋白质进入内质网腔，而信号肽序列则在信号肽酶的作用下被切除。

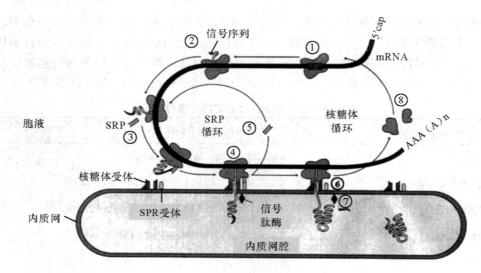

图 6 - 27   信号肽假说

信号识别颗粒是一个宽 5～6 nm，长 23～24 nm 长条状的结构，含有 6 种蛋白和一个小的 7S RNA（305 碱基），此 7S RNA 提供蛋白的结构骨架，没有这个骨架蛋白不能装配（图 6 - 28）。SRP 有三个重要的功能：①和新生的分泌蛋白的信号肽相结合；②和位于膜上的蛋白受体相结合；③延伸制动。

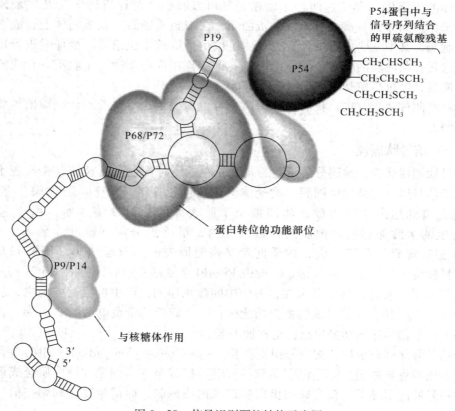

图 6 - 28   信号识别颗粒结构示意图

（二）导肽假说

除了分泌蛋白外，体内还存在一类跨膜蛋白质，如线粒体、叶绿体、过氧化物酶体、乙醛酸体等的膜蛋白质，它们的运送不能用信号肽假设理论来解释，因而科学家们提出"导肽"牵引和定位学说。与边翻译边运输的分泌蛋白不同，由导肽牵引的蛋白质是属于合成后再分选和运输的。导肽位于蛋白质前体的 N 端，约含 20～80 个氨基酸残基。导肽所引导的"前体"蛋白通过细胞膜时，被 1～2 种多肽酶水解后转化为成熟型蛋白质。导肽的特征是：①带正电荷的碱性氨基酸（精氨酸）残基含量较丰富，它们分散于不带电荷的氨基酸残基之间；②缺失带负电荷的酸性氨基酸残基；③羟基氨基酸含量较高；④有形成两亲 α - 螺旋结构的能力。

导肽运送蛋白质时具有以下特点：①需要受体；②消耗 ATP；③需要分子伴侣；④要电化学梯度驱动；⑤要信号肽酶切除信号肽；⑥通过接触点进入；⑦非折叠形式运输。

第四节　药物对蛋白质翻译过程的影响

阻断蛋白质生物合成的药物很多，各种药物的作用对象有所不同，其作用机制也各不相同。如链霉素、氯霉素等阻断剂主要作用于细菌，故可用作抗菌药物；环己酰亚胺又名放线菌酮，作用于哺乳类动物，故对人体是一种毒物，仅用于医学研究；多种细菌毒素与植物毒素也是通过抑制人体蛋白质合成而致病的。

一、抗生素

抗生素为一类微生物来源的药物，可杀灭或抑制细菌。抗生素可以通过直接阻断细菌蛋白质生物合成而起抑菌作用，比如红霉素能与原核生物核糖体 50S 大亚基结合，抑制转位酶 EF - G 活性，阻止肽酰 tRNA 从 A 位转到 P 位，使翻译中断。某些抗生素抑制蛋白质生物合成机制见表 6 - 4。

表 6 - 4　常见药物对蛋白质生物合成抑制的机制

药物	作用机制
林可霉素	抑制原核生物大亚基上的肽酰基转移酶活性，抑制转肽反应
稀疏霉素	抑制原核生物大亚基上的肽酰基转移酶活性，抑制转肽反应
氯霉素	抑制原核生物大亚基上的肽酰基转移酶活性，抑制转肽反应
红霉素	作用于原核生物大亚基，抑制移位反应
黄色霉素	阻止 EF - Tu - GDP 与核糖体解离，抑制进位反应
夫西地酸	结合 EF - G - GDP，阻止它与大亚基解离，抑制延伸反应
链霉素	导致 mRNA 误读，抑制起始反应
四环素	抑制起始氨酰 tRNA 与原核生物小亚基结合

二、干扰素

干扰素（interferon，IFN）是真核细胞感染病毒后分泌的一类具有抗病毒作用的蛋白质，可抑制病毒繁殖，保护宿主细胞。干扰素分为 IFN - α（白细胞型）、IFN - β

（成纤维型）和 IFN－γ（淋巴细胞型）三大族类，每族类各有亚型，分别有各自的特异作用。干扰素抗病毒的作用机制有两点。①激活一种蛋白激酶　干扰素在某些病毒的双链 RNA 存在时，能诱导 eIF－2 蛋白激酶活化。活化的激酶使真核生物 eIF－2 磷酸化失活，从而抑制病毒蛋白质合成。②间接活化内切核酸酶使 mRNA 降解　干扰素先与双链 RNA 共同活化 2′，5′－寡聚腺苷酸合成酶，使 ATP 以 2′，5′－磷酸二酯键连接，聚合为 2′，5′－寡聚腺苷酸。2′，5′－寡聚腺苷酸再活化一种内切核酸酶 RNase L，后者使病毒 mRNA 发生降解，阻断病毒蛋白质合成。

干扰素不仅可以抑制病毒蛋白质的合成，而且几乎对病毒感染的所有过程均有抑制作用，如吸附、穿入、脱壳、复制、表达、颗粒包装和释放等。此外，干扰素还有调节细胞生长分化、激活免疫系统等作用，因此有十分广泛的临床应用。

三、毒素

抑制人体蛋白质合成的毒素，常见者为细菌毒素和植物毒素。细菌毒素有多种，如白喉毒素、绿脓毒素、志贺毒素等，它们多在肽链延长阶段抑制蛋白质的合成，其中以白喉毒素的毒性最大。

1. 白喉毒素

白喉毒素（diphtheria toxin）是白喉杆菌产生的毒蛋白，它对人体及其他哺乳动物的毒性极强，其主要作用是抑制蛋白质的生物合成。

白喉毒素由 A、B 两个亚基组成。A 亚基起催化作用，B 亚基帮助 A 亚基进入细胞。B 亚基可与细胞表面的特异受体结合，使毒素 A、B 两亚基之间的二硫键还原，A 亚基即释出进入细胞。进入细胞质的 A 亚基可使辅酶 I 与真核生物延长因子 eEF－2 产生反应，造成 eEF－2 失活，抑制蛋白质的合成。铜绿假单胞菌的外毒素 A 与白喉毒素作用机制相似。

2. 植物毒素

某些植物毒素也是肽链合成的阻断剂，比如南方红豆所含的红豆碱和蓖麻籽所含的蓖麻蛋白都可与真核生物核糖体 60S 大亚基结合，抑制肽链延长。

蓖麻蛋白毒力很强，对某些动物每千克体重仅 0.1pg 就足以致死。蓖麻蛋白的毒力为同等重量氰化钾毒力的 6000 倍，曾被用作生化武器。该蛋白质亦由 A、B 两链组成，两链由 1 个二硫键相连。B 链是凝集素，通过与细胞膜上含半乳糖苷的糖蛋白（或糖脂）结合附着于动物细胞的表面。附着后，二硫键还原，A 链随即释放进入细胞与 60S 大亚基结合，切除 28S rRNA 的 4324 位腺苷酸，间接抑制 eEF－2 的作用，使肽链延长受阻。另外，A 链在蛋白质合成的无细胞体系中可发挥直接作用，但对于完整细胞，则必须有 B 链帮助才能进入细胞，抑制蛋白质的合成。

 思考题

1. 遗传密码有哪些特点？
2. 核蛋白体的主要组成及工作原理？
3. 氨酰 tRNA 合成酶在蛋白质合成中的作用是什么？

4. 原核生物翻译的起始阶段包括哪些步骤？
5. 肽链延伸的过程包括哪些步骤？
6. 真核生物翻译的起始阶段包括哪些步骤？
7. 真核生物与原核生物蛋白质合成的主要异同点有哪些？
8. 蛋白质翻译后加工主要包括哪些形式？
9. 信号肽假说的主要内容是什么？
10. 导肽运输蛋白质具有哪些特点？

（田 浤）

第七章　基因表达与调控

经历了 50 多年的研究，基因表达与调控已深入到高等真核生物生长、发育、细胞分化、肿瘤发生和细胞凋亡等生物学基础领域。这些发展都源于早期对原核生物基因表达调控的研究。

原核生物基因表达在转录、翻译和 DNA 复制等 3 个层次上进行调控，不同层次的调控方式不同，其中最主要的是基因转录调控。尽管原核细胞较真核细胞相对简单，但也已具备基因表达调控的许多特征，如调控型基因、正调控与负调控等。营养状况和环境因素对原核生物基因表达起着举足轻重的影响。在真核生物尤其是高等真核生物中，激素水平和发育阶段是调控基因表达的最主要手段，营养和环境因素的影响力大为下降。

第一节　概　述

人类基因组中约含 3 万个基因，但在某一特定时期，只有少数的基因处于转录激活状态，其余大多数基因则处于静息状态。一般来说，处于转录激活状态的基因仅占 5%。通过基因表达（gene expression）合成特异性蛋白质，从而赋予细胞特定的生理功能或形态，以适应内外环境的改变。基因表达是指基因通过转录和翻译而产生蛋白质产物，或转录后直接产生 RNA 产物（如 tRNA、rRNA 等）的过程。在不同时期和不同条件下，基因表达的开启或关闭以及基因表达速率均受到调节和控制，这种作用称基因表达调控（gene regulation）。病毒、细菌，乃至高等哺乳类动物，基因表达均存在严格的规律性，即时间特异性和空间特异性。基因表达的时间、空间特异性由特异基因的启动子或增强子与调节蛋白相互作用决定。

一、基因表达的多级水平调控

基因的结构活化、转录起始、转录后加工及转运、mRNA 降解、翻译及翻译后加工、蛋白质降解及蛋白质定向运输等均为基因表达调控的控制点（图 7 – 1），其中转录水平是基因表达的基本控制点。

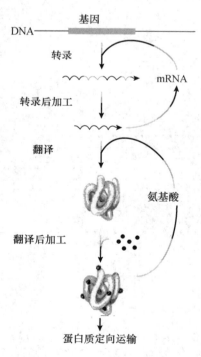

图 7 – 1　基因表达调控的多级水平

二、基因转录激活调节基本要素

（一）DNA 序列

有一些基因的产物具有维持生物的生长、细胞分裂等基本功能，在生长着的细胞中总是处于活性状态，不易受环境条件的影响，有精密的调控机制以保持基因的表达水平处于恒定状态，这些基因称为组成型基因（constitutive genes）或管家基因（housekeeping genes），如参加三羧酸循环和糖酵解的酶的基因等。GAPDH（3 - 磷酸甘油醛脱氢酶）是参与糖酵解的一种关键酶，由 4 个相对分子质量为 30 000 ~ 40 000 的亚基组成，总的相对分子质量为 146 000。GAPDH 几乎在所有组织中都高水平表达，广泛用作 Western blot 蛋白质标准化的内参。与组成型基因相对应的称为可调节基因（regulated gene）又叫奢侈基因（luxury gene），是在特殊的细胞类型中为特化功能蛋白质编码的基因，其表达和调控机制都受到环境条件的影响。如果某种信号使基因的表达水平提高，基因的产物增多，这种基因被称为"可诱导基因"，这个过程叫作"诱导（induction）"；相反基因表达水平降低，产物减少的过程叫作"阻遏（repression）"。

基因表达的调控是通过各种元件来实现的。活性的调节主要是通过顺式作用元件（cis - acting element）和反式作用因子（trans - acting factor）的相互作用而实现的。顺式作用元件指对基因的表达有调节活性的 DNA 序列，其活性只影响与其同处在一个 DNA 分子上的基因，这种 DNA 序列不编码蛋白质，多位于基因旁边或内含子中。根据顺式作用元件在基因中的位置、转录激活作用的性质及发挥作用的方式，这些功能元件分为启动子、终止子、增强子、衰减子、沉默子和各种应答元件等。启动子（promoter）是位于转录单位开始位置上的序列，位于启始点上游。启动子序列的不同导致 DNA 模板与 RNA 聚合酶的结合效率不同，因而对转录启始有极大影响。终止子（terminator）是位于转录结束位置上的序列。增强子（enhancer）通过启动子来增强基因的转录，属于远端调控元件，作用与启动子的位置无关，无方向性，无专一性，有组织器官特异性，多为重复序列。这些调控元件都属于顺式调控元件，它们本身又受到反式作用因子（如 RNA 聚合酶、转录因子等）的调节。

（二）调节蛋白

原核调节蛋白分为三类：特异因子、激活蛋白和阻遏蛋白。特异因子决定 RNA 聚合酶对一个或一套启动序列的特异性识别和结合能力。其中阻止基因转录，通过阻遏蛋白结合操纵序列转录水平的调控方式称为负调控（negative regulation）。相反，开启结构基因转录，借助于激活蛋白结合启动序列邻近的 DNA 序列，促进 RNA 聚合酶与启动序列的结合，增强 RNA 聚合酶活性，称为正调控（positive regulation）。激活蛋白（activator），或叫作激活子，又称无辅基诱导蛋白（apoinducer），是由调节基因编码的正调控系统中的调节蛋白，可以开启结构基因的转录，激活蛋白失活将导致基因不可诱导或超阻遏（不能除阻遏）。阻遏蛋白（repressor）是在负调控系统中由调节基因编码的调节蛋白，蛋白本身或与辅阻遏物一起与操纵基因结合，阻遏操纵子中结构基因的转录可被诱导物结合而变构失活，导致不可阻遏或去阻遏。

真核调节蛋白又称转录因子（transcription factor），绝大多数真核转录调节因子由某一基因表达后，通过与特异的顺式作用元件相互作用（DNA - 蛋白质相互作用）反式激活另一基因的转录，故称反式作用因子。真核生物基因在无转录因子存在时处于不表达状态，因为 RNA 聚合酶自身无法直接启动基因转录，只有当转录因子与启动子结合后，基因才能开始转录。

（三）DNA - 蛋白质、蛋白质和蛋白质相互作用

DNA - 蛋白质相互作用指反式作用因子与顺式作用元件之间的特异识别及结合，这种结合通常是非共价结合。绝大多数调节蛋白结合 DNA 前需通过蛋白质 - 蛋白质相互作用形成二聚体或多聚体。所谓二聚化就是指两分子单体通过一定的结构域结合成二聚体，它是调节蛋白结合 DNA 时最常见的形式。由同种分子形成的二聚体称同二聚体，异种分子间形成的二聚体称异二聚体。除二聚化或多聚化反应，还有一些调节蛋白不能直接结合 DNA，而是通过蛋白质 - 蛋白质相互作用间接结合 DNA，调节基因转录。

（四）操纵子（operon）

原核细胞中功能相关的基因常常偶连在一起转录，受同一个启动子的控制，这样的基因表达协调单位叫作操纵子。操纵子是由操纵基因（operator gene）以及相连的若干结构基因所组成的基因表达和调节的单位，一般包括以下三个组成部分。①结构基因：指编码一些参与细胞内代谢途径的酶类的基因，它们的表达受共同的调控；②控制元件：如操纵基因序列（operator sequence），是一段 DNA 序列，调节结构基因的转录；③调节基因（regulator gene）：基因的产物可以识别控制元件，从而调节结构基因的转录。调节基因是参与其他基因表达调控的基因，编码的产物是 RNA 或蛋白质（图 7 - 2）。

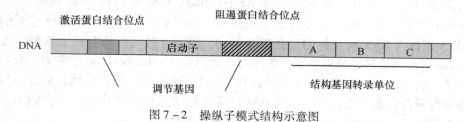

图 7 - 2　操纵子模式结构示意图

调节基因的产物通过与 DNA 序列上的特定位点结合来控制靶基因的表达，可以使基因的表达上升（正调控）或下降（负调控）。调节基因位于受调节基因的上游，但也有例外。

如图 7 - 3 所示，效应物（effector）是可以与调节蛋白协同，开启或关闭操纵基因、诱导或阻遏操纵子中结构基因表达的小分子物质，可以分为诱导物和辅诱导物。诱导物（inducer）也叫抗阻遏物，能够诱导操纵子中结构基因表达，一般是诱导酶的作用底物或结构类似物。诱导物与激活蛋白或阻遏蛋白作用，实现可诱导的正调控或负调控。辅诱导物（co - inducer）与阻遏蛋白相互作用使操纵子去阻遏，使结构基因得以表达。阻遏物（repressor）是结合在一个基因或操纵子的转录起始点上游特定序列（如操纵基因）上的蛋白质，阻止基因的转录。辅阻遏物（co - repressor）也是效应物的一类，可以与阻遏蛋白结合，关闭操纵基因；或与激活蛋白结合使之失活，从而使结构基因不能转录。辅阻遏物一般是合成代谢操纵子中的结构基因的产物或类似物。

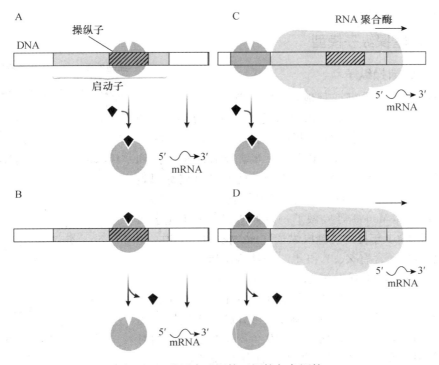

图 7 – 3　基因表达调控正调控与负调控

A. 基因负调控，结合阻遏蛋白阻止转录；黑色菱形代表诱导物
B. 基因负调控，结合阻遏蛋白阻止转录；黑色菱形代表辅阻遏物
C. 基因正调控，结合激活蛋白增强转录；黑色菱形代表阻遏物
D. 基因正调控，结合激活蛋白增强转录；黑色菱形代表辅诱导物

三、基因表达调控的生物学意义

1. 适应环境、维持生长和增殖

生命体中的所有活细胞都必须对外环境变化做出适当反应，调节代谢。这种能力总是与某种或某些蛋白质分子的功能有关，即与相关基因表达有关。生物体通过调节基因表达来适应环境是普遍存在的，如经常饮酒者体内醇氧化酶活性高即与相应基因表达水平升高有关。

2. 维持个体发育与分化

在多细胞个体生长、发育的不同阶段，细胞中的蛋白质分子种类和含量差异很大，即使在同一生长发育阶段，不同组织器官内蛋白质分子分布也存在很大差异，这些差异是调节细胞表型的关键。高等哺乳类动物各种组织、器官的分化、发育都是由一些特定基因控制的，当某种基因缺陷或表达异常时会出现相应组织或器官的发育异常。

第二节　原核生物基因表达调控

原核生物基因表达调控的几个特点：①多组成操纵子进行调控；②以负调控为主；

③调控主要发生在转录水平。

一、乳糖操纵子模型

（一）乳糖操纵子

在环境中没有乳糖或其他β-半乳糖苷时，大肠埃希菌合成β-半乳糖苷酶量极少；加入乳糖2~3分钟后，细菌大量合成β-半乳糖苷酶，其量可提高千倍以上。在以乳糖作为唯一碳源时，菌体内的β-半乳糖苷酶量可占到细菌总蛋白量的3%，这种典型的诱导现象是研究基因表达调控的极好模型。针对大肠埃希菌利用乳糖的适应现象，法国的 Jacob 和 Monod 等人做了一系列遗传学和生化学研究实验，于1961年提出乳糖操纵子（lac operon）学说。

乳糖操纵子含有 Z、Y 和 A 三个结构基因。Z 基因长3510 bp，编码含1170个氨基酸、相对分子量为135 000的多肽，以四聚体形式组成有活性的β-半乳糖苷酶，催化乳糖转变为异乳糖（allolactose），再分解为半乳糖和葡萄糖；Y 基因长780 bp，编码由260个氨基酸组成、相对分子量30 000的半乳糖苷透性酶，促使环境中的乳糖进入细菌（见图7-4）；A 基因长825 bp，编码含275氨基酸、分子量为32 000的半乳糖苷转乙酰基酶，以二聚体活性形式催化半乳糖的乙酰化。

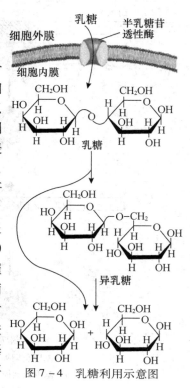

图7-4　乳糖利用示意图

P 是转录 Z、Y、A 所需要的启动子，调控基因 I 编码合成调控蛋白R，R 能与 O 结合而阻碍从 P 开始的基因转录，所以 O 就是调节基因开放的操纵序列，乳糖能改变 R 的结构使其不能与 P 结合，因而乳糖浓度增高时基因就开放转录，合成所编码的酶类，这样大肠埃希菌就能适应外界乳糖供应的变化从而改变利用乳糖的状况，这个模型是人们在科学实验的基础上第一次开始认识基因表达调控的分子机制。同时，Z 基因5′侧具有大肠埃希菌核蛋白体识别结合位点（ribosome binding site，RBS）特征的 Shine-Dalgarno（SD）序列，因而当乳糖操纵子开放时，核蛋白体能结合在转录产生的 mRNA 上。由于 Z、Y、A 三个基因头尾相接，上一个基因的翻译终止子靠近下一个基因的翻译起始子，因而同一

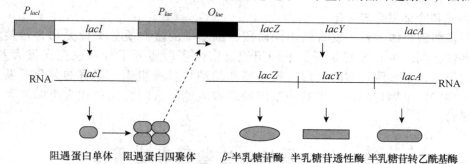

图7-5　乳糖操纵子模型图

个核蛋白体能沿此转录生成的多顺反子（polycistron）mRNA 移动，在翻译合成了上一个基因编码的蛋白质后，不是从 mRNA 上掉下来，而是继续沿 mRNA 移动合成下一个基因编码的蛋白质，依次合成基因群所编码的所有蛋白质（图 7-5）。

（二）细菌的二次生长曲线

大肠埃希菌可以利用葡萄糖、乳糖、麦芽糖、阿拉伯糖等作为碳源而用于生长繁殖。当培养基中有葡萄糖和乳糖时，细菌优先使用葡萄糖；当葡萄糖耗尽，细菌停止生长，经过短时间的适应，就能利用乳糖，细菌继续呈指数式繁殖增长（图 7-6）。细菌利用葡萄糖的酶是组成型表达的；利用乳糖的酶是诱导型表达的。这种现象以前叫"葡萄糖效应"，现在叫作"降解物阻遏（catabolite repression）"。

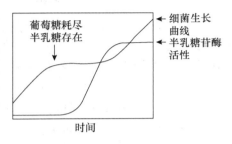

图 7-6　细菌二次生长曲线图

产生降解物阻遏的主要原因是乳糖操纵子的启动子比较弱，不能引起乳糖操纵子结构基因的强烈表达。结构基因的强烈表达除了要求阻遏蛋白被解除外，还要求有一个调节蛋白 CRP，CRP 结合在启动子的上游处，可以使基因的转录增强 50 倍（图 7-7）。

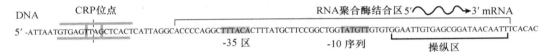

图 7-7　乳糖操纵子 CRP 作用位点

cAMP 受体蛋白（cAMP receptor protein，CRP）又称降解物基因活化蛋白（catabolite gene activator protein，CAP）。CRP 的活性由 cAMP 调节，当 CRP 结合 cAMP 之后产生活性，结合在操纵子的启动子附近，对结构基因的转录有增强作用。当细胞利用葡萄糖时，分解产物抑制酰苷酸环化酶的活性并活化磷酸二酯酶，细胞内的 cAMP 水平下降，CRP 没有活性，乳糖操纵子不能启动转录；当葡萄糖水平下降，细菌利用乳糖时，cAMP 水平提高，CRP 有活性，引起操纵子结构基因的转录（图 7-8）。

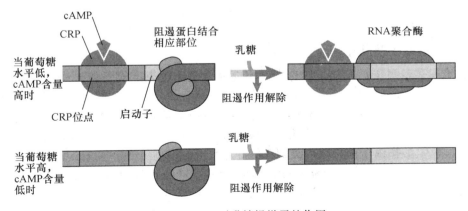

图 7-8　CRP 对乳糖操纵子的作用

细菌的二次生长曲线说明乳糖操纵子是一个双因子调节系统，乳糖操纵子相关酶的表达需要 2 个调节蛋白的共同参与，一个是正调节蛋白 CRP，一个是负调节蛋白（阻遏蛋白）。当阻遏蛋白解除后，没有 CRP 基因也几乎不转录；当只有 CRP 而阻遏蛋白没有解除时，基因也不转录；只有当阻遏解除且 CRP 存在时，基因才开始转录。

二、色氨酸操纵子模型

色氨酸是构成蛋白质的组分，一般的环境难以给细菌提供足够的色氨酸，细菌生存繁殖通常需要自己合成色氨酸，但是一旦环境能够提供色氨酸时，细菌就会充分利用外界的色氨酸、减少或停止合成色氨酸，以减轻自己的负担。细菌之所以能做到这点是因为有色氨酸操纵子（trp operon）的调控。

（一）色氨酸操纵子的结构与阻遏蛋白的负性调控

如图 7-9 所示，合成色氨酸所需要酶类的基因 E、D、C、B、A 等头尾相接串联排列组成结构基因群，受其上游的启动子 Ptrp 和操纵子 O 的调控，调控基因 trpR 的位置远离 $P-O-$结构基因群，在其自身的启动子作用下，以组成型方式低水平表达相对分子量为 47 000 的调控蛋白 R，R 并没有与 O 结合的活性。当环境能提供足够浓度的色氨酸时，R 与色氨酸结合后构象变化从而被活化，活化后能够与 O 特异性亲和结合，阻遏结构基因的转录。因此这是一种负性调控的、可阻遏的操纵子，即操纵子通常是开放转录的，当有效应物（色氨酸为阻遏剂）作用时，则阻遏关闭转录。细菌很多生物合成系统的操纵子都属于这种类型，其调控可使细菌处在生存繁殖最经济最节省的状态。

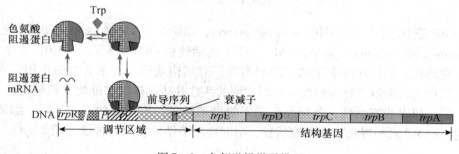

图 7-9　色氨酸操纵子模型

（二）衰减子及其作用

实验观察表明在 trpR 缺失变株中，不能完全消除色氨酸对色氨酸操纵子表达的影响。没有阻遏蛋白时，在培养基中含或不含色氨酸条件下观察到的转录速度相差 8~10 倍，显然这时候色氨酸对色氨酸操纵子表达的影响与阻遏蛋白的控制无关，通过对前导区缺失突变株的研究，终于发现称为衰减作用（attenuation）的负调节机制。衰减作用是通过色氨酸操纵子前导区内类似于终止子结构的一段 DNA 序列来实现的，该序列称为衰减子（attenuator）。衰减子的结构会随环境条件的变化而发生改变，而且它的终止转录的功能也会随之改变。当细胞中存在丰富的 Trp-tRNA 时，衰减子可表现终止子的功能，能终止转录；当细胞中 Trp-tRNA 缺乏时，衰减子不表现终止子的功能，使转录继续进行，从而达到对色氨酸操纵子表达的调控作用。

　　这段序列中含有编码由 14 个氨基酸组成的短肽的开放读框，其序列中有 2 个相连的色氨酸，在此开放读框前有核蛋白体识别结合位点（RBS）序列，提示这段短开放读框在转录后是能被翻译的。在先导序列的后半段含有 3 对反向重复序列，在被转录生成 mRNA 时都能够形成发夹式结构，前导区转录物能产生几种不同形式的二级结构，图 7 – 10 表示前导区转录物从核苷酸 52 到 140 可形成 3 个环和 4 条链，有时以 1 – 2 和 3 – 4 配对，有时只以 2 – 3 方式互补配对。这是由于中间的一对重复序列序列分别与两侧的重复序列重叠，所以如果 2 – 3 形成发夹结构，1 – 2 和 3 – 4 都不能再形成发夹结构。相反，当 1 – 2 形成发夹结构时，2 – 3 就不能形成发夹结构，却有利于 3 – 4 生成发夹结构。如果链 3 和链 4 配对的结构和典型的茎环终止子结构相似，转录便停留在 3′端一串 U 上。如果链 3 和链 4 不配对，则游离的链 2 可和链 3 配对，这样链 4 就失去配对伙伴而保持单链状态，无法形成终止子结构，于是转录继续进行。

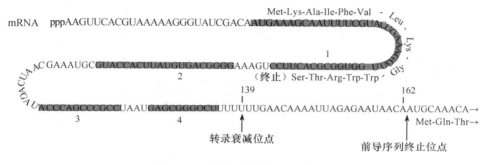

图 7 – 10　色氨酸操纵子前导序列

　　在色氨酸未达到能起阻遏作用的浓度时，RNA 聚合酶从 ptrp 起始转录，沿 DNA 转录合成 mRNA，同时核蛋白体结合到新生成的 mRNA 核蛋白体结合位点上开始翻译。当色氨酸浓度低时，生成的 tRNA^{trp}色氨酸量就少，能扩散到核蛋白体 mRNA 形成的翻译复合体中供给合成短肽的概率低，使核蛋白体沿 mRNA 翻译移动的速度慢，赶不上 RNA 聚合酶沿 DNA 移动转录的速度，当 4 区被转录完成时，核蛋白体才进行到 1 区（或停留在两个相邻的 trp 密码子处），这时前导区的片段 1 和 2 之间不能形成发夹结构，2 – 3 配对，不形成 3 – 4 配对的转录终止信号，所以转录可继续进行，直到将 trp 操纵子中的结构基因全部转录（图 7 – 11）。当培养基中色氨酸浓度高时，tRNA^{Trp}浓度随之升高，核蛋白体沿 mRNA 翻译移动的速度加快，核蛋白体可顺利通过两个相邻的色氨酸密码子，在 4 区被转录之前，核蛋白体就到达 2 区，这样使 2 – 3 不能配对，3 – 4 可以自由配对形成茎 – 环状终止子结构，转录停止（图 7 – 11）。如果当其他氨基酸短缺（注意：短开放读框编码的 14 肽中多数氨基酸能由环境充分供应的机会是不多的）或所有的氨基酸都不足时，核蛋白体翻译移动的速度就更慢，甚至不能占据 1 的序列，结果有利于 1 – 2 和 3 – 4 发夹结构的形成，于是 RNA 聚合酶停止转录，等于告诉细菌："所有氨基酸都不足，即使合成色氨酸也不能合成蛋白质，不如不合成以节省能量"。由此可见，先导序列起到随色氨酸浓度升高降低转录的作用，这段序列就称为衰减子。在色氨酸操纵子中，对结构基因的转录阻遏蛋白的负调控起到粗调的作用，而衰减子起到细调的作用。细菌其他氨基酸合成系统的许多操纵子（如组氨酸、苏氨酸、亮氨酸、异亮氨酸和苯丙氨酸操纵子等）中也有类似的衰减子存在。

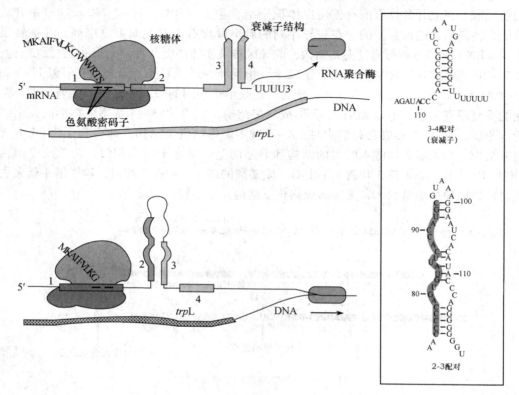

图 7 – 11　衰减子作用机制

三、SOS 反应

当细菌 DNA 遭到破坏时（如受到紫外光照射），细菌细胞内会启动一个被称为 SOS 的诱导型 DNA 修复系统。由于细菌染色体受到较多的损伤而复制受阻或核苷酸饥饿时会引起 DNA 修复能力增强，启动诱变率提高、细胞分裂停止等反应，叫作 SOS 反应。

这时细菌会协调将许多基因进行转录来应付危机，这是由调节蛋白 RecA 和 LexA 来进行调节的。研究发现，参与 SOS DNA 修复系统的许多基因虽然分散在染色体的各个部位，但都同时受 LexA 阻遏蛋白的抑制，平时表达水平很低。SOS 体系的诱导表达过程其实就是把 LexA 阻遏蛋白从这些基因的上游调控区移开的过程。

一般情况下，RecA 基因表达并不完全受 LexA 阻遏，所以，每个细胞中可有 1000 个 RecA 蛋白单体分散在细胞质中。当 DNA 严重受损时，DNA 复制被中断，单链 DNA 缺口数量增加，RecA 与这些缺口处单链 DNA 相结合，激活 LexA 潜在的蛋白酶活性，导致 LexA 自我切割成没有阻遏和操纵区 DNA 结合活性的两个片段，引起 LexA 蛋白的自裂解（Ala – Gly），从而解除阻遏蛋白的抑制，SOS 体系高效表达，DNA 得到修复（图 7 – 12）。

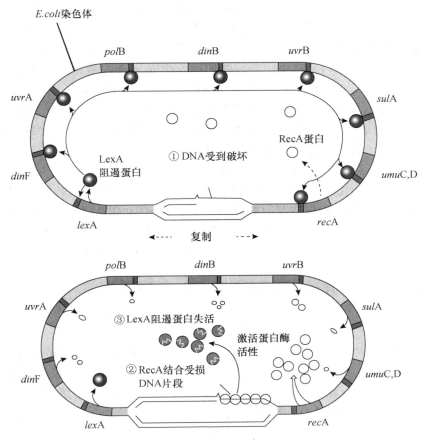

图 7 – 12 　大肠埃希菌中受 LexA 蛋白阻遏的 SOS DNA 损伤修复系统操纵子的表达调控模式

只要有活化信号存在，该操纵子就一直处于活化状态，当修复完成后，活化信号消失，RecA 蛋白又回到单体形式，LexA 蛋白才逐步积累起来，并重新建立阻遏作用。一旦 RecA 蛋白的合成停止，细菌开始生长并进行分裂，RecA 又逐渐地稀释到原先的本底水平。

四、原核基因表达的时序调控

生物的生长发育过程中，如细胞分裂、细胞分化、芽孢形成（sporulation）和噬菌体的成熟等，基因表达按一定的时间程序而展现，此即时序控制。时序控制也是一种适应调控，是在历史进化过程中形成的。细菌只有一种 RNA 聚合酶，负责转录细胞内所有基因，这些基因转录的时间、水平和所需条件各不相同。σ 因子直接参与聚合酶对 DNA 的识别，依靠 σ 因子使 RNA 聚合酶选择性地识别不同的启动子序列，来控制不同时序的转录。

在枯草芽孢杆菌（*B. subtilis*）中发现 10 种不同的 σ 因子参与转录与起始调节，其中大部分 σ 因子的替换都与芽孢形成有关。芽孢是枯草杆菌生长发育后期，在细胞内形成的壁厚、含水量低、抗逆性强的休眠构造。芽孢形成的过程十分复杂，涉及细胞内一系列生物合成活性的变化，这些变化与很多基因的表达有关，基本上都属于转录水平的调控。枯草杆菌在转录的时序调控中采用 σ 因子的级联取代，即通过有序的 σ 因子替换让 RNA 聚合酶识别不同基因的启动子，使细菌有序地打开或关闭与芽孢形成有关的基因。当一种新的 σ 因子被激活后，原来的 σ 因子就被取代，通过 σ 因子转移的方式来打开或关闭基因的表达，而 σ 因子的量则能有效地影响基因表达的水平。芽孢形成过程中 σ 因子的更迭次序为 σ^{55}、σ^{28}、σ^{32}、σ^{37} 和 σ^{29}。σ^{55} 因子的相对分子量为 55 000，含 σ^{55} 的 RNA 聚合酶只能识别营养生长阶段有关的基因启动子。当营养耗尽，细胞处于饥饿状态时，含 σ^{28} 的 RNA 聚合酶负责转录那些能够探测营养耗尽和起始芽孢形成反应的基因。σ^{28} 因子是芽孢形成信号系统中的一个成员，尽管在营养生长阶段的细胞中就出现含 σ^{28} 的 RNA 聚合酶，但该酶只占 RNA 聚合酶总量中很小的比例，而且一旦芽孢生成过程启动，σ^{28} 因子即失去活性。σ^{37} 和 σ^{32} 因子负责识别早期芽孢形成基因的启动子。含有 σ^{29} 的 RNA 聚合酶则负责中、晚期芽孢形成基因的转录。研究发现，枯草杆菌 σ 因子的替换并不是彻底的替换，例如含有 σ^{37} 的 RNA 聚合酶只占总量的 10% 左右，而含 σ^{28} 和 σ^{32} 的 RNA 聚合酶也只占总量的 1% 以下。

以上这些 σ 因子都能识别特定的启动子。其中 σ^{55} 因子识别的启动子与 *E. coli* σ^{70} 因子识别的启动子大体相同，在其 −35 区中有保守顺序 TTGACA， −10 序列中有保守顺序 TATAAT。其他 σ 因子都有各自的启动子结构特征。

在正常情况下大肠埃希菌只有一种 σ^{70} 因子，没有像枯草杆菌那样的 σ 因子级联取代现象。*E. coli* RNA 聚合酶依赖 σ^{70} 因子识别各种不同的启动子，转录全部的基因。当然这些转录在不同的场合以不同的水平进行。某些特殊启动子上的启动转录能力是通过特定的附属因子帮助或（和）RNA 聚合酶的相互作用来控制的。但是 *E. coli* 在环境变化出现不正常情况时，转录模式会发生改变以应对不良生存条件。目前已经发现了一些新的 σ 因子，这些 σ 因子能识别不同类型的启动子（表 7–1）。

表 7–1 *E. coli* 各种 σ 因子能识别具有不同保守顺序的启动子

σ 因子	编码 σ 因子的基因		识别的启动子	−35 区	−10 序列
σ^{70}	*rpoD*		大多数基因	TTGACA	TATAAT
σ^{32}	*rpoH*		热休克应答基因	TCTCNCCCTTGAA	CCCCATNTA
σ^{54}	*rpoN*		氮代谢与其他功能	CTGGNA	TTGCA
σ^{28}	*fliA*		运动与趋化性基因	CTAAA	GCCGATAA

当 *E. coli* 生长在较高的温度（如 42 ~ 50℃）时，就会关闭或下降常规的蛋白质合成，而促进某些基因迅速表达，诱导产生各种热休克蛋白，这种现象称为热休克应答反应（heat shock response）。在很多生物中，包括古生菌、细菌、植物和动物都存在这类反应。热休克蛋白属于分子伴侣（molecular chaperones），其主要功能是参与和调控胞内新生肽链的折叠、运输及组装。热休克蛋白能识别和结合新生肽链的过渡态结构，使之保持稳定，并阻止过渡态结构分子之间发生错误的相互作用和凝聚，从而有利于新生肽链完成正确折叠和组装。总之热休克蛋白能保护细胞，应付高温环境的不利影响。*rpoH* 基因是转录热休克应答基因所必需的，它的产物是 σ^{32} 因子。σ^{32} 因子通常在合成后 1 ~ 2 分钟就被降解，但细胞处在高温时，这一降解会受到抑制。这意味着高温

使 σ^{32} 因子表达量增加，σ32 因子的增加又使 RNA 聚合酶与热休克启动子的结合增加。细菌感知温度变化的机制可能是 Dnak 蛋白在起作用。Dnak 蛋白是 *E. coli* 在任何温度下正常生长所必需的，高温可增加它的合成量。Dnak 蛋白是一种分子伴侣，它的存在有利于其他蛋白的正确折叠，并可减少 σ^{32} 因子的降解。由 σ^{32} 因子参与构成的 RNA 聚合酶能识别所有热休克应答基因的启动子，这类启动子与普通的 σ^{70} 因子所识别的启动子不同，在其 −35 区中有保守顺序 TCTCNCCCTTGAA，−10 序列中有保守顺序 CCCCATNTA。在 *E. coli* 中约有 17 种热休克蛋白的表达都是借助转录的改变而引发的。

在 *E. coli* 处于氮饥饿时，细胞中有一种 σ^{54} 因子能识别另一类基因的启动子，这些基因的产物是一些能使有机氮化合物再循环的酶系，可使 *E. coli* 在缺乏氮的环境中生存。

E. coli σ^{28} 因子一般用于正常生长条件下鞭毛蛋白基因等的表达，但当环境发生改变时，其表达水平会有所变化。

λ 噬菌体的时序控制，即噬菌体早期基因的产物作为调节物导致宿主细胞的聚合酶通读噬菌体的终止子。λ 噬菌体基因的表达分前早期、晚早期和晚期三个阶段，其早期基因与晚期基因以终止子相隔。λ 噬菌体侵入敏感细胞，首先借助宿主的 RNA 聚合酶转录前早期基因（immediate early genes），由此获得的表达产物 N 蛋白是一种抗终止因子，它与 RNA 聚合酶作用使聚合酶越过左右两个终止子继续转录，实现晚早期基因表达。

早期基因是与下一个区域的基因相连接的，但二者之间有一个终止子位点。若终止作用在这个位点被阻止的话，那么 RNA 聚合酶就可以通读而进入另一位点。这样在反终止作用中，相同的启动子可以继续被 RNA 聚合酶所识别。因此新的基因是通过 RNA 的延续，形成一个长的 RNA 链而得到表达的，在这种 RNA 中，5′端是早期基因的序列，3′端是新基因的序列。

λ 噬菌体裂解生长与溶原化的建立取决于两种阻遏蛋白 C I 和 Cro 的合成。C I 蛋白的合成占优势时，PRM 启动子被激活，C I 蛋白继续起始合成，因而溶原化状态建立。若 Cro 蛋白合成占优势，则 PRM 被抑制，没有 C I 蛋白的合成，λ 噬菌体在 Cro 蛋白的控制下进入裂解生长。在 λ 噬菌体感染早期，宿主 RNA 聚合酶识别 PL 和 PR，并启动 N 和 *cro* 两个前早期基因的转录，转录在 N 和 *cro* 基因的末端 TLI 和 TRI 位点分别停下来。基因 *cro* 依赖 PR 启动子进行转录，其转录产物编码合成 Cro 阻遏蛋白。Cro 蛋白是一种 DNA 结合蛋白，通过结合于 OR3 而干扰 RNA 聚合酶从 PRM 起始基因 *c* I 的转录。

N 基因依赖 PL 启动子在前早期转录，表达产物 pN 是抗终止蛋白，它使 RNA 聚合酶通读 tL1 和 tR1 而进入了两侧的晚早期基因区，导致基因 *c* II 和 *c* III 的转录，编码合成 C II 和 C III 蛋白（图 7−13）。N 基因的持续表达是维持晚早期基因的转录所必需的，因为 N 基因也是晚早期转录单位的一部分，而且它的转录必然在其他晚早期基因的前面。pN 抗终止的活性是高度特异的，pN 作用的识别位点叫作 *nut*（nutilization），负责左向和右向的反终止位点分别是 *nutL* 和 *nutR*。*nut* 位置的可变性使 RNA 聚合酶可以穿过终止信号，继续延伸 RNA 链。

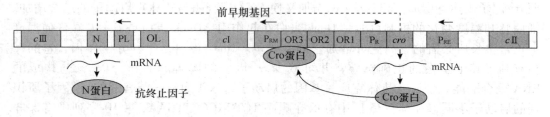

图 7 – 13　N 蛋白和 Cro 蛋白的抗终止作用

在 CⅡ 和 CⅢ 蛋白的共同作用下，RNA 聚合酶转而识别抑制启动子 PRE，PRE 左向启动转录，其转录方向与基因 cro 依赖 PR 启动子的转录方向正好相反，而且转录作用经过基因 cro 一直延伸到基因 cⅠ，结果转录产生 cⅠ mRNA 和 cro mRNA，并分别产生 CⅠ 蛋白和 Cro 蛋白。CⅠ 蛋白是一种 λDNA 阻遏物，它同 Cro 蛋白一样能结合操纵基因 OL 和 OR，阻止 OL 和 OR 的转录。OR 是右向转录的关键性操纵基因，它决定着 λ 噬菌体是进入裂解生长，还是进入溶源化状态。在 OR 中有 OR1、OR2 和 OR3 3 个阻遏蛋白结合位点，OR1、OR3 分别与 PR 和 PRM 相邻接，Cro 蛋白大多与 OR3 结合，CⅠ 蛋白主要结合于 OR1 和 OR2。由于 CⅠ 蛋白同 OL 和 OR 的结合，阻止了从 OL 和 OR 的起始转录，因而导致左向基因 cⅢ 和右向基因 cⅡ 以及 cro 的转录被 CⅠ 蛋白所阻遏。这样一来，基因 cⅡ 和 cⅢ 就不再编码对启动子 PRE 行使正调节作用的蛋白产物，使基因 cⅠ 的转录作用也随之被阻遏，但通过 CⅠ 蛋白结合 OR1 和 OR2，抑制了 cro 基因转录以及 Cro 蛋白的合成，结果是建立溶源化状态。

晚期基因（编码噬菌体颗粒成分）的表达还需要另外的一些调控，作为晚早期基因之一的 Q 基因可以参与调节。其产物 pQ 是另一种抗终止蛋白，它可以特异地使 RNA 聚合酶起始晚期启动子 PR′，通读它和晚期基因之间的终止子，通过抗终止蛋白的不同特异性可以构成基因表达的级联调节。pN 和 pQ 的不同特异性建立了一个重要的普遍性原则：RNA 聚合酶与转录单位互相作用通过附加因子能在某些终止子位点特异地发动抗终止作用。

由此可见，噬菌体的发育阶段是通过几个调节蛋白分别作用于不同启动子和终止子来实现调节控制的。早期基因的表达可以打开后期基因，在后期又可关闭早期基因，使噬菌体遗传信息按一定时序展现。λ 噬菌体基因表达的时序控制可作为有关研究的原型，对它的了解必将有助于对更复杂生物发育过程中时序控制的研究。

五、DNA 重排与基因表达

在沙门菌（S. typhimurium）的鞭毛合成中，通过启动子方向的改变来调节不同鞭毛蛋白的合成。细菌是通过摆动其鞭毛来运动的，许多沙门菌因具有 2 个非等位基因控制合成鞭毛蛋白（鞭毛蛋白的亚基）而出现两相性（diphasic）。早在 1922 年就发现长时间培养的鼠伤寒沙门氏菌，其群体常能为两种鞭毛抗血清所凝集，从中分离的单菌落能为一种抗血清所凝集，可是在其培养的过程中可分离得到少数能为另一种抗血清所凝集的菌落，后者在培养过程中又会出现少数前者。同一菌落既可以表达为 H1 型，即细菌处于 1 相（phase1）；也可以表达为 H2 型，即细菌处于 2 相（phase2）。在细菌的分裂中有 1‰ 的概率会出现由一相转变为另一相，此就称为相转变（phase variation）。

负责合成两种鞭毛的基因位于不同的染色体座位。图 7-14 表明鞭毛蛋白的合成循环调控。H2 基因和另一个编码 H1 阻遏物的基因 *rh*1 紧密连锁，这两个基因协同表达。处于 2 相时，在 H2 基因表达的同时，阻遏物基因也得到表达，因而阻止了 H1 基因的合成；在 1 相时，H2 基因和 *rh*1 基因都不表达，这样 H1 基因就进行合成。在此控制途径中，细菌的相取决于 H2-*rh*1 转录单位是否有活性。

这个转录单位的活性是由与它相邻接的一个 DNA 片段来控制的，此片段长 995 bp，两端是长 14 bp 的反向重复序列（IRL 和 IRR）。H2 的起始密码子在反向重复序列 IRR 右侧 16 bp 处。含有

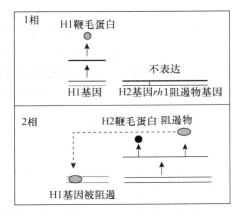

图 7-14　鞭毛蛋白的合成循环调控

hin 基因的 DNA 片段在 IRL（左反向重复序列）和 IRR（右反向重复序列）之间，其产物 Hin（H segment inversion）蛋白通过反向重复序列之间的交互重组来介导整个片段的倒位（图 7-15）。*hin* 基因突变会使倒位的频率降低为野生型的 10^{-4}。

H2-*rh*1 转录单位的启动子位于倒位片段之中，启动和转录单位方向相同时，转录在启动子处起始，而且持续通过 H2-*rh*1，导致 2 相的表达。当 Hin 片段倒位时启动子和转录单位方向不同，转录单位不能表达，从而导致了 1 相表达。

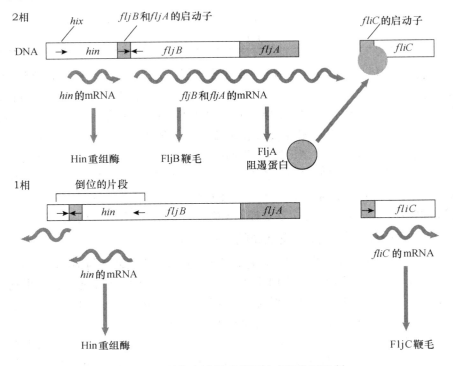

图 7-15　鼠伤寒沙门氏菌相转变的分子机制

虽然在培养基上生长的鼠伤寒沙门氏菌无论 1 相还是 2 相都没有生理上的差别，但是鞭毛的相转变可以帮助其逃避宿主抗体的进攻。例如细菌侵染宿主时处于 2 相，则产生 H2 型鞭毛蛋白，这时宿主机体在该鞭毛抗原的刺激下，就会由 B 细胞合成和分泌针对 H2 型蛋白的抗体，如果细菌通过相转变以一定频率产生 1 相的细菌后代，就可以继续在宿主内生存和繁殖。因此相转变是细菌保护自己的一种机制。

六、生长速度的调节

细菌在不同的生长培养基中表现出不同的生长速度。在葡萄糖作为唯一碳源的基本培养基中，大肠埃希菌在 37℃ 约每 45 分钟分裂一次；然而在以脯氨酸为唯一碳源的培养基中，倍增时间增加至 500 分钟。在含有葡萄糖、氨基酸、核酸碱基、各种维生素和脂肪酸的丰富培养基中，生长极为迅速，世代时间短达 18 分钟，不同的生长速度是通过调节蛋白质分子的合成能力而实现的。多肽链的生长速度实际上是由每个细胞的核蛋白体数目所决定，在迅速生长的细胞中，中隔的形成落后于 DNA 的合成，因此每个细胞可含有不止一个 DNA 分子。表 7-2 列出不同生长速度下大肠埃希菌的 DNA 分子数和相对于 DNA 分子的核蛋白体数。

表 7-2　大肠埃希菌在不同生长速度时的某些特征

倍增时间/min	每个细胞的 DNA 分子数	每个 DNA 分子的核蛋白体数
25	4.5	15 500
50	2.4	6800
100	1.7	4200
300	1.4	1450

细菌的核蛋白体由 30S 和 50S 两个亚单位所组成。30S 亚单位含有一个 16S RNA 以及大约 21 种蛋白质；50S 亚单位含有 5S 和 23S RNA 以及大约 33 种蛋白质。所有核蛋白体蛋白质以及与蛋白质合成有关的附属蛋白质，此外还有 DNA 引物合成酶和 RNA 聚合酶亚基及有关因子，它们的基因互相混杂，组成二十几个操纵子。这些基因协同表达，以使复制、转录、翻译过程相互协调，适应细胞的生长速度需要。通过核蛋白体蛋白质的翻译阻遏，即游离的核蛋白体蛋白质可抑制其自身 mRNA 的翻译，从而使各种核蛋白体蛋白质水平相应于细胞的生长条件。其他有关蛋白质亦可通过类似的基因自身调节机制维持在适当的水平上。因此，细胞可通过控制 rRNA 和 tRNA 的合成来调整生长速度。

（一）核蛋白体组装中蛋白质翻译的自体调控

组成核蛋白体的蛋白质共有 50 多种，它们的合成严格保持与 rRNA 相应的水平。当有过量核蛋白体游离蛋白质存在时即引起它自身以及有关蛋白质合成的阻遏，这种在翻译水平上的阻遏作用称为翻译阻遏（translational repression）。对核蛋白体蛋白质起翻译阻遏作用的调节蛋白质均为能直接和 rRNA 相结合的核蛋白体蛋白质，它们能和自身的 mRNA 起始控制部位相结合而影响翻译。例如，在 L11 操纵子中，起调节作用的为第二个蛋白质 L1，它与多顺反子 mRNA 第一个编码区（L11）起始密码子邻近的部位结合，从而阻止核蛋白体起始翻译。结合位点通常包括 mRNA 5′端非翻译区（UTR）和启动子区域的 SD 序列。

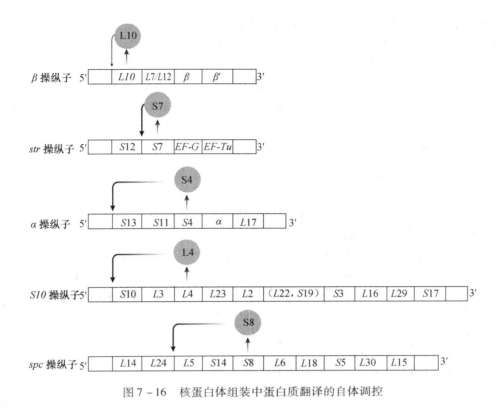

图 7 - 16　核蛋白体组装中蛋白质翻译的自体调控

核蛋白体蛋白质与 rRNA 的结合部位同编码核蛋白体蛋白的 mRNA 的结合部位有同源性，某些核蛋白体蛋白的 mRNA 其部分二级结构与 rRNA 的部分二级结构相似，二者都能与核蛋白体蛋白质相结合，只是 rRNA 的结合能力强于 mRNA。然而，一旦 rRNA 的合成减少或停止，游离的核蛋白体蛋白开始积累，就会与本身的 mRNA 结合，阻断自身的翻译，使核蛋白体蛋白质的合成和 rRNA 的合成几乎同步停止。但 rRNA 的合成是在转录层次的调节，而核蛋白体蛋白质的合成则是在翻译层次的控制。

核蛋白体结合保护降解法可以测定 mRNA 上核蛋白体起始蛋白质合成的部位。在抑制多肽链伸长的条件下，当翻译起始时，核蛋白体与 mRNA 的结合位点已形成稳定的复合体，于是加入核酸酶使未与核蛋白体结合的 mRNA 的区段降解，而有核蛋白体结合区域则受到保护。在细菌中受核蛋白体保护的起始序列约 35 ~ 40 nt，其中包含起始密码子 AUG。在起始密码子上游 4 ~ 7 个核苷酸之前的 SD 序列与 16S rRNA 序列互补的程度，以及从起始密码子 AUG 到嘌呤片段的距离也都强烈地影响翻译起始的效率。不同基因的 mRNA 有不同的 SD 序列，它们与 16S rRNA 的结合能力也不同，从而控制着单位时间内翻译过程中起始复合物形成的数目，最终控制着翻译的速度。

RF2 合成的自体调控也是一个典型的例子。RF2 是原核生物中催化翻译终止作用的特殊蛋白质因子，它可识别终止密码子 UGA 和 UAA。RF2 的结构基因一共编码 340 个氨基酸，但其密码子并不连续排列，而是在第 25 位和 26 位密码子之间多了一个 U，这个 U 可以同第 26 位密码子头两个核苷酸组成终止密码子 UGA，而为 RF2 所识别。在细胞内 RF2 充足的条件下，核蛋白体 A 位进入到第 25 个密码子后，此 UGA 处便终止 RF2 的合成，释放只有 25 个氨基酸的短肽，不具 RF2 的终止活性。如果细胞内 RF2 不足，核蛋白体就会以 +1 的移码机制将第 26 位密码子译成天冬氨酸（Asp），并完成整个 RF2 的翻译。可见，RF2 作为一个调节蛋白，可根据自身在细胞内的丰歉程度决定其翻译是连续还是提前终止。

（二）严紧反应

当细菌发现它们自己生长在饥饿的条件下，缺乏维持蛋白质合成的氨基酸时，它们将大部分活性区域都关闭掉，称为严紧反应（stringent response）。这是它们抵御不良条件，保护自己的一种机制。细菌通过仅仅维持最低量的活性来节约其资源，直到条件改善时，它们又恢复活动，所有代谢区域也都活跃起来。

严紧反应导致 rRNA 和 tRNA 合成大量减少（10 ~ 20 倍），使 RNA 的总量下降到正常水平的 5% ~ 10%，部分种类的 mRNA 的减少，导致 mRNA 总合成量减少约 3 倍。而蛋白质降解的速度增加，很多代谢进行调整，核苷酸、碳水化合物、肽类等的合成都随之减少。严紧反应导致两种特殊核苷酸积聚：①ppGpp——四磷酸鸟苷（在 G 的 5′和 3′位点各附着两个磷酸）；②pppGpp——五磷酸鸟苷（鸟苷 –5′– 三磷酸 –3′– 二磷酸）。

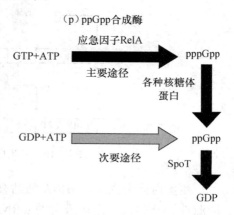

图 7 – 17 （p）ppGpp 的合成

图 7 – 17 表示 ppGpp 的合成途径，严紧因子（RelA）是一种 ppGpp 的合成酶，它可以催化 ATP 将焦磷酸加到另一个 GTP 或 GDD 的 3′位点。RelA 酶用 GTP 作为底物的频率是较高的，所以 pppGpp 的产生是占优势的。但 pppGpp 可以通过各种酶转化为 ppGpp，其中翻译因子 EF – Tu 和 EF – G 可以去磷酸化。通过 pppGpp 产生 ppGpp 是最通用的路线，而 ppGpp 通常就是严紧反应的效应物。

任何一种氨基酸的缺乏或使任何氨酰 tRNA 合成酶的失活突变都足以起始严紧反应，严紧反应的触发器是位于核蛋白体 A 位点中的空载 tRNA。在正常条件下仅有氨酰 tRNA 在 EE – Tu 的作用下位于 A 位点，但当氨酰 tRNA 对一个特殊的密码子不能作出有效反应时，空载 tRNA 便能得以进入，当然这就阻断了核蛋白体的进程，而触发了一个空转反应（idiling reaction）。

通过空转反应产生 ppGpp 的有关成分已通过松弛型突变 [relaxed（rel）mutants] 被鉴别出来。大部分松弛突变基因位点位于 relA 基因中，此基因编码一种蛋白，称为严紧因子（stringent factor）。此因子与核蛋白体结合，但它的总量较低——每 200 核蛋白体低于 1 分子的严紧因子。rel 突变能去除严紧反应，这样氨基酸的饥饿便不会导致合成任何稳定的 RNA 或者通常见到的各种其他的反应（图 7 – 18）。

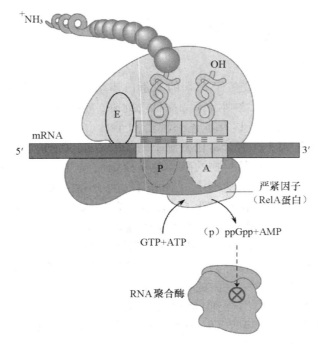

图 7－18　严紧反应分子机制示意图

提纯的 RelA 酶本身实际是没有活性的，而在核蛋白体存在时它才有活性，它的活性是由核蛋白体在合成蛋白中的状态所控制的。此控制的特点是通过另一个位点的松弛突变而显示，此突变原来称为 relC，现在已明确它就是编码 50S 亚基 L11 蛋白的 rp1K 基因。此蛋白位于 A 位点和 P 位点的附近，它在此位置对合适的配对做出反应，空载 tRNA 是在 A 位。L11 蛋白或某些其他成分构象的改变可能激活 RelA 酶，这样空转反应就代替了肽酰 tRNA 的转位。

（p）ppGpp 合成的每条途径都触发空载 tRNA 从 A 位点释放出来，因此（p）ppGpp 的合成是一种对空载 tRNA 水平的持续反应。在饥饿条件下，当氨酰 tRNA 不能对 A 位点的密码子做出有效反应时，核蛋白体便停滞不前。空载 tRNA 的进入，触发了（p）ppGpp 分子的合成，并将空载 tRNA 排出，使 A 位重新空出来。核蛋白体是恢复多肽的合成，还是进行另一轮的空转反应，关键是取决于氨酰 tRNA 是否有效。

ppGpp 有什么作用呢？它是一系列反应的效应物，包括抑制转录。许多反应已被报道，其中 2 个较为突出：①rRNA 操纵子的启动子其转录起始被严紧反应特异抑制了，严紧调节的启动子发生突变能消除严紧控制，表明此效应需要特异启动子顺序参与；②大部分模板的转录延伸阶段被 ppGpp 缩短了，此过程是由 RNA 聚合酶停顿的增加而引起的。此效应表明在细胞内加入 ppGpp 时转录效率普遍下降。若不同的操纵子之间这种抑制的变化很大，某些操纵子抑制作用更为显著的话，也是不足为奇的。

当条件恢复到正常时，ppGpp 怎样被去除的呢？有一个基因叫作 spoT，它编码一种酶，主要的作用是催化 ppGpp 的降解。这种酶的活性导致 ppGpp 迅速降解其半衰期为 20 秒左右，因此（p）ppGpp 合成结束时，严紧反应很快就消除。spoT 突变会提高

ppGpp 的水平，并会慢慢增加。

七、RNA 与基因表达调控

（一）mRNA 的调节作用

mRNA 的翻译能力主要受控于 5′ 端的核蛋白体结合部位（SD 序列），强的控制部位造成翻译起始频率高，反之则翻译频率低。此外，mRNA 采用的密码系统也会影响其翻译速度。大多数氨基酸具有不止一种密码子且由于密码子的简并性，它们对应 tRNA 的丰度可以差别很大，因此常用密码子的 mRNA 翻译速度快，而稀有密码子比例高的 mRNA 翻译速度慢。原核生物的翻译要靠核蛋白体 30S 亚基识别 mRNA 上的起始密码子 AUG，以此决定它的可译框架；原核生物中还存在其他可选择的起始密码子，14% 的大肠埃希菌基因起始密码子为 GUG，3% 为 UUG。这些不常见的起始密码子与 fMet-tRNA 的配对能力较 AUG 弱，从而导致翻译效率的降低。有研究表明，当 AUG 被替换成 GUG 或 UUG 后，mRNA 的翻译效率降低了 8 倍。

遗传信息翻译成多肽链起始于 mRNA 上的核蛋白体结合位点（RBS），一般是起始密码子 AUG 上游的包括 SD 序列在内的一段非翻译区，该序列与核蛋白体 16S rRNA 的 3′端互补配对，促使核蛋白体结合到 mRNA 上，有利于翻译的起始。RBS 的结合强度取决于 SD 序列的结构及其与起始密码 AUG 之间的距离。SD 与 AUG 之间相距一般以 4 ~ 10 个核苷酸为佳，9 个核苷酸为最佳。

另外 mRNA 稳定性对基因表达也有一定的调控，在 E. coli 中降解 mRNA 的酶有两种：RNase Ⅱ 和多核苷酸磷酸化酶，这两种酶都是 3′→5′ 的外切酶，但 mRNA 的二级结构可以阻遏这些酶的作用，目前尚未发现 5′→3′ 外切活性的核糖核酸酶。

在 E. coli 和沙门氏菌中，发现一种高度保守的反向重复顺序（IR），对 mRNA 的稳定性起着重要的作用。在 E. coli 中这种 IR 估计含有 500 ~ 1000 拷贝，它们有的位于 3′端非编码区，有的在基因间的间隔区。IR 的存在提供了形成茎环结构的可能性，从而增加 mRNA 上游部分的半衰期，对下游部分影响不大，这是由于 IR 的存在可以防止 3′→5′ 外切酶的降解作用。因此在多顺反子的操纵子中，基因间的 IR 可以特异地使其某些基因上游 mRNA 得到保护。例如在 E. coli 的麦芽糖操纵子中的 malE 和 malF 基因之间存在 2 个 IR 顺序。malE 和 malF 虽然同在一个操纵子中，而且紧密连锁，但 malE 的产物（周质结合蛋白）要比 malE 的产物（一种相对分子质量为 40 000 的内膜蛋白）的含量高 20 ~ 40 倍。这可能由于 malG 和 malF 的 mRNA 区域不如 malE 的区域稳定，在 malE 3′端有 2 个 IR 存在，可以形成茎环保护其不被外切酶所降解。若 IR 区缺失，malE 产物的量就会减少到原来的 1/9。

（二）反义 RNA 的调节作用

反义 RNA 是可与目标 RNA 配对，并能抑制或增强目标基因表达的寡核苷酸。还有一类反义 RNA 能对目标 RNA 分子进行修饰从而使其具有生物活性，这类反义 RNA 包括在对 mRNA 进行转录后编辑以及 rRNA 成熟加工中使用的反义 RNA。

最早发现的反义 RNA 来源于原核细胞中非编码区序列的转录，但有的反义 RNA 也编码蛋白质，尤其是来源于真核细胞的反义 RNA。有两种类型的反义 RNA，第一种反义 RNA 与目标 RNA 分子位于同一基因位点，是目标 RNA 分子转录产物的对应转录产物，或者说反义 RNA 和目标 RNA 序列上是互补的，它们是由 DNA 上同一基因位点上的两条链分别转录产生的；第二种反义 RNA 则与目标 RNA 不连锁，也称为反式编码的反义 RNA。反义 RNA 的大小差异较大，从 22 bp 到 10 000 bp 不等，反义 RNA 的生物学功能以及调节目标 RNA 分子的机制也千差万别。

许多反义 RNA 的含量都很低，而且只有在某些特殊环境或生理条件下才出现。有时候是由于某个目标基因表达水平降低的同时发现某个反义 RNA 的候选者（putative）的水平提高才发现了这种反义 RNA。在另外的一些例子中，反义 RNA 是由于利用多拷贝质粒使反义 RNA 候选基因过量表达，或者对因某目标基因的调节显著丧失导致的突变菌株分析得到的。在包括真细菌（eubacteria）、古细菌（archaebacteria）以及真核生物（eukaryotes）在内的所有生物中均发现有反义 RNA 的出现。

1. 真细菌中天然反义 RNA 的调节作用

天然反义 RNA 是科学家们在 20 世纪 80 年代早期从细菌中发现的，具有调节质粒的复制和细菌基因表达的功能。目前发现细菌中至少有 15 种反义 RNA，它们调节的目标分子大部分是 mRNA，表 7-3 中列举的一些反义 RNA 都较小，长度在 200 碱基以下，与所调节的目标基因来源于同一个基因位点，且均不编码蛋白质分子。

表 7-3　真细菌和古细菌中的反义 RNA

反义 RNA 的功能	反义 RNA 的名称	大小（碱基）	目标分子
真细菌内的反义 RNA			
质粒 DNA 的复制			
*ColE*1	RNA I	108	RNA 引物 II 的前体
*R*1	CopA RNA	90	RepA mRNA
*pT*181	2 个小 RNA	85，150	RepC mRNA
质粒 R180 结合的 DNA 转移	finP RNA	105，180	traJ mRNA
Tn10 的转座	pOUT RNA	70	tnp mRNA
温和噬菌体的发育			
噬菌体 λ	OOP RNA	77	C II 蛋白的 mRNA
噬菌体 P22	sar RNA	68～69	ant mRNA
细胞程序性死亡	Sok RNA	64	hok mRNA
古细菌内的反义 RNA			
早期裂解噬菌体 *ΦH* 转录产物 *T*1	反义转录本 TANT	未知	TI 早期转录本

反义 RNA 所调节的细胞生理功能包括质粒的复制、结合，噬菌体的发育，转座子的转座以及细胞的程序性死亡等。温和噬菌体 λ 和 P22 发育过程中，反义 RNA 可部分调节噬菌体的裂解/溶源状态的转变。在细胞程序性死亡中，一旦质粒从细菌中消失，细菌就会被杀死，这个过程就与质粒所编码的正义和反义 RNA 分子的不同稳定性有关。如在大肠埃希菌的质粒 R1 中的 hok/sok 调节系统中，hok 的 mRNA 编码对细菌有毒的蛋白 Hok，这个蛋白的合成一般被 sok mRNA 所对应的转录本（反义 RNA）所抑制，而 sok 的 mRNA 非常不稳定，易被降解，但 hok 的 mRNA 则较稳定，半衰期较长。当质粒 DNA 从细菌中消失时，细胞中的 sok mRNA 就无法重新合成，而细菌中遗留下的 sok 的 mRNA 迅速被降解，由此失去对 hok 的 mRNA 的抑制调节，hok 的 mRNA 于是就被翻译成毒蛋白 Hok，杀死细胞。

反义 RNA 调节基因表达的机制各不相同。①有些反义 RNA 通过掩盖 mRNA 上的核蛋白体结合位点来抑制目标基因的翻译。如转座子 Tn10 中有一个反义 RNA 分子称为 RNA – OUT，能与转座酶 Tnp 的 mRNA 上的核蛋白体结合位点结合，从而抑制转座酶表达，调节转座的进行。②有的反义 RNA 与目标 mRNA 上的某个位点结合，引起 mRNA 在另一个位点结构上的改变，从而阻止该 mRNA 的翻译。如质粒 R1 中有个反义 RNA 可以抑制质粒复制必需的蛋白 RepA 的基因。在金黄色葡萄球菌（Staphylococcus aureus）的质粒 pT181 中，反义 RNA 与目标基因 *repC* 的 mRNA 结合，引起 mRNA 的构象改变，形成一种不依赖 rho 的转录终止结构，从而使基因 *repC* 的转录提前终止。

2. 反式反义 RNA 对基因表达的调节

已知大多数的反义 RNA 与所调节的目标 RNA 是来源于同一个基因位点的 DNA 两条链转录产生的，他们序列互补，互为转录对应物。但近来也发现了另外一种类型的反义 RNA，他们与所调节目标 mRNA 是从不同的基因位点分别转录的，这种反义 RNA 称为反式编码的反义 RNA（trans – coded antisense RNA），这种反义 RNA 与目标 RNA 在序列上只是部分互补，形成的双链 RNA 不是完全配对。近来发现的这种类型的反式编码的反义 RNA 的数量呈上升趋势。这种类型的反义 RNA 的起源以及作用机制是人们研究的重点，如反义 *dicF* 基因可调节大肠埃希菌中的一个与细胞分裂有关的基因的表达，而这个 *dicF* 基因有可能起源与一个功能缺失了的原噬菌体序列。

真细菌和真核细胞中都发现有这种类型的反义 RNA，功能各异，如可影响到转录激活蛋白或转录抑制蛋白的合成、细胞外膜蛋白的合成、毒蛋白的合成、线虫幼虫的发育等。反式编码的反义 RNA 的大小从 22 碱基到 500 碱基都有，不编码蛋白质（一个例外是 RNA Ⅲ）。

3. 反义 RNA 对大肠埃希菌中外膜蛋白合成的调节

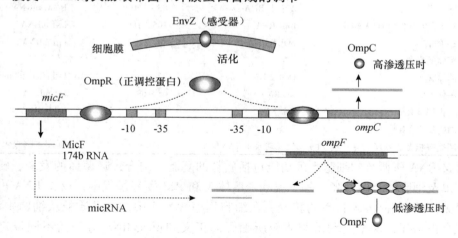

图 7 – 19　反义 RNA 调控 *E. coli* 外膜蛋白的表达

反义 RNA 是可与目标 RNA 配对，并能抑制或增强目标基因表达的寡核苷酸。在 *E. coli* 中，有两种外膜蛋白 OmpC 和 OmpF，分别由 *ompC* 和 *ompF* 基因编码。当渗透压增加时，OmpC 含量增加，OmpF 含量减少；当渗透压下降时，OmpC 含量减少，OmpF 含量增加。*envZ* 基因编码渗透压感受器的受体蛋白，负责感受环境中渗透压的变化。当渗透压增加时，EnvZ 激活 *ompR* 的产物（一种正调控蛋白），进而激活 *ompF* 和调节

基因 *micF* 的转录。*micF* RNA 长 174 nt，称为 micRNA，和 *ompF* 的 RNA 的 5′端有 70% 的序列互补，通过互补结合阻止 *ompF* 的翻译。当渗透压增加时，会导致 *micF* RNA 的合成，从而关闭了 *ompF* mRNA 的翻译，因此在体外 *micF* RNA 可以抑制 *ompF* mRNA 的翻译（图 7 – 19）。

4. 金黄色葡萄球菌中毒素的合成调节

金黄色葡萄球菌（*Staphylococcus aureus*）是人类主要的一种病原菌，能引起皮肤脓肿、毒物休克综合征和食物中毒等；这种毒性与它合成的分泌性蛋白和细胞外膜蛋白有关。分泌性 α – 毒素蛋白的合成由反式编码的反义 RNA 调节，这个反义 RNA 分子称为 RNA Ⅲ。此处的反义 RNA Ⅲ 起正调控作用，这是科学家发现的第一个具有正调节作用的反义 RNA 分子。RNA Ⅲ 的 5′端序列与目标分子 α – 毒素蛋白的基因 *hla* mRNA 的 5′端序列有近 75% 的同源性（homology），RNA Ⅲ 与 *hla* mRNA 分子之间的相互作用就发生在这个区域。

RNA 的二级结构模型显示，*hla* mRNA 的 5′端核蛋白体结合位点（SD 序列）在一般情况下被分子内形成的局部双链所掩蔽不能发挥功能，RNA Ⅲ 与 *hla* mRNA 配对结合从而破坏 *hla* mRNA 内部的碱基配对，使得 *hla* mRNA 的 5′端的核蛋白体结合位点得以暴露，功能恢复。除此之外 RNA Ⅲ 还编码一种功能蛋白，δ – 溶血素（haemolysin），但这个蛋白没有调节其他基因的功能。

RNA Ⅲ 的一个显著的特点是具有多种功能。在金黄色葡萄球菌中，与毒性相关的多个基因如毒休克综合征基因、肠毒素基因等在染色体上并不连锁，但它们都在转录水平上受到 RNA Ⅲ 的调节。

RNA Ⅲ 本身的表达与若干基因有关。基因 *sar* 的产物称为 SarA，是基因转录调控因子，可以结合在 RNA Ⅲ 基因的上游启动子区域。与上文提到的 *micF* RNA 类似，RNA Ⅲ 的表达受多种因素的综合调控。

RNA Ⅲ 具有多种功能，所以比较特殊，能在转录和翻译水平调节基因的表达，且本身还能编码一个蛋白质。现在发现类似的多功能分子还有 2 个，一个是 Dsr RNA，可以刺激目标 mRNA 的翻译，目标基因编码 σ 因子 RpoS；它还下调拟核中的蛋白 H – NS 基因的表达。另外一个分子是 OxyS RNA，控制 RpoS 的合成以及转录激活因子 FhlA 的合成。Dsr RNA 和 OxyS RNA 对目标分子的调控机制均为负调控。

5. 反义 RNA 可指导对目标 RNA 进行化学修饰

反义 RNA 抑制或激活目标基因表达的机制有两种：一是反义 RNA 直接结合在目标分子的功能位点上使其失活，或结合在目标分子的非功能位点上但引起目标分子结构变化，使得功能位点失效或恢复活性；二是诱导目标分子降解或对其进行修饰加工。还有一类反义 RNA 参加对 mRNA 和 rRNA 中个别碱基的修饰加工，从而使目标分子具有生物学活性。有两类这样的分子：snoRNA 和 gRNA。

核仁中小 RNA 参与对 rRNA 的加工成熟过程，细胞核中的核仁是对 rRNA 进行加工并装配核蛋白体的地方，核仁中含有数量众多的大小不同的小 RNA，称为核仁小 RNA（small nucleolar RNA，snoRNA）。snoRNA 的主要功能是参与对 rRNA 的转录后加工，在这个过程中，snoRNA 选择性的对 rRNA 中的一些核苷酸进行修饰，如甲基化和将尿嘧啶核苷酸（U）变成假尿嘧啶核苷酸等。

snoRNA 中有一类分子称为反义 snoRNA，可以与 rRNA 上某些特定区域碱基互补结合，互补结合的片段长度为 10~20 个碱基。反义 snoRNA 与 rRNA 序列互补后，会对 rRNA 上某些特定的碱基进行甲基化或假尿嘧啶化修饰，这些碱基的修饰是高度保守的。

锥虫等一些原生动物的遗传信息储存在线粒体 DNA 中，但在 DNA 转录成 mRNA 之后的加工过程中，这些遗传信息有可能会被改变，如在 mRNA 序列上会被插入 U 或将 mRNA 上的 U 删除，这种对 mRNA 的加工修饰过程称为 RNA 编辑。锥虫体内含有一种大环状 DNA 称为大环（maxicircle），含有的 DNA 转录成 mRNA 前体；锥虫还有一种数量众多的小环状 DNA，基因转录产生指导 RNA（guide RNA，gRNA）。这些 gRNA 与大环编码的 mRNA 前体在局部可以进行序列互补形成双链 RNA，而被编辑的碱基就位于这些互补的区域中。gRNA 中含有核苷酸序列信息，可以确定要删除的碱基位点以及额外插入碱基的位点，但这种碱基的删除和插入需要蛋白酶的参与。科学家认为这种 RNA 编辑是一种从远古遗留下来的处理遗传信息的方式，这种方式在其他多数生物体内已经消失，但在锥虫体内依然保留了下来。

反义 RNA 对基因表达调节机制的发现不仅具有重大的理论意义，而且也为人类控制生物的实践提供了新的途径。不少科学家正在试图将 micRNA 的基因引入家畜和农作物以获得抗病毒的新品种，或是利用反义 RNA 抑制有害基因（如癌基因）的表达。目前，在这方面亦已取得令人鼓舞的成果。

第三节 真核生物基因表达的调控

原核生物细胞结构简单，转录和翻译偶联，基因表达调控相对简单，主要在转录水平进行。而真核细胞结构复杂，DNA 以核小体的形式存在，转录和翻译在时空上分隔开来，而且转录产物和翻译产物需要经历复杂的转运和加工过程。因此真核生物的基因表达调控比原核生物要复杂得多，可以分别从染色体和 DNA 水平、转录水平、转录后水平、翻译水平和翻译后水平对基因的表达进行调控。

另一方面，原核生物主要为单细胞，一般生活在多变的环境中，需要随时根据环境的变化来调整自身基因的表达，以更好地生存和繁衍。所以，营养状况和环境因素对原核生物基因表达的影响最大。而真核生物在进化上比原核生物高级，在多细胞生物尤其是高等生物中，随着发育和分化出现不同的组织和器官。尽管这些不同类型的细胞拥有相同的基因组，但它们表达不同的蛋白质，因而具有不同的形态和功能。真核生物基因表达调控根据其性质可分为两大类：一类是瞬时调控或可逆调控，相当于原核生物对环境变化所作出的反应；二是发育调控或不可逆调控，发育调控是真核生物基因表达调控的精髓。

一、染色体和 DNA 水平的调控

（一）真核生物染色质结构

一个人类细胞的所有 DNA 前后相接足有 2 m 长，而所有这些 DNA 要装进一个长约 10~20 μm 的细胞核中，这意味着 DNA 要经过高度的压缩。DNA 压缩的第一步是要形成核小体结构。核小体核心是由四种组蛋白 H_2A、H_2B、H_3、H_4 各两分子组成一个组蛋白八聚体，DNA 分子缠绕到组蛋白八聚体上形成核小体。另一分子组蛋白 H_1 结合在 DNA 进出核小体的位置附近，帮助 DNA 进一步卷曲成螺线管（solenoid）结构，称为 30 nm 纤维。30 nm 纤维为细胞分裂间期染色质的基本组分，而 30 nm 纤维可以进一步折叠压缩形成染色体（图 7 - 20）。

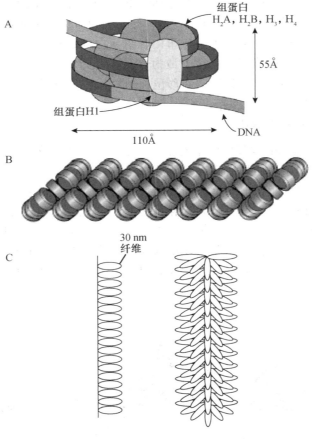

图 7 - 20　染色体结构的不同水平

（B，C 引自 Weaver，2010）

A. 核小体模式；B. 30 nm 纤维模式；C. 染色体模式

　　染色质可分为常染色质和异染色质两种，异染色质比常染色质更加紧密，它的形成需除组蛋白之外其他蛋白质的帮助。异染色质通常出现在对维持染色体结构有极其重要作用的区域，如端粒和着丝粒。在异染色质中很少有基因表达，绝大多数表达的基因都处于常染色质中。

（二）染色质的重塑

　　原核生物的基因组是裸露的，其 RNA 聚合酶可直接识别启动子，起始转录。而真核生物的基因组和组蛋白结合压缩形成复杂的染色质结构。真核生物的 RNA 聚合酶与启动子的结合受染色质结构的限制，只有解除对转录模板的限制才能启动基因的表达。染色质中相关区域的结构改变使转录活化的过程被称为染色质的重塑（chromatin remodeling)。染色质重塑导致核小体的结构发生变化，转录因子和 RNA 聚合酶得以接近并结合启动子，使转录发生。

用核酸酶处理染色质，再进行凝胶电泳显示，具有转录活性的基因和不具有转录活性的基因都出现 200 bp 的条带，说明两者都具有核小体结构，因此认为转录的过程中需要核小体的移位，即 RNA 聚合酶结合部位的核小体需要暂时移开，等待 RNA 聚合酶作用后再重新组装。实验发现，纯化的 DNA 加入核心组蛋白温浴后重建的染色体转录能力下降了 75%，当在加入组蛋白 H_1 后，转录能力可进一步下降 25~100 倍。如果在加入 H_1 前先加入 Sp1 和 Gal4 等活化蛋白，组蛋白抑制转录的效应可被活化因子阻止。关于转录活化因子调节基因表达中最为普遍接受的观点为：重塑蛋白首先与核小体结合，不改变其结构，但使其松动并移位，顺式作用元件暴露出来，与相关转录因子或 RNA 聚合酶结合，启动转录过程。

（三）组蛋白的共价修饰

组蛋白 N 末端氨基酸残基可发生乙酰化、甲基化、磷酸化、泛素化等多种共价修饰作用，这些修饰对染色质的活性有着重要的调控作用。

一类能增强转录的组蛋白共价修饰称为赖氨酸乙酰化，即在组蛋白 N 末端赖氨酸残基上加入一个乙酰基团。设想一下，组蛋白与 DNA 之所以发生紧密结合，一个重要的原因就是组蛋白带有大量的正电荷，而这些正电荷可与带负电的 DNA 相互作用。而组蛋白的正电荷多来源于位于组蛋白尾的赖氨酸。当乙酰基团和赖氨酸结合后，后者失去正电荷变为电中性，与 DNA 的结合力减弱。转录因子更易与 DNA 结合，转录从而更易发生。

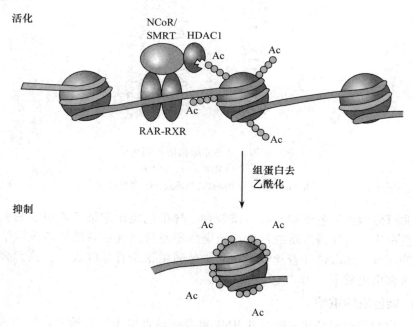

图 7 – 21　组蛋白去乙酰化对转录的抑制作用

（引自：Weaver, 2010）

组蛋白的乙酰化状态是由组蛋白乙酰化酶（histone acetylases，HAT）和组蛋白去乙酰化酶（histone deacetylases，HDAC）催化完成的。HAT 可使组蛋白的赖氨酸乙酰化，激活基因转录，而 HDAC 可催化组蛋白的去乙酰化，抑制基因转录。HAT 和 HDAC 之间的动态平衡控制着染色质的结构和基因的表达。

图 7-21 显示了组蛋白去乙酰化对转录的抑制作用。视黄酸受体（RAR）与视黄酸 X 受体（RXR）形成的二聚体（RAR-RXR）与基因的增强子结合，在没有配体视黄酸存在时，二聚体与辅抑制因子 NCoR/SMRT 结合，NCoR 再与组蛋白去乙酰化酶 1（HDAC1）结合，后者去除组蛋白尾部赖氨酸侧链上结合的乙酰基团，使组蛋白与 DNA 的结合更为紧密，从而稳定核小体结构，抑制转录。

（四）基因的丢失和扩增

1. 基因的丢失

某些低等真核生物在分化过程中丢失了染色体中部分 DNA 片段的现象称为基因丢失。这种现象只存在于体细胞中，而在生殖细胞中则保留全部的基因组。分化的细胞借助基因丢失来去除一些基因的活性。

马蛔虫是基因丢失的一个典型的例子。马蛔虫的受精卵只有一对染色体，但有多个着丝粒。在发育的早期，只有一个着丝粒起作用，保证有丝分裂正常进行。但到了发育后期，在分裂的细胞中染色体分成很多小的片段，有的含有着丝粒，有的不含。含有着丝粒的片段在细胞分裂中分配到子代细胞得以保存，而不含着丝粒的染色体则在细胞分裂中丢失（图 7-22）。

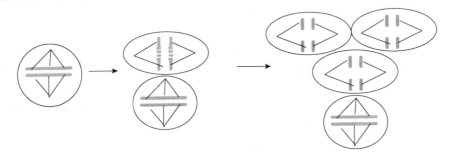

图 7-22　马蛔虫的基因丢失

2. 基因的扩增

基因扩增是指基因组中某些基因的拷贝数大量增加的现象，它使得细胞在短期内产生大量的基因产物以满足生长发育的需要，是基因表达调控的一种方式。例如，非洲爪蟾的卵母细胞利用基因扩增，转录生成大量的 rRNA，以满足胚胎发育的需要。rDNA 原有拷贝数为 500，在卵母发育的过程中，rDNA 采用滚环复制的方式扩增，扩增产生的 rDNA 不纳入线型染色体中，而是以环状小 DNA 的方式存在。通过基因扩增，rDNA 的拷贝数可以达到 2 000 000 份，基因扩增可大幅度提高基因表达产物 rRNA 的量，以满足胚胎发育期对核糖体的需求。卵母细胞一旦成熟，多余的 rDNA 将逐渐降解。

果蝇中也发现了基因扩增的现象。果蝇的卵原细胞，经 4 次分裂产生 16 个细胞，其中一个是卵母细胞，将发育成卵细胞；其他 15 个是营养细胞，它们为卵细胞的形成提供大量的蛋白质及其他大分子物质。营养细胞之所以能产生大量的蛋白质，是因为它们在形成过程中发生了多次特殊的 DNA 复制，卵壳蛋白等基因的拷贝数大量增加。

（五）DNA 的重排

1. 酵母交配型的转换

酵母有两种交配型：a 型和 α 型，相当于高等真核生物中的雄性和雌性。酵母细胞的 a 型和 α 型是由位于酵母第三染色体上的交配型基因座（mating type locus，MAT）基因决定的，带有等位基因 MATa 的细胞被称为 a 型细胞，而带有等位基因 MATα 的细胞被称为 α 型细胞。两个不同交配型的单倍体可以相互结合产生二倍体，而同种交配型的酵母细胞则不能相互结合，这是由于细胞分泌的信息素可以对不同交配型的细胞进行识别。研究发现，a 细胞可分泌 a 因子，一种含有 12 个氨基酸的短肽；而 α 细胞分泌一种 α 因子，一种由 13 个氨基酸构成的短肽。而每种交配型的酵母细胞携带另一种细胞所分泌的信息素的受体，从而导致了不同类型细胞的相互识别和接合。

由于酵母主要通过无性繁殖的方式来增殖，整个群体很容易变成只有一种交配型，失去通过有性繁殖得到下一代的机会，这在遗传学上有风险，因为通过无性繁殖而形成的细胞群体在遗传性状上往往较为单一。而事实上酵母菌可以十分频繁地转换其交配型，即从 a 转换成 α，然后在下一代又转换为 a，从而可以在原本只有一种交配型的酵母细胞群中进行有性繁殖，避免上述遗传学上的风险。

在 MAT 基因座两侧有两个基因带有 MAT 的同源序列，称为 HMLα 和 HMRa，这两个基因序列分别与 MATα 和 MATa 完全相同，只是由于上游调控区沉默子的阻遏作用，这两个基因不能表达，人们将之称为沉默暗箱（silent cassettes）。而 MAT 基因是具有活性的，可以是 α 型，也可以是 a 型，人们将之称为活性暗箱（active cassettes）。通过基因重排，沉默暗箱的序列可转移到 MAT 位置，这时基因不再被阻遏，开始表达，从而实现交配型的转化。如果 HMLα 转移到 MATa 上，细胞便从 a 型变为 α 型；反之如果 HMRa 转移到 MATα 上，细胞便从 α 型变为 a 型（图 7 - 23）。

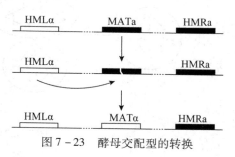

图 7 - 23　酵母交配型的转换

2. 抗体的基因重排

基因重排另一个典型的例子是抗体的基因重排。针对上百万种或更多的外来抗原，人体免疫细胞都能产生相应的抗体，这并不意味着人体内存在如此多种的抗体基因。抗体的多样性是通过基因重排产生的。抗体的两条重链和两条轻链分别是由三个独立的基因簇编码的，其中两个编码轻链 κ 和 λ，一个编码重链，它们分别位于 6、16 和 12 号染色体上。决定轻链的基因簇上分别有 L、V、J、C 四类基因片段，决定重链的基因簇上分别有 L、V、D、J、C 五类基因片段。L 编码前导片段（Leader segment），V 编码可变区（Variable segment），J 编码连接区（Joining segment），C 编码恒定区（Constant segment），D 编码多样性片段（Diversity segment）。在胚胎细胞中，各类基因片段是分散排列的，相隔较远。在 B 细胞发育成熟的过程中，通过基因重组将相互远离的各类基因片段连接在一起，从而产生了具有表达活性的抗体基因，而 V、C、J 等基因的不同组合造成了抗体的多样性。利用几百个抗体基因的片段组合变化而产生能编码 10^8 种不同抗体的基因（图 7 - 24）。

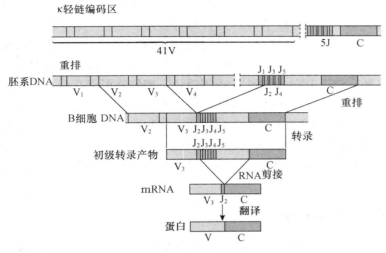

图 7 - 24　抗体轻链基因的重排
（引自：Weaver, 2010）

（六）DNA 的甲基化

DNA 的甲基化存在于所有高等生物中，并与基因表达调控有关。研究表明，DNA 甲基化能引起染色质结构、DNA 的构象、DNA 的稳定性及 DNA 与蛋白相互作用方式的改变，从而调控基因的表达。一般来讲，甲基化能关闭某些基因的活性，而去甲基化则诱导基因的重新活化。

在高等真核生物中，DNA 有 2% ~ 7% 的胞嘧啶是被甲基化修饰的，甲基化的位点通常在胞嘧啶的 5 位碳原子上，而且 5 - 甲基胞嘧啶通常出现在基因的 CpG 序列上。CpG 序列一般成串出现在 DNA 上，人们将富含 CpG 的 DNA 序列称为 CpG 岛。CpG 岛通常出现在所有管家基因和少量组织特异性基因的 5′ 调控区。

甲基化可使基因失活，去甲基化又可使基因恢复活性。5 - 氮胞苷由于 5′ 位的封闭而不能被甲基化，若将它渗入 DNA 取代胞苷可以改变基因的甲基化状态，而达到去甲基化的目的（图 7 - 25）。

Mohandas 等用实验证明 5 - 氮胞苷能激活 X 染色体上某些基因的表达。将含有一条 X 染

基因表达

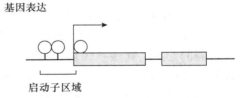

启动子区域

DNA甲基化使基因失活

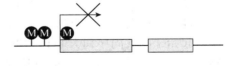

Ⓜ　甲基化

◯　非甲基化

图 7 - 25　甲基化对基因表达的影响

色体异位的女性成纤维细胞和小鼠 A9 细胞（该细胞为次黄嘌呤鸟嘌呤磷酸核苷转移酶缺陷型，也称为 HGPRT$^-$型细胞）相互融合，然后用 HAT 培养基（培养基中含有次黄嘌呤 H、氨基蝶呤 A 和胸苷）选择带有 HGPRT$^+$基因的细胞。人类 X 染色体带有 HGPRT$^+$基因，但若 X 染色体失活，则这个基因没有活性，只有表达 HGPRT$^+$基因的融合细胞才能在 HAT 培养基中存活。选择出的融合细胞中一部分带有 2 条人的 X 染色体（一条有活性，一条没有活性）。随着培养的继续，融合细胞将继续排斥人类的染色体，在这种情况下再用具有细胞毒性的硫代鸟嘌呤进行反选，表达 HGPRT$^+$基因的细胞可使硫代鸟嘌呤渗入 DNA 而死亡，而 HGPRT$^-$型细胞可以存活。通过反选，得到的细胞中含有一条失活的 X 染色体，其含有 HGPRT 基因，但不表达。接着用 5 – 氮胞苷处理细胞，然后再在 HAT 培养基中培养，结果细胞增加了 100 倍。这表明原来失活的 X 染色体经 5 – 氮胞苷处理恢复了活性，HGPRT 基因得以表达，细胞才能在 HAT 培养基中生存。这个实验说明 HGPRT 基因在失活染色体上的重新活化是由于 5 – 氮胞苷起到了去甲基化的作用。

二、转录水平的调控

真核生物的转录调控大多是通过顺式作用元件（cis – acting element）和反式作用因子（trans – acting factor）复杂的相互作用来完成的。真核生物中有三种 RNA 聚合酶Ⅰ、Ⅱ、Ⅲ，分别负责转录 rRNA、mRNA 和 tRNA 以及其他小分子 RNA。在这里我们主要讨论 RNA 聚合酶Ⅱ负责的转录调控。

（一）顺式作用元件

顺式作用元件由一段特殊的 DNA 序列组成，通常与其参与调控的功能基因连锁存在。它们的作用是调控基因的表达，本身不编码任何蛋白质，仅仅提供一个作用位点，要与反式作用因子相互作用而发挥功能。真核生物的顺式作用元件主要有启动子、增强子及沉默子等，其中启动子和增强子起正调控作用，沉默子起负调控作用。

1. 启动子（promoter）

启动子是 RNA 聚合酶识别并结合的一段特异的 DNA 序列，是准确和有效起始转录所必需的元件。真核基因启动子位于基因转录起始位点（+1）及其上游大约 100 ~ 200 bp 以内，可分为核心启动子和上游邻近启动子元件。

（1）核心启动子（core promoter） 是指足以使 RNA 聚合酶Ⅱ转录正常起始所必需的、最少的 DNA 序列。包括起始子（Inr）、TATA 盒、TFⅡB 识别元件（BRE）和下游启动子元件（DPE）（图 7 – 26）。但一个真核的核心启动子几乎从来不会包括上述所有元件，不同启动子含有这些元件的不同组合。

起始子的共同序列为 PyPyANPyPy（Py 为嘧啶，N 代表任何核苷酸），其中的 A 为转录起点。起始子本身能驱动基础转录，但在其他启动子元件存在时其功能会变得更强。

TATA 盒的名称来源于它的共有序列，即非模板链上的 TATAAA。TATA 盒位于转录起始点上游 −30 ~ −25 bp，与转录起始位点的选择有关。

下游启动子元件（DPE）在果蝇中非常普遍，一般在转录起始点下游 30 bp 左右，其一致序列为 G（A/T）CG，果蝇中许多 TATA 盒缺失的序列都带有 DPE，DPE 可在功能上弥补 TATA 盒的缺失。DPE 和 TATA 盒都可以和基础转录因子 TFⅡD 结合。

有些启动子在 TATA 盒的上游还有一段序列，可与转录因子 TFⅡB 结合，称为 TFⅡB 识别元件（TFⅡB recognition element，BRE）。TFⅡB 可与 TFⅡD，RNA 聚合酶以及其他的转录因子一起形成转录预起始复合物。

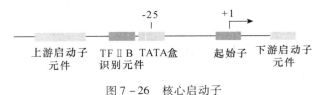

图 7-26　核心启动子

（2）上游邻近启动子元件（proximal promoter element）　很多真核生物基因的核心启动子周围还存在邻近启动子元件，最常见的有 CAAT 盒、GC 盒以及 oct 等。CAAT 盒的序列为 GGCCAATCT，是转录因子 CTF/NF1 的结合位点，对转录效率十分重要。GC 盒的共有序列为 GGGGCGG，是转录因子 SP1 的结合位点。GC 盒常以多拷贝出现，其功能与序列的方向性无关。

2. 增强子（enhancer）

增强子是指能使与它连锁的基因转录频率明显增加的 DNA 序列，1981 年 Benerji 在 SV40 早期基因中发现两个长 72 bp 的正向重复序列，它能大大提高 SV40 和兔 β - 血红蛋白融合基因的表达水平（图 7-27）。这是人们发现的第一个增强子。

与上游启动子元件相比，增强子通常具有下列特性。

（1）增强效应十分明显，一般能使基因转录效率增加 10～200 倍，有的可以高达上千倍。例如人珠蛋白基因的转录效率在巨细胞病毒增强子的作用下可提高 600～1000 倍。

（2）增强效应与其位置和取向无关。增强子可位于基因上游、基因内部或基因下游的序列中，有些增强子可在 30 kb 以远发挥作用。一个增强子并不限于促进某一特殊启动子的转录，它能刺激它附近的任意启动子。增强子的作用与其方向无关，不论增强子是 5′→3′方向或 3′→5′方向，均能表现出增强作用。

（3）增强子不具有基因专一性，其与不同的基因组合均可表现出增强效应。

（4）具有高度的组织细胞专一性，如免疫球蛋白基因的增强子只有在 B 淋巴细胞内活性才最高，说明增强子只有与特定蛋白质（转录因子）相互作用才能发挥功能。

（5）很多增强子还受外部信号的调控，如金属硫蛋白基因启动区上游所带的增强子，就可以对环境中的锌、镉浓度做出反应。

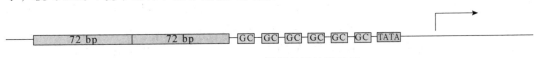

图 7-27　SV40 早期基因的增强子

（引自：Weaver，2010）

3. 沉默子（silencer）

是指某些基因含有的一种负性调节元件。当其结合特异蛋白因子时，对基因转录起阻遏作用。沉默子的 DNA 序列可被调控蛋白识别结合，这样就阻断了转录起始复合物的形成和活化，关闭基因表达。

4. 绝缘子（insulator）

能阻止正调控或负调控信号在染色体上的传递，阻断包括增强子，沉默子的作用，使染色质活性限制在一定结构域之内。如果绝缘子位于增强子和启动子之间，它会阻断增强子对邻近非相关基因启动子的激活，这可以解释为什么有的增强子只能作用于特定的启动子，防止增强子毫无选择的作用于任何启动子。同理，如果绝缘子处于活性基因和负调控信号之间，可以保护活性基因免受负调控信号的作用。

（二）反式作用因子

在转录调控过程中，除了需要顺式作用元件外，还需要反式作用因子。反式作用因子指能与顺式作用元件结合的真核转录调节蛋白，因编码反式作用因子的基因与被反式作用因子调控的靶序列（基因）不在同一染色体上而得名。反式作用因子在细胞中的数量很低，在哺乳动物细胞中约 10^4 个。这些蛋白质识别特定的 DNA 序列并与之结合，可以促进（正调控）或抑制（负调控）相关基因的转录。反式作用因子一般具有不同的功能区域，主要有 DNA 结合结构域和转录激活结构域。

1. DNA 结合结构域（DNA binding domain）

DNA 结合域是蛋白质因子识别和结合 DNA 元件所必需的结构域，每一个 DNA 结合结构域都有一个与 DNA 序列相互作用的基序（motif），多数基序含有一个插入 DNA 大沟的片段，能识别大沟的碱基序列。最常见的 DNA 结合基序包括螺旋－转角－螺旋、锌指结构、亮氨酸拉链、螺旋－环－螺旋和同源异型结构域。

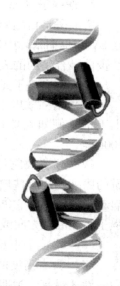

（1）螺旋－转角－螺旋（helix－turn－helix，HTH）结构这类结构域中有至少两个 α 螺旋，中间由短肽转折约成 120° 转角，称为螺旋－转角－螺旋。其中一个螺旋被称为识别螺旋，一般为近 C 端的螺旋，它常常带有数个可直接与 DNA 序列相识别的氨基酸；另一个螺旋没有碱基特异性，与 DNA 磷酸戊糖骨架相接触。在与 DNA 结合时，HTH 常以二聚体的形式的发挥作用（图 7－28）。HTH 结构最先在原核生物中发现，在酵母中控制交配型 MAT 基因座的蛋白是以这种形式和 DNA 结合的，高等生物中的 Oct1 和 Oct2 也是属于此类型的 DNA 结合域。

图 7－28　螺旋－转角－螺旋模型

（2）锌指结构　锌指结构是最先被确认的 DNA 结合结构域，在真核生物中普遍存在。锌指的名称来源于其结构，一组保守的氨基酸残基和锌离子结合，在蛋白质中形成相对独立的功能域，而在锌离子结合位点上突出的氨基酸环的形状如同手指，可伸向 DNA 的大沟。锌指结构有不同的类型，其中最常见的是 C2H2 和 C2C2 模体。

C2H2 锌指模体指锌离子通过配位键与两个 Cys 和两个 His 相结合，手指部位由 23 个氨基酸组成，手指靠近 N 端的部分形成 β 折叠结构，而 C 端部分形成 α 螺旋，通过 α 螺旋中带正电荷的残基识别 DNA 序列（图 7－29）。相邻指状结构则由 7~8 个氨基酸残基相连。转录因子 TFⅢA 是 RNApolⅢ 转录 5S rRNA 所必需的，其 DNA 结合结构域中含有 9 个锌指组成的串联结构。在转录因子 SP I 中只有 3 个锌指，每个锌指的 C 端都为 α 螺旋结构，3 个 α 螺旋正好可以嵌入 DNA 的大沟。

C2C2 锌指模体也称 C4 结构，指锌离子通过配位键与四个 Cys 相结合。酵母的转录因子 Gal4 和哺乳动物的固醇类激素受体是典型的代表。此类模体一般不含有大量的重复性锌指结构，如糖皮质激素受体和雌激素受体都含有两个指状结构，一个为识别螺旋与 DNA 相结合，另一个负责蛋白单体的二聚体化。

（3）碱性 – 亮氨酸拉链（basic – leucine zipper）

碱性 – 亮氨酸拉链为一种富含亮氨酸的蛋白质形成的二聚体结构。每个蛋白单体的 C 端形成 α 螺旋结构，每隔 6 个氨基酸就有一个亮氨酸，由于 α 螺旋每圈有 3.5 个氨基酸，这就导致亮氨酸均出现于螺旋的同一个方向。通过亮氨酸之间的疏水作用力，两个蛋白单体相互作用，形成拉链状的二聚体（图 7 – 30）。但亮氨酸拉链并不直接与 DNA 作用，其每个蛋白单体 N 端富含碱性氨基酸，这些碱性氨基酸可通过正负电荷的相互作用与 DNA 结合。研究发现，二聚体的形式对碱性区与 DNA 的结合有促进作用，若不形成二聚体，碱性区对 DNA 的亲和力明显下降。C/EBP 具有四个亮氨酸拉链结构，可结合 CAAT 盒和 SV40 核心增强子序列。

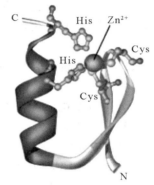

图 7 – 29　锌指模型

（4）碱性螺旋 – 环 – 螺旋（basic helix – loop – helix，bHLH）　螺旋 – 环 – 螺旋与亮氨酸拉链类似，均为二聚体结构。其中每个蛋白单体长度为 40 ~ 50 个氨基酸，形成两个两亲性的 α 螺旋结构，中间由一个长约 12 ~ 28 个氨基酸的环状结构相连（图 7 – 31）。

两个蛋白单体的 α 螺旋通过疏水面相互作用，形成二聚体结构。而蛋白单体的 N 端富有碱性氨基酸，可与 DNA 结合。如免疫球蛋白轻链基因的增强子结合蛋白 E12 和 E47，C 端可形成两个 α 螺旋，被环状结构隔开，而 N 端富含碱性氨基酸，可与 DNA 结合。

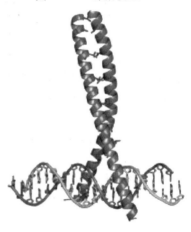

图 7 – 30　碱性亮氨酸拉链模型

（5）同源异型域　同源异型域存在于一大类转录激活因子中，最早是在果蝇中发现的。其名称来自于它在果蝇中的基因序列——同源异型基因（homeotic gene）。同源异型基因的突变会导致正常的附肢或身体结构出现在不适当的部位，如 Anternnapedia 基因的突变会导致腿长在触角的位置。

同源异型域属于螺旋 – 转角 – 螺旋家族，含有三个 α 螺旋。第一个和第二个螺旋形成螺旋 – 转角 – 螺旋模体；第三个螺旋为识别螺旋，与 DNA 大沟结合。但多数同源异型域具有一种螺旋 – 转角 – 螺旋没有的识别元件，蛋白的 N 端可突出成手臂状插入 DNA 的小沟（图 7 – 32）。

2. 转录激活结构域（transcription activating domain）

参与转录的调控因子除了 DNA 结合结构域外，多含有一个或几个转录激活结构域，负责蛋白质与蛋白质之间的相互作用。而真核生物的转录调控通常以复合物的形式完成，并非所有的调控因子都与 DNA 直接相互作用，蛋白质之间的相互作用使转录调节变得更为复杂而精密。

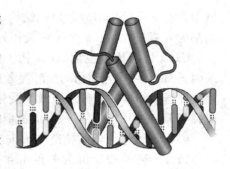

图 7-31　螺旋-环-螺旋模式

大多数转录激活结构域按照其结构特点可分为下列几种。

（1）酸性结构域　这类结构域富含带负电荷的酸性氨基酸。如酵母中的激活因子 Gal4，其转录激活结构域含有 49 个氨基酸，其中 11 个为酸性氨基酸。研究表明，如果通过定点突变减少其中的酸性氨基酸，其转录激活作用下降，而将结构域中的碱性氨基酸变为酸性氨基酸，其转录激活能力上调。

（2）富含谷氨酰胺的结构域　SP1 为其典型代表。SP1 结合启动子上游序列 GC 盒，一共含有 4 个参加转录活化的区域，其中活性最强的转录激活结构域中，谷氨酰胺占氨基酸总数的 25%。其他的转录因子如 Oct1/2、Jun 等都含有富含谷氨酰胺的结构域。

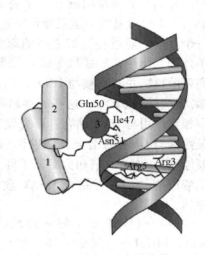

图 7-32　同源异型域模体

（3）富含脯氨酸的结构域　富含脯氨酸的结构域的典型代表为 CTF 家族的转录因子，CTF 识别 CCAAT 盒，其转录激活结构域共由 84 个氨基酸组成，其中脯氨酸有 19 个。

上述分类方法并不是绝对的，有些转录因子起始转录的活性很强，但并不具有上述三种特征。

三、转录后水平的基因表达调控

真核生物基因具有复杂的转录后加工过程，mRNA 的转录初始产物是核不均一 RNA（hnRNA），在 mRNA 加工、成熟、转运过程中基因的表达调控属于转录后水平的基因表达调控。

（一）可变拼接

部分真核基因产生的 mRNA 前体在剪接时按顺序连接外显子，只产生一种成熟的 mRNA，因而只产生一种蛋白质。而有些 mRNA 前体可通过不同的方式剪接，选择不同的外显子，形成两种或多种成熟 mRNA，编码不同的蛋白产物，称为可变拼接。在人类基因组中，至少 40% 的 mRNA 是通过可变拼接产生的。

1980 年，David Baltimore 在小鼠 IgM 重链基因中发现了可变拼接。IgM 基因最后两个外显子决定了所编码的 IgM 是膜型还是分泌型，其中膜型的羧基端是疏水性的，可以结合在膜上；而分泌型的羧基端是亲水的，分泌到细胞外。实验发现，这两种形式的蛋白是通过可变拼接产生的。IgM 重链基因有两个转录终止信号和两个终止密码子。转录终止信号Ⅰ和终止密码子Ⅰ位于内含子中，终止密码子Ⅰ之前是一段亲水性肽段编码区。如果转录在转录终止信号Ⅰ处停止，产生的 mRNA 前体只有 5′拼接点，而没有 3′拼接点，因此不发生拼接，内含子未被去除，翻译在终止密码子Ⅰ处停止，产生分泌型蛋白。如果转录在转录终止信号Ⅱ处停止，产生的 mRNA 前体既有 5′拼接点，也有 3′拼接点，发生拼接，内含子被去除，翻译在终止密码子Ⅱ处停止，而终止密码子Ⅱ之前的序列编码一段疏水性肽段，产生膜型蛋白（图 7-33）。

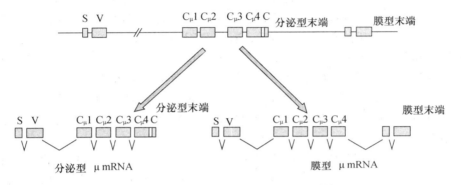

图 7-33　小鼠 IgM 重链基因的可变拼接
（引自：Weaver，2010）

　　另一个著名的例子是果蝇性别决定系统，在此系统中三个基因：Sexlethal（*sxl*）、Transformer（*tra*）和 Doublesex（*dsx*）转录产物的可变剪接最终决定了果蝇的性别。*sxl* 有 8 个外显子，在雌性中，*sxl* 的剪接产物为外显子 1-2-4-5-6-7-8，从而产生有活性的 SXL 蛋白；*tra* 有 4 个外显子，有活性的 SXL 蛋白诱导 *tra* 基因以雌性方式进行剪接，外显子拼接顺序为 1-3-4，编码产生 Tra 蛋白；*dsx* 基因有 6 个外显子，在 Tra 蛋白的作用下，*dsx* 转录产物以 1-2-3-4 的方式进行拼接，产生雌性特异的 Dsx 蛋白，这种蛋白抑制雄性基因的表达导致雌性基因的发育。

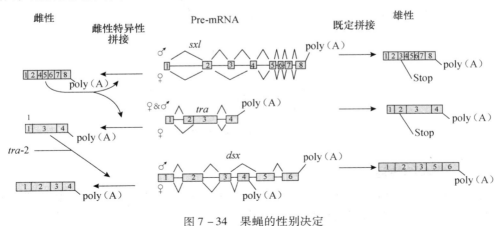

图 7-34　果蝇的性别决定
（引自：Weaver，2010）

在雄性中，*sxl* 的剪接产物为 8 个外显子的 mRNA，外显子 3 中有一个终止密码，从而产生截短的没有活性的 SXL 蛋白；由于 SXL 蛋白没有活性，*tra* 基因以既定的雄性方式进行剪接，剪接产物为 4 个外显子的 mRNA，外显子 2 中有一个终止密码子，所以产生的 Tra 蛋白为截短没有活性的。失去了 Tra 蛋白的诱导，dsx 转录产物以 1 - 2 - 3 - 5 - 6 的方式进行拼接，产生雄性特异的 Dsx 蛋白，导致雄性基因的发育（图 7 - 34）。

（二）RNA 的编辑

RNA 编辑是指在 mRNA 水平上改变遗传信息的过程，在转录产生的 mRNA 分子中，由于核苷酸的缺失、插入或置换，基因转录产物的序列不与基因编码序列互补，使翻译生成的蛋白质的氨基酸组成不同于基因序列中的编码信息。RNA 编辑使得一个基因序列有可能产生几种不同的蛋白质，有些基因的主要转录产物必须经过编辑才能有效地起始翻译，或产生正确的开放阅读框（ORF），RNA 编辑的结果不仅扩大了遗传信息，而且使生物更好地适应生存环境。编辑所需精确的插入位点和准确的核苷酸数目是由指导 RNA（guide RNA，gRNA）介导完成的。指导 RNA 为一种小分子 RNA，由线粒体基因转录而成，约含 60~80 个核苷酸，在 RNA 编辑中起模板作用，提供核苷酸插入或删除的信息。

RNA 编辑首先是在锥体虫线粒体中发现的。线粒体中细胞色素 C 氧化酶的第二个亚基（cox Ⅱ）经转录后插入了 4 个非编码的尿嘧啶。在锥体虫线粒体内成熟的 mRNA 序列中，有一半以上的序列产生于 RNA 编辑。

载脂蛋白 B（ApoB）的 RNA 编辑是一个典型的例子。载脂蛋白 B 在人体中有两种形式，在肝脏中的表达产物是 ApoB100，在小肠中的表达产物是 ApoB48，这种组织特异性表达是 RNA 编辑的结果。在小肠中通过 RNA 的编辑使 C 转变为 U，因而第 26 位外显子编码谷氨酸的密码子 CAA 变成终止密码子 UAA，从而产生了 ApoB48（图 7 - 35）。

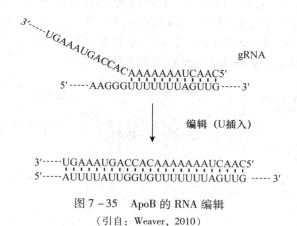

图 7 - 35　ApoB 的 RNA 编辑
（引自：Weaver，2010）

（三）RNA 的转运

转运控制（transport control）是对 RNA 从细胞核运送到细胞质中的数量进行调节。真核生物具有成形的细胞核和核膜，核膜就是一个基因表达的控制点。实验表明几乎有一半的蛋白编码基因的初始转录产物一直留在核内，然后被降解掉。

成熟的 mRNA 都要通过核孔进行转运，但是对于从核中输出的过程以及输出或保留所需的信号知道得很少，某些证据表明核小核糖核蛋白颗粒（small nuclear ribonucleoprotein particle，SnRNP）对 mRNA 是否留在核中至关重要，这可用剪接体滞留模型（spliceosome retentior model）来解释。转录加工后的 RNA 是以核蛋白复合物的形式被转运的，SnRNP 参与 hnRNA 的剪接，在 hnRNA 的加工过程中，剪接体是转运复合物形成的起点，剪接完成后转运复合物位于外显子的连接处，参与 mRNA 转运的蛋白可与之识别并结合，当剪接体离开后，这些蛋白质依然留在那里，帮助 mRNA 转运。而内含子的存在可阻止 mRNA 的转运，因为内含子可与剪接复合物相互作用，从而阻止参与转运的蛋白质与剪接复合物的结合，这样 RNA 滞留在核中，不能与核孔相互作用。当加工完成后，内含子被切除了，参与转运的蛋白质与剪接复合物结合，实现 RNA 的转运。

四、真核生物翻译水平的调控

原核生物基因表达的调控主要在转录水平上进行，翻译水平的调控仅起次要作用。但对真核生物而言，翻译水平的调控所起的作用则重要得多。真核生物的转录和翻译并不偶联，而且具有复杂的转录后加工过程，所以除了存在转录水平的调控以外，在翻译水平上也进行各种形式的调控，甚至对某些基因而言，翻译水平上的调控更为重要。翻译水平的调控可通过控制 mRNA 的稳定性、翻译起始的调控和选择性翻译等不同机制实现。

（一）mRNA 的稳定性

真核生物基因翻译调控的一个重要方面是控制 mRNA 的稳定性。原核细胞 mRNA 的半衰期很短，只有几分钟，而真核生物 mRNA 的半衰期相对较长，而且会受内外因素的影响而发生变化，mRNA 的稳定性变化可对基因表达产生影响。mRNA 越稳定，寿命越长，以它为模板进行翻译的次数越多，形成的表达产物也就越多。

真核生物 mRNA 5′端的帽子结构和 3′端的 poly（A）尾对 mRNA 的稳定性都有一定作用，对基因的表达调控有一定影响。如果细胞中的脱帽酶被激活，导致帽子结构的去除，mRNA 则会被降解。poly（A）尾与可与 poly（A）结合蛋白结合，缓冲外切核酸酶对 mRNA 从 3′到 5′的降解。

某些真核细胞中的 mRNA 进入细胞质以后，并不立即作为模板进行蛋白质合成，而是与一些蛋白质结合形成 RNA 蛋白质（RNP）颗粒，在这种状态下，mRNA 的半衰期可以延长。家蚕的丝芯蛋白基因是单拷贝的，但在几天内，一个细胞中可以合成多达 1010 个丝芯蛋白分子。这是它的 mRNA 分子和蛋白质结合成为 RNP 颗粒而延长了寿命的结果。真核细胞中 mRNA 的平均寿命通常为 3 小时，而丝芯蛋白的 mRNA 的平均寿命却长达 4 天，从这里可以看出 mRNA 的寿命控制着翻译活性。在不同发育时期，mRNA 的寿命长短不同，翻译的活性也不同。

有些 mRNA 的稳定性还受细胞外信号的影响。如乳腺组织受到催乳激素的刺激后，酪蛋白的合成显著增加。实验表明在催乳激素的作用下，酪蛋白 mRNA 的合成量仅增加 2~3 倍，而半衰期可增加 17~25 倍，可见在催乳激素对酪蛋白的调节中，mRNA 的稳定性起主要作用。

（二）翻译的起始调节

翻译的限速步骤通常是在起始阶段，这一阶段存在多种调控方式，而主要的方式是起始因子的磷酸化。起始因子 eIF－1、eIF－2、eIF－2A、eIF－2B、eIF－3、eIF4A～F、eIF－5 和 eIF－6 都存在着磷酸化的调控机制，目前了解的比较清楚的是网织红细胞中 eIF－2 的调节机制。eIF－2 在真核翻译起始过程中扮演着关键角色，它与 GTP 以及起始 tRNA 形成三聚体，再与 40S 核糖体亚基共同结合形成 43S 前起始复合物。在结合 60S 核糖体亚基之前，eIF－5 激活了 eIF－2 的 GTP 酶活性，从而将结合的 GTP 水解为 GDP。eIF－2·GDP 就从 40S 核糖体亚基上被释放出来。游离的 eIF－2·GDP 在鸟苷酸交换因子 eIF－2B 的作用下，被重新转换为 eIF－2·GTP，从而可以再次参与起始过程（图 7－36）。

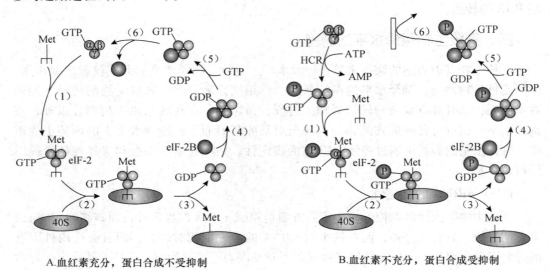

A.血红素充分，蛋白合成不受抑制　　　　　　B.血红素不充分，蛋白合成受抑制

图 7－36　eIF－2 磷酸化对翻译起始的调节

（引自：Weaver，2010）

成熟的网织红细胞的细胞核被破坏，累积在细胞质中的 mRNA 也早已加工好，可用于血红蛋白的补充，因此细胞中蛋白质的合成调节只能依赖于翻译水平，很多翻译水平的资料就是从对网织红细胞的研究中获得的。例如 eIF－2 磷酸化对翻译起始的影响是用兔网织红细胞抽提液研究蛋白质合成时发现，如果不向这一体系中添加氯高铁血红素，几分钟之内蛋白质合成活性就急剧下降直到消失。原因为当体系中没有氯高铁血红素时，蛋白质合成抑制剂（HCR）被活化，从而抑制蛋白质的合成。HCR 为 eIF－2 的激酶，可使 eIF－2 的 α 亚基磷酸化，从而使 eIF－2 失活。实验表明，磷酸化的 eIF－2 与 eIF－2B 紧密结合，影响 eIF－2 的再利用，从而影响蛋白质合成起始复合物的形成，使翻译效率降低。

（三）选择性翻译

原核生物常通过操纵子来控制合成的相关蛋白的浓度比，而在真核中不存在操纵子，所以就要采用别的方式，选择性翻译就是其中一例，比如 α 和 β 珠蛋白的合成。珠蛋白是由两条 α 链和两条 β 链组成的。但在二倍体细胞中有 4 个 α－珠蛋白基因，如果它们以相同的水平进行转录和翻译的话，它们之间的浓度比应是 α：β＝2：1，而实际上是1：1，那么是通过转录调控还是通过翻译调控使它们的产物达到了平衡呢？人们进行了以下体外实验，在无细胞系统中加入等量的 α－mRNA 和 β－mRNA 以及少量的起始因子，结果合成的 α－珠蛋白仅占3%，说明 β－mRNA 和起始因子的亲和性远大于 α－mRNA。当加入过量的起始因子时，α 珠蛋白和 β 珠蛋白之比为 1.4：1，接近1：1，表明是在翻译水平上存在的差异，即和翻译起始因子的亲和性不同。

（四）RNA 干扰

RNAi（RNA interference）即 RNA 干扰，是由外源或内源性的双链 RNA（double strand RNA，dsRNA）导入细胞而引起与 dsRNA 同源的 mRNA 降解，进而抑制其相应的基因表达的现象。RNA 干扰于 1998 年由 Fire 首次发现并命名，现已成为基因功能研究和基因治疗研究的热点。这一类小分子 RNA 被称微 RNA（microRNA，miRNA），目前在真核生物中已发现了几百种 miRNA。它们首先被转录成 70~90 个核苷酸的前体 RNA，依靠自身互补序列形成发夹结构，然后被一种称为 Dicer 的内切核酸酶切割成 21~23 bp 的双链 RNA，称为干扰 RNA（small interfere RNA，siRNA）。随后，siRNA 的一条链与 Dicer 形成引导沉默复合体（RNA induced silencing complex，RISC）。在 RISC 中，一条 RNA 链被去

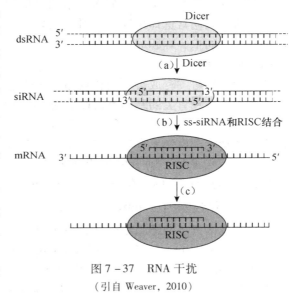

图 7-37 RNA 干扰
（引自 Weaver, 2010）

除，另一条 RNA 链作为引导序列，按碱基互补原则识别靶基因的 mRNA，并引导 RISC 与之结合，核酸酶 Dicer 可切割 mRNA，特异性抑制靶基因的表达，从而导致基因的沉默（图7-37）。

自 RNAi 现象发现以来，其作为一种反向遗传学技术已被成功地应用于线虫、果蝇、植物、真菌和哺乳动物等生物的多个研究领域中。利用 RNAi 技术，特异性抑制特定基因的表达，获得功能性丧失，为人们提供了一种高效的基因功能研究方法。另外，基因异常表达是许多疾病的病因，使用 RNAi 技术能使变异基因特异性沉默，在治疗疾病方面会比传统治疗方法针对性更强，毒副作用更小，可用于人类疾病的预防和治疗。

五、翻译后水平的调控

蛋白质合成后还需要加工修饰和正确折叠才能成为有活性的蛋白质，因此在翻译后水平也存在着基因表达调控。

六、果蝇的发育调控

发育调控是真核生物基因表达调控的精髓。从一个受精卵发育成一个成体生物需按照一种预先决定的途径，在此途经中一个基因在一定阶段打开或关闭，其本身又控制了另一个基因在下一阶段的表达，这种级联调节决定了胚胎细胞中基因表达的模式，直至发育成为成体。发育的机制在不同物种中是不同的，但这种级联调节的方式却是相同的，调节蛋白是转录因子，它们调节另一些转录因子的表达。另外在不同种的相关生物中，同源基因在发育中发挥的作用也是相关的。

果蝇易于培养，生活周期短，基因组也比较小，只有 4 对染色体，遗传背景十分清楚，所以人们常选择果蝇作为研究发育的模式动物。果蝇的生长发育周期包括受精卵、胚胎、幼虫、蛹和成虫等几个阶段，在这个过程中果蝇的形态发生了很大的变化。胚胎的重要特性是具有极性和体节性，可以分为前部、后部以及一系列重复的节段，这些节段分别可发育成头、胸和腹部，发育过程受到严格的基因调控。

和发育调控有关的基因是通过突变加以鉴别的。有的突变导致在早期发育中致死，有的导致产生异常的结构。影响到身体特殊部位发育的突变更加容易引起人们的注意，因为身体特定部位的发育需要多种基因的协调表达，如果一个基因的改变引起了身体某部分的结构变化，则可以推测这个基因是一个调控基因，担负着发育途经之间的"开关"或选择的作用。在果蝇中与发育相关的基因可分为 3 类。

（一）母性基因 （maternal genes）

母性基因可在卵细胞中表达，也可以在滋养细胞和滤泡细胞中表达，其表达产物是重要的调节因子，可以确定前后轴（anterior – posterior）和背腹轴（dorsal – vontral）。在发育开始时，母体基因产物蛋白和 RNA 分子在卵中呈不均匀状分布，沿着前后轴和背腹轴各建立一个梯度。卵的前端将成为成蝇的头，而末端将成其尾。背侧在上方，腹侧在下方。前后轴梯度建立较早，它控制着前后轴的发育，稍晚一些才建立背腹轴梯度。前后轴系统沿着幼虫的体长控制位置信息，而同时腹背系统调节组织的分化，即特殊胚胎组织的特化，此包括中胚层、神经外胚层和背部外胚层。

（二）分节基因 （segmentation genes）

分节基因在受精后表达，这些基因的突变会改变体节的数目或极性。分节基因可分为 3 种：gap 基因、pair – rule 基因和 segment polarity 基因。

（三）同源异形基因 （homeotic genes）

同源异形基因控制体节的特征，而对其数目、大小和极性不起作用。这些基因的突变会导致身体的一部分发育成另一部分的表型。果蝇的 Antennapedia 突变就是一个典型的例子，这种突变使果蝇的触角转变为足（图 7 – 38）。

每一组基因的作用都是使胚胎特异部分的特点逐步连续地显现出来。母体基因作用于卵中的广泛区域，其产物的分布差异控制了分节基因的表达；分节基因分划体节界线，同时同源异形基因控制体节的特征的发育。

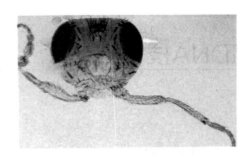

图 7 - 38　同源异形基因 Antennapedia 突变引起的表型的变化

思考题

1. 基因表达调控的意义是什么？
2. 原核生物基因表达调控的特点是什么？
3. 什么是细菌的二次生长曲线，从分子水平该如何解释？
4. 当①大肠埃希菌体内合成蛋白质的氨基酸缺乏，②细菌的 DNA 遭受大面积损伤时，细菌内分别会发生哪些反应来应对难关？请从分子生物学水平分别进行解释。
5. 有翻译抑制作用的蛋白质、干扰素、siRNA 与 miRNA 都可以引起细胞内蛋白质合成的抑制，它们的作用机制各是怎样的？
6. 简述组蛋白的乙酰化对转录活性的影响。
7. 简述酵母交配型转换的机制。
8. 简述增强子的作用特点。
9. 简述常见 DNA 结合域的结构特点。
10. 简述 RNA 干扰的机制。

（郭　薇　邱　郑）

第八章 重组DNA技术

第一节 概　述

一、重组 DNA 概念

重组 DNA 技术（recombinant DNA technology）是将外源目的基因插入载体，拼接后转入新的宿主细胞构建成工程菌（或细胞），实现遗传物质的重组组合并使目的基因在工程菌内进行复制和表达的技术，因此又称为基因工程技术（genetic engineering technology）。基因工程又叫遗传工程（genetic engineering），是指在基因水平上采用与工程设计十分类似的方法，按照人类的需要进行设计，然后按设计方案创建出具有某种新的遗传性状的生物品系，并能使之稳定地遗传给后代。具体指采用类似于工程设计的方法，根据人们事先设计的蓝图，人为地在体外将核酸分子插入质粒、病毒或其他载体中，构成遗传物质的新组合（即重组载体分子），并将这种重组分子转移到原先没有这类分子的宿主细胞中去扩增和表达，从而使宿主或宿主细胞获得新的遗传特性或形成新的基因产物。

谈到重组 DNA，一般会提到 DNA 克隆。所谓克隆就是指同一副本或拷贝的集合。获取同一拷贝的过程称为克隆化。为某一研究目的，从众多不同的分子群体中分离到某一感兴趣分子，继而经无性繁殖（扩增）产生很多相同分子的集合，即为分子克隆。应用酶学的方法，在体外将各种来源的遗传物质与载体 DNA 结合成一个具有自我复制能力的 DNA 分子——复制子，继而通过转化或转染宿主细胞，筛选出含有目的基因的转化子细胞，再进行扩增、提取，获得大量同一 DNA 分子的过程，即 DNA 克隆。

二、重组 DNA 原理

重组 DNA 技术作为现代生物技术的关键核心技术，其最终目标是使外源目的基因稳定高效表达，所以要求研究者必须从重组 DNA 所涉及的一系列技术的原理加以考虑。

（1）利用载体DNA 在宿主细胞中独立于染色体 DNA 而自主复制的特性，将外源基因与载体分子重组，通过载体分子的扩增提高外源基因在宿主细胞中的含量，借此提高其表达水平，这就涉及 DNA 分子高拷贝复制以及稳定遗传的分子遗传学原理。

（2）筛选、修饰和重组启动子、增强子、操作子、终止子等基因的转录调控元件，并将这些元件与外源基因精细拼接，通过强化外源基因转录提高其表达水平。

（3）选择、修饰和重组核糖体位点及密码子等 mRNA 的翻译调控元件，强化宿主细胞中蛋白质的生物合成过程，这两点均涉及基因表达调控的分子生物学原理。

（4）基因工程菌（细胞）是现代生物工程中的微型生物反应器，在强化并维持其最佳生产效能的基础上，从工程菌（细胞）大规模培养的工程和工艺角度切入，合理控制微型生物反应器的增殖速度和最终数量，也是提高外源基因表达目的产物产量的主要环节，这里涉及生物化学工程学的基本理论体系。

因此，分子遗传学、分子生物学以及生化工程学是重组DNA工程原理的三大基石。

三、重组DNA技术发展简史

重组DNA技术的诞生和迅速发展得益于现代遗传学和生物化学成果的积累和运用。现在人们公认，重组DNA技术诞生于1972年，是数十年来无数科学家辛勤劳动的成果和智慧的结晶。从20世纪40年代开始，科学家以理论和技术两方面为重组DNA技术的产生奠定了坚实的基础，分子生物学领域理论上的三大发现及技术上的三大发明对重组DNA技术的诞生起到了决定性的作用。

（一）理论上的三大发现

1. 20世纪40年代证明了生物的遗传物质是DNA

1934年Avery在美国的一次学术会议上首次报道了肺炎球菌（*Diplococcu Spneumonas*）的转化。他不仅证明了DNA是遗传物质，也证明了DNA可以把一个细菌的性状传给另一个细菌，理论意义十分重大。Avery的工作是现代生物科学革命的开端，也可以说是基因工程的先导。

2. 20世纪50年代明确了DNA的双螺旋结构和半保留复制机制

1953年，Watson和Crick提出了DNA结构的双螺旋模型，这对生命科学的意义来说，足以和达尔文学说、孟德尔定律相提并论。

3. 20世纪60年代明确了遗传信息的传递方式

从1961年开始，科学家经过艰苦的努力，终于确定遗传信息是以密码子方式传递的，每三个核苷酸组成一个密码子，代表一个氨基酸。1965年64个密码全部破译，确立了中心法则，提出遗传信息是DNA – RNA – 蛋白质的传递方式。

（二）技术上的三大发明

1. 限制性内切酶和DNA连接酶的发现

尽管20世纪40年代酶学知识已有相当的发展，但科学家们面对庞大的双链DNA（double – stranded DNA，dsDNA）仍然束手无策，没有任何一种酶能对DNA进行有效的切割。限制性内切酶HindⅢ的发现，打破了基因工程的禁锢，随后又相继发现了*Eco*RⅠ等限制性内切核酸酶，使研究者可以获得所需的DNA特殊片段，这为基因工程的诞生奠定了最为重要的技术基础。对基因工程技术突破的另一发现是DNA连接酶。1967年，世界上有五个实验室几乎同时发现了DNA连接酶，这种酶能够参与DNA裂口的修复。1970年美国的Khorana实验室发现了T4 DNA连接酶，具有更高的连接活性。

2. 载体的发现

科学家有了对DNA切割与连接的工具（酶），但还不能完成DNA重组工作，因为大多数DNA片段不具备自我复制的能力，因此还需要一个能运送重组的DNA分子到细胞中去的"车子",这就是载体（vector）。载体是一种特定的、能自我复制的 DNA 分子。1973 年 Cohen 首次将质粒作为基因工程的载体使用,这是基因工程诞生的第二个技术准备。

3. 逆转录酶的发现

1970 年,Baltimore 和 Temin 等人同时各自发现了逆转录酶,打破了中心法则,使真核基因的制备成为可能。

具备了上述理论与技术的支撑,重组 DNA 技术的诞生指日可待。1972 年美国斯坦福大学的 Bery 和 Jackson 等人将猿猴病毒基因组 SV40 DNA 和噬菌体基因以及大肠埃希菌半乳糖操纵子在体外重组获得成功。次年,美国斯坦福大学的 Cohen 和 Boyer 等人在体外构建出含有四环素和链霉素两个抗性基因的重组质粒分子,将其导入大肠埃希菌后,该重组质粒得以稳定复制并赋予宿主细胞相应的抗生素抗性,由此宣告了基因工程的诞生。Cohen 和 Boyer 创立了基因工程的基本模型,被誉为基因工程之父,并于 1982 年获得诺贝尔生理学或医学奖。

附重组 DNA 技术发展史大事记。

（1）1869 年,F. Miescher 首次从莱茵河鲑鱼精子中分离到 DNA;

（2）1944 年,O. T. Avery 等人在肺炎链球菌转化实验中发现遗传信息的携带者是 DNA 而不是蛋白质;

（3）1953 年,J. D. Watson 和 F. H. Crick 提出 DNA 分子双螺旋结构模型;

（4）1957 年,Kornberg 在大肠埃希菌中发现 DNA 聚合酶 I;

（5）1958 年,M. Meselson 和 F. W. Stahl 提出了 DNA 半保留复制模型;

（6）1959 年,S. Ochoa 发现 RNA 聚合酶;

（7）1961 年,M. W. Nirenberg 等人破译出第一批遗传密码;

（8）1966 年,M. W. Nirenberg、S. Ochoa 和 H. G. Khorana 共同破译了全部的遗传密码;

（9）1970 年,H. M. Temin 等人在 RNA 肿瘤病毒中发现反转录酶;

（10）1972 年,H. Boyer 等人发展了重组 DNA 技术;

（11）1975 年,Sanger 等人发明了快速的 DNA 序列测定技术;

（12）1980 年,美国最高法院裁定微生物基因工程可以获得专利;

（13）1981 年,第一只转基因小鼠和转基因果蝇诞生;

（14）1982 年,第一个由基因工程生产的药物胰岛素在美国和英国获准使用;

（15）1983 年,第一个表达其他种植物基因（一个基因）的转基因植物培育成功;

（16）1985 年,第一批转基因家畜出生;

（17）1990 年,第一个转基因玉米及转基因小麦植株诞生;

（18）1994 年,基因工程西红柿在美国上市;

（19）1995 年,《自然》杂志汇集发表了人类基因组全物理图,以及 3 号、16 号和 22 号人染色体的高密度物理图;

（20）1997 年,克隆羊多利诞生;

（21）1999 年,超级鼠出生;

（22）2000 年,人类基因组计划完成。

四、重组 DNA 技术的应用

1. 大规模生产生物分子

利用细菌（如大肠埃希菌和酵母等）基因表达调控机制简单和生长速度快等特点，超量合成其他生物体内含量极微但具有重要价值的生化物质，基因工程药物就是这样产生出来的。自从 1982 年第一个基因工程药品人胰岛素正式进入市场来，短短三十多年时间，基因工程药物研究已走向辉煌的发展时代，重组 DNA 为现代医药带来了崭新的内涵和经济效益，也为未来的医疗手段带来新的契机和希望，前途不可估量。

2. 设计构建新物种

借助于基因重组、基因定向诱变以及基因人工合成技术，创造出自然界中不存在的生物新性状乃至全新物种。

3. 寻找、分离和鉴定生物体尤其是人体内的遗传信息资源

目前，日趋成熟的 DNA 重组技术已能帮助人们获得全部生物的基因组并迅速确定其相应的生物功能。

第二节　重组 DNA 技术的基本过程

一、重组 DNA 技术一般流程

重组 DNA 技术主要包括以下步骤（图 8－1）：

（1）从供体细胞中分离出外源基因 DNA，用限制性内切核酸酶将外源 DNA（包括外源基因或目的基因）和载体分子切开（简称切）；

（2）用 DNA 连接酶将含有外源基因的 DNA 片段接到载体分子上，形成 DNA 重组分子（简称接）；

（3）将人工重组的 DNA 分子导入它们能够正常复制的受体（宿主）细胞中（简称转）；

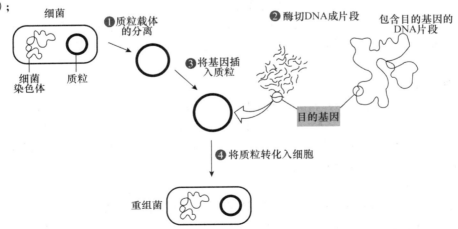

图 8－1　重组 DNA 技术流程示意图

（4）短时间培养转化细胞，以扩增（amplification）DNA 重组分子或使其整合到宿主细胞的基因组中（简称增）；

（5）筛选和鉴定转化细胞，获得使外源基因高效稳定表达的基因工程菌或细胞（简称筛）。

（6）基因工程菌发酵，收获有目的蛋白的发酵液，采用一系列分离纯化手段从发酵液中获得高纯度的目的产物（简称离）。

由上述可知，一个完整的重组 DNA 工程包括上游的基因分离、重组、转移、基因在宿主细胞中的保持、转录、翻译，以及下游的分离纯化、除菌检测等多个步骤，其中切、接、转、增、检为上游技术的主要操作过程，都为下游获得大量的目的蛋白服务。因此要获得大量的目的蛋白，首先必须对上游技术进行优化，至少要考虑四个主要的条件：基因、工程酶、载体和宿主细胞。

二、目的基因的选择与制备

重组 DNA 技术的目的是外源基因的克隆与表达，目的外源基因的成功分离是技术操作的关键。每种基因（尤其是单拷贝基因）仅占整个生物基因组很少一部分，且 DNA 的化学结构相似，均是由 A、T、G、C 四个碱基组成，具有极相似的理化性质，要想从数以万计的核苷酸序列中挑选出非常小的目的基因是一个难题。因此欲获得某个目的基因，必须对其有所了解，然后根据目的基因的性质制定分离或克隆基因的方案。目前，人们主要通过以下几种方法有效地分离制备目的基因。

（一）从基因组中直接分离

采用物理化学及酶法从基因组中分离基因的方法主要有：①随机断裂法；②密度梯度离心法；③单链酶法；④分子杂交。这些方法均是从不同的方面利用 DNA 双螺旋之间存在着碱基 G 和 C 及 A 和 T 配对这一特性，以达到从生物基因组中分离目的基因的目的。

1. 密度梯度离心法

液体在离心时，其密度随转轴距离而增加，碱基 GC 配对的双链 DNA 片段密度较大，所以可以利用精密的密度梯度高速离心技术使适当切割的不同 DNA 片段按密度大小分布开来，进而通过与某种放射性标记或荧光标记的 mRNA 杂交来检验，分离得到相应的基因。

2. 单链酶法

GC 碱基配对之间有三个氢键，比 AT 配对的稳定性高，即 GC 含量越高，其溶解温度（T_m）值就高。这样，人们可以通过控制溶解温度使富 AT 区解链变性，而 GC 区仍维持双链。再利用单链核酸酶 S1 去除解开的单链部分，得到富含 GC 区的 DNA 片段。海胆 rDNA 就是这样分离得到的。

3. 分子杂交法

单链 DNA 与其互补的序列总有"配对成双"的倾向，这就是分子杂交的原理。利用分子杂交的基本原理（如 DNA – DNA 配对，DNA – RNA 配对）既可以分离某一基因，又可以鉴别某一基因。

4. 限制性内切酶降解法

一般多采用"鸟枪法"，即限制性内切酶部分酶解法。首先，利用物理方法（如剪切力，超声波等）或酶化学方法（限制性内切酶）将生物细胞染色体 DNA 切割成许多基因片段，然后将这些片段混合物随机地重组入适当的载体，转化后在宿主菌（如 *E. coli*）中进行扩增，再用适当的方法筛选出需要的基因。该方法的特点是绕过直接分离基因的难关，采用基因工程技术分离目的基因。另外限制性内切酶所产生的片段的长短与其识别序列的长短直接相关，因此用基因组 DNA 进行限制酶的不完全酶解，得到长短不一的片段，可用于构建基因文库。

基因工程中，需要将某种生物基因组的遗传信息贮存在可以长期保存的稳定的重组体中，以备需要时能够应用。这种保存基因组遗传信息的材料就称为基因文库（gene library 或 gene bank）。建立基因文库是从大分子 DNA 上分离基因的有效方法之一，基因文库有基因组文库（genomic library）和 cDNA 文库（complementary DNA library）两种。前者是将基因生物的全部遗传总和（DNA）切成适当长度的片段，连接在载体上，转化到宿主细胞中后构建基因组文库；后者是以生物细胞的总 mRNA 为模板，用逆转录酶合成互补的双链 cDNA，然后连接到载体上，转化宿主细胞后构建的 cDNA 文库。有了基因文库就可以应用杂交、PCR 扩增等方法，从中筛选出所需的基因片段。

（二）通过 RNA 合成 DNA

通过转录和加工，每个基因转录出一个相应的 mRNA 分子，借助于逆转录酶，以 mRNA 为模板反转录可产生相应的 cDNA。通过此方法可以构建 cDNA 文库，随后通过分子杂交等方法从 cDNA 文库中钓出含目的基因的菌株，这样获得的目的基因只有基因编码区，进行表达还须外加启动子和终止子等调控转录的元件。构建一个完整的 cDNA 文库的关键是在提取 mRNA 时必须尽可能完整，同时不能有 DNA 污染。另外由于在生物体中，某种基因转录的 mRNA 在不同的组织和不同发育时期的细胞内含量往往是不同的，于是 mRNA 含量越高的基因越容易得到。因此为了获得某种目的基因，应选用含这种目的基因的 mRNA 量多的组织来提取。

（三）基因的化学合成

以 5′ 或 3′ - 脱氧核苷酸或 5′ - 磷酰基寡核苷酸片段为原料，采用化学方法将其逐个缩合成基因的方法称为化学合成法。随着核酸的化学合成技术不断完善，DNA 的人工合成已能够在 DNA 合成仪上自动化完成，从而使基因的化学合成变得更经济、容易和准确。化学合成基因对于那些用其他技术方法不易分离的基因尤为重要。DNA 合成仪不仅可以合成克隆的连接子、测序引物和杂交探针等寡核苷酸片段，有些已知序列的基因也完全可以在化学人工合成后直接克隆，或分段合成各片段，随后再连接组装成完整的基因进行克隆。目前在核酸的合成方法中，最为常用的是固相合成法，其原理是将寡核苷酸链 3′ 末端的第一个核苷酸先固定在一些不溶性的高分子（如硅胶微粒）上，然后从此末端核苷开始逐一加上脱氧核酸苷以延长 DNA 链，每延长 1 个核苷酸经历 1 个循环，合成的核苷酸被固定在载体上，而过量的未接上的反应物或分解物则经过滤或洗涤除去。合成至所需的长度后，再将寡核苷酸链从固相载体上洗脱，经分离纯化后得到所需的最终产物。

但是，采用纯粹化学合成法反应专一性不强，副反应多，合成片段越长，分离纯化越困难，产率越低。自从发现 DNA 连接酶之后，通常采用化学与酶促相结合的合成法，此方法的特点是不需要合成组成完整基因的所有寡核苷酸片段，而是合成其中一些片段，相邻的 3′ 末端有一短的序列互补，在适当的条件下通过退火形成模板 – 引物复合体（template – primer complex），然后在存在四种 dNTP 的条件下，用 E. coli 的 DNA 聚合酶 I 大片断（Klenow 片段）去填补互补片段之间的缺口，最后用 T4 DNA 连接酶连接及适当的限制性内切酶切割后重组入载体。本法优点是具有随意性，可通过人工设计及合成和组装非天然基因，为实施蛋白质工程提供了强有力的手段。

（四）聚合酶链反应（PCR）方法

在四种脱氧核苷三磷酸（dNTP）存在下，以寡聚核苷酸为引物及单链 DNA 为模板，经 DNA 聚合酶催化合成 DNA 上互补链的过程称为聚合酶链反应（polymerase chain reaction，PCR）技术。PCR 技术反应周期包括三个步骤。①高温变性：待复制的双链 DNA 在 90℃～95℃下变性成为单链；②低温退火：令人工合成的两个寡核苷酸引物在 37℃～60℃条件下分别与目的 DNA 片段两侧单链模板互补结合；③适温延伸：在四种 dNTP 存在下，经 DNA 聚合酶催化（70℃～75℃），令单核苷酸自引物 3′ 端开始渗入，沿模板 3′ 端向 5′ 端延伸合成新的 DNA 片段。所合成的 DNA 双链经热变性解离后，又可作为模板与引物结合再合成目的 DNA 片段，如此经高温变性 – 低温退火 – 适温延伸步骤反复循环，目的 DNA 片段呈指数扩增（图 8 – 2）。从理论上讲，经 n 次循环后，DNA 分子数目可达 2^n。一般经 25～30 次循环就可得到大量扩增的特异性 DNA 片段，在 2～3 小时内 DNA 量从 pg 甚至 ng 扩增至 μg，足以有效地进行 DNA 重组和分析。鉴于此技术具有重大的科学和广泛应用价值，PCR 的发明者 Kary Mullis 于 1993 年获得诺贝尔化学奖。

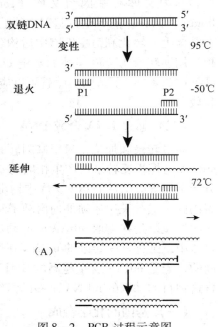

图 8 – 2　PCR 过程示意图

三、常用工具酶

重组 DNA 的基本技术是人工进行基因的剪切、拼接、组合。基因是一段具有一定功能的 DNA 分子，要把不同基因的 DNA 线形分子片段准确地切出来，需要各种限制性内切核酸酶（restriction endonuclease）；要把不同片段连接起来，需要 DNA 连接酶（ligase）；要结合基因或其中的一个片段，需要 DNA 聚合酶（DNA polymerase）等。因此，酶是 DNA 重组技术中必不可少的工具，重组 DNA 技术中需要的酶统称为工具酶。

1. 限制性内切酶

在所在工具酶中，限制性内切酶具有特别重要的意义。Lurva 和 Human（1952 年）以及 Bertani 和 Weigle（1953 年）发现了噬菌体 λ 的限制作用，即用一种 λ 噬菌体在一种宿主细胞生长良好，但在另一种宿主细胞中生长很差，其原因在于它的 DNA 受到后一种宿主的"限制"，由此发现了限制 – 修饰系统。各种细菌都能合成一种或几种顺序专一的内切核酸酶。这些酶切割 DNA 的双链，限制外源性 DNA 存在于自身细胞内，所以称这种内切核酸酶为限制酶。合成限制酶的细胞自身的 DNA 可以不受这种酶的作用，因为细胞还合成了另外一种修饰酶，它改变了限制酶识别的 DNA 顺序的结构，使限制酶不能起作用。限制 – 修饰系统是细胞的一种防卫手段。如果用噬菌体去感染限制 – 修饰系统有活性的细菌，噬菌体 DNA 没有先经修饰，与先经修饰的噬菌体相比感染效率要低几个数量级。未经修饰的噬菌体 DNA 进入细胞后被限制酶切成片段，片段的数目与 DNA 分子中限制酶的识别点数目成正比，这些片段进一步被细胞的外切核酸酶降解，开始裂解感染，由此产生的子代噬菌体全部带有修饰过的 DNA，因此能以很高的效率去感染另一些具有相同限制 – 修饰系统的细菌。目前，从各种生物中分离出的限制性内切酶已超过 175 种，其中 80 多种是切割 DNA 双链。

（1）命名原则　限制性内切酶主要是从原核生物中提取的。现在通用的命名原则是：第一个字是细菌属名的第一个字母，第二、三个字是细菌种名的前二个字母，这些字母都用斜体字母；接下去是细菌株的第一个字母，用正体字母书写。如果同一菌株中有几种不同的内切酶时，则分别用罗马数字Ⅰ、Ⅱ、Ⅲ……来代表。列表举例说明如下（表8 – 1）。

表 8 – 1　几种限制性内切酶命名原则举例

细菌属名	细菌种名	菌株名称	限制酶名称
Arthrobacter	*luteus*	—	*Alu* Ⅰ
Bacillus	*amyloliquefaciens*	H	*Bam*H Ⅰ
Escherichia	*coli*	RY13	*Eco*R Ⅰ
Haemophilus	*influenzae*	Rd	*Hind* Ⅲ

（2）分类和特性　限制性内切酶主要分成三大类。第一类限制性内切酶能识别专一的核苷酸顺序，并在识别点附近的一些核苷酸上切割 DNA 分子中的双链，但是切割的核苷酸顺序没有专一性，是随机的。这类限制性内切酶在 DNA 重组技术或基因工程中没有多大用处，无法用于分析 DNA 结构或克隆基因。这类酶如 *Eco*B、*Eco*K 等。

第二类限制性内切酶能识别专一的核苷酸顺序，并在该顺序内的固定位置上切割双链。由于这类限制性内切酶的识别和切割的核苷酸都是专一的。所以总能得到同样核苷酸顺序的 DNA 片段，并能构建来自不同基因组的 DNA 片段，形成杂合 DNA 分子。因此，这种限制性内切酶是 DNA 重组技术中最常用的工具酶之一。这种酶识别的专一核苷酸顺序最常见的是 4 个或 6 个核苷酸，少数也有识别 5 个核苷酸以及 7 个、9 个、10 个和 11 个核苷酸的。如果识别位置在 DNA 分子中分布是随机的，则识别 4 个核苷酸的限制性内切酶每隔 4^6（4096）个核苷酸就有一个切点。人的单倍体基因组据估计为 3×10^9 核苷酸，识别 4 个核苷酸的限制性内切酶的切点将有（$3 \times 10^9 / 2.5 \times 10^2$）约 10^7 个切点，也就是可被这种酶切成 10^7 片段，识别 6 个核苷酸的限制性内切酶也将有（$3 \times 10^9 / 4 \times 10^3$）约 10^6 个切点。

第二类限制性内切酶的识别顺序是一个回文对称顺序，即有一个中心对称轴，从这个轴朝两个方向"读"都完全相同。这种酶的切割可以有两种方式。一是交错切割，结果形成两条单链末端，这种末端的核苷酸顺序是互补的，可形成氢键，所以称为黏性末端。如 *Eco*RI 的识别顺序为：

$$
\begin{array}{ccccc}
 & \downarrow & & | & \\
5' & \cdots\cdots & GAA & | & TTC & \cdots\cdots & 3' \\
3' & \cdots\cdots & CTT & | & AAG & \cdots\cdots & 5' \\
 & & & | & \uparrow &
\end{array}
$$

垂直虚线表示中心对称轴，从两侧"读"核苷酸顺序都是 GAATTC 或 CTTAAG，这就是回文顺序（palindrome）。实线剪头表示在双链上交错切割的位置，切割后生成 5′……G 和 AATTC……3′、3′……CTTAA 和 G……5′二个 DNA 片段，各有一个单链末端，二条单链是互补的，可通过形成氢键而"黏合"。另一种是在同一位置上切割双链，产生平头末端。例如 HaeⅢ 的识别位置是：

$$
\begin{array}{c}
\downarrow \\
5'\cdots\cdots GG \mid CC\cdots\cdots 3' \\
3'\cdots\cdots CC \mid GG\cdots\cdots 5'
\end{array}
$$

在箭头所指处切割，产生的两个 DNA 片段是：
5′……GG CC……3′　　和　　3′……CC GG……5′

有时候两种限制性内切酶的识别核苷酸顺序和切割位置都相同，差别只在于当识别顺序中有甲基化的核苷酸时，一种限制性内切酶可以切割，另一种则不能。例如 HpaⅡ 和 MspⅠ 的识别顺序都是 5′……GCGG……3′，如果其中有 5′–甲基胞嘧啶，则只有 HpaⅡ 能够切割。这些有相同切点的酶称为同切酶或异源同工酶（isoschizomer）。

第三类限制性内切酶也有专一的识别顺序，但不是对称的回文顺序。它在识别顺序旁边几个核苷酸对的固定位置上切割双链。但这几个核苷酸对则是任意的。因此，这种限制性内切酶切割后产生的一定长度 DNA 片段，具有各种单链末端。这对于克隆基因或克隆 DNA 片段没有多大用处。

2. 连接酶

最常用的是 T4 DNA 连接酶（T4 DNA ligase），催化双链 DNA 中相邻的 3′–羟基与 5′–磷酸基之间形成磷酸二酯键，使 DNA 切口封合，连接 DNA 片段。它可用来连接具有黏性末端的两个 DNA 片段，或连接两个平头末端的 DNA 片段，使之成为一个重组 DNA 分子。可是这种酶只能连接双链 DNA 而不能连接单链 DNA 分子。T4 RNA 连接酶则可在单链 DNA 分子或 RNA 分子的 5–磷酸基和 3′–羟基之间催化生成共价键。

3. DNA 聚合酶

DNA 聚合酶的作用是将 1 个脱氧三磷酸核苷酸加到引物（primer）的 3′–羟基上，释放出一个焦磷酸分子（ppi）。目前应用最多的是 Taq DNA 聚合酶及其系列。

聚合酶主要有以下两种。

（1）大肠埃希菌 DNA 聚合酶Ⅰ　大肠埃希菌 DNA 聚合酶（*E. coli* DNA polymerase）

主要有 3 种作用。①5′→3′的聚合作用：但不是复制染色体而是修补 DNA，填补 DNA 上的空隙或是切除 RNA 引物后留下的空隙；②3′→5′的外切酶活性：消除在聚合作用中掺入的错误核苷酸；③5′→3′外切酶活性：切除受损伤的 DNA，它在切口平移（nick translation）中的应用，将在下面介绍。

大肠埃希菌 DNA 聚合酶 I 的 Klenow 片段是完整的 DNA 聚合酶 I 的一个片段，只有在 5′→3′聚合酶活性和 3′→5′外切酶活性，失去了 5′→3′外切酶活性。它可用于填补 DNA 单链末端成为双链。如果供给 32P 标记的三磷酸核苷酸，则可使 DNA 带上同位素标记。当用交错切割的限制酶切成带有单链黏性末端的 DNA 片段，要用被切成平头末端的 DNA 片段连接时，可以先用 Klenow 片段使黏性末端的单链补齐成为平头，然后在 DNA 连接酶作用下把两个 DNA 片段连接起来。

另外还有大肠埃希菌 DNA 聚合酶 II 和大肠埃希菌 DNA 聚合酶III。前者不能利用单链 DNA 或 poly（dA－dT）为模板。需有镁离子和 dNTP 时才能表现出酶活性，无自发合成 DNA 的作用。后者没有 5′→3′外切酶活性，也不能用单链 DNA 作为模板。

（2）噬菌体 DNA 聚合酶　这里以 T4 DNA 聚合酶为例。它也具有 5′→3′聚合酶活性，但它的外切酶活性比大肠埃希菌的要高 200 倍。因此，它也可用来补齐单链末端或标记同位素。

4. RNA 聚合酶

RNA 聚合酶（RNA polymerase）的作用是转录 RNA。有的 RNA 聚合酶有比较复杂的亚基结构。如大肠埃希菌 RNA 聚合酶有四条多肽链，另有一个促进新 RNA 分子合成的 σ 因子，因此它的组成的是 α2ββσ。这种结构称为全酶（holoenzyme），除去了 σ 因子的酶称为核心酶。噬菌体 RNA 聚合酶则没有亚基。

真核生物的 RNA 聚合酶分三类。RNA 聚合酶 I 存在于核仁中，转录 rRNA 顺序。RNA 聚合酶 II 存在于核质中，转录大多数基因，需要"TATA"框。RNA 聚合酶III存在于核质中，转录很少几种基因如 tRNA 基因如 5SrRNA 基因。有些重复顺序如 Alu 顺序可能也由这种酶转录。上面提到的"TATA"框又称 Goldberg－Hogness 顺序，是 RNA 聚合酶 II 的接触点，是这种酶的转录单位所特有的。它在真核生物的转录基因的 5′端一侧，在转录起点上游 20 至 30 个核苷酸之间有一段富含 AT 的顺序。如以转录起始点为 0，则在 －33 到 27 个核苷酸与 －27 至 21 核苷酸之间，有一个"TATA"框。一般是 7 个核苷酸。原核生物中也类似"TATA"框的结构。RNA 聚合酶作用在"TATAAT"盒和"TTGA－CA"框附近。

5. 反转录酶

反转录酶（Reverse transcripatase）是以 RNA 为模板指导三磷酸脱氧核苷酸合成互补 DNA（cDNA）的酶。哺乳类 C 型病毒的反转录酶和鼠类 B 型病毒的反转录酶都是一条多肽链。鸟类 RNA 病毒的反转录酶则由两上亚基结构。真核生物中也都分离出具有不同结构的反转录酶。这种酶需要镁离子或锰离子作为辅助因子，当以 mRNA 为模板时，先合成单链 DNA（ssDNA），再在反转录酶和 DNA 聚合酶 I 作用下，以单链 DNA 为模板合成"发夹"型的双链 DNA（dsDNA），再由核酸酶 S1 切成二条单链的双链 DNA。因此，反转录酶可用来把任何基因的 mRNA 反转录成 cDNA 拷贝，然后可大量扩增插入载体后的 cDNA。也可用来标记 cDNA 作为放射性的分子探针。

6. 外切核酸酶

大肠埃希菌外切核酸酶Ⅲ（exonuclease Ⅲ）是从带 3′－羟基末端的双链 DNA，按 3′→5′方向切除 5′单核苷酸；大肠埃希菌外切核酸酶Ⅶ则是从单链 DNA 的 3′端和 5′端切除寡核苷酸（两种形式）：前一种酶需要镁离子作辅助因子才有活性；后一种酶则不需镁离子，因此即使在有螯合剂 EDTA 的情况下也有活性。另一种从噬菌体 λ 感染的大肠埃希菌中提取的 λ 外切核酸酶是从带有 5′磷酸末端的双链 DNA 上，逐个切除 5′单核苷酸，在反应时需要镁离子。

7. DNA 酶

DNA 酶Ⅰ（DNase Ⅰ）是随机水解双链或单链 DNA 的一种内切酶，使 DNA 分子降解成带有 5′磷酸末端的单核苷酸和寡核苷酸的混合物。

在进行重组 DNA 研究时，必须注意防止 DNA 酶的污染，否则制备的 DNA 样品将会降解。因此器皿或试剂高温处理，样品中加 EDTA，或放置冰上以破坏或抑制酶活性。

8. RNA 酶

RNA 酶 A（ribonuclease A）作用于嘧啶核苷酸的 3′磷酸根上，切开与相邻核苷酸连接的 5′磷酸键。另一种 RNA 酶 T1 只作用于鸟嘌呤核苷酸的 3′磷酸根，切开与相邻核苷酸连接的 5′磷酸键。人体的分泌物如唾液，汗液中都含有 RNA 酶。因此在操作 RNA 样品时，必须戴手套，实验用的玻璃器皿都要经 250℃烘烤 4 小时（RNA 酶耐热），或用 RNA 酶的抑制剂处理。

9. 末端转移酶

末端脱氧核苷酸转移酶（terminal deoxynucleotide transferase）的作用是将脱氧核苷酸加到 DNA 分子的 3′－羟基末端。

10. 碱性磷酸酶

从 DNA 或 RNA 的三磷酸脱氧核糖核苷酸或三磷酸核糖核苷酸上除 5′－磷酸根残基。一般的用途是用这种酶处理 DNA 或 RNA 后，在 5′端上标记 32P。在经限制性内切酶酶切 DNA 片段后，用碱性磷酸酶（alkaline phosphatase）处理可以阻止酶切的片段自身连接，这在克隆 DNA 片段时特别有用。

四、载体的选择与表达体系的建立

（一）载体

要把一个有用的外源基因通过基因工程手段送进生物细胞中，需要运载工具。一般把这种能承载外源 DNA 片段（基因）带入宿主细胞的传递者称为基因克隆载体（gene cloning vector）。载体的作用是把外源 DNA 带入宿主细胞，使之在细胞内建立稳定的遗传性状，并在细胞内遗传、传代或进行表达。可以说基因工程载体决定了外源基因的复制扩增、传代乃至表达，因此一个好的载体起码应满足以下条件：①能自我复制并能带动插入的外源基因一起复制；②载体分子的合适位置上必须有外源 DNA 插入的位点，即克隆位点，这些位点也就是限制性内切酶的切点，在载体上单一的限制性内切酶位点越多越好，这样可以方便地将不同限制性内切酶切割后的外源 DNA 插入载体；③具有合适的筛选标记，如抗药性基因等，以便进行重组体筛选和鉴定；④在细胞内稳定性高且多拷贝，这样可以保证重组体稳定且高效传代而不易丢失。

以上这些条件是人们设计建造载体的准则，载体的设计和应用是DNA体外重组的重要环节。在基因工程初期阶段，多利用天然质粒和λ噬菌体作为载体，但它们存在许多缺陷而无法满足基因工程的迅速发展，因此，筛选和构建新载体、改造现有载体是当前基因工程的重要任务。目前世界各地的实验室已构建了许多载体，这些载体主要有质粒、噬菌体、考斯质粒、其他病毒载体以及酵母人工染色体、细菌人工染色体载体等。

（二）常用载体简介

1. 质粒载体

质粒（plasmid）是染色体外能独立自主复制并遗传的环状双链DNA分子。质粒的大小不定，一般在1 kb ~ 5 kb范围内，每个质粒都有一段DNA复制起始位点的序列，它帮助质粒DNA在宿主细胞中复制，不同质粒在细胞中的复制量不同，于是质粒又有高拷贝的松弛型质粒（relaxed plasmid）和低拷贝的严紧型质粒（strengent plasmid）之分。另外有些质粒复制起点较特异，只能在一种特定宿主细胞中复制，称为窄宿主范围质粒；还有一些质粒的复制起点不太特异，可以在许多种细菌细胞中复制，称为广宿主范围质粒（也称为宿主之间复制的穿梭质粒）。在一个细菌细胞中，质粒最多可以占到细菌总DNA的1% ~5%。不同的质粒有不同的表型特征，在自然条件下，许多质粒可通过类似于细菌结合（bacterial conjugation）的方式从一个宿主转移到新的宿主中。正是由于质粒具有遗传传递和交换的能力，因此它具有携带外源DNA成为克隆载体的潜在可能性，但是没有经过修饰的自然状态的质粒通常缺乏高质量的克隆载体的必须特性，故人们以天然质粒为基础，改造和构建了许多人工质粒作为基因工程的运载工具。人工质粒的DNA一般在4 kb左右，含一个DNA复制起始区或称复制点，两个遗传标记和一些限制性内切酶切点供外源DNA插入。人工质粒一般用于克隆10 kb以下的DNA片段。下面介绍几种代表性质粒，以便我们具体了解用于重组DNA技术的质粒载体的结构。

（1）pET系列质粒 pET系统是有史以来在 *E. coli* 中克隆表达重组蛋白的功能最强大的系统。目的基因被克隆到pET质粒上，受噬菌体T7强转录及翻译（可选择）信号控制，表达受宿主细胞的T7 RNA聚合酶控制。T7 RNA聚合酶具有选择性和有效性，加入诱导剂后，细胞生长缓慢，几乎所有的细胞资源都用于表达目的蛋白；诱导表达后几个小时，目的蛋白通常可以占到细胞总蛋白的50%以上。pET系统可通过控制诱导物的浓度来改变蛋白的表达量，而且降低表达水平可能可以提高某些目的蛋白的可溶部分产量。该系统的另一个重要优点是在非诱导条件下，可以使目的基因完全处于沉默状态而不转录。在不含T7 RNA聚合酶的宿主菌中克隆目的基因，可以避免因目的蛋白对宿主细胞的可能毒性造成的质粒不稳定。不同的pET载体与不同的宿主细胞共同构成了一个极为灵活而有效的系统，使各种目的蛋白得以最优化表达。

质粒pET32a（+）是当今广泛应用的pET系列克隆载体之一，其具备一个好载体的所有特征：以氨苄作为抗性标记、分子量小、拷贝数高并具有多个单一的限制性内切酶位点，其中包括 *Not* Ⅰ、*Hind* Ⅲ、*Xho* Ⅰ、*EcoR* Ⅰ、*BamH* Ⅰ等常用酶切位点（图8 – 3）。pET32 a（+）的最方便之处就在于可调控并且高表达相关蛋白。

pET32 a（+）以 T7*lac* 作为启动子，在紧贴 T7 启动子的下游有一个 *lac* 操纵子序列。采用此种载体，*lac* 阻遏蛋白（LacI）可以作用于宿主染色体 *lacUV5* 启动子，抑制宿主聚合酶转录 T7 RNA 聚合酶，也作用于载体 T7*lac* 启动子，以阻断任何 T7 RNA 聚合酶导致的目的基因转录。此外，pET32 a（+）上还带有 T7. Tag 和 His – Tag 融合标签，此类标签的存在可以用于检测和纯化相关目的蛋白。pET32a（+）上与目的基因共表达的硫氧还蛋白可以促进二硫键的形成，增加目的蛋白的可溶性，便于下一步的分离纯化。

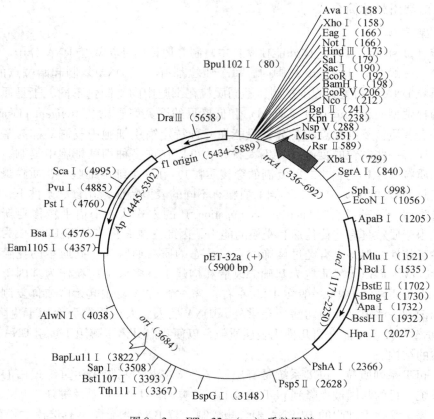

图 8 – 3　pET – 32a（+）质粒图谱

（2）pPIC9k　巴斯德毕赤酵母（*Pichia pastoris*）是一种能高效表达重组蛋白的酵母品种，一方面由于其属于真核生物，因此表达出来的蛋白可以进行糖基化修饰，另一方面毕赤酵母生长速度快，可以将表达的蛋白分泌到培养基中，方便蛋白纯化。

pPIC9K 质粒是巴斯德毕赤酵母中比较常用的表达载体，属于穿梭质粒，既可在酵母中表达，也可在原核生物中表达。pPIC9K 全长 9276 bp，含有一个 Co1EI 复制起始位点和两个抗性基因（*Amp*、*Kan*），*Amp* 抗性基因用于筛选导入大肠埃希菌的重组子，*Kan* 抗性基因在大肠埃希菌中是抗卡那霉素的，在毕赤酵母中则具有 G418 抗性。pPIC9K 的多克隆位点有 4 个，分别是：*Not* Ⅰ、*Bgl* Ⅱ、*Sac* Ⅰ、*Sal* Ⅰ。该载体还有一段长 269 bp 的 α 因子信号肽序列，作用是让目的基因编码的蛋白分泌到培养基中去，故目的基因必须克隆在该序列之后。pPIC9K 有一强启动子（AOX1），能在甲醇的诱导下高效地表达外源蛋白，还能转录终止子（5′ AOX1 和 3′AOX1）。

通常用 G418 检测基因拷贝数，因 pPIC9K 质粒含有卡那霉素的抗性基因，其转染的宿主菌能够耐受 G418，当转入的外源基因拷贝数增多时，宿主菌耐受 G418 的量就越高，其蛋白表达量可能也会增加。用含不同浓度 G418 的 YPD 板（1% 酵母提取物，2% 蛋白栋，2% 葡萄糖，1.5% 琼脂）来逐级筛选含高拷贝数质粒的酵母菌落。

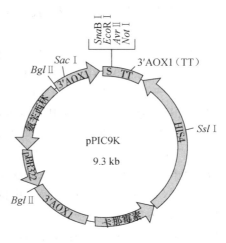

图 8-4　pPIC9K 质粒图谱

2. λ 噬菌体

λ 噬菌体为双链 DNA 病毒，基因组大约 50 kb，其宿主为 *E. coli*。λ 噬菌体颗粒中的 DNA 为线状双链，其两端带有长为 12 个碱基的互补单链末端。DNA 进入宿主后，在宿主 DNA 连接酶和促旋酶的作用下通过黏性末端（cohensive end，cos）的碱基配对形成环状 DNA 分子，作为感染早期的转录模板。DNA 在宿主内具有溶菌及溶源两种不同的生活方式：在溶源方式中，噬菌体感染后其 DNA 整合到宿主染色体 DNA 中，伴随宿主染色体复制而复制，此即为 DNA 作为基因工程载体的理论依据；在溶菌方式中，噬菌体感染宿主后，λDNA 大量复制，众多的基因产物不断合成，随着子代噬菌体不断成熟，最终导致细菌细胞裂解，并释放出大量感染性病毒颗粒。

质粒载体可以克隆的最大 DNA 的片段是 10 kb 左右，对于构建一个基因文库，质粒载体的小容量受到了很大的限制，选择大容量的载体可以达到减少文库中的克隆数量的目的。为满足这一要求，人们把 λ 噬菌体发展成为一种克隆载体。与质粒相比，它具有以下优点：①对外源基因的容量比较大，可插入几千碱基对到两万多碱基对大小的片段；②重组体 DNA 分子可以在体外被包裹成噬菌体颗粒，与质粒 DNA 直接转化细胞的效率相比，体外包装具有更高的感染宿主细胞的能力；③λ 噬菌体寄主的选择面较质粒狭窄，因此在基因工程操作的安全性上，较质粒有保证；④在 λDNA 的体外包装过程中，包装体系对包装 DNA 的大小有一定范围的要求，此即 λDNA 的包装限制性。可以利用这种包装限制性对重组体分子进行正选择，从而使阳性重组子的筛选更加简便。

λ 噬菌体之所以可作为构建基因克隆载体的材料，是因为它具有以下几方面的特性：①λ 噬菌体含有线性双链 DNA 分子，基因组大约 50 kb，两端各有 12 个碱基组成的 5′端突出的单链互补黏性末端，当 λDNA 进入宿主细胞后，互补黏性末端连贯成为环状 DNA 分子；②λ 噬菌体为温和噬菌体，λDNA 可以整合到宿主细胞染色体 DNA 上，以溶源状态存在，随染色体的复制而复制，当紫外线或 45℃ 处理时，释放出 λDNA，被壳蛋白包装，成为溶菌态迅速增殖；③λDNA 可编码 61 个基因，其中有一半基因控制着生命活动周期，其余部分可被外源性目的基因所取代而不影响噬菌体生命活动，并可控制外源基因表达，此亦为 λDNA 作为基因工程载体的理论依据；④λDNA

分子上有多种限制性内切酶的识别序列，便于用这些酶切割产生的外源 DNA 片段的插入和置换。

鉴于上述 λ 噬菌体的特性，构建 λ 噬菌体克隆载体的基本途径如下。①抹去某种限制性内切酶在 λDNA 分子上的一些识别序列，只在非必需区保留 1~2 个识别序列。若保留 1 个识别序列，即插入型载体，可供较小分子量（一般在 10 kb 以内）的外源 DNA 片段的插入，广泛应用于 cDNA 及小片段 DNA 的克隆；若保留 2 个识别序列，即替换型载体，两个识别序列之间的区域可被外源 DNA 片段置换，此类型载体可承受较大分子量的外源 DNA 片段的插入，所以适用于克隆高等真核生物的染色体 DNA。②用合适的限制性内切酶切去部分非必需区，但是由此构建的 λDNA 载体不应小于 38 kb。③在 λDNA 分子的合适区域插入供选择的标记基因。④体外包装以 λ 噬菌体 DNA 为载体构成的重组 DNA 分子必需包装成完整病毒颗粒后才具有感染宿主的能力。目前已将 PAC、黏粒、YAC 等克隆载体结合使用克隆各种基因组 DNA 大片段，为基因组图谱制作、基因分离以及基因组序列分析提供了有用工具。

3. 病毒载体

腺病毒是一种无包膜的线性双链 DNA 病毒，在自然界分布广泛。腺病毒由 252 个壳粒呈廿面体排列构成，每个壳粒的直径为 7~9 nm。其病毒壳体含有三种主要的蛋白：六邻体（Ⅱ）、五邻体基底（Ⅲ）和纤突（Ⅳ），还有多种其他的辅助蛋白Ⅵ、Ⅷ、Ⅸ、Ⅲa 和Ⅳa2。其基因组长约 36 kb，两端各有一个反向末端重复区（ITR），ITR 内侧为病毒包装信号。基因组上分布着的 4 个早期转录元（E1、E2、E3、E4）承担调节功能，以及一个晚期转录元负责结构蛋白的编码。早期基因 E2 产物是晚期基因表达的反式因子和复制必需因子，早期基因 E1A、E1B 产物还为 E2 等早期基因表达所必需。因此，E1 区的缺失可造成病毒在复制阶段的流产。E3 为复制非必需区，主要功能是破坏宿主的免疫防御机制，逃避宿主免疫监视。E3 基因的产物，由于可以在病毒感染的晚期裂解细胞并释放病毒颗粒而被称为腺病毒死亡蛋白（adenovirus death protein, ADP），因此 E3 的缺失可以扩大插入容量。E4 区的基因产物通常被称为orf 1~orf 6/7，主要与病毒 mRNA 的代谢有关，还有促进病毒 DNA 复制以及关闭宿主蛋白合成的功能。

将 E1 或 E3 基因缺失的腺病毒载体称为第一代腺病毒载体，可以携带 6.5 kb~8 kb 的外源基因，外源基因一般被插入到 E1 区所对应的位置。此类型载体可引发机体产生较强的炎症反应和免疫反应，使目的基因不能长效表达。

E2A 或 E4 基因缺失的腺病毒载体被称为第二代腺病毒载体，载体容量更大，最大可携带 14 kb 的外源基因。由于缺失了更多的腺病毒早期表达基因，如 E1、E3、DNA 聚合酶、Ⅳa2 以及 pTP 等，病毒蛋白的表达被进一步降低，所引起的宿主抗病毒免疫反应与第一代相比要弱很多，因此在靶细胞中更稳定，目的基因的表达时相也更长。

第三代腺病毒载体，缺失全部（无病毒载体，gutless vector）或大部分腺病毒基因（微型腺病毒载体，mini Ad），仅可保留 ITR 和包装信号序列，因此第三代腺病毒载体最大可插入 35 kb~37 kb 的基因，病毒蛋白表达引起的细胞免疫反应进一步减少，载体中引入核基质附着区基因可使得外源基因保持长期表达，并增加了载体的稳定性。这一载体系统需要一个腺病毒突变体作为辅助病毒和合适的互补包装细胞。

腺病毒载体作为基因工程重组蛋白表达载体的优点有以下四点。

（1）宿主范围广　腺病毒可感染一系列哺乳动物细胞，因此在大多哺乳动物细胞和组织中均可用来表达重组蛋白。

（2）腺病毒比较稳定，病毒基因组较少发生重排，插入外源基因的病毒基因组在连续传代稳定性保持较好。

（3）转导效率高，能有效进行增殖，滴度高　体外实验通常接近100%的转导效率；可转导不同类型的细胞，不受靶细胞是否为分裂细胞所限；容易制得高滴度病毒载体。

（4）与人类基因同源　腺病毒载体系统一般应用人类病毒作为载体，以人类细胞作为宿主，因此为人类蛋白进行准确的翻译后加工和适当的折叠提供了一个理想的环境。大多数人类蛋白都可达到高水平表达并且具有完全的功能。

由于具有以上优点，腺病毒已成为基因工程药物生产中应用最广泛且最具前景的病毒载体（表8-2）。主要用于治疗头颈部鳞状细胞癌的"今又生"就是利用腺病毒作为载体制备的p53基因治疗药物，已经于2004年在国内获准上市，这是世界上第一个获得批准的基因治疗药物。

表 8－2　常见各种克隆载体的比较

载体	宿主细胞	结构	插入大小
pET32 a（+）	*E. coli*	环形质粒	< 10 kb
pPIC9K	*P. pastoris*	环形质粒	< 10 kb
λ 噬菌体	*E. coli*	线性载体	< 24 kb
腺病毒	CHO 细胞	二十面体	35 kb ~ 37 kb
BAC	*E. coli*	环形质粒	可达 300 kb
PAC	*E. coli*	环形质粒	100 kb ~ 300 kb
YAC	酵母细胞	线性染色体	100 kb ~ 2000 kb
MAC	哺乳类细胞	线性染色体	> 1000 kb

（三）宿主细胞与表达体系

重组 DNA 技术发展到今天，从原核细胞到真核细胞，从简单的真核生物如酵母菌到高等的动物、植物细胞都可以作为基因工程的宿主细胞，重组基因的高效表达与所用的宿主细胞关系密切，选择适当的宿主细胞是重组基因高效表达的前提。

原核生物细胞作为宿主细胞具有容易摄取外界的 DNA，增殖快，基因组简单，便于培养和基因操作的优点，普遍被用作构建 cDNA 文库和基因组文库的宿主菌体，或者用作生产目的基因的工程菌，或者作为克隆载体的宿主。目前用作基因克隆的原核宿主细胞主要是大肠埃希菌，真核宿主细胞主要是酵母和哺乳动物细胞以及昆虫细胞。

所谓表达体系是由目的基因、表达载体与宿主细胞组成的完整体系。目前基因工程的表达系统有真核与原核两大类，其中原核表达系统中以大肠埃希菌体系较常用，而真核表达系统用常用的有酵母系、哺乳动物细胞体系及昆虫的表达体系。

1. 大肠埃希菌表达体系

随着20世纪70年代对大肠埃希菌基因表达分子机制的深入了解，外源目的基因在大肠埃希菌中的高效表达成为可能。由于大肠埃希菌遗传背景清楚，繁殖快，成本低，表达量高，易于操作等诸多优势，早期大多数基因工程药物生产都是由大肠埃希菌表达系统技术来实现。为了克服大肠埃希菌缺少翻译后修饰、高表达时易折叠错误而形成包涵体等不足，人们已开发出了多种其他类型的表达体系，如酵母、昆虫、植物、哺乳动物等表达体系，但目前尚不能完全取代大肠埃希菌表达体系。

大肠埃希菌是基因工程采用最多的蛋白质表达体系，因为其遗传背景清楚，技术操作简便，培养条件简单，大规模发酵经济，因此常常作为高效表达的首选体系。使用大肠埃希菌表达外源基因必须具备以下条件：①要求外源基因的编码区不能含有非编码序列。因为大肠埃希菌原核表达载体不具备识别内含子、外显子的能力，因此，对于真核细胞的基因在原核中表达时，一般都采用由 mRNA 逆转录的 cDNA，而不能直接用从染色体剪切下的基因片段；②表达的外源片段要位于大肠埃希菌启动子的下游，接受启动子的控制，由 *E. coli* DNA 聚合酶识别启动子从而进行转录；③转录出的 mRNA 中仍然有能与 16S 核糖体 RNA 3′端相互补的 SD 序列，才能被有效地翻译成蛋白质；④翻译产物必须比较稳定，不易被细胞内蛋白修饰酶快速降解。

截至 2011 年 FDA 共批准了大肠埃希菌表达的基因重组生物技术药物有 20 种，包括甲状旁腺激素，利尿钠肽，胰岛素及其两种突变体，生长激素，干扰素α、β和γ，G–CSF，IL–1Ra，IL–2，IL–11，rPA，白喉毒素–IL 2 融合蛋白，OspA 脂蛋白等。这些产品都是结构相对简单、相对分子量较小的蛋白质，主要为细胞因子类药物，并且 FDA 在 2000 年至 2011 年只批准了 6 种大肠埃希菌表达的产品，并且都是多肽类、相对分子量为几千的产品，表明细胞因子类药物的开发空间越来越小，而且 *E. coli* 表达系统的应用空间也极其有限。

2. 酵母表达体系

酵母表达体系是非常重要的真核细胞表达体系。酵母是单细胞生物，其基因较少，只是大肠埃希菌的 4 倍，增殖一代所需的时间也只要几个小时，且易于培养、无毒害，因此酵母很适合作为基因工程菌。随着各种酵母质粒的构建和酵母转化技术的建立，已有一定数量的外源基因成功地在酵母系统中表达。酵母表达载体含有酵母的复制子，选择标记，以及在酵母菌中表达所需的表达元件，穿梭型酵母质粒载体同时还含有原核复制子和抗性标记，选择表达之前的构建工作就可以方便地在细菌中完成，酵母载体中所用的选择性标记是基于一些氨基酸或核苷酸合成酶突变的营养缺陷型标记，如亮氨酸（Leu）缺陷型标记和尿嘧啶（Ura）缺陷型标记。绝大多数酵母表达载体的启动子是酵母自身的启动子，如磷酸甘油酸激酶（PGK）启动子，甘油醛–3–磷酸脱氢酶（GAP）启动子。酿酒酵母作为工程菌在基因工程中使用最多，其次为毕赤酵母。

截至 2011 年 FDA 共批准了酵母表达的基因重组生物技术药物有 8 种，分别是：尿酸水解酶 rasburicase、胰高血糖素 GlucaGen、GM–CSF、血小板衍生生长因子（rhPDGF–BB）、乙肝疫苗、胰岛素 Novolin 及其突变体 NovoLog、水蛭素等。由于酵母表达系统是一种真核表达系统，其表达的蛋白质可以正确折叠，表达的蛋白相对 *E. coli* 表达系统分子量较大、结构较复杂。不过，虽然酵母表达系统表达的蛋白有糖基化修饰，但是糖链结构和组成与天然糖蛋白相差甚远，对于糖链极大影响生物活性的蛋白质如 EPO、治疗性抗体等，仍无法用酵母表达系统表达。

3. 哺乳动物细胞表达体系

利用哺乳动物细胞表达系统可表达较为复杂的蛋白，该体系的优越性是它表达的高等真核蛋白总是正确地被修饰，这种修饰包括二硫键的精确形成、糖基化、磷酸化等等，这些翻译后的加工是原核系统所不具备的，利用该系统除了可以进行基因工程产品产生外，还可以进行蛋白质结构与功能和有关基因表达调控等方面的研究。目前已发展的哺乳动物细胞表达系统有转染 DNA 的瞬间表达系统或稳定表达系统以及病毒载体表达系统。哺乳动物细胞表达外源基因必须具备以下一些条件：首先必须具备哺乳动物细胞表达的功能元件，构建成的重组体一般先导入原核细胞中进行大量复制，然后再提取质粒载体转染动物细胞。因此要求哺乳动物细胞表达载体既含有原核生物基因的复制序列，又要有能在真核细胞中表达外源基因的真核转录元件。哺乳动物细胞表达体系的缺点是组织培养技术要求高，培养和筛选一个高度扩增的转化子中国仓鼠卵巢细胞（CHO 细胞），通常需要数月时间，难度较大。但这样的转染细胞一经产生，即可在液氮中较长久地冻存，CHO 细胞表达体系适合大规模表达蛋白（表 8 - 3）。

截至 2011 年 FDA 共批准了哺乳动物细胞表达或生产的生物技术药物有 55 种，其中激素类有 5 种，酶有 7 种，细胞因子有 7 种，凝血因子有 5 种，治疗性抗体有 17 种，7 种体内诊断用抗体，两种受体 - Fc 融合蛋白（Amevive、Enbrel）和活化蛋白 C（Xigris），组织工程产品有 4 种。

哺乳动物细胞已成为生物技术药物最重要的表达或生产系统，这种局面仍将持续并其所占比例有逐年扩大的趋势。FDA 在 2000 年以后批准的创新生物技术药物，用酵母表达的有 2 种，用大肠埃希菌表达的产品只有 5 种，而通过动物细胞培养生产的生物技术产品则有 28 种，除了两种组织工程产品外，其余都是蛋白类产品，这些蛋白都是分子量大、二硫键多、空间结构复杂的糖蛋白，只有使用 CHO 等哺乳动物细胞表达系统，这些蛋白的生产才成为可能。从 2000 年以后 FDA 批准的生物技术药物来看，哺乳动物细胞表达系统更受到 FDA 和各大制药公司的重视。而美国之所以在生物制药领域遥遥领先，最主要的原因就是其哺乳动物细胞表达和生产的产品是生物制药的主力军，我国生物制药与欧美国家的主要差距就是哺乳动物细胞表达的产品相对较少。

表 8 - 3 常见的三大表达体系的比较

	大肠埃希菌表达体系	酵母表达体系	哺乳动物细胞表达体系
优点	遗传背景清晰、成本低廉、可选载体及宿主多	细胞生长快、易于培养、遗传操作简单、使用可穿梭质粒载体、能对蛋白质进行正确加工、修饰、合理的空间折叠	产物最接近于天然蛋白、易纯化、扩增和表达能力高、耐较高的剪切力和渗透压力、内源蛋白分泌少
缺点	缺乏翻译后修饰加工，信号肽不能切掉，不能分泌表达、不能糖基化	产物蛋白质不均一、信号肽加工不完全、内部降解、易形成多聚体	技术要求高、生产成本高、生产规模小

4. 昆虫和昆虫细胞表达体系

昆虫或昆虫细胞可以作为基因工程中的目的基因表达体系，其表达载体是以棒状病毒的多角体基因为基础构建的。由于昆虫及昆虫细胞来源广，具有操作简单、安全、经济等优点，已有几十种外源基因在昆虫表达系统中获得了成功的表达。这也是一种很有发展前景的真核表达系统，但 FDA 目前尚无相关产品上市。

五、重组子的筛选与鉴定

宿主细胞经转化、转染或转导处理后，必须从大量的菌落和细胞中筛选出含重组 DNA 的重组菌落或细胞克隆。到目前为止，已建立起重组体的各种不同特征的筛选方法，大体可以把它们分为三大类，即根据重组子遗传重组表型改变的筛选法、分析重组子的结构特征的筛选法和根据目的基因表达产物特征建立的免疫化学方法筛选法。

1. 根据重组子遗传重组表型改变的筛选法

由于外源 DNA 插入载体 DNA 中有特定功能的区域，导致其特定遗传表型的丧失或改变，这种改变往往以直接的方式表现出来。

（1）利用抗生素抗性基因进行筛选　插入失活是指将外源基因插入用于筛选的遗传标记中，使菌落在选择性培养基上的生长状态出现明显的差异，从而进行选择，目前使用的载体大多含有一些用于作为筛选标记的抗性基因。当质粒上存在两种抗性基因时，如四环素抗性基因和氨苄西林抗性基因，可以在氨苄西林抗性基因上插入外源基因，进行筛选时，能在含有四环素的培养基上生长而不能在含氨苄西林的培养基上生长的为我们所需要的转入外源基因的菌株，在含氨苄西林和四环素培养基上均能生长的为转入质粒、但目的基因未插入质粒的菌株，而在两种抗生素中菌株均不能生长的为转入质粒的菌株。

（2）通过 α 互补使菌产生颜色改变来筛选　当使用载体（如 pUC 质粒等）含有的多克隆位点正好位于质粒与 lac 基因（β - 半乳糖苷酸基因）当中时，将外源基因插入后，转化菌不能表达正常功能的 β - 半乳糖苷酶，因此含有 IPTG 和 X - gal 的平板上呈现白色，而非重组子则蓝色。

（3）利用报告基因筛选克隆子　对于那些不宜用克隆载体选择标记筛选克隆子的宿主细胞，往往在含目的基因的 DNA 片段与克隆载体结合之前，先在目的基因上游或下游连接一个报告基因，这样的重组 DNA 导入宿主细胞后，可根据报告基因的表达产物筛选克隆子。通常的报告基因有 GUS（葡萄糖苷酸酶）基因和 LUC（荧光素酶）基因，利用这些基因产物催化底物的反应产物筛选克隆子。

2. 根据重组子结构特征的筛选法

（1）琼脂糖凝胶电泳比较重组 DNA 的大小　对于插入序列比较大的重组 DNA 可以直接裂解菌落获得重组质粒 DNA，与原载体进行电泳比较，根据其他电泳迁移率的差别进行鉴定，这是重组体的初步筛选方法。

（2）限制性内切酶分析　当载体和外源 DNA 片段连接后产生的转化菌落比任何一组对照连接反应（如只有酶切后载体或只有外源 DNA 片段）都明显得多时，从转化菌落中随机挑选出少数菌落，快速提取质粒 DNA，用限制性内切酶酶切，根据片段的大小和酶谱特征与预计的重组 DNA 的酶谱特征进行比较，即可作出鉴定。

（3）印迹杂交方法　含有外源 DNA 的重组 DNA 在一定条件下能和与外源 DNA 互补的 DNA 探针进行杂交，用于杂交的探针必须是对目的基因有高度特异性的，并且探针要用同位素或生物素进行标记，这样重组子的 DNA 就表现出所带的标记信号的特征，据此可与非重组子 DNA 进行区别。

①原位杂交（*in situ* hybridization）　原位杂交可分为克隆和噬斑原位杂交，二者的基本原理是相同的。将转化后得到的菌落或重组噬菌体感染菌体所得到的噬斑原位转移到硝酸纤维素滤膜或尼龙膜上，得到一个与平板菌落或噬斑分布完全一致的复制品，然后进行菌落的裂解及 DNA 的变性、中和，接下来用同位素标记的探针进行杂交，通过洗涤除去多余的探针，将滤膜干燥后进行放射自显影，最后将胶片与原平板上的菌落或噬斑的位置对比，就可以得到杂交阳性的菌落或噬斑。此方法特别适用于大规模的筛选工作，尤其是从基因文库中挑选所需要的重组子，这是首选方法。

②点杂交（Dot hybridization）和 Southern 杂交（Southern hybridization）　点杂交的基本操作与菌落杂交相同，只是将现成的转化子 DNA 直接点在硝酸纤维素膜上进行。Southern 杂交是将重组子 DNA 用限制性内切酶消化之后，用凝胶电泳分离，然后将 DNA 转移到硝酸纤维素膜上，变性中和后，再与同位素标记的相关探针进行杂交。点杂交同 Southern 杂交的不同之处在于被检测的 DNA 不经限制性内切酶解、琼脂糖电泳分离，而是直接点于杂交膜上的变性固定，然后进行杂交和信号显示。Southern 杂交可以作为重组子 DNA 的准确性的进一步鉴定方法。

③Northern 杂交（Northern blotting）　通过克隆子筛选和鉴定，证实含目的基因的 DNA 片段已随克隆载体进入宿主细胞，以不同方式进行复制，但还须用 Northern 杂交法进一步推测目的基因能否在宿主细胞内进行有效的转录。根据转录的 RNA 在一定条件可以同转录该种 DNA 的模板 DNA 链进行杂交的特性，制备目的基因 DNA 探针，变性后同克隆子总 RNA 杂交，若出现明显杂交信号，可以认定进入宿主细胞的目的基因转录出相应的 RNA。

④蛋白质印迹法（Western blotting）　基因工程的最终目的是获得目的基因的表达产物——蛋白质，因此常用蛋白质印迹法来检测目的基因的表达产物。提取克隆总蛋白质，经 SDS－聚丙烯酰胺凝胶电泳，按照相对分子质量大小分开后，转移到供杂交用的膜上，随后与放射性同位素或非放射性标记物标记的特异性抗体结合，通过一系列抗原抗体反应，在杂交膜上显示出明显的杂交信号，表明宿主细胞中有一定目的基因表达产物。

（4）PCR 法　根据目的基因两端或两侧已知核苷酸的序列，设计合成一对引物，以待鉴定的克隆子的总 DNA 为模板进行扩增，若获得特异性扩增 DNA 片段，表明待鉴定的克隆子含有目的基因，就是阳性克隆子。

（5）DNA 的序列分析　将可能的重组克隆进行序列测定分析并与目的基因序列比较，这是最后确定分离的基因是否是原定的目的基因相同序列的唯一方法，也是最精确的方法。随着 DNA 序列分析技术的商品化和自动化，DNA 序列分析变得越来越快速、方便和实用。

3. 根据目的基因表达产物的特异性采用免疫化学方法筛选

利用特异抗体与目的基因表达产物相互作用进行筛选。免疫学方法特异性强，灵敏度高，此方法的优点是能检测出不同宿主提供任何可选择标记的克隆基因，但使用这种方法的前提条件是需制备目的蛋白质的抗体以及所克隆的基因能在细胞中忠实地转录与翻译。免疫测定法有放射性抗体测定法和酶联免疫分析法等。放射性免疫抗体测定的基本原理是：①将琼脂培养板上的转化子菌落经氯仿蒸汽裂解，释放抗原；②另把抗体固定于聚乙烯塑料膜上，并将此膜覆盖在裂解菌落上，在薄膜上得到抗原抗体复合物（$^{125}I-IgG$），然后使$^{125}I-IgG$与薄膜反应，$^{125}I-IgG$即可结合与抗原不同位点；③最后经放射自显影检出阳性反应菌落，并在复制培养板相应位置上找到目的基因的无性繁殖株。酶联免疫法是通过化学方法将酶与抗原或抗体结合在一起，形成酶标记物；或者通过免疫学方法使酶与抗原抗体相结合，形成酶抗酶复合物。这些酶的标记物或复合物仍保持免疫学活性和酶活性，将它们与相应的目的基因表达产物（抗原或抗体）反应时，形成酶标的（或含酶的）免疫复合物。结合在免疫复合物上的酶在遇到相应的底物时，催化无色底物产生可溶性的有色物质，用酶标仪就可快速大量进行筛选鉴定。

上述介绍了多种基因重组体筛选及最后如何确证所克隆基因序列正确性的方法，在应用时未必每次都需要用这一系列方法鉴定，必须根据具体情况选择适当的方法，本着先粗后精的原则，对重组体进行逐步的分析。

六、目的基因的表达与检测

外源目的基因在新的宿主细胞中克隆成功的目的之一，是让外源基因获得表达，产生出相应的编码蛋白。绝大多数的基因工程研究，是以获得基因表达产物为目标。此外，有时基因工程的目的是研究基因结构与功能的关系，进行这种研究时，需将天然的或人工突变的基因片段插入含有一定报告基因的载体的适当部位，比较天然基因与突变基因对表达水平的影响，从而分析目的基因的结构与功能的关系。因此，利用基因工程技术高水平地表达各种外源蛋白质，无论在理论研究还是实际应用上都是十分重要的。如何使外源基因在宿主细胞中高效表达，成为基因工程中的关键问题。基因表达包括转录、翻译和加工等过程，这些过程必须在调节元件的控制下进行。外源基因首先要转录出 RNA，然后在核糖体上进行蛋白质的合成，以获得酶、结构蛋白、激素或抗体等各种各样的功能蛋白。在多数情况下，表达产物需经过翻译后加工，如糖基化、磷酸化等才能成为有功能的蛋白。因此，基因的表达、合成功能都依赖于基因的有效转录和 mRNA 正确的翻译和加工，如果这些过程中任何一个环节不能正确地进行，均可导致基因表达的失败。目的基因高效表达需要考虑以下几个因素。

1. 阅读框架

在制约目的基因表达的众多因素中，最重要的是外源目的基因本身必须置于正确的阅读框架之中，阅读框架是由每三个核苷酸为一组连接起来的编码序列。阅读框架规定了 DNA 或 mRNA 中哪三个核苷酸成为一组而被读做一个密码子，这是由起始密码子决定的，如果改变阅读框架，则新的三联体编码的氨基酸就面目全非了。因此，外源基因只有在它与载体 DNA 的起始密码相吻合时，才算处于正确的阅读框架中。如果插入的外源基因和表达载体的序列及其各个酶切位点都很清楚，那么就可以选择适当的酶切位点，使外源目的基因与载体连接后，其阅读框架恰好与载体的起始密码吻合。现在已有很多方法来保证目的基因处于正确的阅读框架之中，如选用适当的酶切位点或用人工接头调节阅读框架，构建一组适合不同阅读框架的载体等。

2. 启动子与终止子

启动子是指导 RNA 聚合酶与之结合并启动 mRNA 合成的 40~60 bp 的 DNA 序列。启动子 DNA 序列有明显特点，每个启动子序列都包括两个高度保守的区域（因为原核 DNA 链能被外切酶水解，唯独启动子区有一段核苷酸对抗被水解而能保持完整序列，这一区 RNA 聚合酶的结合得到保护，故名保守区或保守序列）。原核细胞启动子的两个保守序列一处位于转录起始点上游的 10 bp 的 −10 区域 TATAAT 序列（pribnow box），另一处位于转录起始点上游 35 bp 区域 TTGACA 序列。研究表明 −35 区为 RNA 聚合酶的识别与结合位点，当酶与 −35 区结合后，即沿 DNA 链滑向 pribnow box，pribnow box 富含 AT，易于解链，当 RNA 聚合酶沿单链 DNA 滑行至 +1 位置时即开始转录。故启动子区域核苷酸序列发生任何变化，都将影响转录效果。由于启动子启动转录的作用有强有弱，强启动子的转录效率高，产生的 mRNA 分子多；反之，弱启动子的转录效率较低。但值得注意的是若启动子太强，将引起转录通读，超过真核基因终止信号，造成过度转录及杂蛋白的合成，影响产物纯化，故常在真核结构基因下游接入 RNA 终止子，以便有效地终止真核结构基因的过度转录。

总之，有效的转录起始是外源基因能在宿主细胞中高效表达的关键步骤之一，也可以说，转录起始的速率是基因表达的主要限速步骤。因此，选择强的可调控的启动子及相关的调控序列是组建一个高效表达载体首先要考虑的问题。最理想的强的可调控的启动子应该是在发酵的早期阶段表达载体的启动子被紧紧地阻遏，这样可以避免出现表达载体不稳定、细胞生长缓慢或由于产物表达而引起细胞死亡等问题。当细胞数目达到一定的密度时，通过多种诱导（如温度、药物等）使阻遏物失活，RNA 聚合酶快速启动转录，对于原核细胞而言，*lac*、*trp*、*tac*、λP_L、λP_R、*pho*A 都属于这一类启动子。

3. SD（Shine – Dalgarno）序列

在翻译过程中，mRNA 必须首先与核糖体相结合才能进行蛋白质合成。在原核生物中，mRNA 分子上有两个核糖体结合位点，一个是起始密码 AUG，另一个是位于起始密码上游 3~11 个核苷酸处的长度为 3~9 bp 的核苷酸序列，后者是由 Shine J 及 Dalarno L 发现的，故称为 SD 序列。SD 序列富含嘌呤核苷酸，而 16S rRNA3′端富含嘧啶核苷酸，二者互补，也就是说必须有这一序列，mRNA 才能顺利进入核糖体。因此，基因重组过程中应将结构基因接于 SD 序列之后，以便为 mRNA 提供核糖体结合位点，提高真核基因表达效率。另外 AUG 与 SD 序列之间的距离以及 SD 序列的核苷酸组成对翻译效率有明显的影响，调整 SD 序列和起始密码 AUG 的间隔，改变附近的核苷酸的序列，可有利于翻译水平的提高。

4. 表达产物的形式

表达产物能否在宿主细胞中稳定积累，不被内源蛋白酶所降解，这是基因高效表达的一个重要参数。很多克隆的蛋白分子被宿主细胞的蛋白水解体系视为"非正常"蛋白而加以水解，目前研究人员已通过以下几种方法来避免克隆的蛋白被选择性地降解。

（1）通过组建融合基因的方法产生融合蛋白　该融合蛋白的氨基端是原核序列，羧基端是真核序列，这样的蛋白是由一条短的原核多肽和真核蛋白结合在一起形成的，故称为融合蛋白质。这种通过产生融合蛋白表达外源蛋白，特别是相对分子量较小的多肽或蛋白编码的基因尤为适合。表达融合蛋白质的优点是基因操作简便，蛋白质在宿主内比较固定，不易被宿主酶类所降解，容易出现高效表达；缺点是融合蛋白尚需经特异蛋白酶或化学处理以切掉融合蛋白质氨基端的原核多肽，从而获得具有生物活性的真核天然蛋白分子。

（2）产生可分泌的蛋白质　外源蛋白的分泌表达是通过将外源基因融合到编码原核蛋白的信号肽序列的下游来实现的。将外源基因接在信号肽之后，使之在胞质内有效地转录和翻译，当表达的蛋白质进入细胞内膜与细胞外膜之间的周质后，被信号肽酶识别而切掉信号肽，从而释放出有生物活性的外源基因表达产物。分泌表达有以下特点：一些可被细胞内蛋白酶所降解的蛋白质在周质中是稳定的，由于有些蛋白质能按一定的方式进行折叠，所以在细胞内表达时无活性的蛋白质分泌表达时却具有活性，蛋白质信号肽和编码序列之间能被切割，因此分泌后的蛋白质产物不含起始密码 AUG 所编码的甲硫氨酸等。

（3）外源蛋白可以在宿主细胞中以包涵体的形式表达　这种不溶性的沉淀复合物可以抵抗宿主细胞中蛋白水解酶的降解，也便于纯化。然而经包涵体纯化的重组蛋白必须经过变性－复性的处理，最终如何获得具有天然构象和活性的蛋白质是具有挑战性的难题。

（4）选择合适的宿主表达系统　如选择蛋白质水解基因缺陷型的宿主细胞（如 *E. coli*）品系，然而这种蛋白质水解酶缺陷的细胞一般生长都不正常且不稳定。宿主细胞的选择是保证外源基因有效表达的最重要的因素之一，要根据所用载体的特点，从多个基因型不同的细胞中选择合适的宿主细胞。

外源基因的高效表达很重要，而表达产物具有天然构象及完全生物功能更为重要，二者缺一不可，这是量和质的统一。

第三节　重组 DNA 技术在生物技术药物研究中的应用

一、重组蛋白类药物

1. 概况

重组 DNA 技术的成功实现了在任何生物中生产人类生物分子的可能，同时也产生了一种替代从组织及器官中提取治疗性蛋白药物的安全、高效、大批量、可控制的生产方法。通过基因工程生产的重组蛋白几乎已经可以完全取代从组织中提取的蛋白，其价值不仅仅在于可以精确地复制人类蛋白，并且在药学特征、药代谢动力学特性等多方面均能弥补天然蛋白的缺陷，成为治疗性药物的重要分支。广义的重组蛋白质药物包括所有化学本质为蛋白质的产品，如生长因子/细胞因子、激素、蛋白酶、受体分子、单克隆抗体及抗体相关分子、部分蛋白或多肽疫苗等，各种利用蛋白质（如抗体）作为载体的药物复合体也涵盖其中。在临床应用方面，重组蛋白类药物已经为各种威胁人类生命的重大疾病提供了必需的治疗，如胰岛素治疗糖尿病，EPO 治疗重度肾衰，IFN 治疗病毒性肝炎，G－CSF 治疗癌症相关的中性粒细胞减少症，凝血因子Ⅶ、Ⅷ、Ⅸ治疗凝血失调及溶酶体酶治疗先天代谢失调等。

重组蛋白药物虽然仅占全球处方药市场的 7%～8%，但是发展非常迅速，尤其在

21世纪，更是进入其发展的黄金时期。1989年重组蛋白药物的销售额为47亿美元，2009年为近600亿美元，20年时间内增长了13倍。2016年全球单品种销售额排名前10名的药物中，用于治疗自身免疫性疾病的恩利（Enbrel）销售额达到88.74亿美元，用于治疗糖尿病的来得对（Latus）销售额达到61.08亿美元，分别名列第3位和第8位。据不完全统计，目前约有300多种重组蛋白质药物在进行不同阶段的临床试验，数千种在进行临床前研究。

虽然相对于小分子药物而言，重组蛋白药物的生产条件苛刻、服用程序复杂且价格昂贵，但它们对某些疾病具有不可替代的治疗作用。绝大部分重组蛋白药物是人体蛋白或其突变体，以弥补某些体内功能蛋白的缺陷或增加人体内蛋白功能为主要作用机制，其安全性显著高于小分子药物，因而具有较高的批准率；同时，重组蛋白药物的临床试验期要短于小分子药物，专利保护相对延长，给了制药公司更长的独家盈利时间，这些特点成为重组蛋白药物研发的重要动力。从重组蛋白药物市场的地理分布来看，美国和欧洲占全球市场的80%。重组蛋白药物研发的前五强公司全部来自美欧，占有全球75%的市场份额。

展望未来，以重组DNA技术为核心的生物技术的广泛应用必将赋予蛋白质药物更为广阔的发展空间。未来重组蛋白药物的研发趋势主要包括：重组蛋白质药物将逐步取代非重组蛋白，重组改构、体内外修饰将成为常规，用哺乳动物细胞体系表达的产品将占主导地位，长效蛋白制剂的研制（如PEG修饰），多个有效片段的融合蛋白重组，蛋白质药物非注射给药途径等。

2. 分类

目前对重组蛋白质药物尚无统一的分类方法。根据延续的命名和作用机制可分为生长因子、干扰素、白细胞介素、单克隆抗体、重组激素/蛋白等。根据制备重组蛋白的工程细胞来源及生产工艺可分为原核细胞来源、真核细胞来源、哺乳动物细胞来源的重组蛋白药物。重组蛋白类药物多为功能活性明确、作用位点清楚并且局限、微量强效的蛋白分子，根据作用机制可以分为以下三类。

（1）替代缺乏或异常的蛋白质重组药物 该类药物通过持续给予该蛋白来达到治疗目的，主要用于治疗由确定的分子病因学造成的内分泌及代谢性疾病，如用于治疗由于激素缺乏的胰岛素、生长激素等，用于治疗A型或B型血友病的凝血因子Ⅷ、Ⅸ等。还可用于治疗因代谢酶缺乏而导致的各种严重的罕见疾病，如重组β-葡糖脑苷脂酶用于治疗Gaucher病，艾杜糖苷酸酶用于治疗Ⅰ型黏多糖贮积症，a-1蛋白酶抑制剂用于先天性a-1抗胰蛋白酶缺乏症，重组腺苷脱氨酶用于治疗由阿糖腺苷酶缺陷造成的严重组合免疫缺陷病等。

（2）增强蛋白质生物活性通路的重组蛋白药物 主要通过增强血液或内分泌通路或增强免疫反应来达到治疗作用。本组药物在临床上应用广泛，特别是许多细胞因子及生长因子对疾病产生很好的疗效，如促红细胞生成素（EPO）、重组粒细胞集落刺激因子（G-CSF）和各种干扰素（IFN-α、β、γ）等。此外属于该类的蛋白药物还包括以下几种。①凝血剂：用于治疗肺栓塞、心肌梗死、急性缺血性卒中、深静脉导管堵塞等的阿替普酶（Activase）、瑞替普酶（Retavase）、替奈普酶（TNKase）、尿激酶（Abbokinase）等；②止血剂：如凝血因子Ⅶa（NovoSeven）用于治疗 A 型或 B 型血友病以及使用凝血因子Ⅷ或Ⅸ治疗后导致的出血倾向；③内分泌素乱纠正剂：如治疗各期骨质疏松症、骨痛的鲑鱼降钙素、人甲状旁腺激素等；④生育及发育调节剂：如促卵泡激素（FSH）、人绒毛膜促性腺激素（HCG）、重组人骨形态发生蛋白 – 2（rhBMP2，Infuse）、重组人骨形态发生蛋白 – 7（rhBMP – 7，osteogenjcprote-in 7）、角质细胞生长因子（KGF，Kepivance）、血小板衍生的生长因子（PDGF，Regranex）等。

（3）提供新功能或新活性的重组蛋白药物　主要应用天然存在的蛋白质来治疗因某些酶或者组分缺失导致的疾病，如对大分子酶促降解的胶原酶、透明质酸酶，对小分子代谢物酶促降解的聚乙二醇化天冬酰胺酶，将血浆酶原降解为血浆酶的链激酶，凝血酶抑制剂重组水蛭素等。

3. 目前主要的代表性重组蛋白类药物

（1）多肽类激素药　重组人胰岛素（rhInsulin），适应证为糖尿病。1982 年第一个重组人胰岛素上市，目前共有 12 种制剂，包括 3 个重磅炸弹药物，Humulin（野生型胰岛素）、Humalog 和 Lantus（两个胰岛素突变体）。目前胰岛素类药物年销售额已超过100 亿美元。

重组人生长激素（rhGH），适应证为生长激素缺陷、发育障碍和 AIDS 相关耗竭病。1985 年第一个重组人生长激素 Protropin 上市，现已有 8 个品种上市。该类药物年销售额超过 30 亿美元。

重组人甲状旁腺激素（rhPTH），适应证为骨质疏松症。2002 年第一个重组人甲状旁腺激素（1 – 34）上市，现有 2 个品种上市，其中 1 – 34 已成为重磅炸弹药物，年销售额已超过 10 亿美元。

（2）人造血因子　重组人促红细胞生成素，适应证为贫血。1989 年上市第一个重组人促红细胞生成素，现有的 5 个产品中 4 个是重磅炸弹药物，每年销售额已达到 200 亿美元。

粒细胞/单核细胞集落刺激因子（GM – CSF），适应证为癌症或癌症化疗引发的感染预防和治疗。仅有的 3 个产品中 2 个是"重磅炸弹"，即 Nulasta 和 Nupogen，现在每年销售总额为超过 100 亿美元。

（3）人细胞因子　α 干扰素（interferon），适应证为慢性病毒性肝炎和某些癌症。1986 年第一个重组人 α 干扰素 Referon 上市，现有 5 个同类产品，其中 2 个为"重磅炸弹"，年销售额合计已超过 30 亿美元。

β 干扰素（interferon），适应证为多发性硬化症。上市的 3 个重组人 β 干扰素都是"重磅炸弹"，年销售额合计已超过 40 亿美元。

白细胞介素或白介素（interleukin）是一组细胞因子（分泌的信号分子），刺激已被特异性抗原或致丝裂因数启动的 T 细胞增殖，适应证为癌症放化疗后的辅助治疗。目前已经发现有 30 余种。第一个上市的是 IL – 2，目前已有 IL – 2、IL – 11 等 6 个品种上市，其中 2 个为"重磅炸弹"，大类药物年销售额合计已超过 40 亿美元。

（4）人血浆蛋白因子　重组人凝血因子Ⅷ，适应证为血友病 A。现有 5 个同类产品上市，大类药物年销售额已超过 20 亿美元。

重组人凝血因子Ⅶ，可用于止血，适应证为血友病。仅有 1 个产品上市，年销售额已超过 10 亿美元。

组织血浆酶原激活物 tPA，现有 4 个同类品种上市，适应证为急性心肌梗死，现在市场规模超过 10 亿美元。

（5）融合蛋白 这是为数很少的以抑制为作用机制的重组药物，仅有 3 个。1998 年批准的 Enbrel（恩利），是 TNF 受体和 IgG 的 Fc 片段的融合蛋白，含 934 个氨基酸残基，适应证为风湿性关节炎，为"重磅炸弹"，近 5 年的销售额已超过 200 亿美元。

4. 重组人促红细胞生成素的研究实例

人促红细胞生成素（human erythropoietin，hEPO）是一种主要由肾脏和中枢神经系统等部位合成分泌的多功能糖蛋白激素，是作用于红细胞的造血生长因子，对神经元的许多功能也具有重要的调控作用。因此，EPO 既是细胞集落刺激因子，又是糖蛋白激素。EPO 是最早发现并首先运用于临床的造血生长因子。对 EPO 的研究始于 1906 年，科学家发现贫血动物的血液中存在调节造血的激素，意识到红细胞的生成是受激素调节的，后来这种激素被命名为促红细胞生成素。1957 年证实合成 EPO 的主要器官是肾脏。1985 年 Lin 等克隆了 hEPO 基因，并在同年成功表达了重组人促红细胞生成素（rhEPO），次年用重组 DNA 技术生产出了 rhEPO。EPO 于 1989 年经美国 FDA 批准上市，至今已有多个衍生物和长效制剂上市销售，2010 年销售额已超过 100 亿美元，累计销售额已超过 300 亿美元，成为名副其实的重磅炸弹药物。对我国来说，EPO 的第一个高峰期还远没有达到，EPO 在国内多应用于肾性贫血。目前，EPO 国内的市场以 30% 的速度增长，前景可观。

（1）基因工程菌的构建 EPO 基因的合成和表达质粒的构建采用固相亚磷酰胺方法，使用美国 ABI 公司 381A DNA 合成仪，合成 EPO 基因各小片段，再用 T4 DNA 连接酶将 EPO 基因各小片段连接成完整的 EPO 基因，经 DNA 序列分析测明序列的准确性。将 pSVL 载体用限制性内切酶 *Xho*I 及 *Bam*HI 双酶切，然后使用 T4 DNA 连接酶，与两端分别具有 *Xho*I 及 *Bam*HI 黏性末端的 EPO 基因连接（图 8 - 5）。连接物转化大肠埃希菌 JM103，筛选阳性克隆扩增，抽提 pSVL - EPO 重组质粒，供转中国仓鼠卵巢细胞（CHO）。

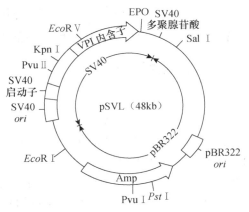

图 8 - 5 重组人 EPO 质粒构建图

（2）制备工艺 取冻存于细胞库中的 CHO 工程细胞株，复苏后经由小方瓶、大方瓶至转瓶扩大培养后，接种到堆积生物反应器皿，培养 5 ~ 7 天后，开始用无血清培养基进行灌流培养，纯化方法：灌流液→冷冻离心收集上清→Q - sepharose XL 离子交换层析→脱盐→C4 反相层析→超滤浓缩→S - 200 分子筛析。

离子交换层析：Q - Sepharose XL 经用 0.1 mol/L 的磷酸缓冲液平衡后，柱床体积约 0.8 L。取 18 L 灌流培养上清，连续流冷冻离心除去细胞碎片后，直接上样，上样流速约为 40 ml/min，上样完毕后用 20 mmol/L NaCl 平衡缓冲液淋洗至基线，再用

150 mmol/L NaCl 洗脱，收集 EPO 洗脱峰，收集峰体积约 1000 ml。

反相层析：将上述离子交换层析收集的 EPO 洗脱峰经以 10 mmol/L Tris – HCl（pH 7.0）缓冲液平衡的 G – 25 柱脱盐后，上样于相同缓冲液平衡的 C4 反相柱上，柱床体积为 300 ml，上样流速为 10 ml/min。上样完成后，先用平衡缓冲液淋洗至基线，以 10 mmol/L Tris – HCl（pH 7.0）缓冲液为 A 液，无水乙醇为 B 液，分别用 20%、50%、60% B 液的不连续梯度洗脱，流速为 10 ml/min，收集 60% B 洗脱峰。收集样品用注射用水稀释后，超滤浓缩至 50 ml。

分子筛层析：将上述反相层析后浓缩样品上样于流动相为 10 mmol/L 枸橼酸钠和 100 mmol/L NaCl 的 S – 200 柱上，上样量小于柱体积的 5%，上样及洗脱速度为 5 ml/min，收集 EPO 活性峰（图 8 – 6）。

（3）生物活性测定　EPO 体内生物学活性测定：采用网织红细胞计数法，选购 7 周龄同性别 BALB/C 小鼠（约 21 g）分为 3 个剂量组，每组两只，分别于每只腹部皮下注射 EPO 标准品 2、4、8 IU，连续注射 3 天后，眼眶取血，用煌焦油蓝染色制作涂片，涂片计数 1000 个红细胞中的网织红细胞数，同时也计数原血中红细胞数，两值相乘为原血中网织红细胞数绝对数。以注射剂量为横坐标，网织红细胞绝对数为纵坐标绘制标准曲线，求得被测样品的体内生物学活性。

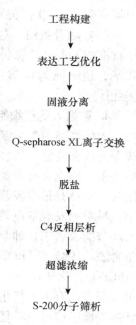

工程构建
↓
表达工艺优化
↓
固液分离
↓
Q-sepharose XL离子交换
↓
脱盐
↓
C4反相层析
↓
超滤浓缩
↓
S-200分子筛析

图 8 – 6　重组人 EPO 的制备工艺流程图

二、疫苗类药物

1. 概况

疫苗（vaccine）是指为了预防、控制传染病的发生、流行，用于人体预防接种的预防性生物制品。生物制品是指用微生物或其毒素、酶，人或动物的血清、细胞等制备的供预防、诊断和治疗用的制剂。预防接种用的生物制品包括疫苗、菌苗和类毒素。其中，由细菌制成的为菌苗；由病毒、立克次体、螺旋体制成的为疫苗，有时二者统称为疫苗。传统的疫苗主要包括减毒活疫苗和灭活疫苗，新型疫苗则包括基因工程亚单位疫苗、DNA 疫苗等。

基因工程亚单位疫苗是利用重组 DNA 技术生产的预防用疫苗，是目前疫苗类产品的主要发展方向。乙肝疫苗是其中的代表药物。一批针对外来致病源抗原的重组蛋白疫苗如针对乙型肝炎表面抗原的乙肝疫苗（Engerix，Recombivax HB）和戊型肝炎表面抗原的戊肝疫苗，针对博氏疏螺旋体表面非感染性脂蛋白的莱姆病疫苗（LYMErix）和来自人类乳头瘤病毒（HPV）主要衣壳蛋白四价的 HPV 重组疫苗（Gardasil 和 Cervarix）等已经先后上市，取得了很好的医疗效果及不菲的经济效益。默克公司的 Gardasil 于 2006 年 6 月在美国获准上市，2014 年销售额达到 17.4 亿美元，摩根士丹利预测，至 2020 年 Gardasil 销售可能会超过 25.2 亿美元。重组戊型肝炎疫苗是我国食品药品监督管理局 2012 年批准的大肠埃希菌表达生产的基因工程疫苗，用于预防戊型肝炎，属于世界首创上市。

目前利用重组 DNA 技术生产疫苗类药物，出现了多种研发趋势。如研制新型疫苗（包括新品种、新剂型、新用途），从全菌苗向亚单位苗或基因工程苗、从单价苗向多价苗、从注射给药苗向口服给药苗、从预防性疫苗向治疗性疫苗发展等均硕果累累；开发新型佐剂，提升传统疫苗层次（提高免疫效价、改进工艺水平，由动物来源变为细胞来源等），减低生产成本，增加新的用途（如治疗型疫苗）等。数以千计的预防性及治疗性疫苗在临床前或临床试验研究中，特别是以治疗性肿瘤疫苗为代表的"治疗性疫苗"（therapeutics vaccines），将从本质上改变"主动特异性免疫预防"的传统的疫苗概念。虽然目前 FDA 尚未批准任何治疗性肿瘤疫苗上市，但一批临床试验中的重组治疗性疫苗显示出很大希望。随着对肿瘤、自身免疫病以及传染病研究的深入，无疑将会开辟疫苗应用的新领域，疫苗发展的又一个春天正在到来。

2. 重组乙肝疫苗的研究实例

（1）酿酒酵母（Saccharomyces cervisae）疫苗　1982 年 Valenzuela 首先在酿酒酵母中成功表达乙型肝炎病毒表面抗原（HBsAg），1986 年 9 月美国默克公司的重级酵母乙肝疫苗首次取得专利并得到美国 FDA 的批准。1989 年 7 月比利时百时美施贵宝公司的另一重组酵母乙肝炎疫苗也取得专利。目前重组酵母乙肝疫苗的生产厂家除默克公司，史克公司外，我国北京天坛生物，深圳康泰公司也大量生产该种疫苗。其优点为：酵母为低等真核微生物，易于在营养成分简单的培养基中高密度发酵培养，利用工业化生产，表达量高，目前世界上大规模生产和上市的疫苗大多数由该表达系统制备而成。

（2）甲基营养型酵母疫苗　甲基营养型酵母共有 4 种表达系统，同时具有培养基廉价，目的基因与酵母染色整合的优点，不仅可克服质粒丢失，还可提高表达量。汉逊酵母（Hansenula Polymorpha. H. P）和毕赤酵母（Pichia plstoris. P. P）系统已应用于工业化生产。已上市的酿酒酵母和甲基营养型酵母表达乙肝疫苗为含 HbsAg 成分的疫苗。

（3）CHO 表达的乙肝疫苗　重组乙肝疫苗是采用哺乳动物细胞表达系统生产的基因工程疫苗。20 世纪 80 年代国内外学者对其展开了研究，采用中国仓鼠卵巢细胞，用基因工程技术将乙型肝炎表面抗原基因片段重组到中国仓鼠卵巢细胞（CHO）内，通过一定工艺制成的，疫苗外观有轻微乳白色沉淀。相对于酵母表达的乙肝疫苗，CHO 细胞表达的重组乙肝疫苗是高等真核细胞表达产物，其天然结构较低等的真核细胞酵母表达的 HBsAg 蛋白更适合人体吸收，生产过程中不同于酵母使用硫氰酸盐处理，安全性相对较好。缺点为表达量低、纯化困难以及表达过程技术复杂。

目前重组乙肝疫苗的生产工艺包括发酵、提取、纯化、吸附、配制、分装等工序。生产工艺中采用世界一流的发酵罐，通过全自动控制，提供酵母菌最优生长条件，发酵后纯化，基因工程乙肝疫苗的纯化是以疏水层析为主，超滤、吸附技术为辅的综合工艺。以工艺 1 为例，在初步纯化过程中，将酵母细胞置于高压均质机内，通过"气穴现象"造成的旋涡对细胞进行剪切和破碎，加入蛋白酶抑制剂后立即冷却，防止目的蛋白的分解。经微滤和超滤系统处理后，将细胞碎片去除，HBsAg 蛋白得到进一步浓缩。随后进行的是硅胶吸附和硼酸洗脱，硅胶（Aerosil 380）的特点是表面积大，每 2 g 重的硅胶可有 $50 \sim 380 \ m^2$ 的表面积。其吸附原理主要依靠硅烷醇基表面的氢键与表面抗原蛋白结合，加入硼酸离洗，得到 HBsAg 蛋白的粗制品。第 2 步的精制纯化，采用丁基琼脂糖疏水层析，HBsAg 蛋白的疏水键可与琼脂糖丁基结合，而酵母蛋白、核酸与琼脂糖丁基不结合，通过洗涤和解析，得到高纯度的表面抗原蛋白。经纯化的 HBsAg，再通过硫氰酸盐进行转型处理，可使单体和双体转型为多聚体，提高 HBsAg 蛋白的抗原性。同时，通过一定浓度的硫氰酸盐恒滤，可削弱残留的酵母蛋白与 HBsAg 之间的疏水作用，去除酵母蛋白，保证 HBsAg 纯度在 99% 以上。电镜下观察，纯化所得 HBsAg 与血源的 HBsAg 形态一致，并具有相同的免疫学和化学性质。经灭活和佐剂 Al（OH）₃ 吸附制成疫苗（图 8 - 7）。

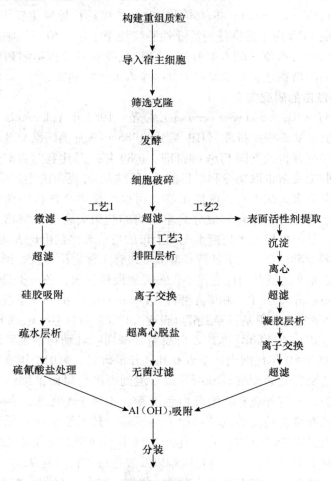

图 8 - 7　重组酵母乙肝疫苗的制备工艺流程图

三、抗体类药物

1. 概况

抗体药物是以细胞工程技术和基因工程技术为主体的抗体工程技术制备的药物，具有特异性高、性质均一、可针对特定靶点定向制备等优点，在各种疾病治疗，特别是对肿瘤治疗的应用前景备受关注。当前，抗体药物的研究与开发已成为生物制药领域研究的热点，近年来居所有医药生物技术产品之首。根据制备的原理，抗体可分为三类：多克隆抗体、单克隆抗体和基因工程抗体。

抗体作为药物用于人类疾病的治疗拥有很长历史。第一代为多克隆抗体阶段，源于动物多价抗血清，主要用于一些细菌感染性疾病的早期被动免疫治疗。虽然具有一定的疗效，但异源性蛋白引起较强的人体免疫反应限制了这类药物的应用，因而逐渐被抗生素类药物所代替。

第二代为单克隆抗体阶段，是利用杂交瘤技术制备的单克隆抗体及其衍生物。单克隆抗体由于具有良好的均一性和高度的特异性，因而在实验研究和疾病诊断中得到了广泛应用。1986 年，美国 FDA 批准了世界上第一个单抗治疗性药物——抗 CD3 单抗（OKT3）进入市场，用于器官移植时的抗排斥反应。此时抗体药物的研制和应用达到了顶点。随着使用单抗进行治疗的病例数的增加，鼠单抗用于人体的毒副作用也越来越明显。同时一些抗肿瘤单抗未显示出理想效果，人们对单抗药物的热情开始下降。到 20 世纪 90 年代初，抗内毒素单抗用于治疗脓毒败血症失败使得抗体药物的研究进入低谷。由于大多数单抗为鼠源性，在人体内反复应用会引起人抗鼠抗体（HAMA）反应，从而降低疗效，甚至可引起过敏反应。

近年来，随着免疫学和分子生物学技术的发展以及抗体基因结构的阐明，DNA 重组技术开始用于抗体的改造，人们可以根据需要对以往的鼠抗体进行相应的改造以消除抗体应用不利性状或增加新的生物学功能，还可用新的技术重新制备各种形式的重组抗体。抗体药物的研发进入了第三代，即基因工程抗体时代。与第二代单抗相比，基因工程抗体具有如下优点：①通过基因工程技术的改造，可以降低甚至消除人体对抗体的排斥反应；②基因工程抗体的分子量较小，可以部分降低抗体的鼠源性，更有利于穿透血管壁，进入病灶的核心部位；③根据治疗的需要，制备新型抗体；④可以采用原核细胞、真核细胞和植物等多种表达形式，大量表达抗体分子，大大降低了生产成本。

1986 年，美国 FDA 批准上市了第一个抗体药物 Orhocolone（CD3 单克隆抗体），用于抑制急性肾移植排斥反应，翻开了生物医药历史崭新的一页。进入 21 世纪，抗体药物研发上市的速度明显加快，到 2015 年底，全球共批准上市 61 种抗体药物，平均每年上市 2.5 个。2014 年上市 6 个，2015 年上市 9 个抗体药物。进入临床验证的数量也直线上升，从 20 世纪 80 年代的 70 个，到 90 年代的 140 个，到 2011 年的 300 个，显示出了抗体药物研究的异常活跃。截至 2015 年 12 月，美国 FDA 共批准了 36 种单抗用于临床，主要集中在肿瘤、自身免疫等疾病的治疗方面。

据 2013 年美国在开发中的生物技术药显示，目前在临床研究阶段的 907 种生物技术药物中，338 种为单抗药物，比例超过 1/3。2015 年全球治疗用单克隆抗体的销量达到 600 多亿美元，其中销售额超过 50 亿美元的重磅抗体药物 5 个，总销售额超过 410 亿美元。如果加上 100 亿美元的单克隆抗体诊断和研究试剂，那么总的单克隆抗体市场规模超过 700 亿美元。这些说明抗体药物正在成为生物技术药物发展的主要趋势。

目前，FDA 批准的单克隆抗体药物中，人源化单抗和全人源单抗数量已占据 72%。2015 年药物全球销售额排名前十的药物中有 8 个生物药物，5 个抗体，2 个重组蛋白或者融合蛋白，1 个疫苗，其中阿达木单抗（商品名修美乐）自 2012 年荣登"全球最畅销药品"榜首以来，已连续四年蝉联冠军，年销售额已达到 140 亿美元。

当前，我国正处于抗体药物快速发展的起步阶段，截至 2014 年，我国共批准了 18 个抗体药物上市。其中，现代的主流抗体药物包括进口的利妥昔、曲妥珠、英夫利昔和国产的泰欣生、益赛普等。

2. 单克隆抗体药物的基因工程改造

在早期，单抗为鼠源性的，相对于人体，其本身也是一种异源蛋白。因此当鼠源单抗注射到人体内以后，人体免疫系统也会将其视为异源蛋白产生相应抗体将其清除，这必将影响单抗在人体内的功效，甚至会引起强烈的副反应导致严重的后果。随着基因工程技术的发展，人们开始改变鼠源单抗的结构，使其更接近人源蛋白的构造，从而减轻其在人体内的免疫反应。目前的单抗产品主要可以分为以下四类：鼠源单抗、嵌合单抗、人源化单抗以及全人源化单抗（图 8-8）。

（1）鼠源单抗　就是指鼠分泌的抗体，其所有序列都是鼠的，注射进入人体后易产生人抗鼠反应（即 HAMA 反应）。最初上市的单抗药物大多是鼠源性的，鉴于副反应较大，目前已经很少使用，2003 年以后未见新品种批准上市。但是由于鼠源单抗代谢快，适用于像国内自主生产的利卡汀这样偶联放射性物质的药物。

（2）嵌合单抗　就是利用 DNA 重组技术把鼠单抗的轻链、重链可变区基因插入含有人抗体的恒定区域的表达载体中，并转入合适的宿主表达出来的抗体。这样抗体既具有识别抗原的特异性，又具有 70% 以上的人源抗体的稳定区域，可以大大降低抗体的异源性、减少 HAMA 反应。此外，嵌合抗体结合目标抗原以后，其人源保守区域能够被免疫系统识别，达到通过人体免疫来清除抗原的效果。罗氏公司的 Rituximab（利妥昔单抗），商品名 Rituxan（美罗华）为代表药物，用于治疗 B 细胞非霍奇金淋巴瘤。

（3）人源化单抗　就是将鼠源抗体基因中的活性片段转接到人源抗体的基因表达框中，这样表达出来的抗体人源化区域的比例更高，能够达到 90% 左右，能够进一步提高单抗在人体内的活性，可以最大限度地减少 HAMA 反应，而且特异性、亲和力不变，应用性较强，已经成为主流技术。但是实现人源化具有一定的技术难度，是国内企业努力克服的技术难点。基因泰克公司 Trastuzumab（曲妥珠单抗）商品名 Herceptin（赫赛汀）为代表药物，用于治疗转移性乳腺癌，目前年销售额已超过 50 亿美元。

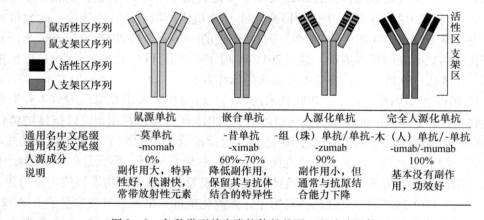

	鼠源单抗	嵌合单抗	人源化单抗	完全人源化单抗
通用名中文尾缀	-莫单抗	-昔单抗	-组（珠）单抗/单抗	-木（人）单抗/-单抗
通用名英文尾缀	-momab	-ximab	-zumab	-umab/-mumab
人源成分	0%	60%~70%	90%	100%
说明	副作用大，特异性好，代谢快，常带放射性元素	降低副作用，保留其与抗体结合的特异性	副作用小，但通常与抗原结合能力下降	基本没有副作用，功效好

图 8-8　各种类型单克隆抗体的基因工程改造比较

（4）全人源单抗　是将小鼠体内的目标抗体基因敲出，然后用对应的人源抗体基因代替，这样产生的抗体与人体内产生的抗体几乎完全一样，效价能够达到最高。目前主要是通过转基因小鼠以及噬菌体展示文库制备的抗体，其重链和轻链都是来源于人，因此副作用更小，免疫亲和力基本保持不变，是未来的主流技术。目前已经获批生产的有 7 个，主要代表品种为安进公司的 Etanercept（依那西普）商品名 Enbrel（恩利），用于治疗慢性类风湿性关节炎、强直性脊柱炎、银屑病等，2015 年销售额已达到 100 亿美元。另外雅培的 Humira（阿达木单抗）是由剑桥抗体技术中心的噬菌体展示技术制备而来，Humira 的销售额 2015 年排名世界第一，达到 140 亿美元，已成为世界上最赚钱的药物。实际上从 2013 年开始到 2016 年底，阿达木单抗已经连续保持了 4 年的单品种药物世界销售冠军，最高销售额达到 160 亿美元。

第四节 重组 DNA 制品的分析与质量控制

重组 DNA 制品与传统药物有许多不同之处，在来源方面，重组 DNA 制品是利用活的细胞作为表达系统，蛋白质产品分子量较大且结构复杂，另外还是参与人体生理功能精密调节所必需的蛋白质，微量（达到微克级）就能产生显著生理效应。任何药物性质或剂量上的差异都可能导致治疗出现误差，而生物技术产品具有复杂性及易变性，仅通过对终产品的质量检定难以实现对产品的全面质量控制，所以要保证产品的安全有效和质量可控，必须从原材料（包括菌、毒种或细胞库）、生产工艺、原液、半成品、成品到贮存条件等进行全程的质量控制。

一、重组 DNA 制品质量控制特点

重组 DNA 制品的化学结构难以通过标准化学分析方法确认，需要应用免疫学、生物分析技术测定表达量和活性的高分子量物质。该类产品的生物活性与其氨基酸序列和空间结构等有密切关系。与化学药物相比，其质量控制的特点表现在三个方面。

（一）结构确认的不完全性

生物技术药物多数为蛋白质或多肽及其修饰物，具有分子量相对较大、结构多样性和可变性等特点，通过现有的理化方法和手段不能完全确认其化学结构特征，如产品的空间构象等。

（二）质量控制的过程性

生物技术药物的结构特性容易受到各种理化因素的影响，且分离提纯工艺复杂，因此其质量控制体系是针对生产全过程，采用化学、物理和生物学等手段而进行的全程、实时的质量控制。生产过程中每一环节或制备条件的改变均可能影响其非临床安全性评价的合理性。

（三）生物活性检测的重要性

生物技术药物的生物活性与其药效和毒性有一定或较好的相关性，因此药效学和安全性研究应关注生物活性的测定。鉴于生物技术药物结构确认的不完全性，生物活性检测成为反映生物技术药物天然结构是否遭受破坏、生产各阶段工艺合理性和评价终产品质量控制的重要内容，也成为非临床药理毒理、药代等试验方案中剂量确定的依据。

二、重组 DNA 制品质量标准的研究内容

完善的质量控制体系是保证新药安全的必要条件。生物技术新药的质量控制必须建立合适的质量标准，遵循相应的技术指导原则。目前我国生物技术药物质量标准的制定主要参考人用药品注册技术要求和国际协调会（International Conference on Harmonization of Technical Requirement for Registration of Pharmaceuticals for Human Use，ICH）、世界卫生组织（World Health Organization，WHO）、美国食品药品监督管理局（Food and Drug Administration，FDA）的相关指南和药典，针对处于不同研究阶段的目标产品的不同特点，查阅国内外已有的相应的质量控制标准，结合我国的实际条件，制定出适合药品特征的保证质量安全有效的质量检定标准和分析方法。

重组 DNA 制品物质量标准的研究内容主要包括：

（1）研究生物技术药物产品的均一性；

（2）研究建立生物技术药物产品生物学活性或者免疫学活性测定方法；

（3）研究建立生物技术药物产品的国家标准品或参考品；

（4）建立生物技术药物目标产品生产相关杂质限量分析方法和标准；

（5）在以上研究的基础上制定出保证上述生物技术药物产品安全有效并与 WHO 标准相一致的质量控制标准和药物分析方法。

三、重组 DNA 制品的质量控制要点

（一）重组 DNA 制品的质量控制

由于生物技术药物是蛋白核酸类物质，在生产过程中容易受到各种理化条件的影响，质量控制使用的生物活性测定方法与物理化学方法测定相比变异性较大，加之方法学和检测灵敏度的限制，在成品检定时某些杂质可能检查不出来。因此，尽管在生产过程中进行了严格质量管理，对于最终目标产品的质量控制研究仍然非常必要。

1. 生物学活性的测定

生物技术药物与化学药物不同，单独的物理化学方法不能完全反映其特性，必须要发展一种或多种生物活性测定方法，以便在产品生产的各个阶段以及质量控制时提供关于该产品的有关指标。由于生物技术药物产品的化学本质是蛋白多肽和核酸，其活性多由产品的氨基酸及其空间结构决定。多肽的活性效价和其绝对分子质量不一致，所以也就不能按化学药品那样直接用重量单位来决定。此类产品的生物学活性与药效基本一致，利用这类产品的生物学活性建立特定的检测方法是生物技术药物质量控制的重要组成部分，是保证产品药效的重要手段。

生物学活性测定是分析生物活性物质效价的过程，可以在体内或体外进行。生物学活性测定必须采用国际上通用的方法，用国际或国家标准对测定结果进行校正，以国际单位或指定单位表示。根据产品的性质和药效学特点的不同，生物活性测定方法可分为体外测定法（细胞与器官模型）、体内测定法（动物模型）、酶促反应法和免疫学方法。

选用的生物学活性测定方法最好能反映临床潜在应用相关的信息，不同的活性测定方法与临床适应证的相关性不同，在所选用的生物学活性测定方法中动物体内实验方法较能反映临床疗效（表8-4），一方面强调与临床适应证的一致性，另一方面在生产实际工作中，还应采用一些实用的替代方法，如用简单的方法替代复杂的方法，用体外方法替代体内方法，用理化方法替代细胞培养方法。这些替代方法要经过方法学验证，须采用平行研究的方法明确两种方法之间的定量关系。当然生物技术药品在临床的疗效和安全性最终要通过直接的人体临床试验来确定。生物学活性检测与免疫学活性检测的差异见表8-5。

表8-4　生物学测定方法与临床治疗疗效的相关性

生物学测定方法	临床治疗的相关性
动物模型	+ + + + + + + + +
器官培养	+ + + + + + + +
细胞株模型	+ + + + + +
结合受体模型	+ + + + +
抗原结合	+ + + +
色谱方法	+ +

表8-5　生物学检测与免疫学检测的比较

检测项目	生物学活性检测	免疫学活性检测
原理	细胞因子待定生物学活性	细胞因子与其抗体（单抗或多抗）的特异性结合
结果显示	生物学活性	含量
灵敏度	一般较高	一般较低，亦可高
特异性	低（有交叉反应）	高
周期	长	短
重复性	较差	较好
标准化大量检测	困难	容易
受实验培养条件影响	大	小
细胞因子的相互干扰	有	无

2. 产品结构理化性质分析

（1）特异性鉴别试验　主要利用蛋白质具有抗原性的特性对特定蛋白质进行分析。重组DNA制品通常用免疫印迹（Western blot）和点印迹（Dot blot）进行鉴定，特别是蛋白电泳出现两条以上区带时则应该用免疫印迹方法鉴别。一般结果判断标准为阳性。

另外，抗体中和活性抑制法可用于原液和成品的鉴别试验，该方法简便易行，要求抗体必须为中和抗体，如干扰素具有抗病毒活性，当加入干扰素中和抗体后则失去抗病毒活性。

（2）分子量测定　测定方法一般包括还原性 SDS – PAGE 法和质谱法。还原性 SDS – PAGE 法是实验室常规的分子量检测方法，蛋白质在 SDS 和 β – 巯基乙醇存在下，沸水浴 5 分钟后会形成表面带大量负电荷的杆状分子，降低了分子形态和电荷的影响，在电泳过程中蛋白迁移率基本上只与其相对分子量有关。测定相对分子量较大的蛋白时会有一定的误差，比如相对分子质量大于 10 000 的蛋白质其测定误差为 10% 左右，因此大部分重组制品可以采用还原性 SDS – PAGE 法测定相对分子量。而用该法测定小分子蛋白和多肽误差就会更大，此时就须采用质谱法。质谱法具有准确、快速、重复性好、测定范围广等特点，其精确度可达 0.3%，如重组人表皮生长因子（rhEGF）、重组人碱性成纤维生长因子（rhbFGF）和重组水蛭素等。

（3）等电点测定　测定方法包括等电聚焦电泳法（IEF）和毛细管电泳（CE）。

由于某些带电氨基酸如带负电的 Glu、Asp 和带正电的 Lys、Arg、His 等的存在，不同蛋白质净电荷各不相同，即等电点各不相同。理论上均一的重组蛋白质只有一个等电点，但实际上重组蛋白制品的等电点往往不均一，可能与蛋白的构型改变如 N 端甲硫氨酸的有无或 C 端有无降解等有关。在生产过程实际质量控制中则应考虑批与批之间的电泳结果一致以反映其生产工艺的稳定性。

等电聚焦电泳法是常用的检测方法，一般标准规定为主带理论值 ±0.5pI 范围之内有明显的主显带。而毛细管电泳则用于电聚焦电泳法有困难的品种检定，主要适用于如 rhEGF 等不易染色的蛋白药物。

（4）肽图分析　肽图分析主要指通过各种定位裂解手段和方法如化学裂解法和蛋白酶裂解法等，将蛋白裂解成各种固定大小的多个多肽片段，并通过反相高效液相色谱法、SDS – PAGE、质谱法等进行分离和检测。不同的产品采用不同的裂解方法和检测手段，大部分产品采用蛋白酶裂解法和反相 HPLC 分析法。

（5）吸收光谱　根据蛋白质的紫外吸收特性，最大吸收波长是固定的，生产控制时应该保证批与批之间产品的紫外吸收峰一致，且与理论值相符。由于存在测定误差，需要确定一个标准范围，如 GM – CSF 最大吸收峰波长规定为 279 ±3 nm。

（6）氨基酸组成分析　采用微量氨基酸自动分析仪测定重组蛋白质的氨基酸组成成分，结果应与标准品一致。一般先进行蛋白质水解，然后进行氨基酸分析。蛋白水解法通常采用酸水解，但色氨酸为例外采用碱水解。氨基酸分析有柱前衍生法和柱后衍生法两类。

（7）N 端和 C 端氨基酸测序　一般标准规定 N 端至少测定 15 个氨基酸，C 端测定 1 ~3 个。

3. 蛋白含量和纯度测定

（1）蛋白含量测定　蛋白含量主要用于原液比活性计算和成品规格控制，测定方法主要有 Folin – 酚试剂法（Lowry 法）、染色法（Bradford 法）、双缩脲法、紫外吸收法、HPLC 法、荧光法和凯氏定氮法等，其中 Lowry 法和 Bradford 法是质量检定中常用方法，具体测定方法参见中国药典附录。几种含量测定方法的比较见表 8 –6。

表8-6　重组蛋白含量测定方法的比较

方法	所需蛋白质的量（mg/ml）	破坏与否	蛋白质变化情况	技术复杂性	方法的相对标准偏差（%）
双缩脲	0.5～5	是	少	简单、快速	5
Lowry 法	0.05～5	是	中等	显色慢、试剂多	5
凯氏定氮	0.05～3	是	少	干扰、复杂、慢	0.154
紫外 A（280）	0.05～2	否	大	简单、快速、干扰物质多	0.439
紫外 A（205）	0.01～0.05	否	少	简单、快速、干扰物质多	—
染料结合法	0.01～0.05	是	中等	简单、快速	3.75
荧光法	0.001～0.01	否	中等	较易	3.75

（2）蛋白质纯度分析　一般标准规定必须用非还原SDS-PAGE 和 HPLC 两种方法测定蛋白质纯度，纯度要达到95%以上。某些重组蛋白药物的纯度要求需达到99%以上，纯度的检查通常在原液中进行。另外毛细管电泳（CE）也可以检测蛋白纯度。几种蛋白纯度测定方法的比较见表8-7。

表8-7　常见重组蛋白纯度检定方法的比较

特性	HPLC	SDS-PAGE、IEF	CE
分离机制	极性，非极性分配，分子大小，离子交换	电荷、等电点	电荷等
分析所需时间	10～120 分钟	几小时	10～30 分钟
分辨力	好	好	好
样品体积	10～50 μl	1～50 μl	1～50 nl
灵敏度范围	ng～μg	ng～μg	pg
定量准确性	+	+	+
析出方式	紫外、荧光、折射、电化学、放射性	染色（可见，荧光）银染放射自显影	同 HPLC
仪器价格	中～高	低	中～高
日常消耗	低	高	低
自动化	中～高	低	中～高
人力操作	低	高	低
制备级	中	中	微量级制备
收集样品	可以	可以	较困难

4. 杂质分析

重组蛋白药物的杂质鉴定分析主要包括蛋白质类和非蛋白质类杂质。蛋白质杂质中主要的一类是可能残留的宿主细胞蛋白、单克隆抗体、小牛血清，一般应用免疫学方法进行分析；另一类则是目的活性蛋白由于再生产和纯化过程中产生降解、聚合、突变或错误折叠造成变构体，对这部分蛋白质杂质也应进行监测。残留菌体蛋白含量测定一般采用双抗体夹心 ELISA 方法。

非蛋白类杂质鉴定分析主要是对可能污染的病毒、细菌、支原体等微生物的热原质、内毒素、致敏原和 DNA 进行检测。除 DNA 外一般采用传统的应用于生物技术药物的检测方法检测。由于生物技术药物的特点，对残留宿主细胞 DNA 的监测是非常必要的。DNA 残留限量要求每一剂量应小于 100 pg，DNA 残留量的检测一般采用核酸杂交法。

在 WHO 颁布的有关规定和我国的相关指南中，在生物技术药物的原液和成品检定应该至少列入外源 DNA、外源残留菌体蛋白等检测项目，并且建议对内毒素等进行检测。

5. 安全性检测项目

（1）无菌试验　按照中国药典进行。注射用制品无菌试验有平皿法和滤膜法。口服和外用制剂检查项目还包括需氧菌、厌氧菌、霉菌和支原体。

（2）热原试验　热原试验一般采用家兔法。每只家兔耳沿静脉注射人用最大量的 3 倍量药物，判断标准为每只家兔体温升高不得超过 0.6℃，3 只总和不超过 1.6℃。对生物活性比较高的细胞因子产品可以考虑用内毒素检测替代家兔热原试验。

（3）异常毒性试验　主要检查生产工艺中是否含有目标产品以外的有毒物质。具体方法参考中国药典。常用动物为小鼠和豚鼠，注射剂量分别是小鼠 1ml 和豚鼠 5ml。由于大多数重组产品本身有很强的生物活性，注射量过大会导致药物本身的生物活性引起毒性反应。因此不同重组产品，剂量选择和注射途径要根据各自的生物学活性来确定。

6. 重组 DNA 制品质量控制标准示例

重组人红细胞生成素的质量标准见表 8-8。

表 8-8　重组人红细胞生成素的质量标准

检测项目	检测方法	规定标准
原液		
蛋白质含量	Lowry 法	无
效价测定	网织红细胞法	无
比活性	效价/蛋白含量	$\geqslant 1.2 \times 10^5$ IU/mg 蛋白质
SDS-PAGE 纯度	SDS-PAGE（非还原）	$\geqslant 98.0\%$
HPLC 纯度	HPLC-SEC 法	$\geqslant 98.0\%$
相对分子质量	SDS-PAGE 法	36 000~45 000
肽图	胰酶水解后反相 HPLC 法测定	与 EPO 对照品一致

续表

检测项目	检测方法	规定标准
紫外（UV）光谱分析	紫外（UV）光谱分析	279 ± 2 nm 最大吸收峰；250 ± 2 nm最小吸收峰；320 ~ 360 nm 应无吸收峰
等电点	等电聚焦电泳法	3.3 ~ 4.3
唾液酸含量	间苯二酚显色法	9.0 mol/mol EPO
外源性 DNA 残留量	固相斑点杂交法	< 100 pg/10 000 IU EPO
CHO 细胞蛋白残留量	酶联免疫法	< 0.10（%）
细菌内毒素	凝胶法	< 2 EU/10 000 IU EPO
牛血清蛋白残留量	酶联免疫法	< 0.01%
免疫印迹	免疫印迹法	单一阳性带
N 末端氨基酸序列	氨基酸序列分析仪	APPRLICDSRVLERY
成品		
外观	浊度法	白色疏松体，液体制剂和冻干制剂重溶后反应为无色澄明液，不应有异物、混浊和沉淀
溶解时间	计时法	< 2 分钟
水分	费休试验	< 3.0%
pH	电位法	6.4 ~ 7.4
钠离子	火焰光度法	130 ~ 190 mmol/L
枸橼酸离子	HPLC 法	15 ~ 25 mmol/L
蛋白质含量	Lowry 法	符合国家规定
体外活性	酶联免疫法	标示量的 80% ~ 120%
体内活性	网织红细胞法	标示量的 80% ~ 140%
无菌试验	膜过滤法	无细菌生长

 思考题

1. 简要描述重组 DNA 技术的主要原理与过程。

2. 筛选与鉴定重组阳性克隆子的方法有哪些？

3. 重组 DNA 制品检测中，蛋白质含量和纯度测定的方法有哪些？

4. 设计实验如何鉴定外源基因在宿主细胞内的表达产物形式。

5. 简要说明重组 DNA 技术中载体的种类和应用特点。

6. 举例说明 PCR 技术的原理与应用。

7. 简述抗体药物改造过程与前景分析

8. 简述重组 DNA 制品质量研究的主要内容。

9. 简述生物技术药物区别于传统化学药物质量控制的特殊性。

10. 查阅资料，分析说明最近 3 年 FDA 批准上市的生物技术药物的特点和趋势。

（胡昌华）

第一节 概 述

一、蛋白质工程的基本概念

蛋白质工程是在重组 DNA 技术应用于蛋白质结构与功能研究之后发展起来的一门新兴学科。1983 年，正当基因工程诞生 10 周年之际，美国生物学家 Kevin M. Ulmer 在 *Science* 发表了一篇论文《Protein Engineering》，首次提出了"蛋白质工程"的概念，标志着蛋白质工程的诞生。

蛋白质工程就是根据蛋白质的精细结构与功能之间的关系，利用基因工程的手段，按照人类自身的需要，定向地改造天然的蛋白质，甚至创造新的、自然界本不存在的、具有优良特性的蛋白质分子。蛋白质工程自诞生之日起，就与基因工程密不可分。基因工程是通过基因操作把外源基因转入适当的生物体内，并在其中进行表达，它的产品还是该基因编码的天然存在的蛋白质。蛋白质工程则更进一步，它可以根据对分子预先设计的方案，通过对天然蛋白质的基因进行改造，来实现对它所编码的蛋白质进行改造。因此，它的产品已不再是天然的蛋白质，而是经过改造的、具有了人类所需要的优点的蛋白质。天然蛋白质都是通过漫长的进化过程而形成的，而蛋白质工程对天然蛋白质的改造，好比是在实验室里加快了进化的过程。

目前，蛋白质工程尚未有统一的定义。一般认为蛋白质工程就是通过基因重组技术改变或设计合成具有特定生物功能的蛋白质。实际上蛋白质工程的主要内容包括蛋白质的分离纯化，蛋白质结构和功能的分析、设计和预测，通过基因重组或其他手段改造或创造蛋白质。其主要步骤通常包括：从生物体中分离纯化目的蛋白；测定其氨基酸序列；借助核磁共振和 X 射线晶体衍射等手段，尽可能地了解蛋白质的二维重组和三维晶体结构；设计各种处理条件，了解蛋白质的结构变化，包括折叠与去折叠等对其活性与功能的影响；设计编码该蛋白的基因改造方案，如定点突变；分离、纯化新蛋白，功能检测后投入实际使用。从广义上来说，蛋白质工程是通过物理、化学、生物和基因重组等技术改造蛋白质或设计合成具有特定功能的新蛋白质。利用基因工程的手段，在目标蛋白的氨基酸序列上引入突变，从而改变目标蛋白的空间结构，最终达到改善其功能的目的。

二、蛋白质工程的发展与应用

伴随着分子生物学、结构生物学及生物信息技术的迅猛发展以及对蛋白质结构与功能之间关系的理解更加深入，蛋白质工程在最近十几年里取得了长足的发展，成为研究蛋白质结构和功能的重要手段，同时广泛用于新药设计及其他领域中。利用蛋白质工程技术，可以对蛋白质作定向的改进，产生高活性、高稳定性，低毒性的蛋白质类药物，如新型抗生素及定向免疫毒素等。在生物工程中，利用工程蛋白质独特的催化和分子识别功能来构建生物传感器；通过改变蛋白质的结构，产生能在有机介质中进行酶反应的工业用酶。将工程化的蛋白质基因引入植物，改变或改善农作物的品质，设计新的生物杀虫剂等。蛋白工程实际应用的范围遍及医药、农业、环境等各领域，其发展是无可限量的。

第二节 蛋白质工程与药物开发

一、蛋白质工程原理

蛋白质的功能是 DNA 决定的，要制造出新的蛋白质，就需要改造相应的 DNA，因此蛋白质工程的原理应该是中心法则的逆推，也就是反向遗传学原理。

天然蛋白质合成的过程是按照中心法则进行的：基因→表达（转录和翻译）→形成具有氨基酸序列的多肽链→形成具有高级结构的蛋白质→行使生物功能。而蛋白质工程却与之相反，其原理和基本途径是：从预期的蛋白质功能出发→设计预期的蛋白质结构→推测应有的氨基酸序列→找到相对应的核糖核苷酸序列（RNA）→找到相对应的脱氧核糖核苷酸序列（DNA）→设计修饰与改造或者突变 DNA→表达生成新的蛋白质。

蛋白质工程最根本的目标是利用基因工程手段，包括基因的定点突变和基因表达对蛋白质进行改造，以期获得性质和功能更加完善的蛋白质分子。蛋白质工程的基本内容和目的可以概括为：以蛋白质结构与功能为基础，通过化学和生物手段，对目标基因按预期设计进行修饰和改造，合成新的蛋白质；对现有的蛋白质加以定向改造、设计、构建和最终生产出比自然界存在的蛋白质功能更优良，更符合人类需求的功能蛋白。

蛋白质工程主要从以下两个方面着开展研究：①确定蛋白质化学组成、空间结构与生物功能之间的关系；②根据需要来合成具有特定氨基酸序列和空间结构的蛋白质，从氨基酸序列预测蛋白质的空间结构和生物功能，再设计并合成具有特定生物功能的全新的蛋白质。

二、蛋白质工程在药学研究领域中的应用

在蛋白质药物研究中的应用主要体现在以下几个方面。

1. 提高药效活性

基因工程重组蛋白药物应用于人体时，可以通过与靶蛋白相互作用触发一系列的细胞内信号传导而发挥效应，或干扰受体－配体相互作用而中和异常表达的内源分子，这就需要重组蛋白药物对靶分子有高亲和力和特异性。天然蛋白质分子往往无法达到临床应用的要求，于是人们借助于蛋白质工程技术来改造天然的蛋白质先导药物，提高所需的亲和力和特异性，达到提高功效、降低用量和副作用的目的。肿瘤坏死因子（tumor necrosis factor, TNF）是目前杀伤肿瘤细胞最有效的分子之一，但是在使用 TNF 进行的临床试验中发现，其毒副反应较严重，妨碍了临床使用，因此需要对 TNF 分子

进行改造，降低毒性、提高活性，以适应临床需求。目前通过基因定位改造得到的 TNF 突变体分子已经进入临床试验，对其分子的改造包括：①N 端缺失 1~7 位氨基酸，同时 8~10 位氨基酸 Pro－Ser－Asp 改为 Arg－Lys－Arg，其活性比原型提高了 6 倍；②N 端第二位 Arg 变为 Lys，使活性提高了 4~8 倍，毒性降低了 50%；③N 端缺失 1~7 位氨基酸，将 8~10 位氨基酸变为 Arg－Lys－Arg，将 C 端 Leu 变为 Phe，使其细胞活性提高了 318.2 倍。

2. 提高药物靶向性

具有生物治疗效果的蛋白质分子往往对多种组织和细胞都有广泛的效应，这种低特异性往往造成临床使用中需要剂量大、毒副反应严重、治疗效果差等现象，限制了临床的使用。提高效应蛋白的靶向性，使之作用于特定的组织或细胞，可以克服以上缺陷。这类药物主要是针对临床难以治愈的肿瘤的治疗，通过蛋白质工程的方法设计的导向药物一般由两部分构成，一部分是对肿瘤细胞有杀伤能力的"子弹"，另一部分是针对肿瘤细胞有特异性的载体，把子弹导向靶部位。目前研究的抗肿瘤导向药物的载体主要为针对肿瘤表面的肿瘤相关抗原或特定受体的抗体或细胞因子，用作子弹的有放射性核素和毒素等。最初的导向药物是用化学交联的方法将毒素分子与细胞特异性抗体连接构成的，相对分子质量大、副作用强，限制其广泛应用于人体。蛋白质工程的方法使人们可以通过体外重组，在基因水平设计构建导向特异细胞的融合毒素蛋白。目前导向部分从单一的特异抗体发展出单链抗体、细胞因子、激素、受体识别的小分子肽等，在构建时可将导向蛋白替代毒素的受体结合部分，即去掉了毒素对正常细胞的结合活性，同时又增加了其对表达特定靶蛋白分子的细胞的杀伤活性，提高了药效。对于导向部分，在发现更多的靶蛋白基础之上，通过结构分析、模拟构建、体外重组和合理的筛选，可以获得更高特异性、亲和性的蛋白分子。目前，第一个融合毒素 Ontak（DAB486－IL2）已经被美国 FDA 批准用于治疗淋巴瘤，另外还有多种类似的药物正在临床试验中。随着蛋白质工程技术的发展，应用载体和子弹的立体结构信息，通过计算机辅助设计的基因工程重组技术和高效的筛选方法，将获得设计更合理、靶向特异性高、杀伤活性强、免疫原性低、毒副反应轻的新一代导向药物。

3. 降低蛋白类药物引起的免疫反应

生物技术重组蛋白药物存在种的特异性，故应用于人体的蛋白类药物都希望是人源的或者是经蛋白质工程改造而"人源化"的重组蛋白。单克隆抗体类药物在初期阶段绝大多数是鼠源的，鼠源的单抗分子在人体内会引起免疫反应而达不到预期的效果，甚至产生严重的副反应。为了解决这一问题，抗体的人源化成为蛋白质工程研究中的一个重要课题，进而衍生出蛋白质工程的分支——抗体工程。近几年人源化单抗研究取得了成功，已有多种蛋白质工程人源化单抗药物被批准上市或正在临床试验中。

4. 获得具有新功能的蛋白质分子

利用定向进化策略改造蛋白质功能已经在医药等领域得到了广泛的应用。蛋白质工程的最新进展是利用定向进化策略对自然界蛋白质引入新功能，但由于其决定因素比较复杂，正面临着巨大挑战。回顾国外近年发展的蛋白质新功能定向进化研究策略发展，对传统突变体库构建策略进行改进以及非同源重组改造技术的开发，是早期引入蛋白质新功能的常用手段，利用计算/理性设计与定向进化相结合引入蛋白质新功能是近年定向进化研究的一个重大突破，而噬菌体展示技术是蛋白质新功能筛选的主要策略。蛋白质新功能的分子进化模型已逐渐成为蛋白质工程改造的新思路。一方面可获得特定蛋白的拮抗物或类似物，通过对于蛋白质结构与功能的深入了解，通过设计改造把具有不同功能的部分按需要重新组合，得到新功能蛋白。多价抗原表位疫苗就是基于这种设计构建的，它是人们根据病原体最保守的致病结构区和抗原决定簇进行设计、构建的新型疫苗。当前利用作用于细胞不同靶位的功能多肽，设计构建双功能或多功能的活性多肽，也是蛋白质工程药物的一个方向。另一方面模拟原型蛋白质分子结构开发小分子模拟肽类药物，如血小板生成素（TPO）是作用于巨噬细胞前体至产生血小板的发育阶段的一种细胞因子，它可以增加骨髓和脾脏中的巨噬细胞数量以及外周血中血小板含量，可以用于临床放疗、化疗引起的血小板减少症。以 TPO 受体（TPOR）为靶蛋白对噬菌体肽库进行筛选，经过 3 ~ 4 轮的筛选，获得 30 个特异地与 TPOR 结合的片段，它们仅为 TPO 的1/10大小，但是具有与 TPO 同样的与受体结合并激活受体的能力。其中筛选到的一个高亲和力 14 肽在体外对人的巨噬细胞具有刺激增殖和成熟的作用，对正常小鼠给药可促进血小板的数量增加，较对照组高80%，可望能成为有效的血小板促进剂。还有学者用重组可溶性红细胞生成素（EPO）筛选构象约束型噬菌体 8 肽库、14 肽库，筛选到具有 EPO 功能活性由二硫键连接的环形短肽。尽管天然 EPO 在一级结构中无此序列，但体外和体内的一系列生物学实验均证明它们的确能模拟 EPO，诱发受体形成二聚体、传导信号、触发生长和分化以及体内刺激网织红细胞的生成。同时对 EPO 模拟肽与 EPOR 复合物的三维结构测定，发现其完全不同于生长激素受体复合物的结构。这表明噬菌体随机肽库不仅可用来筛述具有生物学活性的多肽，而且可以用于设计具有蛋白激素类物质活性的小分子模拟肽。

5. 其他

采用蛋白质工程技术可提高药物稳定性、改善药代动力学特性，还可通过该技术改造蛋白质的结构来优化药用蛋白的生产工艺，在不影响功能甚至提高活性的情况下改造天然蛋白质结构，使之易于生产纯化，降低成本而具有临床推广的可行性。

三、蛋白质工程药物应用实例

蛋白质工程药物发展经历了三个阶段。第一阶段许多未经修饰的天然蛋白质被开发为药物，像胰岛素、EPO（促红细胞生成素）、IFN（干扰素）、G - CSF（粒细胞集落刺激因子）和凝血因子Ⅷ等。第二阶段的蛋白质工程药物是在第一代的基础上加以简单的工程技术修饰，如已经上市的由 Amgen 公司生产的超糖基化的促红细胞生成素 Aranesp、由 Roche 公司生产的经过聚乙二醇修饰的干扰素 - α PEGasys 和由 Amgen 公司生产的经过聚乙二醇修饰的粒细胞集落刺激因子 Neupogen。它们较未修饰的天然蛋白质有着更优良的药代动力学性质，然而经过这样改造修饰的蛋白，药效有很大幅度的降低，为了克服这些缺陷，第三代蛋白质工程药物就应运而生。它们的出现旨在优化蛋白药物的生物学性质和理化性质，优化的机制包括一级结构的优化处理、化学和蛋白翻译后的修饰以及融合蛋白的应用等。经过改造后的第三代蛋白质工程药物在保留着很高的活力的同时，理化性质（如溶解性、稳定性）、药代动力学性质、生物学性质（亲和力、底物特异性、免疫原性）方面都有显著的改善。

（一）基因工程胰岛素及其类似物

胰岛素（insulin）是一种多肽激素，在维持血糖恒定，增加糖原、脂肪、某些氨基酸和蛋白质的合成，细胞内多种代谢途径的调节与控制等方面都有重要作用。胰岛素是治疗糖尿病的首选药物，也是第一个采用基因工程技术批量生产并投放市场供应临床的重组蛋白药物。胰岛素是胰岛 B 细胞合成和分泌，由 A 和 B 两条多肽链借助两个二硫键连接而成，含有 51 个氨基酸残基的蛋白质激素。A 链和 B 链的氨基酸残基数分别为 21 和 30，A 链还有一个由 A6 和 A11 的 Cys 残基形成的链内二硫键。具有生物活性的人胰岛素单体的分子式和相对分子质量分别为 $C_{257}H_{383}N_{65}O_{77}S_6$ 和 5807.58，等电点 5.30～5.35，共价结构见图 9-1。

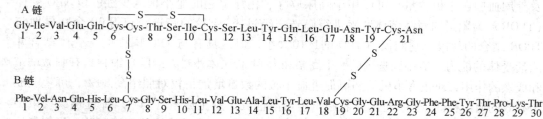

图 9-1　人胰岛素 A、B 链的共价结构

应用 DNA 重组技术制备胰岛素目前是比较通用的方法，先把编码人胰岛素原的基因序列克隆到大肠埃希菌中，随后纯化处理表达出的胰岛素原，并用蛋白水解酶切除胰岛素原的 C 肽，然后转化到大肠埃希菌或酵母菌中表达生产。DNA 重组技术不仅促进了人源化胰岛素在微生物体系中的生产，而且促进了胰岛素的结构改造。通过改造生物合成人胰岛素一级结构中的氨基酸序列，获得胰岛素类似物（insulin analogues），从而改变胰岛素的药物代谢动力学。这些胰岛素类似物与胰岛素受体具有更高的亲和力，从而减少了单位治疗剂量中胰岛素的用量，而且作用更快速。胰岛素与胰岛素受体相互作用的氨基酸残基已经确定，如 A1、A5、A19、A21、B10、B16、B23～B25，而且许多在这些位点上被不同的氨基酸残基所替代的胰岛素类似物已经被制备成功（表 9-1）。

表 9-1　近年研究发现的胰岛素类似物结构与功能的关系

修饰位点	效　应
B25Phe 缺失	不会形成天然胰岛素两单体间的反平行 β 片层
A8His 或 Arg 代替 Thr	活性提高 3 倍。暴露出 A2Ile 和 A3Val 疏水侧链，与受体结合倾向增加
B24Gly 代替 Phe	不会形成天然胰岛素两单体间的反平行 β 片层
A8Lys 代替 Thr	活性提高。Lys 具有正电荷，A8 位区附近的负电位轻微的喜好正电性的侧链
B10Asp 代替 His	三聚体稳定性降低，活性明显增高
B12Ala 代替 Val	具有突出的呈现单体的特性
B16Glu 代替 Tyr	削弱二聚化和受体结合作用
B28Asp、Lys 或 Ala 代替 Pro	胰岛素聚合能力降低
B28～B30 去三肽胰岛素	聚合能力降低

续表

修饰位点	效 应
Glargine：A21Gly 代替 Asn，B 链 C 末端增加 2 个 Arg	改变胰岛素的结合特性，六聚体更稳定；等电点变为 7.0
Lispro：B28Lys 代替 Pro，B29Pro 代替 Lys	阻止二聚体和六聚体的形成
Aspart：B28Asp 代替 Pro	六聚体解聚成单体的速度明显加快

（二）速效胰岛素

重组天然人胰岛素是天然形式的胰岛素，其在临床使用中存在的缺点有作用时效短，进入血流慢，长期使用时产生抗性，稳定性差、无法长期保存，生产规模不能满足需求等。目前胰岛素的蛋白质工程改造开展十分广泛，目的就是要寻求性质得到改善的新型胰岛素。蛋白质工程的发展使通过修饰天然胰岛素来创造作用时间更长，或是迅速起效的胰岛素类似物成为可能。胰岛素结构－功能作用点主要在 B 链 C 末端的 β－STRAND、B 链中部螺旋的一些残基和 A 链 N 末端的 α－螺旋。所以，利用蛋白质工程改造胰岛素以获得高活性、快速起效，或是长效的胰岛素类似物主要是从这些方面进行研究。

通过对胰岛素分子结构的详细研究以及对家族性糖尿病胰岛素编码序列的 SNP 分析，采用蛋白质工程技术对胰岛素分子进行了多种突变研究，获得了长效、速效、中效等多种活性的胰岛素类似物。1996 年第一个速效胰岛素类似物 Lispro 在欧洲和美国批准上市，它与天然胰岛素不同之处是 B 链 28 位的 Pro 和 29 位的 Lys 调换了位置，结果其自身聚集的倾向大大降低，静脉滴注后 15 分钟起效，1 小时达顶峰。原型人胰岛素要 45 分钟起效，且 Lispro 的血浆清除时间迅速（2～4 小时），引起低血糖的危险降低了许多。另一个速效突变体是 Aspert 胰岛素，通过将 B 链 28 位的 Pro 突变为 Asp 来减少自身聚集的倾向，其吸收时间是天然人胰岛素的 2 倍，有效活性也是天然胰岛素的 2 倍，而持续时间大大缩短，使产生低血糖的危险较天然胰岛素降低 50%。根据糖尿病的不同情况，临床上常采用的胰岛素制剂有速效、中效和长效之分。应用较多的是短期作用的胰岛素。目前使用的可溶性胰岛素制剂中胰岛素分子是以含锌六聚体分子形式存在的，而在体内发挥生物效应的胰岛素必须是单体。较有希望的速效胰岛素类似物有：（B9Asp，B27Glu）－胰岛素，此种类似物在溶液中以单体存在；（B28Asp）－胰岛素，在溶液中为单体和二聚体混合物；（B10Asp）－胰岛素，这种类似物在溶液中以二聚体形式存在；（B28Lys，B29Pro）胰岛素，在溶液中以单体存在；（B26～B30）缺失－胰岛素，在溶液中以单体存在。这几种胰岛素类似物都比人胰岛素吸收快 2～3 倍。其中，B28Lys，B29Pro 胰岛素已用于临床，治疗效果显著。

胰岛素是以六聚体的形式合成和储存的，但要表现生理活性则是以单体形式。糖尿病患者要在餐前 30 分钟注射胰岛素以达到最大血药浓度，此法并不是很理想。虽然皮下注射胰岛素后吸收进入血液循环是一复杂的过程，但简单说来这种吸收的速度是与胰岛素六聚体解聚成单体的速度相关联的。所以，研究可以加速解聚的胰岛素类似物就可以获得快速起效的胰岛素。二聚体中两单体的相互作用是胰岛素解聚的主要因素。研究发现，B 链 C 末端残基，尤其是 B28Pro 对胰岛素聚合至关重要，如果被极性的 Asp、Lys 或中性的 Ala 替代，其聚合作用都会降低。删除了 B28～B30 的去三肽胰岛素的聚合能力明显降低，但仍能保持相当高的生理活性。位于二聚体中单体－单体相互作用面的 B 链 C 末端残基不但对于二聚体的形成很重要，同时影响二聚体聚合成六聚体。

　　成功的糖尿病治疗在于能够很好地控制血糖水平，但人们遇到了很大的挑战，因为皮下注射胰岛素制剂的作用与生理情况中胰腺分泌胰岛素不符。特别是需要提高胰岛素从注射部位到进入血液中的速度，延长其在作用部位的时间。但在实际观察中皮下注射胰岛素后，它的吸收有一段滞后期，而且高浓度的胰岛素制剂可以自我聚合形成二聚体和六聚体。降低胰岛素自我聚集可能加快其吸收。因为胰岛素是以单聚体的形式和其受体结合的，所以自我聚体形式对其是不必要的。胰岛素六聚体的形式已经从其晶体结构中确证。蛋白质工程已通过许多方式破坏了这种六聚体的形式，如将 B 链的 B28Pro 替换成 Asp，对与它并列的负电荷产生排斥作用，从而起到解聚的作用，还有是将 B28Pro 和 B29Lys 对调后，通过阻止 B 链 C 末端的形式来破坏分子间 β－片层的相互作用。这些速效的单体胰岛素能够保持很高的生物活性，目前已于治疗糖尿病。已批准上市的蛋白质工程胰岛素见表9－2。

表9－2　已批准上市的蛋白质工程胰岛素

产品名称	蛋白名称	蛋白质工程技术特点	改构物特性
Rapilysin（Boehringer Humalog & liprolog Eli lilly）	快速胰岛素	B 链 28 位的 Pro 改为 Asp	解聚六聚体，快速起效
Novo Rapid（Novolog）（Novo Nordisk）	快速胰岛素	B 链 28 位的 Pro 改为 Asp	解聚六聚体，快速起效
Lantus（Aventis）	长效胰岛素	A 链的 Asp21 突变为 Gly，B 链 C 末端加了 2 个 Arg	在真皮内凝结，缓慢释放，产生长效作用

　　为了使快速作用胰岛素的血药浓度达峰时间更短，需解决在治疗剂量浓度下不形成二聚物或多聚物这一核心问题。胰岛素二聚体/寡聚体中单个胰岛素分子间的连接点有 B8、B9、B12、B13、B16 和 B23～B28 位的氨基酸。因此又得到了在这些位点被不同氨基酸所替代的胰岛素类似物，为了增大胰岛素单体间的电子斥力和空间位阻，主要采用加入带电氨基酸或大分子氨基酸的方法。许多研究已经在随后的临床试验中经过评估，并取得了满意的结果。一些类似物比天然可溶（快速作用）胰岛素由注射处渗透至血液的速度快很多。因此，这些修饰后的胰岛素可以在吃饭时注射，而不必在饭前 1 小时给药。

（三）长效胰岛素

　　改变天然胰岛素的氨基酸序列可以促进胰岛素六聚体的分子间相互结合而使其更稳定。这样可以获得几乎稳定的吸收、稳定无峰值的作用，更慢的吸收率和更长的活性持续时间。延长胰岛素类似物的作用持续时间的一种常用方法是通过替换 B 链 C 末端的氨基酸改变人胰岛素的等电点到中性 pH。加入正电荷氨基酸使胰岛素类似物离子化，使其在注射介质的酸性 pH 中保持可溶但在生理组织的 pH 下可溶性降低。因此，当胰岛素类似物进入局部组织空间，其吸收减慢，作用持续时间延长。加入少量锌作为六聚体稳定因素更延长了作用持续时间。

已成功上市的长效胰岛素（见表 9−2）与天然人胰岛素结构上有 3 个氨基酸不同，它的 A21Asn 被 Gly 替代，在 B 链 C 末端加上了 B31Arg 和 B32Arg。这种类似物使分子的等电点从 pH 5.4 改变为 7.0，使分子在酸性媒介中更可溶而在注射位点的中性 pH 下不可溶，因此，其从注射部位吸收进循环的速度减慢。同时该产品还加入少量锌（30 pg/ml），可以进一步增强其稳定性，延长吸收时间。此外，A21Asn 替换成 Gly 后改变了胰岛素的结合特性，使六聚体结构更稳定，这样可显示出更长时间的降糖效果以及没有峰值的活性。

第三节　蛋白质分子定向进化技术

天然蛋白质是生物在长期进化过程中形成的，它们的结构和功能符合特定物种生存的需要，却不一定完全符合人类生产和生活的需要。随着基因工程技术的发展，产生了以蛋白质结构和功能关系为基础的蛋白质工程技术，对已存在蛋白质进行改造。而蛋白质工程技术的发展，其成果也应用到酶工程中，使酶工程成为蛋白质工程的一部分。定向进化技术使我们可以在对蛋白质分子了解很少的情况下，寻求自然环境中并不需要的功能。按照创造突变的方式，定向进化可采取随机、半理性和理性等策略来进行。理性和半理性策略是在弄清蛋白质空间结构，特别是活性位点和构效关系的基础上，针对活性位点来设计和改造蛋白质。而通常所说的"定向进化"则多指采用随机方式构建包含大量突变的文库并对之进行定向筛选的过程。

一、定向进化的基本概念

自然进化是在整个有机体繁殖和存活的过程中自发出现的一个非常缓慢的过程。自然选择使进化向有利于生物适应生存环境的方向发展，环境的多样性和适应方式的多样性决定了进化方向的多样性。我们可以在实验室中模仿自然进化的关键步骤——突变、重组和筛选，在较短时间内完成漫长的自然进化过程，有效地改造蛋白质，使之适于人类的需要。与自然进化不同的是，这种策略具有明确的人为设定的目标，只针对特定蛋白质的特定性质，因而被称为定向进化（directed evolution）。

由于定向进化不需要蛋白质的结构信息，因而被称为"非理性设计"。在考虑实验方案时必须注意蛋白质的以下特点：①蛋白质的顺序空间是巨大的，一种由 300 个氨基酸串联而成的蛋白质可能有 20^{300} 种排列方式，其中绝大多数排列方式没有反应功能，尤其是我们想要的功能；②大多数突变是有害的，有利突变稀少，而有利突变的组合就更加罕见。第一个特点说明通过完全随机的取样方式很难得到我们所需的东西，蛋白质的进化最好是选择一个性状接近于你所想要的蛋白质作为起点；第二个特点则告诉我们理想的状态是在每一蛋白质序列中每次只产生一个氨基酸突变。定向进化需要三个条件：①产生包含大量带有微量有利突变的突变体的文库；②突变体应能在适当的微生物（如大肠埃希菌或酵母菌）体内进行功能的表达；③必须有一种灵敏的筛选方法，能反映出由一个氨基酸的置换而引起的预期性状的较小提高。

定向进化能否解决一个特定的问题，在很大程度上取决于自然进化对这一性状所改造的状态。如果一种特性（如催化活性）已经处于自然选择的长期压力之下，在实验室中获得进一步提高的概率就会比较小。一般说来，未经过自然选择的性能容易提高，如对于生物功能从不需要的特征。最早的一个例子是进化一个来源于大肠埃希菌的 EbgA 蛋白，这个酶几乎不具备半乳糖苷酶的活性。通过以乳糖为单一碳源的平板上筛选 Lac - 缺失的大肠菌株，野生型的 EbgA 就进化成为具有 β - 半乳糖苷酶活性的酶。

二、定向进化技术的研究进展

定向进化已成为蛋白质工程改造的重要手段。从过去几年建立的创造多样性基因文库的方法中可以看出，不管亲本序列之间有无序列同源性，蛋白质的三级结构是否明确，都可以选取一种或几种定向进化手段对其进行改造。所建的突变库的质量越来越高，库的尺寸越来越小，杂合子的交叉数越来越多，而且杂合子的交叉数、突变的偏爱性及亲本基因的干扰都有办法加以有效控制。每一种方法都有自己的特点和适用范围，在实际运用中，要根据亲本基因的特点、实验的目的和要求来选取合适的一种突变方法或几种方法的结合对亲本基因进行改造。

蛋白质定向进化技术最大的优势在于可在实验室试管中操作，可以使蛋白质（酶）在自然界需要几百万年才能完成的进化过程缩短到几年甚至几个月，而且它不需事先了解酶的空间结构和催化机制，适宜于任何蛋白质分子，这大大地拓宽了蛋白质工程学的研究和应用范围，特别是它能够解决合理设计所不能解决的问题，从而使我们能较快、较多地了解蛋白质结构与功能之间的关系，为指导应用（如药物设计等）奠定了理论基础。目前，已建立了一些酶（或蛋白质）的体外定向进化的有效方法，但其瓶颈还在于继续探索扩展定向进化潜力的最佳途径和提高对突变的控制能力。此外，选择方法尚待开发与完善，有必要发展小型化分析和高度自动化的大规模选择模式，特别是那些无明显可借鉴表型的突变体的选择，可能是今后该领域学者切实努力的目标。

定向进化和理性设计结合使用来改善酶特性将代表着未来发展的一个方向。因为通过定向进化获得的突变体的性能改善往往是由于蛋白质中氨基酸的改变造成的，这种氨基酸的改变在实验前是很难预测的，甚至用晶体结构也很难证明，这大大限制了我们对蛋白质结构的理解和对理想蛋白质的理性设计。同时，定向进化过程不能对蛋白质巨大的序列空间进行全部的筛选。因此可以通过定点突变向序列中引入关键残基和结构元件，从而在定向进化中增加有益突变重组的频率。另外，定向进化增加了理性设计知识，从而减少了随机突变的序列空间，甚至为理性蛋白质设计提供突变目标。最近几年，通过定向进化和理性设计相结合来改变酶的底物特异性，引入新的催化活性，改善酶的立体选择性，鉴定功能氨基酸残基等。

以结构为基础的计算设计方法与定向进化相结合是蛋白质工程改造的另一个发展方向。最近，通过计算设计向蛋白质引入新的催化活性、提高蛋白质的稳定性、设计酶的催化活性位点、改变酶的底物特异性。但计算方法在用于蛋白质改造时，存在着计算能力有限和现有的运算法则不适于更多的复杂的酶机制的缺点。另外，理性设计的新酶的活性往往比天然酶的低，所以开发具有更强计算能力的运算法则，特别是将计算方法和定向进化结合起来将使快速创造工业生产所需人工酶成为可能。

近年来，国际上提出"蛋白质全新设计"的概念，但目前对蛋白质全新设计的理论基础的认识还不够，蛋白质全新设计还处于探索阶段。但我们相信，随着蛋白质设计知识和经验的不断积累，蛋白质全新设计的成功率会得到不断提高。

三、定向进化的基本技术

一个典型的蛋白质定向进化技术涉及三步：首先是多样化，将目的蛋白的编码基因进行突变或是随机重组产生一个含有多个基因的突变体库；其次是选择，在包含有目标性质的突变体库中进行筛选，筛选可以识别并分离出高性能的突变体，同时选择过程也意味着自动排除所有的非功能性突变；最后是扩增筛选出的突变子，研究其DNA序列，理解蛋白功能与序列的相互关系。将这三步综合到一起组成了定向突变的一个循环。在实验当中，用之前循环得到的最优突变体作为下一轮的模板，从而产生更多样化的突变体库。下面重点介绍突变库构建的技术和突变库的筛选技术。

（一）突变库的构建

体外定向进化的第一步是构建包含大量突变的基因文库，通常采用无性突变和（或）有性重组的方式来进行。

1. 无性突变

（1）易错PCR技术　无性突变是指发生在单一分子内部的突变，目前多采用易错PCR（error－prone PCR，EP－PCR）的方法来进行，即利用Taq DNA聚合酶无校正功能的特点，通过提高Mg^{2+}浓度、调整4种dNTP的浓度、使用Mn^{2+}或采用低保真Taq酶等，来增加错误碱基掺入的概率，达到引入多点突变的目的。不过，由于EP－PCR的突变是随机的并且突变来源局限于分子内部，从而造成有益突变的比例远远低于有害突变并且正突变的幅度较小，因此它已较少单独用于蛋白质改造。

此外，近年来还发展出了一些新的无性突变策略，如随机插入－删除突变（random insertion/deletion mutagenesis，RID）、序列饱和突变（sequence saturation mutagenesis，SeSaM）、致突变菌株产生随机突变等，也有一些可产生高频率突变的商品化工具问世。这些都丰富了无性突变的手段。

（2）由致突变菌株（mutator strain）产生随机突变　美国Stratagene公司构建了一株DNA修复途径缺陷的大肠埃希菌突变株XL1－Red，它体内的DNA突变率比野生型高5000倍。将带有野生型基因的质粒转化到XL1－Red菌株内扩增培养过夜，在此过程中基因会产生随机突变。每2000个碱基中通常约有1个碱基置换。将带有突变基因的质粒转化到表达系统中进行筛选，连续几代的随机突变和筛选的方法是从每一代中挑选出一个最佳的突变体作为下一代的亲本，通过积累氨基酸的正突变，可加快进化的进程。

（3）定点突变和定点饱和突变技术　定点突变技术（site－directed mutagenesis）一般用于对DNA分子特定位点的突变，所以需要预先知道野生型基因序列。早在1978

年 Michael Smith 就运用寡核苷酸进行定点突变。定点突变的基本原理是首先合成一段含有突变碱基的寡核苷酸引物，然后这段合成的引物可以杂交到包含目的基因的单链 DNA 上，用 DNA 聚合酶将剩余片段进行延伸，得到的双链分子转入到宿主细胞中并被克隆，最后用特定的筛选方法将突变子筛选出来。定点突变技术有盒式诱变和多种基于 PCR 的突变方法，最常见的有重叠 PCR 等方法。靶位点氨基酸分别被其他 19 种氨基酸代替而得到突变子的方法，称为定点饱和突变技术（Site saturation mutagenesis technology），此方法着重寻求靶位点的最适氨基酸。定点突变和定点饱和突变技术的运用，能极大地丰富突变体库的多样性。

（4）组合活性中心饱和突变试验　组合活性中心饱和试验（combinatorial active - site saturation test，CAST）的基本原理是在酶的活性中心部位寻找一系列在空间位置上相互接近的氨基酸对作为突变位点，选择的氨基酸对必须在侧链基团取向上具有潜在的协同作用，突变后才可能获得更具有潜力的突变体，这是单点突变不能做到的。如果选择的氨基酸对应的位置是 n，则第 2 个氨基酸的选择遵循以下的原则：如果第 n 个氨基酸在环上，则另一个氨基酸选择第 $n+1$ 位；若在 β 折叠上则选择第 $n+2$ 位；若在 3_{10} 螺旋上，则选择第 $n+3$ 位；若在 α 螺旋上，则选择第 $n+4$ 位。对于 CAST 突变体库容量的计算：每突变一对氨基酸要进行饱和随机突变，即这一对氨基酸要突变成 20 种氨基酸的任何一种。以 NNK（N 代表任何一种核苷酸，K 代表是 G 或 T）作为突变的碱基形式，则有 $32^2 = 1024$ 种不同的组合，而氨基酸则可突变成 $20^2 = 400$ 种不同的组合。因此，要将每个库的所有突变的覆盖率达到 95%，则每个库至少要挑 3000 个克隆子。

此外，近年来还发展出了更多的、新颖的无性突变技术。例如，三核苷酸突变（TrNex），随机插入 - 删除突变（RID），序列饱和突变（sequence saturation mutagenesis，SeSaM）以及它的改进方法 SeSaM - Tv + 。这些方法都是为了能最大程度的增强突变体库的多样性，丰富并延伸无性突变。

2. 有性重组

有性重组是对自然进化中基因重组的体外模拟，不过有赖于 PCR 及相关技术，原本漫长的自然突变和重组过程被极度缩短，甚至只需几十个小时就能人为创造出海量的突变体库，并且有益突变的比例显著高于无性突变，这无疑极大拓展了定向进化的操作空间。

通过体外重组进行有性突变的手段有很多，最初的方法来自于 Stemmer 于 1994 年所建立的 DNA 改组（DNA shuffling），又称有性 PCR（sexual PCR）或分子育种（molecular breeding），指将目的片段切割成随机片段后通过 PCR 进行重新聚合，从而产生突变体。DNA 改组也是目前最常用的突变技术，而随后发展起来的方法或多或少都与此有关。由于传统定点突变方法是低频率的有益突变，所以成功率并不高。并且目前对蛋白结构功能关系的知识了解还有所欠缺，所以运用定向突变的方法有很大的局限性。DNA 重组是允许有益突变的直接重组，从而克服了这一缺陷，同时也克服了易错 PCR 只能发生点突变而不能进行序列小片段之间交换的缺点，大大提高了进化效率。DNA 改组能将漫长的进化过程大大缩短，在短时间内创造出海量的突变体库，同时有益突变的比率也大大增加了。

（1）单基因改组　最初用于单基因改组的对象是单个基因，其基本过程如下：首先用 DNase I 将靶基因随机切割成 50 ~ 100 bp 的小片段，然后以这些小片段自身互为模板和引物进行 PCR 重排，最后加入原基因的两个末端引物，通过常规的 PCR 扩增出与原基因同长的重构产物。单基因改组的突变主要来自于小片段重组过程中由 PCR 产生的随机点突变。通过改组产生的重构产物经筛选得到性质发生正向改变的突变体，可再被投入到下一轮改组和筛选中，如此循环便能使各突变体的正性状产生累积，最终获得性能大幅提高的优良基因。单基因改组一般过程见图 9 - 3。

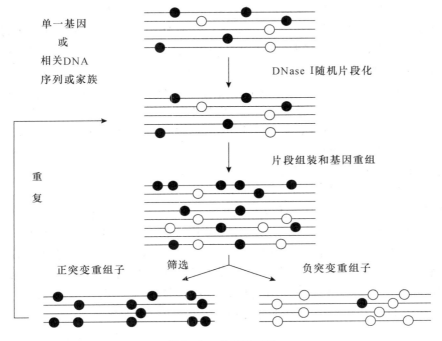

图 9 - 3　单基因改组

不过，虽然突变率和良性突变率都大大高于无性突变，但单基因改组的整个过程仍然发生在单一基因内部而没有与外界发生交流，所以严格来说，它还不能算做有性重组；而且 DNA 聚合酶并不总会出现错误。因此实际上绝大部分（95% ~ 99%）重构基因仍然与出发基因一致，即便发生了突变，效率也相对较低，为克服这一缺点，基因家族改组应运而生。

（2）基因家族改组　1998 年，Crameri 等在基因改组的基础上提出了基因家族改组技术（DNA family shuffling），至此才是真正的有性重组的开始。基因家族改组在操作上与单基因改组并无二致，所不同的是家族改组的对象是一组在进化上存在相关性的同源基因，也包括经单基因突变得到的一些有益突变体，因此从这一角度而言，家族改组才是真正意义上的有性重组。由于这些同源基因都经过了自然或人工选择才得以保留，因而由他们之间的信息交换所造成的改变大多对结构或功能无害，这就意味着有益突变的比例大大提高；并且不同来源的信息相互交换也极大丰富了突变体的多样性。所以，基因家族改组的收效远远好于单基因改组，并已成为目前 DNA 改组的通用模式。

（3）改进和发展的 DNA 改组方法　随着 PCR 技术的广泛应用和实践经验的不断积累，对 DNA 改组也在不断进行着优化，相继发展出了一些新的改组策略和方法，进一步提高了突变的多样性、目的性和可控性。随着酶分子定向进化的发展，在常规的定向进化方法的基础上，又相继开发出另一些新方法。根据改组对象的同源性差异，可将这些方法分为同源依赖性重组和非同源依赖性重组两类。

第一类，同源依赖性重组包括以下八种方法。

①交错延伸过程　交错延伸过程（staggered extension process，StEP）是由 Zhao 等提出的一种简化的 DNA 改组技术，它将含有不同点突变的模板混合，随之进行多轮变性、短暂复性后随之延伸反应。在每个循环中，延伸的片段在复性时与不同的模板配对，最终合成的全长是包含了不同模板 DNA 的信息。该方法的基因重组程度可通过控制反应条件和时间予以调节，仅需在一个反应管中进行，简化了有性 PCR 操作。

②随机引物体外重组　随机引物体外重组（random – priming in vitro recombination，RPR）是用随机引物在 DNA 模板上扩增 DNA 片段，再用类似有性 PCR 的方法组装成全长基因。该方法对模板 DNA 需求量小，并可对较短的 DNA 分子进行优化，在扩增 DNA 片段时可同时引入错配碱基，产生点突变，获取比有性 PCR 更广泛的突变库。

③临时模板随机嵌合　临时模板随机嵌合（random chimeragenesis on transient templates，RACHITT）是改进的基因家族重组技术（图 9 – 4），它是将单链的亲本基因随机切割成片段，与作为临时脚手架模板的另一单链亲本基因进行杂交，对没被杂交的部分进行末端修剪，留下的缺刻用酶补平并连接起来。其中的悬垂切割步骤使短片段变得更短（比 DNase I 消化的片段还短），特定长度基因中增加了重组片段的数目，明显提高了重组频率。临时单链脚手架可以避免亲本序列的扩增，使库中重组基因的占有率为 100%，但和脚手架序列相似程度高的序列掺入概率更大。另外，在片段重组前后采用易错 PCR 还可以引入额外的点突变，提高基因重组水平。

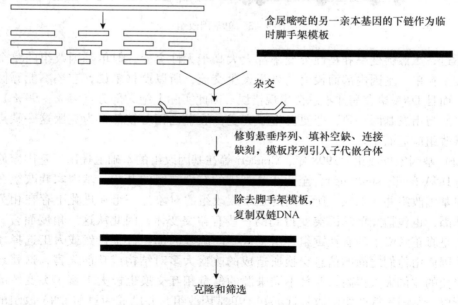

含尿嘧啶的另一亲本基因的下链作为临时脚手架模板

杂交

修剪悬垂序列、填补空缺、连接缺刻，模板序列引入子代嵌合体

除去脚手架模板，复制双链DNA

克隆和筛选

图 9 – 4　RACHITT 法的基本过程

　　此外还有基于 Y 连接的构件改组（Y‐ligation‐based block shuffling，YLBS）、随机插入‐删除链交换突变（random insertional‐deletional strand exchange mutagenesis，RAISE）、单链 DNA 家族改组等。而最近几年又出现了创建高质量突变库的同源重组方法。

　　④合成改组和简并同质双链重组　合成改组（synthetic shuffling）是根据宿主细胞密码子使用偏爱性和同源基因序列一致性，并尽量反映同源基因中心区的多样性，合成一系列简并寡核苷酸，通过多轮无引物 PCR 将简并寡核苷酸装配成全长基因。简并同质双链重组也是根据同样原则先合成系列简并寡核苷酸，其中下链的简并寡核苷酸由于 5′端缺乏磷酸基团、3′端被修饰而只能作为脚手架，上链的寡核苷酸则可以脚手架为模板引发基因合成而将间隙填平，用连接酶连接，PCR 扩增上链基因。

　　⑤设计的寡核苷酸装配　设计的寡核苷酸的装配（assembly of designed oligonucleotides，ADO）是一种重组频率较高的改组方法，它可以用于具有低同源性基因之间的重组，其基本过程如下：根据重组蛋白质的氨基酸序列比对结果，对蛋白质的氨基酸序列进行分区，以重组蛋白质原始基因序列作为参考，用标准密码子将氨基酸残基反向翻译成碱基序列。在反向翻译过程中，保留两个蛋白质中相同的氨基酸的密码子，不同氨基酸则用简并密码子编码，一般合适的寡核苷酸长度为 50～150 bp。相邻寡核苷酸片段的方向要相反，相邻寡核苷酸末端要有 18～33 bp 的反向互补序列。片段装配分两步：一是无引物 PCR 装配，通过几轮的 PCR 扩增，短片段互相连接形成双链 DNA；二是在引物引导下扩增全长基因。

　　⑥短片段上的重组延伸　短片段上的重组延伸（recombined extension on truncated templates，RETT）方法主要包括两个过程：目的基因单向 ssDNA 片段的制备和以单向 ssDNA 片段为模板的全长基因的重组合成。单向 ssDNA 片段可以通过随机引物对 RNA 进行体外反转录获得或用外切核酸酶 III 进行单向系列删除获得。由于 ssDNA 片段的单向性，所以它们不能作为引物进行合成，而只能作为 PCR 的模板，通过单向生长的特异性引物在模板间的转换完成了基因间的重组。

　　⑦依赖重组的指数扩增 PCR　依赖重组的指数扩增 PCR（RAD‐PCR）是一种简单有效的构建杂合基因库的方法。通过常规 PCR，用带有"头"或"尾"的引物分别扩增亲本基因。混合这些带有"头"或"尾"序列的亲本基因并等分成两份，用"头"或"尾"序列作为引物扩增修饰的亲本基因，在这一过程中，通过短暂的退火和延伸实现引物在模板间的转换。引物在一条链上完成延伸而无交叉的基因不能作为下一轮的模板，而聚合的基因则可以指数形式扩增。退火和延伸的原理和交错延伸过程（StEP）类似，但它们之间有两点不同：RAD‐PCR 可以用两个或多个亲本基因产生多样性的杂合基因库，RAD‐PCR 杂合库中不含亲本序列。

　　⑧诱变和单向重组　诱变和单向重组（mutagenic and unidirectional reassembly，MURA）是渐进切割法和由单方向引物引导的 DNA 改组方法相结合的新的重组方法。基本过程包括：模板的片段化，用单方向引物（MURA 引物）装配小片段，在装配片段的末端形成钝性末端、用限制性酶切割装配片段的一端形成黏性末端并与表达载体连接，其中的 MURA 引物可以在亲本基因的任意位置选取。

　　第二类，非同源依赖性重组包括非同源随机重组（nonhomologous random

recombination，NRR)、渐进式切割产生杂合酶、外显子洗牌和随机多重组 PCR。最近几年又出现了一些新的非同源重组方法，如不依赖序列同源性的蛋白质重组、以结构为基础的重组蛋白工程和用预测计算工具进行定向进化。

①渐进式切割产生杂合酶　渐进式切割产生杂合酶（incremental truncation for the creation of hybrid enzymes，ITCHY）是利用外切核酸酶Ⅲ对基因片段进行消化，通过控制切割速度和时间，或者通过切割前随机插入 α–phosphothioate 修饰的核苷酸的方法，产生依次相差一个碱基的一系列 DNA 片段，随后将一个基因的 5′随机片段与另一个基因的 3′随机片段连接，产生杂合基因文库。该技术可以在无同源性或低同源性的两个基因间产生重组，突破了 DNA 改组仅能在高同源基因间重组的限制。尽管 ITCHY 引入的移码突变降低了文库平均活性，但外切核酸酶渐进式切割产生 DNA 片段变异的原理被广泛应用。

②外显子洗牌　Kolkman 等于 2001 年建立了以外显子为单元进行自由重组的外显子洗牌（exon shuffling）技术。首先用嵌合寡核苷酸引物分别扩增需要参与洗牌的外显子或外显子组，混合预扩增产物，经过无引物 PCR 反应连接成不同组装形式的完整长度的 DNA 分子，形成外显子洗牌文库。通过控制参与洗牌的外显子范围，可产生不同特性的突变库。它可以加入更多的理性设计，甚至可以完全避免点突变，因此可应用于医药等某些特殊领域。

③随机多重组 PCR　随机多重组 PCR（random multi–recombinant PCR，RM–PCR）是首先将需要重组的 DNA 片段进行随机平末端连接，再用一组特异引物扩增 DNA 片段二聚体，二聚体混合物经过一次无引物 PCR 连接成不同长度的 DNA 分子，最后电泳回收所需长度的片段。它实现了多个非同源 DNA 片段的随机重组，并通过对二聚体混合物的选择限定，建立了两个不同的基因文库。这种随机洗牌文库实现了 DNA 片段的随机组合，选择拼接文库则在不改变 DNA 片段排列次序情况下产生了片段的随机缺失。

④不依赖序列同源性的蛋白质重组　不依赖序列同源性的蛋白质重组（sequence homology independent protein recombination，SHIPREC）是通过含有多个限制性酶切位点的接头序列，将两个具有较远相关性或无相关性的基因连接起来，然后对连接产物进行随机片段化、核酸酶处理和凝胶电泳，回收有单一长度的随机片段，通过分子内的钝端连接使基因环化，最后通过接头序列区内的限制酶切割使环化的 DNA 线性化，从而形成聚合基因库，聚合基因被转入宿主进行克隆与表达，得到有单一交叉的杂合蛋白质。

⑤以结构为基础的重组蛋白工程　以结构为基础的重组蛋白工程（structure–based combinatorial protein engineering，SCOPE）是一种半理性的蛋白质设计策略，它利用蛋白质结构信息和 DNA 操作技术来设计和创造非同源基因的杂合库。O'Maille 等利用无序列同源但有相似折叠方式的鼠源 DNA 聚合酶和非洲猪发热病毒的 DNA 聚合酶产生杂合酶来说明这一方法的有效性。首先设计一系列杂合寡核苷酸，每个寡核苷酸都包含了来自两个亲本的编码结构单元之间的可变区的序列。用 pol β 作为正向引物和 7 个杂合寡核苷酸之一作为反向引物进行常规 PCR（Phase Ⅰ）。Phase Ⅰ PCR 产物经钝化后与 Pol X 混合进行无引物 PCR（Phase Ⅱ），随后用 Pol β 正向引物和 Pol X 反向引物进

行常规 PCR（Phase Ⅲ），克隆第一代杂合基因（F1）。重复循环 Phase Ⅱ 和 Ⅲ 以合成下一代杂合子，杂合寡核苷酸充当内含子，指导编码区的装配产生杂合基因，循环这一过程就能获得结构单元的所有可能理想组合。

⑥用预测计算工具进行定向进化　在定向进化技术进步的同时，出现了许多蛋白质工程的预测器，这些预测器是在不断地建立模型并反复进行实验验证的基础上建立起来的。从概念上可以将这些预测模型分为 DNA 模型和蛋白质模型。DNA 模型主要依靠互补链之间需要的氢键和相邻原子之间相互作用的热力学，整合与 DNA 改组相关的各因素来建立体外重组模型。蛋白质模型则是通过量化碱基替换、插入、缺失对蛋白质的影响来模拟定向进化。目前，出现的基于网络的预测工具包括指导突变库设计的软件，如 ConSurf‑HSSP 和 SCHEMA；估计库的完整性和多样性的软件，如 GLUE、PEDEL、DRIVeR 和 FamClash。这些软件的开发使定向进化不再以盲目的方式进行，而是以半理性方式进化。

3. 无性突变与有性重组的综合应用

易错 PCR 与 DNA 改组各有优势，将两者综合起来运用，更容易得到具有优良性状的克隆。例如，先运用易错 PCR 引入点突变，构建起始基因文库，筛选出所有良性克隆，以此作为亲本基因再进行 DNA 改组，使得有益突变迅速积累，功能明显提高。同时还可以进行多轮改组，得到更好的结果。

（二）突变体库的筛选

如前所述，蛋白质定向进化成功的关键在于突变体库的多样性和筛选方法的高效性。随着各种突变策略的不断建立和发展，库的多样性已经得到了极大的丰富，而相形之下，能够被筛选的蛋白质突变体的数目却要比库容小很多个数量级。因此，能否建立一个针对目标活性的高效筛选方法已经成为目前大多数蛋白质定向进化研究的瓶颈。

一种高效的筛选方法应当满足三个条件：①必须针对目标特性，即通常所说的"所筛即所得（you get what you select for）"，这也被称为定向进化第一定律；②检测方法必须灵敏；③必须是一种高通量的方式。筛选过程首先是将突变基因进行分离并尽可能多地表达成蛋白质，其次是将蛋白质的活性通过亲和、催化或报告基因等方式表现为可检测的形式，最后是将符合要求的蛋白质分离出来。筛选在固相或液相中均能进行。

1. 在固相表面进行筛选

琼脂平板是在固相表面进行蛋白质胞内表达的经典工具。它集基因分离、表达乃至筛选为一体，通过向培养基中添加或去除特定成分（如抗生素、生色底物、待降解的有毒物质、必需氨基酸等）或控制培养条件（如高温、酸碱等），使仅表达单个突变基因的转化子表现出生长、颜色、荧光等可被直接观测的特征而被鉴别，具有简便、快速、直观等特点。例如用含有淀粉和锥虫蓝的 LBSP 的固体平板可以对产淀粉酶的克隆进行筛选，菌落周围淀粉水解圈的大小与淀粉酶活性呈正相关。但平板筛选也有一些不足，主要有菌落过于密集影响判断、可溶性产物容易扩散影响灵敏度而不溶性产物应用范围又较窄、通量虽然能达到 10^4 但与整个突变体库相比依然过小、很多目的活性无法通过平板展现等，因此在一些酶的定向进化中往往将平板作为初筛手段。此外，也有利用聚丙烯酰胺微珠进行固相筛选的报道，这一方法是将细胞吸附到经培养基预平衡的固定化微珠上（平均一个小珠吸附一个细胞），待细胞生长成微菌落后用生色或荧光底物平衡，最后通过显微镜进行检测和筛选。

2. 在液相中进行筛选

相比于胞内表达平板培养，在液相中进行的表面展示具有两大优势。首先，能得到表达的蛋白质数量大大增加，可达 10^7，甚至 10^{12}；其次，底物或配体与蛋白质可以直接发生接触。目前报道较多的表面展示技术包括依赖于活细胞的噬菌体展示和细胞表面展示，以及可在无细胞体系中进行的核糖体展示和 mRNA 展示。其中前两者发展得相对成熟，应用也较多；而后两者虽然还存在很多问题和局限，但因具有库容大、适用于毒性分子以及不受宿主干扰等优点，故应用前景广阔。

3. 对目标蛋白质的分离

目前多采用两种策略：一是基于亲和力进行特异性吸附和洗脱；二是采用流式细胞仪，或称荧光激活细胞分类器（fluorescence – activated cell sorter，FACS）进行筛选，通量可高达 $10^9/d$，并且能够保持细胞活性，既适用于胞内表达也适用于细胞表面展示。

流式细胞术是一项对细胞或其他微小生物颗粒快速定量分析的技术。它能同时对样品的多种物理和生物学参数进行定量检测，并可以对特定细胞群体进行快速的分选。将荧光染色后的样品制备成细胞悬液，由气压装置送入流动室，流动室由样品管和鞘液管组成，鞘液管充满流动的鞘液，鞘液流与样品流压力不等，当两者压力差达到一定程度时，鞘液裹挟着样品流迫使细胞有序地排列成单列细胞柱，细胞逐个通过喷嘴进入激光聚焦区。荧光素经激光照射激发特异性荧光，随后液柱破裂成千万个小液滴。仪器可根据是否携带特异性荧光选择其荷电或不荷电，再经过一高压静电场将其分选出来，经过几轮筛选后与荧光配基特异性结合的克隆得到极大富集。

流式细胞仪结合细胞表面展示技术具有以下几个明显的优点：能够定量分析酶活性，同时测定多个参数，可以对每个观察到的克隆进行记录。

4. 体外区室

近年来发展的体外区室（in vitro compartmentalization，IVC）则是一种"仿细胞"的无细胞翻译和筛选系统，它采用"油包水"体系，即将水相分散到油相中，形成只能容纳一个基因进行转录、翻译和活性检测的微液滴。IVC 具有超过 $10^{10}/ml$ 的高容量，通过惰性的油相限制了基因的扩散，整个体系易于制备并具有很好的稳定性。不过，为了使 IVC 实现筛选功能，必须在不影响蛋白质表达的前提下将适合蛋白质表达的环境转变为适合催化反应进行的环境。最初的策略是让酶的编码基因直接作为酶的底物，再对经过催化的基因进行提取和检测以分析酶的活性；随后又设计了两步乳化策略，即先在一个区室中表达出蛋白质，然后将其提取出来并重新乳化到新区室中进行催化反应，最后通过亲和吸附或 FACS 进行分选；接着还发展出一步乳化策略，通过在油相中传递疏水底物、用酸降低液滴 pH、底物光激活以及纳米输送系统等手段向区室中输送或改变成分，在不破坏液滴完整性的前提下将表达环境直接转变为催化环境；而新近建立的双区室系统，即"水包油包水"系统，实现了基因、酶和荧光底物的共区室并可通过 FACS 进行分选。

通过颜色、荧光、亲和力等性质从大量的突变体中筛选活性蛋白一般都是采用定性或半定量的方法，首先要保证的是筛选的速度，但对于经初步筛选得到的突变体就需要通过定量试验准确测定活性以便比较。总的说来，从突变体库中筛选目标蛋白并没有通用的策略和方法，甚至有很多蛋白质因为没有合适的筛选方法而无法得到改造。不过，随着生物、机械、电子、信息等技术的不断完善和突破，越来越多的筛选手段将得到建立和发展，而蛋白质的体外定向进化也将变得越来越快速和有效。

四、定向进化技术的应用

蛋白进化的首要目的就是产生具有新的或是更好性状的蛋白。除了加深对在自然界中进化过程的理解，还要赋予这些蛋白或酶理想的性状，使其更好地在化学、农业和制药工业中应用。通过蛋白质的定向进化技术对蛋白进行分子改造，对增强蛋白的稳定性及底物特异性、改变或增强蛋白质的活性等方面都取得了巨大的成果。

（一）提高酶的催化活性

提高酶的催化活性是人们进行蛋白质改造最基本的愿望之一。有许多报道都证明定向进化技术对提高酶的催化活性起到了很好的效果。Shim 等采用定点突变技术构建的突变体，改变了位于酶活性中心的"蛋白 – S – 结合"口袋中 Met – 317，并突变为 Ala，从而有利于底物范围的扩大，实际也证明其具有更高的催化磷酸二酯键的催化能力。淀粉蔗糖酶是一种催化蔗糖而得到的直链淀粉酶，但是由于它直接催化蔗糖的活性较低，使其应用受到很大的限制。Potocki – Veronese 等利用易错 PCR 和 DNA 改组技术对其进行突变，得到催化蔗糖活性提高 60% 的突变体 Asn387Asp，从而扩大其应用范围，在实际生产中具有重要意义。最近多种突变方法（错配 PCR、DNA 重组、饱和突变）用于改进酶的性质，突变得到的脂肪酶具有了酰胺水解活性，对大量底物的活性和对映体选择性得到了提高，二乙基 3 –（30，40 –二氯苯基）戊二酸水解作用的活性也得到了提高。定向进化的另一个成功的事例是大麦 α – 淀粉酶，其可能改进成用于生产玉米添加剂和生物乙醇的淀粉水解酶。研究表明，进化后的大麦 α – 淀粉酶通过三轮易错 PCR 和 DNA 重组，使突变体的总活力比野生型提高了 1000 倍。

（二）提高酶的稳定性

提高或改变蛋白特性另一个重要的方面就是提高酶的热稳定性，因为这是在工业生产中运用酶催化反应而经常遇到的难题。为了解决这一问题，众多科学家采用定向进化的方法改造蛋白，期望提高其热稳定性。Xiao 等运用序列比对的结果为指导，进行定点突变，得到突变体的 Tm 值提高了 6℃，同时在不影响原有催化活性的基础上，在 45℃时的半衰期比原酶提高了 23 倍之多。Miyazaki 等为了适应生产化需要，综合了随机突变、定点饱和突变和 DNA 改组的方法，将 11 家族木聚糖酶进行改造以提高其热稳定性。最终得到的突变体的半热变性温度从 58℃提高到 68℃，最适温度也从 55℃升到了 65℃，同时在 60℃的热稳定性也明显增强。

另外，蛋白经常会在有机溶剂和水 – 有机溶剂混合溶液中失去原有的催化活性，所以 Moore 等进行了随机突变，从枯草芽孢杆菌蛋白 E 的突变体库中筛选出一株能够在 60% 二甲基甲酰胺溶液中和在水溶液中具有相等的酶活的突变株；同样，通过随机突变和基因重组将 p – 硝基苯酯酶在 30% 二甲基甲酰胺水溶液中的酶活提高了 100 倍以上。

（三）改变酶的底物特异性

利用定向进化已经成功地改变了几种不同酶的底物特异性。Manu 等通过对纤维二糖磷酸化酶（CP）进行易错 PCR 筛选，得到的突变株作用底物从传统的纤维二糖转变成了乳糖，随即提高了乳糖磷酸化酶的活性。最终得到的突变体菌株的乳糖磷酸化酶的活性比原酶高出了 10 倍。Asano 等利用定向进化方法改变将来自于天门冬氨酸的天门冬氨酸酶的底物特异性改为 L – 天门冬氨酸 – 酰胺。利用随机突变法，建立了天门冬氨酸酶突变体库，用高通量平板检测法筛选，分离和表征了一个具有新特异性的天门冬氨酸酶突变体（Lys327Asn）。Chen 等用两轮 DNA 重组增加了有机磷水解酶对商用杀虫剂 chlorpyrifos（Duraban）的反应活性。人类的碳酸酐酶 II 通过三轮突变、选择和重组，对酯类底物 2 – 萘基醋酸盐的活性增加了 40 倍。

（四）改变对映异构体特异性

Schmidt 等选用易错 PCR 技术将来源于 *Pseudomonas fluorescens* 酯酶的对应选择性野生型的 E 值（enantioselectivity，对映选择性）从 63 提高至 96，同时活性也相应地增加了，能够达到 2 分钟转化 50% 的底物，相当于 1.25 U/mg 的蛋白量。Arnold 等运用易错 PCR 和饱和诱变的方法，成功地使一株倾向于 D – 型底物的乙内酰脲酶发生转变，使之变为倾向于 L – 型底物，经过分析这种转变只生发了一个氨基酸的替换。与野生型的催化蛋白相比，增加了 L – 甲硫氨酸的产量，降低了不必要的产物积累。

（五）改变可溶解性和异源表达

为了提高可溶性蛋白能在异源宿主中表达，需要更多的基础研究和生物技术方法。如来自缺陷假单胞菌的磷酸三酯酶通过易错 PCR 和 DNA 重组突变了 7 个残基，其溶解性增加了 20 倍。

 思考题

1. 简述蛋白质工程的原理。
2. 举例说明蛋白质工程在药物研发中的应用。
3. 简要叙述重组胰岛素蛋白质改造的思路。
4. 简述蛋白质分子进化的概念与特征。
5. 简述蛋白质分子定向进化的主要用途。
6. 简述蛋白质工程的基本途径。

（胡昌华 张 娟）

第十章 | 基因组学及药物基因组学

第一节 概 述

二十世纪九十年代初，美国能源部和国立卫生研究院合作正式启动了人类基因组计划（human genome project，HGP），旨在阐明人类基因组 30 亿个碱基对的序列，发现所有人类基因并阐明其在染色体上的位置，进而破译人类全部遗传信息，这项耗资数十亿美元的全球性科学计划人们称之为生命科学领域的阿波罗计划。2000 年 6 月 26 日，美国总统克林顿和英国首相布莱尔向全世界联合宣布人类基因草图绘制完毕，随后进入后基因组学（post‑genomics）时代，同时形成了与各种生物大分子或小分子相关的组学（‑omics）。

所谓组学是研究细胞、组织或是整个生物体内某种分子（DNA、RNA、蛋白质、代谢物或其他分子）的所有组成内容，如功能基因组学（functional genomics）、比较基因组学（comparative genomics）、转录组学（transcriptomics）、蛋白质组学（proteomics）、代谢组学（metabonomics）、糖组学（glycomics）等（见表 10 – 1）。

表 10 – 1 各种组学的名称及分类

分类角度	组学名称
按照时间先后不同	基因组学、后基因组学
按照研究对象不同	基因组学、转录组学、蛋白质组学、糖组学、代谢组学
按照专业领域不同	营养基因组学/蛋白质组学、免疫基因组学/蛋白质组学、肿瘤基因组学/蛋白质组学、药物基因组学/蛋白质组学、毒理基因组学/蛋白质组学、环境基因组学/蛋白质组学、生殖基因组学/蛋白质组学、表位基因组学等
按照研究目的不同	结构基因组学/蛋白质组学、功能基因组学/蛋白质组学、比较基因组学/蛋白质组学

第二节 基因组学

基因组学就是对所有基因进行基因作图（包括遗传图谱、物理图谱、转录图谱）、核苷酸序列分析、基因定位、基因结构与功能关系以及基因间相互作用研究的一门学科。简言之，就是在基因组水平上研究基因组结构和功能。基因组学的研究内容包括基因的结构、组成、存在方式、表达调控模式、功能及相互作用等，是研究与解读生物基因组所蕴藏所有遗传信息的一门新兴前沿学科。基因组学是当今科学领域最活跃的学科之一，它具有高信息含量、复杂性和规模化的特点，同时融入了计算机科学、数学、物理学、信息学等学科发展的应用成果，并对生物学、遗传学、医药学乃至整个人类社会的发展都产生了深远影响。

一、结构基因组学

结构基因组学是通过基因组作图、核苷酸序列分析研究基因组的结构，确定基因组成并进行基因定位的科学，其主要研究内容就是绘制生物的遗传图（genetic map）、物理图（physical map）、转录图（transcript map）和序列图（sequence map）。

（一）遗传图

遗传图又称为连锁图谱（linkage map），是以具有遗传多态性的遗传标记作为"位标"，遗传学距离为"图距"的基因组图。通过计算连锁的遗传标记间的重组频率确定它们之间的相对距离，即以具有遗传多样性的遗传标记作为"位标"，遗传学距离作为"图距"的基因组图，一般用厘摩（cM，即每次减数分裂的重组频率为1%）来表示。

遗传图的绘制需要应用多态性标记。20 世纪 80 年代中期最早应用的标志是限制性酶切片段长度多态性（RFLP）；80 年代后期发展的短串联重复序列（short tandem repeat，STR），又称微卫星（microsatellite）标志，是第二代多态性标志；第三代多态性标志，即单核苷酸多态性（single nucletide polymorphism，SNP）标志近来被广泛使用。

（二）物理图

物理图是通过测定遗传标记的排列与位置而绘制的，即以一段已知核苷酸的 DNA 片段为"位标"，以 DNA 实际长度（Mb 或 kb）为"图距"的基因图谱。

HGP 在整个基因组染色体每隔一定距离标上序列标签位点（sequence tagged site，STS）之后，随机将每条染色体酶切为大小不等的 DNA 片段，以酵母人工染色体（yeast artificial chromosome，YAC）或细菌人工染色体（bacterial artificial chromosome，BAC）等作为载体构建 YAC 或 BAC 邻接克隆系，确定相邻 STS 间的物理联系，绘制以 Mb、kb、bp 为图距的人类全基因组物理图谱。

（三）转录图

转录图又称 cDNA 图或表达序列图（expression map），是一种以表达序列标签（expressed sequence tag，EST）为位标绘制的分子遗传图谱。通过从 cDNA 文库中随机挑取的克隆进行测序所获得的部分 cDNA 的 5′ 或 3′ 端序列称为表达序列标签，一般长 300 ~ 500 bp。将 mRNA 反转录合成的 cDNA 或 EST 的部分 cDNA 片段作为"探针"与基因组 DNA 为进行分子杂交、标记转录基因，绘制出可表达基因的转录图，最终绘制成人体所有组织、细胞及所有发育阶段的全基因转录图。EST 不仅为基因组遗传图谱的构建提供了大量的分子标记，而且来自不同组织和器官的 EST 也为基因的功能研究提供了有价值的信息。此外，EST 还为基因的鉴定提供了候选基因（candidate gene），通过分析基因组序列能够获得基因组结构的完整信息，如基因在染色体上的排列顺序、基因间的间隔区域、启动子的结构以及内含子的分布等。

（四）序列图

序列图即通过核苷酸序列分析得到的在分子水平上最高层次、最详尽的物理图，其绘制方法是在遗传图谱和物理图谱的基础上，将其切割成易于操作的小片段，构建

YAC 或 BAC 文库，得到 DNA 测序模板，测序得到各片段的碱基序列，再根据重叠的核苷酸顺序将已测定的序列依次排列，获得全基因组的序列图谱。2000 年 6 月 26 日人类基因草图绘制完毕，从而成为生命科学研究的一个里程碑。

随着人类基因组计划的实施和完成，人们对基因组的结构和特征有了较为全面的认识，接下来生命科学的研究重点也转移至解析基因组的功能，包括详尽分析序列、描述基因组所有基因的功能、研究基因的表达及调控模式等内容，即基因组学的研究已从基因组结构研究转入基因功能研究，从而进入后基因组纪元（post genomics era）。因此，人们一般把结构基因组学之后发展起来的功能基因组学及蛋白质组学等的各种组学称之为后基因组学，它主要包括功能基因组学、转录组学、蛋白质组学、比较基因组学、代谢组学和糖组学等。

二、比较基因组学

比较基因组学是在基因组学水平上研究不同生物、不同物种之间在基因组结构和功能方面的亲缘关系及其内在联系的一门学科。

（一）种间比较基因组学

1. 全基因组比较研究

两种生物在进化的阶段上越接近，它们的基因组相关性就越高。如果生物之间存在很近的亲缘关系，那么它们的基因组就会表现出同线性（synteny，colinearity），即基因序列排布的一致性。这样就可以利用基因组之间编码顺序和结构上的同源性，通过已知基因组的作图信息定位另外基因组中的基因，从而揭示基因潜在的功能、阐明物种进化关系及基因组的内在结构。

2. 系统发生的进化关系分析

通过研究不同物种基因组结构和功能上的相似性差异，勾画出一张详细的系统进化树，并显示出进化过程中最主要的变化所发生的时间和特点，据此可以追踪物种的起源和分支路径。

3. 预测未知基因

电子克隆（in silicon cloning）是近年来伴随基因组计划和 EST 计划发展起来的基因克隆新方法。它是利用生物信息学技术，借助电子计算机强大的运算能力，通过 EST 或基因组序列的组装和拼接获得相关序列，进而利用 RT - PCR 快速克隆功能基因的一种方法。自 1991 年 Adams 等首次描述利用 EST 发现新基因以来，EST 在发现新基因、基因组作图和鉴定基因组序列的编码区方面显示了巨大的优势。

4. 基因组中非编码区域的结构与功能研究

基因组中存在大量不编码蛋白质的"垃圾 DNA"或"基因荒漠"，最新研究显示，"基因荒漠"至少具有调控其他基因表达的功能。如以酵母基因组的基因荒漠中的 SRG1 为例，SRG1 虽然不直接编码蛋白质，但它在开启状态下将调控邻近的 SER3 基因表达。SRG1 能够利用转录获得 RNA，屏蔽或者压制酵母基因组中 SER3 基因的功能。

（二）种内比较基因组学

同种群体内基因组存在大量的变异和多态性，正是这种基因组序列的差异构成了不同个体与群体对疾病的易感性不同和对药物与环境因子反应不同的遗传学基础。

1. 单核苷酸多态性

单核苷酸多态性（single nucleotide polymorphism，SNP）是指在基因组水平上由于单个核苷酸转换或颠换等变异所引起的 DNA 序列多态性。根据 SNP 在基因中的位置，可分为基因编码区 SNP（coding – region SNP，cSNP）、基因周边 SNP（perigenic SNP，pSNP）以及基因间 SNP（intergenic SNP，iSNP）等三类。2005 年 2 月 17 日公布的第一份人类基因多态性图谱是依据基因"连锁不平衡原理"，利用基因芯片在 71 个欧洲裔美国人（白色人种）、非洲裔美国人（黑色人种）和汉族华裔美国人（黄色人种）中鉴别出的 158 万个单一核苷酸变异的 DNA 位点，该图谱将有助于预测某些疾病发生的可能性和实施最佳治疗方案，为实现基于基因的个体化医疗打下重要基础。

2. 拷贝数多态性

2004 年，"人类基因组计划"研究发现，表型正常的人群中，不同个体间在某些基因的拷贝数上存在差异，一些人丢失了大量的基因拷贝，而另一些人则拥有额外、延长的基因拷贝，这种现象称为"基因拷贝数多态性"（copy number polymorphism，CNP）。它可以造成不同个体间在疾病、食欲和药效等方面的差异。随着对 CNP 研究的深入，人类对自身的遗传机制将有更深入的认识，这也将有助于人类战胜多种顽症。

三、功能基因组学

功能基因组学是指利用结构基因组学所获得的各种信息，建立和发展各种技术和实验模型，在基因组或系统水平上全面分析基因组中所有基因及基因非编码序列功能的科学。功能基因组学以高通量、大规模试验方法、统计与计算机分析为主要特征，它代表了基因组分析的新阶段。

功能基因组学旨在通过探讨某一细胞或个体在其生命的某一时间或一定条件下所表达的基因的种类和数量，或者比较不同细胞之间或个体之间基因表达的差异，了解在发育、分化和不同生理或病理条件下的基因表达状态和功能变化。其主要研究内容包括基因功能分析和基因表达谱分析。

（一）基因功能分析

基因功能分析主要包括对基因的生物化学功能分析（如蛋白质激酶对特异的蛋白质进行磷酸化修饰），细胞生物学功能分析（如参与细胞间和细胞内信号传递途径），发育功能分析（如参与形态建成等）。

对于一段 DNA 功能的分析可以简单地采用相关软件如 BLASTN 和 BLASTx 将该序列与 GenBank 中公布的基因序列进行同源性比对，也可以采用直接的方法进行研究，常用方法包括：①通过研究不同细胞类型、不同发育阶段和不同生理和病理以及不同环境条件下 mRNA 的表达差异，阐明基因的时空表达模式；②通过基因敲除或基因沉默（knock – out，knock – down）进行基因功能丧失（loss – of – function）分析以及通过基因敲入（knock – in）或转染技术使基因过量表达进行功能获得（gain – of – function）分析。

（二）基因表达谱分析

基因表达谱分析就是全方位研究生物体基因在不同条件不同状态下的表达水平及

形成这种特定的表达状况的调控机制，所采用的方法主要包括三种。①DNA 微阵列（micro arrary）基因芯片（DNA chip） 该方法可以在短时间内对某一组织或细胞中成千上万个基因的表达情况作高通量分析。②差异显示反转录 PCR（DDRT－PCR）技术 该技术以分子生物学上最广泛应用的 2 种技术——PCR 和聚丙烯酰胺凝胶电泳为基础，其基本原理是以 1 对细胞（或组织）的总 RNA 反转录而成的 cDNA 为模板，利用 PCR 的高效扩增，通过 5′端和 3′端引物的合理设计和组合，将细胞（或组织）中表达的约15 000种基因片段直接显示在 DNA 测序胶上，从而找出 1 对细胞（或组织）中表达有差异的 cDNA 片断。同其他方法相比较，DDRT－PCR 具有周期短、功能多、灵敏度高、所需 RNA 量少（大约100 个反应仅需 1 μg 的 mRNA）和重复性高等优点。但是，DDRT－PCR 技术实施起来存在假阳性率高、凝胶中单条 cDNA 带成分不均一、所获 cDNA 仅代表 mRNA 3′－UTR（非翻译区）、一些低拷贝数 mRNA 不能有效呈现等问题。③基因表达系列分析（serial analysis of gene expression，SAGE） 其基本原理是来自 cDNA 3′端特定位置的 1 段 9～11 bp 长的序列能够区分基因组中 95% 的基因，这一段基因特异的序列被称为 SAGE 标签（SAGE tag）。通过对 cDNA 制备 SAGE 标签并将这些标签串联起来，然后对其进行测定，不仅可以显示各 SAGE 所代表的基因在特定组织中是否表达，而且还可以根据各 SAGE 标签所出现的频率作为其所代表的基因表达丰度的指标。应用 SAGE 技术的一个前提条件是 GenBank 中必须有足够的某一物种的 DNA 序列资料，尤其是 EST 序列资料。

第三节 药物基因组学

药物基因组学（pharmacogenomics）是一门以提高药物疗效及安全性为目标，从人的基因组整体水平来研究影响药物吸收、转运、代谢、消除等个体差异的基因特性以及基因变异所致的不同患者对药物的不同反应，从而根据不同个体的基因型筛选出与之相匹配的理想药物，同时指导新药开发、临床合理用药，提高药物作用有效性、安全性和经济性的学科。

一、药物基因组学的发展

药物基因组学是在药理遗传学（pharmcogenetics）基础上发展起来的新学科。早在 20 世纪 50 年代，人们就发现，不同的遗传背景特别是药物代谢酶基因的差异可引起药物在不同个体的效应和反应差异。例如，Carson 等发现抗疟治疗后的溶血现象与红细胞中编码葡萄糖－6－磷酸脱氢酶的基因有关；Evans 等也发现外周神经患者对异烟肼的反应差异与编码药物乙酰化酶的基因有关等。这都是因为编码药物代谢酶的基因具有多态性，导致它所编码的酶具有不同的活力，从而引起相关药物的不同反应。

20 世纪末，随着分子生物学、分子遗传学的发展和人类基因组计划的顺利实施，人类基因的多态性不断被发现和证实，人们认识到人体的许多基因参与药物的体内过程，某一药物在体内的反应和代谢涉及多个基因的相互作用。所以，基因的多态性导致药物反应的多样性，从而为从基因组水平研究药物反应的个体差异奠定了基础，药物基因组学随之从药理遗传学基础上脱颖而出。

二、药物基因组学的研究内容

基因多态性是药物基因组学的基础和重要研究内容，它主要包括药物代谢酶、药物转运蛋白、药物作用靶点（如药物受体）等基因的多态性。药物代谢酶多态性由同一基因位点上具有多个等位基因引起，其多态性决定表型多态性和药物代谢酶的活性，并呈显著的基因剂量–效应关系，造成不同个体间药物代谢反应的差异，是产生药物毒副作用、降低或丧失药效的主要原因之一；药物转运蛋白在药物的吸收、排泄、分布、转运等方面起着重要作用，其变异对药物吸收和消除具有重要意义；药物作用靶点的变异有可能造成对特定药物的不同亲和力，从而导致药物疗效的不同。

三、基因多态性与药物代谢

（一）基因多态性的概念

在正常人群中，由于同一基因位点上多个不同等位基因作用而出现两种或两种以上遗传决定的基因型，如果每种基因型的发生频率超过 1%，称为基因多态性（genetic polymorphism）。单核苷酸多态性（single nucleotide polymorphism，SNP）指在基因组水平上由单个核苷酸的变异所引起的 DNA 序列多态性。它是人类可遗传变异中最常见的一种，占所有已知多态性的 90% 以上。在人类基因序列中，SNP 广泛存在，平均每 500 ~ 1000 个碱基对中就有 1 个 SNP。到目前为止，已识别出 300 多万个 SNP，其中大约 6 万个位于基因的编码区。基因多态性常表现于药物代谢酶，如影响药物代谢的肝酶 CYP 等的多态性；药物转运蛋白，如影响药物吸收、分布和排泄的 P – 糖蛋白的多态性；受体或靶位，如 β_2 肾上腺素能受体的多态性；离子通道，如钙离子通道的多态性；信息通路的靶点，如酪氨酸激酶等。

（二）药物代谢酶的种类及结构

肝脏中存在大量药物代谢酶，是药物代谢的主要场所。药物代谢也发生于其他组织器官或体液中，如肠、肾、肺、脾、肌肉、皮肤或血液。药物代谢不但直接影响到药物血药浓度的高低及活性代谢物的产生，而且会影响药物的体内过程，因而影响药物的疗效。

（三）药物代谢酶的遗传变异

药物在体内的生物转化主要包括 I 相反应和 II 相反应两个过程。 I 相反应包括氧化、还原和水解，其目的是将极性基团如羟基、氨基、羧基导入药物分子中。参与 I 相反应的主要药物代谢酶为细胞色素 P450 酶。 II 相反应是将 I 相反应转化产物或具有极性基团的原型药物进行结合反应，并导入内源性小分子如葡萄糖酸、硫酸、甘氨酸等，形成水溶性大、极性强和药理惰性的结合物，很快从尿和胆汁中排出体外。参与 II 相反应的主要药物代谢酶有 N – 乙酰基转移酶、谷胱甘肽转移酶、葡萄糖醛酸转移酶等。

人类药物代谢酶有 30 多个家族，其中大多数都有基因变异，除了单基因多态性外，也存在多基因多态性。药物代谢酶基因变异引起表达的酶蛋白功能发生改变，导致表型多态性，在代谢其作用底物药物时，引起药物体内清除率改变而产生不同的药物浓度，因此，药物代谢酶的基因变异会影响药物的吸收、分布、代谢和排除。

参与药物代谢的酶主要有肝微粒体酶系统和非微粒体酶系统两大类。细胞色素P450（cytochrome P450，CYP450）是微粒体中催化药物代谢的活性成分，由一系列同工酶组成，相对分子质量约为 45 000~55 000。对于外源性物质代谢有重要意义主要是 CYP1、CYP2 和 CYP3 三个族。根据其氨基酸序列的相似性又被进一步分为亚族。一族的成员以 40% 的序列一致性为标志，一亚族的成员以 77% 的序列一致性为标志。

人体内还有一些药物代谢酶不存在于微粒体中，这些酶主要与内源性物质的代谢有关，少数药物的代谢也受其催化。线粒体中存在单胺氧化酶、脂肪族芳香化酶及一些内源性物质代谢的混合功能氧化酶等。氨基酸结合反应也发生在线粒体中。醇、醛脱氢酶，黄嘌呤氧化酶及硫氧化物和氮氧化物的还原酶等存在于细胞质中，在细胞质中介导谷胱甘肽结合、硫酸结合、乙酰化等反应。此外，血浆中也存在一些重要的酶系，如酰胺酶、磷酸酶、胆碱酯酶等。胃肠道也存在一些酶，主要是结合酶类和分解酶类，肝微粒体中的 CYP450 3A4 也存在于人体小肠中。

目前认为药物代谢酶基因多态性导致酶活性降低甚至酶缺陷的分子机制有基因片段重复复制、核苷酸重复、剪接位点突变引起外显子跳位、点突变导致基因转录水平过早终止其编码、氨基酸置换改变蛋白质的稳定性或催化活性和基因缺失等。

1. 细胞色素氧化酶

CYP450 是一类亚铁血红素 - 硫醇盐蛋白的超家族。在人体中，有功能意义的CYP450 同工酶约 50 种，其中 CYP3A、CYP2C、CYP2D 和 CYP2E 亚家族几乎代谢了 90% 的药物。CYP 酶的不同基因型可影响其对药物的代谢能力，产生超强代谢者（ultraextensive metabolizers，UEM）、强代谢者（extensive metabolizers，EM）、中间代谢者（intermediate metabolizers，IM）和弱代谢者（poor metabolizers，PM）四种不同表型。因此，当个体应用常规剂量时会表现出不同的药理效应和毒副反应。

（1）CYP1A2　CYP1A2 是 CYP1 亚家族中的一个成员，CYP1A2 基因位于人类第 15 号染色体（15q22）上，含有七个外显子。人类 CYP1A2 主要在肝脏表达，其含量约占肝脏总 CYP450 含量的 13%，仅次于 CYP3A 和 CYP2C 亚家族，居肝脏 CYP450 酶的第三位。CYP1A2 在其他组织中含量很低或不表达。人群中 CYP1A2 的酶活性呈两态分布，最大相差 16 倍，其中酶活性低下的弱代谢者占 5.24%。

CYP1A2 在人体内参与了非那西丁、咖啡因、茶碱、他克林、华法林、普萘洛尔、美西律、维拉帕米、氯米帕明、阿米替林、氟伏沙明和氯氮平等 20 多种药物代谢，当上述药物与 5 - 羟色胺再摄取抑制剂和喹诺酮类抗生素（CYP1A2 的两大主要抑制剂）合用时易发生急性毒性反应。

（2）CYP3A　CYP3A 在肝脏及肠道中含量最丰富，约占成年人肝脏 CYP450 酶总量的 25%，临床中约有 60% 的药物经 CYP3A 催化代谢。CYP3A 有 CYP3A3、CYP3A4、CYP3A5、CYP3A7 四种基因型参与药物代谢。CYP3A4 酶活性在我国人群中为单态分布，在多人种群体中具有显著的性别差异。

CYP3A 代谢的药物包括免疫抑制剂、大环内酯类抗生素、降脂药、抗肿瘤药、钙通道阻滞药和抗抑郁药等。由于 CYP3A 含量及催化活性存在很大的个体差异，因此由

CYP3A 催化代谢的药动学也会存在明显的个体差异。CYP3A 酶的诱导或抑制可明显影响 CYP3A4 酶活性。对于治疗窗较窄的且由 CYP3A 催化代谢的药物在与其他药物合用时，一定要注意药物间的相互作用以及药物浓度的监测，以免因血药浓度过高而出现严重的不良反应，或者因血药浓度过低而导致治疗失败。如免疫抑制剂环孢素和抗组胺药特非拉定均主要由 CYP3A4 催化代谢，而红霉素及酮康唑是 CYP3A 酶的抑制剂，因此接受红霉素及酮康唑治疗的患者在应用环孢素和特非拉定时，不良反应可能会加重。

CYP3A 基因多态性也与疾病易感性相关。研究表明，CYP3A4 催化代谢睾酮生成 2β、6β 或 15β - 羟化睾酮，而雄性激素的代谢与作用已被证明与前列腺癌的发病有关，因此 CYP3A4 基因分型有助于前列腺癌的临床诊断及疾病发展的预测。另外，研究表明 CYP3A 与癌症的发生和发展可能存在一定关系，比如 CYP3A 在肝癌细胞中的表达降低，乳腺癌患者中 CYP3A 的活性明显高于正常人群。

（3）CYP2C9　CYP2C9 占肝微粒体 P450 总量的 20%，是 CYP2C 亚家族中的主要成员，催化约 12% 的临床常用药物。CYP2C9 存在三种等位基因，即 CYP2C9 * 1（Arg144/Ile359）、CYP2C9 * 2（Cys144/Ile359）和 CYP2C9 * 3（Arg144/Leu359），三种等位基因之间存在明显的种族差异。按基因型计算，CYP2C9 * 1、CYP2C9 * 2 和 CYP2C9 * 3 在白种人中发生频率分别为 70%、22% 和 8%，而在东方人中频率则为 92%、0% 和 8%；CYP2C9 PM 的发生率约为 1/500，因此 CYP2C9 在人群中的缺陷属于罕见的遗传性状。

CYP2C9 * 3 纯合子对 S - 华法林清除率仅为 CYP2C9 野生型的 10%，即酶活性下降 90%。因此，应用华法林抗凝治疗的患者，明确 CYP2C9 基因型对预测最佳用药剂量十分重要。此外，除 S - 华法林外，CYP2C9 * 3 基因型还影响 CYP2C9 其他底物的体内清除率，如苯妥英钠（抗癫痫药）、甲苯磺丁脲（降血糖药）和氯沙坦（血管紧张素受体拮抗药）等。

（4）CYP2C19　CYP2C19 酶即为 S - 美芬妥因羟化酶，遗传多态性是 S - 美芬妥因羟化代谢遗传多态性及其种族差异的分子基础，在药物代谢中具有重要作用。S - 美芬妥英的 4' - 羟化代谢在人群中呈二态分布，即可分为 S - 美芬妥英 - 4' - 羟化代谢强代谢者和弱代谢者。S - 美芬妥英羟化代谢表型不仅存在个体差异，而且存在种族差异。白种人群中 PM 的发生率为 2% ~ 5%，沙特阿拉伯人与之很接近，黑人介于白种人与东方人之间，而东方人中 PM 的发生率高达 12.6% ~ 22.5%。在东方人中，印度人为 20.8%，中国人为 14.3%，日本人为 22.5%，韩国人为 12.6% 等。

CYP2C19 等位基因位于第 10 号染色体 q24.1 ~ q24.3 区带上，编码 490 个氨基酸，具有 9 个外显子。编码正常酶活性的基因是 CYP2C19 * 1。目前发现 CYP2C19 至少存在 5 种突变基因和 9 种等位基因。中国人中 CYP2C19 PM 表型几乎均为 CYP2C19 * 2 和 CYP2C19 * 3。突变基因 CYP2C19 * 2 是在第五外显子 681 位发生 G→A 的突变，导致 mRNA 的剪切缺陷，结果生成不成熟的酶蛋白，CYP2C19 * 2 等位基因在亚裔人（25%）的出现频率大于白种人（13%）。CYP2C19 * 3 是由于第四外显子发生 636 位 G→A 的突变，导致终止密码子提前出现，产生无功能的蛋白质。CYP2C19 * 3 频率亚裔人为 8%，白种人小于 1%。目前又发现一种新的超快代谢型基因 CYP2C19 * 17，其发生率在黑人和瑞典人为 18%，在中国人中为 4%。罕见突变基因仅发现 CYP2C19 * 5，不同民族的 CYP2C19 酶活性差异成为种族差异的遗传基础。在不同的基因型中，酶活性的大小表现为正常基因纯合子 > 正常基因与突变基因杂合子 > 突变基因纯合子。

临床上许多药物如地西泮、奥美拉唑、氟西汀、西酞普兰和舍曲林等的代谢和疗效依赖于 CYP2C19 的基因型，当合用经 CYP2C19 代谢的两种药物时，会产生明显的药物相互作用，甚至产生严重的毒副反应。

（5）CYP2D6　CYP2D6 即为异喹胍氧化酶，是一种常见的药物代谢氧化酶，个体差异达 1000 倍。CYP2D6 负责代谢降血压药物异喹胍或其无药物活性的产物 4 – 羟异喹胍。通过测定尿液中异喹胍与 4 – 羟异喹胍的比例（称为代谢比），即可判断受试个体代谢异喹胍的能力。此能力在不同个体中的差异可达 1 万倍以上。根据代谢比的不同，可将个体分为不同的类型。代谢比 > 12 为弱代谢者（PM），此类白种人约占 5% ~ 10%，东方人约占 1% ~ 2%。代谢比 < 0.1 为超强代谢者（UEM），瑞典人群中 UEM 的分布频率为 2%，埃塞尔比亚人群为 30%。对于 UEM 个体，异喹胍的使用剂量要高于常规剂量才有疗效。代谢比介于 0.1 ~ 12 之间的个体为快速代谢者。

CYP2D6 至少有 48 个核苷酸变异，这些变异形成 53 个 CYP2D6 的等位基因。在欧美白人中，4 个最常见的 CYP2D6 突变等位基因分别是 CYP2D6A、CYP2D6B、CYP2D6D 和 CYP2D6T；在中国人群以 CYP2D6J（CYP2D6 * 10A）等位基因的发生率最高，51% 的中国大陆人 CYP2D6 等位基因中含有 Chl 基因；而中国台湾人 CYP2D6J（类似 Chl）可达 70%。中间代谢者（IM）者应属于快代谢者中较慢的一部分，但又与慢代谢者差别很大，产生的原因是基因的突变导致酶活性的略微降低，如 CYP2D6B（CYP2D6 * 10A）、CYP2D6J（CYP2D6 * 10B）。UEM 则是由于出现 CYP2D6 的多基因拷贝，使酶蛋白高表达，导致了酶活性的显著提高，如 CYP2D6L（CYP2D6 * 2）。

尽管 CYP2D6 的多态性表型在中国人的发生率低于 1%，但因为 CYP2D6 代谢的底物或药物很多，且许多相关药物的治疗浓度范围窄，低浓度时疗效不佳，而较高浓度时出现毒性作用，所以，对 CYP2D6 多态性的研究具有重要的临床意义。CYP2D6 除参与代谢一些内源性物质和某些环境中毒性化合物外，还介导了至少 80 多种药物的氧化代谢，占总 CYP450 代谢药物的 30%，主要包括抗心律失常药、β 受体阻断药、抗高血压药及三环类抗抑郁药等。其次，异喹胍氧化代谢多态性与某些疾病的易感性有关，强代谢者易发生肺癌、膀胱癌、肝癌、胃肠癌，而弱代谢者则易发生红斑狼疮和帕金森病。

2. N – 乙酰基转移酶

N – 乙酰基转移酶（N – acetyltrasferase，NAT）是参与 Ⅱ 相乙酰化反应的药物代谢酶。人类 NAT 具有两种亚型 NAT1 和 NAT2。NAT1 表达于人体大多数组织，催化对氨基水杨酸和对氨基苯甲酸等物质的乙酰化代谢。NAT2 仅表达于肝脏和肠道，在体内参与 20 多种肼类化合物及致癌性芳香胺和杂环类化合物的生物激活或灭活代谢。

NAT 活性在人群中呈多态分布，根据乙酰化表型的不同可分为三类：慢型乙酰化代谢者、快型乙酰化代谢者和中间型乙酰化代谢者。亚洲人慢型乙酰化代谢者的发生率为 10% ~ 30%，白种人为 40% ~ 70%。

NAT1 和 NAT2 具有 87% 的同源性，NAT1 的野生型等位基因命名为 NAT1 * 4。目前发现突变等位基因有 NAT1 * 3、NAT1 * 10、NAT * 11、NAT1 * 14、NAT1 * 15 和

NAT1 * 17 等。其中 NAT1 * 10 和 NAT1 * 11 代表高活性的突变等位基因；NAT1 * 14、NAT1 * 15 和 NAT1 * 17 代表低活性的突变等位基因。NAT2 的野生型等位基因命名为 NAT2 * 4。目前发现 NAT2 至少存在 7 个点突变：G191A、C282T、T341C、C481T、G590A、A803G 和 G857A，除了 T341C 外，以上点突变均可导致限制性内切酶识别位点的增加和丢失。

异烟肼、肼屈嗪、柳氮磺吡啶、氨苯砜和普鲁卡因胺等多种药物在体内经乙酰化代谢，NAT 多态性通过影响这些药物的血药浓度而影响其疗效和不良反应。N - 乙酰基转移酶慢型乙酰化代谢者在长期接触芳香胺类物质（如长期从事印染、橡胶生产、皮革生产等职业，吸烟和食用油炸食物等）时可能相对容易患膀胱癌。此外，NAT 多态性与结肠癌、直肠癌、淋巴瘤、喉癌、类风湿关节炎、系统性红斑狼疮和糖尿病等疾病的发生有关。

3. 组胺 N - 甲基转移酶

组胺 N - 甲基转移酶（histamine N - methyltransferase，HNMT）是催化甲基化反应的一种重要代谢酶，目前已被确认的甲基转移酶有 100 余种。HNMT 为胞质酶，存在于大多数组织中，可以催化组胺及一些具有类似结构的杂环化合物的 N - 甲基化代谢。

HNMT 活性在人群中呈现 5 倍以上的个体差异，但该酶的活性在人群中不呈明显的多态分布。其可被多种含胺的药物竞争性抑制，包括组胺受体 1（H_1）和组胺受体 2（H_2）拮抗剂和一些炔类单胺氧化酶抑制剂。HNMT 基因定位于人类 2 号染色体，长约 34 kb，含 6 个外显子。HNMT 基因外显子 4 中存在 C314T 的突变，导致 HNMT 的酶活性水平和热稳定性显著下降。白种人中 T134 突变等位基因的频率为 8% ~ 10%，中国汉族人群中为 6%，日本人为 5%。

组胺在变态反应、哮喘、消化性溃疡及一些神经精神性疾病的病理生理中起重要作用，因此 HNMT 的遗传多态性可能与这些疾病的遗传易感性相关。研究表明，314T 突变等位基因与哮喘密切相关，而与精神分裂症、胃溃疡无显著相关。

（四）药物受体和转运体的种类及结构

1. 药物受体的遗传变异

药物受体基因多态性可以影响与之作用的特异性药物的效应。受体基因多态性通常是指人群中一定数量（一般 >1%）的个体发生在受体编码基因或调节基因上的突变，包括点突变、剪接异常和插入/缺失突变等类型。受体基因多态性至少包括基因和蛋白质两个水平上的多态性。受体遗传多态性主要从三个方面来影响药物效应。

（1）受体基因多态性改变受体的稳定性和受体的调节　例如，人 β_2 肾上腺素受体的变异会直接影响对 β_2 受体激动药的敏感性。在 β_2 肾上腺素受体编码区域密码子 16 的多态性（Gly16Arg）中，与 Gly16 纯合子携带者相比较，Arg16 纯合子携带者对 β_2 受体激动药沙丁胺醇的反应分别是 Gly16 纯合子携带者和 Arg16 杂合子的 5.3 和 2.3 倍。

（2）受体多态性变异改变药物与受体的亲和力　受体上存在识别特异性配体的结合域，发生在受体编码区上的多态性突变可以使结合域中的氨基酸发生变异，结果会影响受体与配体结合的亲和力。一旦受体与配体结合的亲和力发生改变，那么不同个体间受体与药物的亲和力也不相同，结果对药物治疗的敏感性就不一样。如胰岛素耐受是糖尿病治疗中经常碰到的棘手问题，而出现这一问题的主要原因就是胰岛素受体、脂联素、抵抗素和肿瘤坏死因子等胰岛素耐受相关因子存在某些降低受体与胰岛素亲和力的多态性变异。

（3）受体之间的相互调节　一个受体所介导的效应可以影响另一个受体的数量和功能，从而影响由后者介导的药物效应。例如，某些细胞内的激素受体的靶基因本身就是受体基因，前者的功能性遗传变异将影响后者的表达。其次，受体多态性往往是多种疾病的重要发病原因，而疾病的功能状态通常会导致某些受体的数量和功能发生变化，产生药物效应的差异。例如，胰岛素受体和过氧化物酶体增殖物激活受体被认为是糖尿病的重要易感因素，而细胞外葡萄糖水平的变化可调节多种受体系统，如高糖能下调抗利尿激素和平滑肌细胞的血管紧张素受体。

2. 转运体的遗传变异

近年来药物转运蛋白的遗传多态性研究备受关注。转运蛋白在调节药物的吸收、分布和排泄中具有非常重要的作用。药物转运蛋白存在于细胞膜上，按其转运的方向不同，可以分为两大类，一类是外排性转运蛋白，主要包括 P - 糖蛋白、多药耐药相关蛋白和乳腺癌耐药蛋白等；另一类是摄取性转运蛋白，如有机阴离子转运多肽、有机阳离子转运体和寡肽转运体等。

（1）P - 糖蛋白（P - glycoprotein，P - gp）是多药耐药（multi - drug resistance，MDR）基因的产物，由 MDR1 基因编码，其基本功能是在 ATP 能量作用下排出细胞内底物，包括胆红素、抗肿瘤药、强心苷、免疫抑制剂、糖皮质激素和 HIV1 型蛋白抑制剂等。在血 - 脑脊液屏障脉络丛中，P - gp 能抑制许多药物在脑中的积蓄，包括地高辛、维依菌素、长春碱、地塞米松、环孢素、多潘立酮和洛哌丁胺等。

编码 P - gp 的基因 MDR1 至少有 48 个单核苷酸多态性，这些多态性的分布存在明显的种族差异性。欧洲人和美国白种人 MDR1 纯合子个体 C 和 T 等位基因频率为 25% 左右，非洲人 TT 等位基因频率为 6%。P - gp 表达的这种差异明显影响药物的处置；不同种族的人群有明显不同的环孢素生物利用度，白种人为 39.6%，黑种人为 30.9%。3435TT 基因型个体中地高辛稳态血浆药物浓度明显高于 3455CC 基因型个体。

（2）多药耐药相关蛋白　多药耐药相关蛋白（multi - drug resistance protein，MRP）基因的变异位点具有种族差异性。到目前为止，共发现 MRP1 基因 SNP 变异位点 81 个、MRP2 基因 41 个、MRP3 基因 30 个、MRP4 基因 230 个、MRP5 基因 76 个、MRP8 基因 102 个和 MRP9 基因 70 个。目前有关 MRP 的功能研究主要集中在肿瘤多药耐药机制和药物处置方面。MRP2 是一种特异性有机离子通道蛋白，主要与铂类、依托泊苷、阿霉素、表柔比星和盐酸米托蒽醌等药物的抗药性和药物转运相关；MRP1 与多种肿瘤如乳腺癌和肺癌等的耐药密切相关。

（3）有机阴离子转运蛋白　有机阴离子转运蛋白（organic anion transport polypeptide，OATP）表达于肝脏、肾脏、脑和肠道等，目前已在人类中发现 9 种单核苷酸多态性。OATP - C 多态性是伊立替康药物反应个体差异的重要原因，对普伐他汀和 SN - 38（伊立替康的活性代谢产物）转运活性也有明显影响。

（五）其他因素的遗传变异

1. 血浆药物结合蛋白的遗传变异

白蛋白是血浆中含量最丰富的蛋白质，它主要结合酸类药物。白蛋白至少有 24 种不同的变异型，当白蛋白发生变异时其与华法林、水杨酸、地西泮的亲和力比正常白蛋白显著降低，但与药物结合能力与正常白蛋白相似。

α‑酸性糖蛋白（orosomucoid，ORM）是血浆内另一种重要的药物结合蛋白，由181个氨基酸组成，有 A、F1、S 三种变异型。ORM 与药物结合存在遗传多态性时，可改变药物与血浆蛋白的结合率，从而影响药物的分布、作用时间和作用强度。对普萘洛尔药代动力学和药效学研究发现，尽管华人与白种人中 β 肾上腺素受体与普萘洛尔的亲和力基本相同，β 肾上腺素受体的数量也基本相似，但白种人血浆中的 ORM 的浓度比华人高25%左右，华人血浆中游离型普萘洛尔药物浓度显著高于白人；同时因 ORM 主要与普萘洛尔左旋分子相结合，导致在相同血浆浓度的外消旋混合体普萘洛尔条件下，华人血浆中游离的普萘洛尔左旋分子显著高于白种人，最终导致华人表现出对普萘洛尔阻滞 β 肾上腺素受体所致的心率抑制效应更敏感，继发导致了由 β 肾上腺素受体介导的肾素活性抑制的种族差异，成为两个种族表现出对普萘洛尔降压效应的差异的最主要原因。

2. 葡萄糖‑6‑磷酸脱氢酶

葡萄糖‑6‑磷酸脱氢酶（glucose‑6‑phosphate dehydrogenase，G‑6‑PD）是一种机体氧化代谢还原酶。据统计全世界 G‑6‑PD 缺陷的人数已超过1亿，然而，不同种族 G‑6‑PD 缺陷的发生频率是不一样的，其中以亚洲地区犹太人发病率最高（>50%），我国广东、广西等地为6%~8%。

目前已知 G‑6‑PD 的变异超过160多种，大致可分为两种，一种表现是 G‑6‑PD 生成正常，但它的降解加快。因此，在初次给药时可发生急性溶血，但连续多次给药仅引起慢性轻度溶血。另一种变异表现为 G‑6‑PD 功能不正常，对新生的和老化的红细胞均有作用，初次给药和连续多次给药均可发生严重溶血现象。使 G‑6‑PD 缺陷患者发生溶血反应的药物有硝基呋喃、伯氨喹、丙磺舒、磺胺类药物、氯喹、氯霉素、奎尼丁、维生素 K 和对氨基水杨酸等。

四、基因多态性对临床用药的影响

随着遗传药理学和药物基因组学的发展，人们逐渐认识到除环境因素外，药物代谢酶、药物转运蛋白和药物作用受体或靶点等药物反应相关蛋白的基因变异是引起药物反应差异的主要原因，其多态性导致了药物治疗中的药效和不良反应的多样性。

（一）抗肿瘤药物

在临床治疗中不同患者对于同样剂量的化学药物的治疗反应和毒性反应存在较大的个体差异，这种差异常伴随患者的遗传因素。肿瘤药物遗传学的研究涉及从人体对肿瘤药物的代谢到肿瘤本身生物特性中各环节基因和蛋白的遗传因素，如药物排泄和转运相关的转运蛋白，药物代谢酶的活化、失活和解毒，DNA 生物合成，细胞分裂相关蛋白基因，凋亡调节因子和细胞因子等。下面介绍与肿瘤化疗相关的一些具有遗传多态性的酶。

1. CYP 450

CYP3A4 酶的活性个体差异大（相差近30倍），是多数抗肿瘤药物化疗效果和毒副反应的个体差异较大的主要原因。参与紫杉醇、依托泊苷、替尼泊苷等抗肿瘤药物代谢的酶有 CYP1A、CYP2D6、CYP2E1、CYP2B1 等。在急性儿童白血病中发现 CYP3A4 1B、CYP3A5 * 3 和 CYP3A * 6 的单核苷酸多态性与疾病的复发和毒性相关，而 CYP3A4 1B 和 CYP3A5 * 3 变异型患者发生外周神经毒性的风险低。另外 CYP450 酶基因多态性与肿瘤易感性也有一定相关性。

2. 谷胱甘肽 S - 转移酶

人体内含有 6 种谷胱甘肽 S - 转移酶（glutathione S - transferases，GST）同工酶，分为三类：碱性 GST，包括 GST2；酸性 GST，包括 GST3 和 GST6；中性 GST，包括 GST1、GST4 和 GST5。

GST 有 4 种表型 GST11、GST12 - 1、GST12 和 GST10，分别是三种等位基因表达的产物，其中 GST10 和 GST1 位点表现为缺失等位基因。GST1 主要参与体内许多疏水性亲电子化合物（致癌物）的去毒代谢，并能在细胞内结合疏水性物质。GST1 的遗传缺陷可能与一些肝脏疾病（如肝炎、肝细胞瘤）和肿瘤（如上消化道和上呼吸道的鳞状细胞癌）的发生率增加有关。GST 已经被用作肿瘤早期诊断的组织化学和血液学参数。人体肝脏内 GST2 具高浓度和低分子量特点，能迅速释放至血浆，并造成细胞损伤。血浆中 GST2 的浓度和血清中 GST 活性比氨基转移酶能更敏感地反映肝脏的损害程度。当人体服用超剂量对乙酰氨基酚或患有爆发性肝炎时，血浆中 GST2 活性的改变能很好地反映急性肝细胞损害的程度。GST3 的表达是反映化学致癌作用的重要指标，肝癌、结肠癌、肺癌、胃癌、肾癌和恶性黑色素瘤的患者 GST3 表达显著增加。临床上已应用 GST3 放射免疫实验作为胃肠恶性肿瘤，包括胃癌、肝癌、结肠癌、胰腺癌、食管癌和胆道癌等的血清学诊断指标。

3. 硫嘌呤甲基转移酶

硫嘌呤甲基转移酶（thiopurine methylatransferase，TPMT）是一种胞质酶，主要催化芳香杂环类巯基化合物的 S - 甲基化反应，广泛分布于人体各种组织器官中，以肝脏和肾脏含量最高，脑组织含量最低。

在多数人群中，TPMT 呈多态分布和种族差异性。在白种人中，TPMT 活性呈三态分布，约有 89% ~ 94% 为高酶活性个体，6% ~ 10% 为中等酶活性个体，0.3% 为低酶活性个体。韩国人 TPMT 活性呈单态分布，中国人则呈二态分布，且中国人的 TPMT 活性明显高于白种人。TPMT 活性除受遗传因素影响外，年龄、性别、肾功能及硫嘌呤类药物或其他因素也可以影响该酶活性。

TPMT 位于人类 9 号染色体，全长 34 kb，包括 10 个外显子。野生型 TPMT 等位基因定义为 TPMT * 1，目前发现至少有 8 个点突变引起 TPMT 酶活性的改变，包括 TPMT * 2、TPMT * 3A、TPMT * 3B、TPMT * 3C、TPMT * 3D、TPMT * 4、TPMT * 5 和 TPMT * 6。TPMT 总突变基因频率在不同种族间差别并不显著，但其等位基因类型在不同种族间存在非常显著的差异，其中 TPMT * 3A 是白种人中最常见的等位突变基因（约占总突变基因的 85.7%），而 TPMT * 3C 则是中国人、日本人、加纳人和美国黑人中最常见的等位突变基因。

TPMT 在硫嘌呤类抗肿瘤药物及免疫抑制剂，如 6 - 巯基嘌呤（MP）、6 - 硫鸟嘌呤（TG）和咪唑硫嘌呤的代谢中起重要作用，其活性水平与药物效应及不良反应密切相关。遗传所致的 TPMT 缺陷的患者在使用常规剂量的 MP、TG 和咪唑硫嘌呤时，具有产生严重造血系统毒性的高度危险性，因此 TPMT 遗传多态性对指导临床用药意义重大。

4. P – 糖蛋白和多药耐药蛋白

它们都属于 ABC（ATP – binding cassette，ABC）家族中的成员。这些外排性药物转运体活性可以影响化疗药物在肿瘤细胞内的有效浓度，从而影响化疗效果。多药耐药蛋白是一种特异性有机离子通道蛋白，它与依托泊苷、阿霉素、表柔比星及铂类等药物的抗药性和药物转运相关。除此之外，与肿瘤化疗效果和毒性反应相关的转运体还有叶酸转运体和核酸转运体。

5. 胸苷酸合成酶

胸苷酸合成酶（thymidylate synthetase，TS）是 DNA 合成中的关键酶，存在显著的个体差异。肿瘤组织中 TS 基因和 TS 蛋白表达直接与肿瘤化疗反应相关。TS 基因 5′非翻译区域 28 bp 序列的重复序列个数以及多态性与 TS 基因表达水平和酶活性显著相关，如具有 2 个重复序列的患者 TS 水平低于 3 个重复序列的患者。肿瘤组织中 TS 基因的重复序列个数有助于预测大肠癌、卵巢癌患者对氟尿嘧啶类制剂的反应。此外，亚甲基四氢叶酸还原酶、细胞分裂、纺锤体形成的相关基因的遗传因素均可能影响抗肿瘤药物的疗效和预后反应。

6. 表皮生长因子受体

研究表明，吉非替尼（易瑞沙）对于表皮生长因子基因发生突变的肺癌患者具有特别显著的治疗效果；人类表皮生长因子受体 2 的表达情况对单克隆抗体药物赫赛汀的化疗效果至关重要。

总之，肿瘤药物遗传学的临床应用在于利用易于获取的标本来源进行常规基因检测，如肿瘤活检标本和血液标本，确定肿瘤患者与药物效应相关的基因型，来预测肿瘤化疗的效应与毒性，从而提高肿瘤化疗的效果。因此，肿瘤药物遗传学的临床应用除了肿瘤的化学治疗外，还涉及肿瘤临床诊断以及预后评估。

（二）心血管药物

心血管系统疾病包括原发性高血压、动脉粥样硬化、冠心病、高脂血症、心肌病、心律失常和心功能不全等，这些疾病彼此间相互影响，在临床表现上常为多种疾病共同存在。已发现数十种基因多态性在一定程度上影响心血管疾病的发生发展。

1. 心血管疾病与基因多态性

（1）参与脂质代谢的基因多态性

① 载脂蛋白 E　载脂蛋白 E（apolipoprotein，ApoE）参与乳糜微粒、极低密度脂蛋白的组成，与细胞膜上特异受体结合，参与脂蛋白的代谢。目前发现的 ApoE 基因多态性有 $\varepsilon2$ 等位基因使编码 ApoE 蛋白的第 158 位氨基酸由精氨酸变为半胱氨酸以及 $\varepsilon4$ 等位基因使编码 ApoE 蛋白的第 112 位氨基酸由半胱氨酸变成精氨酸，两种突变的发生频率存在种族差异。研究表明，$\varepsilon4$ 等位基因携带者血浆总胆固醇和低密度脂蛋白胆固醇的浓度升高，易发生高脂血症和冠状动脉粥样硬化。相反，$\varepsilon2$ 等位基因通过增加血清中高密度脂蛋白的浓度，降低患冠状动脉粥样硬化的危险性，是一个保护性的等位基因。

② 脂蛋白脂肪酶　脂蛋白脂肪酶（lipoprotein lipase，LPL）是一种参与脂质和脂蛋白代谢的关键酶。有关 LPL 的 SNP 有：Asp9Asn、Asn291Ser、Trp86Arg、Gly188Glu、

Pro207Leu、Asp250Asn、Ser447Ter 等。其中，Ser447Ter 是由于 LPL 基因第 9 个外显子第 1595 位碱基发生 C 到 G 的突变，使第 447 位密码子发生终止突变，突变性 G 等位基因携带者血浆三酰甘油浓度降低，而高密度脂蛋白的含量升高；高三酰甘油血症患者和冠心病患者中 G 的发生频率低。突变型 H 等位基因与血浆中胆固醇水平和低三酰甘油水平有关，可降低患冠心病的危险性。

③ 低密度脂蛋白 低密度脂蛋白（low density lipoptotein，LDL）与受体结合后可抑制内源性胆固醇的合成。LDL 受体基因大约存在 56 种突变。家族性高胆固醇血症是由于 LDL 受体发生突变，LDL 不能与缺陷性受体结合，导致血清胆固醇水平提高，这些纯合子个体往往在 20 岁之前就死于冠心病。

④ 胆固醇酯转移蛋白 胆固醇酯转移蛋白（cholesterol ester transfer protein，CETP）作用是将胆固醇酯从 HDL 和 LDL 转移至极低密度脂蛋白。目前已发现多个突变都可导致 CEPT 活性的缺乏和高脂蛋白血症，且突变等位基因在不同种族的人群中发生率都比较高。如 Taq I 是第一个内含子的第 227 位碱基发生沉默突变致该位点形成 Taq I 酶切位点，包括野生型等位基因 B1 和突变型 B2。CEPT 基因型患者的降脂疗效显著高于 B2B2 基因型患者，B1B2 基因型患者的疗效介于 B1B1 和 B2B2 基因型之间。该多态性可预测非糖尿病慢性心衰患者应用普伐他汀延迟动脉粥样硬化发展的疗效。

（2）肾素－血管紧张素－醛固酮系统 血管紧张素原基因、血管紧张素转化酶基因和血管紧张素 II 受体 AT_1 亚型基因的多态性与高血压病、动脉粥样硬化、冠心病等疾病的发生与发展有关。

① 血管紧张素转化酶基因多态性 血管紧张素转化酶（angiotensin converting enzyme，ACE）基因第 16 个内含子含 287 bp 的 DNA 片段的插入或缺失与心血管疾病的发生有关的其他基因的多态性呈不平衡连锁，因而起到遗传标志的作用。

携带血管紧张素原 T235 等位基因的高血压病患者应用血管紧张素转化酶抑制剂如卡托普利、依那普利、培多普利后，舒张压和收缩压下降更明显。ACE 基因插入突变纯合子基因型心衰患者应用卡托普利的降压效果更好；缺失突变纯合子基因型高血压患者长期应用依那普利后，左心室肥大的逆转程度和舒张期充盈的改善情况更明显。

② 血管紧张素 II 受体基因多态性 血管紧张素 II 受体（angiotensin receptor，AT）亚型 AT_1 受体 3′ 端非翻译区的单碱基突变导致 mRNA 第 1166 位的碱基发生 A 到 C 突变。C 等位基因可增加冠状动脉疾病的严重程度。A1166C 多态性还可改变 ACE∗D 等位基因与心肌梗死危险性的关系，C 等位基因的携带者可增加 ACE∗D 等位基因携带者患心肌梗死的危险性。饮食中盐摄入量的变化所导致的血压变化也与血管紧张素原基因和血管紧张素原转化酶基因多态性有关。AT_1 受体 A1166G 多态性可影响氯沙坦的降血压效应，表现为携带 C 等位基因的健康受试者应用氯沙坦 2 小时或 4 小时后平均动脉压显著下降，且降低的程度高于野生型纯合子 AA 基因型携带者。肾素－血管紧张素（renin－angiotensin system，RAS）系统的遗传多态性可以在一定程度上预测某些心血管疾病用药的疗效。

③ β 肾上腺素受体基因 β_1 肾上腺素受体基因第 145 个核苷酸发生 SNP，致受体蛋白第 49 位的丝氨酸被甘氨酸取代。携带 Ser49 基因的充血性心衰患者的死亡率和住院率明显升高，纯合 Ser49 型受体患者发生死亡和心脏移植的相对危险度为纯合 Gly49

型受体患者的 2.3 倍。Gly49 型受体为心脏功能的保护因子，Ser49Gly 多态性发生在该受体的氨基端，可通过影响该受体的功能发挥心肌保护作用。

Arg16Gly 多态性是由于 β_2 肾上腺素能受体编码区第 46 位发生 A 到 G 突变，致受体蛋白第 16 位精氨酸被甘氨酸替代。Gly 型受体可促进 β_2 受体激动药所致的 β_2 受体下调，削弱儿茶酚胺的舒血管反应。

2. 遗传多态性与心血管疾病药物疗效的关系

心血管疾病患者不仅对药物疗效有差异，同时机体对药物耐受性也有差异。高血压病患者应用每种降压药后都只有 50% 左右患者的舒张压恢复正常，有 10% ~ 20% 的患者甚至在应用降压药后血压反而升高。造成这种药物反应差异的因素是多方面的，其中影响药物体内处置的蛋白或药物作用靶点蛋白的质或量的改变，是导致药物耐受性个体差异的重要原因。目前认为，多种编码药物代谢酶或药物作用靶点蛋白基因的 SNP 可引起心血管药物代谢和药物反应的个体差异。

（1）**药物代谢酶的遗传多态性** 抗心律失常药氟尼卡和普罗帕酮主要经 CYP2D6 代谢，PM 患者应用阿普洛尔时 β 受体阻滞效应比酶活性正常患者显著增加。降压药肼屈嗪主要经肝脏 N - 乙酰转移酶代谢灭活，慢乙酰化者由于药物的代谢减慢，因而容易产生抗核抗体和全身性红斑狼疮样综合征。当儿茶酚胺氧位甲基转移酶发生突变时，慢甲基化患者应用较低剂量的甲基多巴即可达到控制血压的目的。

（2）**药物作用靶点的遗传多态性** 药物作用靶点的多态性可明显影响药物的疗效，例如胆固醇脂转移蛋白多态性可显著的影响降脂药普伐他汀的疗效；RAS 基因多态性与血管紧张素转化酶抑制剂卡托普利、依那普利、培哚普利和赖诺普利的降压效果显著相关；β 受体基因多态性与美托洛尔的降压效果显著相关等。

（3）**心血管药物代谢和效应的差异** CYP2D6 弱代谢者因不能有效氧化代谢美托洛尔、丁呋洛尔和噻吗洛尔等药物而导致血药浓度增高、半衰期延长和药物作用增强。由于 CYP2D6 缺失发生率因人种而异，这些药物在不同人种的患者中应用时，其效应会因强代谢者和弱代谢者的不同发生率而出现种族差异。相同浓度的美托洛尔在黑人中引起的 β 受体阻断效应明显高于白人，而华人对 β 受体阻断药相对敏感，因此在治疗高血压和心律失常时普萘洛尔使用剂量要相对偏低。总的来说，进行抗高血压治疗时，黑种人对利尿药和钙通道阻断药的反应性高于白种人，而对 β 受体阻断药和血管紧张素转换酶抑制药的反应性低于白种人。因此，在治疗心血管疾病时要充分考虑到种族差异对药物疗效的影响。

3. 抗血小板药物与基因多态性

血小板的激活和聚集在心血管疾病形成过程中起到核心作用。抗血小板药物能够预防或者逆反血小板聚集，有助于减少心脑血管不良事件的发生，在冠心病、栓塞性中风和糖尿病等重大疾病中得到了越来越广泛的应用。在临床上应用较为广泛的抗血小板药主要有六类。①血栓素 A2 抑制药：阿司匹林（ASA）；②磷酸二酯酶抑制药：双嘧达莫、西洛他唑；③ADP 受体阻断药：氯吡格雷（波立维）、噻氯匹定（抵克力得）、帕拉格雷；④P2Y12 受体阻断药：替卡瑞洛、康格瑞洛、依诺格雷；⑤糖蛋白（GP）Ⅱb／Ⅲa 受体阻断药（GPI）：阿昔单抗、依替巴肽、替罗非班、拉米非班等；⑥PAR - 1（激活蛋白酶受体 - 1）抑制药；⑦前列腺素衍生物：前列地尔、贝前列素。

许多涉及抗血小板药物的吸收、代谢和转运以及血小板表面受体相关基因的遗传多态不断被发现。

（1）COX 的遗传多态　血小板环氧化酶 COX－1 基因具有遗传多态性，导致阿司匹林不能使 530 位的丝氨酸残基乙酰化，从而产生阿司匹林反应性变异。COX－1 682 A＞G 突变在一般人群的突变率为 10%，能够影响 COX－1 的表达。健康人群服用阿司匹林前后，COX－150C＞T 突变与血栓素 B2 水平密切相关。在服用阿司匹林的患者中，COX－1 的基因突变能够对花生四烯酸诱导的血小板聚集和血栓形成产生影响。研究还发现，服用阿司匹林后，具有 COX－2 G765C 突变的患者，血栓素 B2 水平的降低明显减少。COX－2 的突变 G765C 与阿司匹林抵抗有关。

（2）CYP450 酶的遗传多态　氯吡格雷为第二代 ADP 受体阻断药，其本身不具有抗血小板活性，需经过肝脏内细胞色素 P450（CYP）3A4、3A5 和 2C19 氧化才能成为有活性的抗血小板物质。氯吡格雷发生反应性变异的原因是多方面的。遗传因素方面，氯吡格雷抗血小板强度与肝脏细胞 CYP3A4 活性相关，CYP3A4 的突变能够降低患者对氯吡格雷的反应，与氯吡格雷抵抗有关。CYP2C19 活性的减少或缺失可以明显降低人体对氯吡格雷的反应性。带有 CYP2C19 * 2 的个体与野生型的个体相比，服用负荷剂量或是维持剂量的氯吡格雷后，氯吡格雷的血药浓度升高，其活性代谢产物的浓度降低，血小板的反应性增强，氯吡格雷的抗血小板疗效降低。在服用氯吡格雷的急性冠心病患者中，CYP2C19 的活性缺陷与心肌梗死、支架内血栓形成等反复发作的冠状动脉血栓性事件的高发生率密切相关。CYP2C19 活性缺陷在亚洲人、高加索人和非洲人中的发生频率有很大差别，提示氯吡格雷的疗效具有种族性差异。但是 CYP2C19 * 17 对氯吡格雷药代动力学和药效学没有影响，CYP2C19 基因变异对普拉格雷的药代动力学和药效学没有影响。另外一些研究显示，携带 CYP2C19 * 17 基因型能够增加 CYP2C19 的酶活性，减少心血管事件的发生率。

（3）P－糖蛋白的遗传多态　研究表明，MDR1 C3435T 突变的个体对氯吡格雷的吸收明显减少，因此氯吡格雷的活性产物生成减少。有研究表明，携带两个 MDR1 变异等位基因（3435 TT）的患者比携带 MDR1 野生型基因型（3435 CC）患者的心血管事件发生率高。MDR1 C1236T 不同基因型患者在服用氯吡格雷后疗效有差别。

（4）P2Y$_1$ 和 P2Y$_{12}$ 受体的遗传多态　与抗血小板药物疗效关系较为密切的 ADP 受体有 P2Y$_1$ 和 P2Y$_{12}$ 受体。具有 P2Y$_1$ 893CC 基因型的中国健康受试者服用阿司匹林后的抗血小板疗效降低。P2Y$_{12}$ 基因有 2 个单倍型，H1 和 H2。与野生型相比，H2 单倍型的血小板反应性明显升高，患动脉粥样硬化、冠心病和外周动脉疾病的风险升高。

（5）糖蛋白 Ⅱb／Ⅲa 受体的遗传多态性　GP Ⅱb／Ⅲa 受体具有较高的遗传多态性，研究较多的是位于 GP Ⅲa 的 plA 突变造成 Pro33Leu 的氨基酸改变。plA2 携带者的血小板反应性增强，血小板的抑制效应明显减弱。当用 GP Ⅱb／Ⅲa 受体拮抗剂进行治疗时，plA2 携带者的临床疗效较差，支架内再狭窄的发生率较高。但是，也有相关研究显示 plA 突变与血小板抑制有关，plA2 携带者应用奥波非班治疗的疗效较差。

（三）抗精神病药物

精神分裂症存在种族和遗传的异质性，是一种多基因疾病。CYP450 多种同工酶参与精神病药物的代谢。传统的精神病药物一般为多巴胺受体阻断药，而非传统精神病药物是 5 - 羟色胺受体阻断药。如果编码多巴胺受体和 5 - 羟色胺受体蛋白的基因发生变异，则这些酶和受体的表达量或活性发生改变，从而影响药物与受体的结合能力以及药物的血药浓度，最终不同程度的影响抗精神病药物的疗效以及毒副作用。

1. 药物代谢酶的遗传变异

药物的清除率、稳态血药浓度和生物转化在个体之间具有很大差异，造成这种差异的原因包括编码这些酶的基因缺失或等位基因突变。参与大多数抗精神病药物药物代谢酶主要包括 CYP1A2、CYP2C19 和 CYP2D6。

（1）CYP1A2　大部分三环类抗抑郁药由 CYP1A2 去甲基化而代谢。氯氮平和奥氮平可完全或部分被 CYP1A2 酶代谢，故 CYP1A2 阻滞药氟伏沙明可以提高氯氮平和奥氮平的血药浓度；CYP1A2 诱导剂卡马西平能诱导 CYP3A4 的活性，降低奥氮平及氯氮平药物浓度。CYP1A2 的 C734A 基因多态性可能与抗精神病药物所导致的迟发性运动功能障碍有关。

（2）CYP1C19　大多数抗精神病药物如地西泮、丙米嗪、去甲西泮、阿米替林、氯米帕明、西酞普兰等药物均由 CYP1C19 所介导。CYP1C19 基因多态性对酶活性的影响显示基因剂量效应，表现为野生型纯合子高于野生型杂合子，更高于突变等位基因纯合子。CYP1C19 多态性直接影响这些药物在体内的代谢，从而导致药效及毒副作用的个体及种族差异。

（3）CYP2D6　CYP2D6 可代谢多种不同种类的抗精神病药物，如氟哌啶醇、硫利达嗪、三环类抗抑郁药阿米替林、丙米嗪、氯米帕明、地昔帕明、去甲替林等，阿米夫胺、溴法罗明、马普替林、帕罗西汀、托莫西汀等。三环类或非三环类抗抑郁药的不良反应均与 CYP2D6 的活性降低有关，这种基因变异的发生频度是健康人的 2 倍。不良反应的发生可能是因为患者体内 CYP2D6 酶活性较低，对药物代谢力差，血药浓度较高所造成的。因此，在应用治疗窗窄、毒性较大的心血管药物和三环类抗抑郁药时，应充分考虑患者药物代谢能力的个人差异。开展 CYP2D6 变异基因诊断及酶活性测定，减少 PM 的用药剂量和延长给药间隔时间，可避免酶缺陷而引起的不良反应。

2. 药物作用靶点的遗传变异

（1）多巴胺受体　多巴胺（dopamine receptor，DA）受体属于 G 蛋白偶联受体超家族。DA 受体可分为 $D_1 \sim D_5$ 共 5 种亚型。D_1 样受体活化能使腺苷酸环化酶的活性增加，细胞内 cAMP 水平升高；D_2 样受体兴奋则抑制腺苷酸环化酶的活性，细胞内 cAMP 水平下降。人类 D_1、D_2、D_3、D_4 和 D_5 受体均具有遗传多态性。D_2、D_3 受体多态性与药物的早期治疗反应、迟发型运动障碍（tardive dyskinesia，TD）及紧张症状有关。D_3 受体中丝氨酸和甘氨酸置换多态性可能与 TD 的发生有关，与精神分裂症、酗酒和双向情感障碍性疾病的发病无关。D_4 受体基因可发生碱基重复多态性变异，该多态性变异对精神分裂症的遗传易感性的作用不大，与双向情感障碍性疾病的发病无关，而且也不能反映氯氮平对精神分裂症患者治疗效应所产生的个人差异，但这种多态性与阿片依赖性、酗酒以及强迫症的发生有一定关系。

（2）5 - 羟色胺受体

精神分裂症可能与 5 - 羟色胺（5 - HT）受体的代谢障碍有关，$5 - HT_{2A}$、$5 - HT_{2C}$ 和 5 - HT 受体基因多态性影响氯氮平或奥氮平的治疗反应。精神分裂症患者中 $5 - HT_2$

受体 G649 突变等位基因频率显著高于健康人，说明 A649G 多态性可能与精神分裂症的遗传易感性相关。氯氮平所致的嗜酸性粒细胞缺乏症是由于氯氮平激活了 $5-HT_4$ 受体，因此氯氮平所引起的这种不良反应可能与 $5-HT_4$ 受体基因变异有关。

（四）质子泵抑制剂

自 1987 年第一个质子泵抑制剂（proton - pump inhibitor，PPI）奥美拉唑在瑞士上市以来，已有多个同类药物相继投入临床应用，代谢酶的基因多态性常影响此类药物的药代动力学特征。PPI 在肝脏中不同程度地被 CYP450 同工酶代谢，主要为 CYP2C19 和 CYP3A4。CYP3A4 酶底物众多，在人类肝脏中的表达个体差异高达 20～40 倍，CYP2C19 基因多态性是影响 PPI 人体药动学和治疗酸相关疾病疗效的一个重要因素。

根据 CYP2C19 代谢底物的速度快慢，可分为四种代谢类型：超快代谢者（URM，CYP2C19 * 17），纯合子强代谢者（HomEM），杂合子强代谢者（HetEM）以及弱代谢者（PM）。奥美拉唑的代谢很大程度上取决于 CYP2C19 的基因型，临床人体药代试验单剂量口服和静脉给药后，其在 HomEM、HetEM 及 PM 的 AUC 比值分别为 1∶2.7∶9.0 及 1∶1.7∶4.3。连续给药也发现类似的 AUC 比值，但是 AUC 比值有所下降。奥美拉唑是肝药酶抑制剂，多次给药后，其半衰期显著延长，而总清除率 CL 显著下降。兰索拉唑 PM 的 AUC 是 HomEM 的 4.4 倍。泮托拉唑的 AUC 和 $t_{1/2}$ 在 PM 显著大于 EM，CL 在 PM 显著小于 EM。然而，老年 Em 体内的 CYP2C19 酶活性存在极大差异，且老年 EM 与 PM 酶活性间的差异也没有年轻人的显著。因此，老年人的 CYP2C19 的基因型不能简单地分为 EM 和 PM。

艾普拉唑的体外试验和代谢研究结果提示 CYP3A4 参与其代谢。健康受试者连续 5 天每天一次口服艾普拉唑 40 mg，CYP3A4 的特异性底物咪达唑仑常用剂量下的血药浓度升高 31%～41%，提示艾普拉唑为 CYP3A4 酶的弱抑制剂。

近来，新发现一种超快代谢的基因突变类型 CYP2C19 * 17，在 CYP2C19 的 DNA 序列 5′端区域有两个突变位点 -806C > T 和 -3402C > T。-806C > T 能特异性结合核蛋白，介导基因转录及酶大量表达，导致 CYP2C19 酶活性提高，表现为超快代谢。CYP2C19 * 17 同样有种族差异，瑞典人和黑人突变频率均为 18%，中国人只有 4%。临床研究中奥美拉唑 URM 的 AUC 值比 HomEM 低 35%～40%，酸相关疾病治疗中 URM 需要较大用药剂量。

（五）抗移植药物

个体基因的多态性常导致长期服用免疫抑制剂后，患者个体间存在疗效的巨大差异。这种个体差异相关的基因多态性主要分为药动学和药效学相关基因多态性。

1. 药动学相关基因

免疫抑制剂的体内吸收过程受 P - 糖蛋白（P - gp）调节。P - gp 调节多种药物，包括环孢素（cyclosporineA，CsA）和他克莫司（tacrolimus，FK506）的吸收、分布、代谢和排泄，从而影响药物疗效。P - gp 与多种药物的肠道吸收和胆道排泄有关。P - gp 由 MDR - 1 编码，其中位于 26 号外显子的 C3435T 和位于 21 号外显子的 G2677［A/T］是目前研究最多的与药物代谢相关的基因多态性位点。

P - gp 与 CYP3A 酶系具有协同作用，二者都可减少药物的小肠吸收，而且有许多共同的底物分布于小肠中（P - gp 在小肠远段较为丰富，而 CYP3A 酶系主要分布于小肠近段）。P - gp 主要分布于消化道黏膜细胞顶部细胞膜，而 CYP3A 酶系主要分布于黏膜细胞内质网。活化的 P-gp 不断将进入肠道黏膜细胞的药物转运至肠腔，延缓药物进入血液循环，使其可以更多地与肠道黏膜细胞内的 CYP3A4 酶接触，增加代谢，减少药物吸收。两种系统的基因表达存在相互影响，MDR-1 基因的 C3435T 多态性显著地影响肠道 CYP3A4 mRNA 表达水平。

MDR-1 基因多态性对 P-gp 的表达与功能以及钙调磷酸酶（calcineurin）抑制剂代谢有影响。肝移植受者 MDR-1 表达与 FK506 的药代动力学和药效动力学特点相关，G2677［A/T］对于心脏移植受者 FK506 血药浓度，C3435T SNP 对于肾移植受者 FK506 血药浓度都有不同程度的影响。

在 MDR-1 已知的 SNP 中，C3435T 基因多态性位点最为重要。MDR-1 基因外显子 12、21、26 的基因变异与 P-gp 的功能变化有关系。C3435T 和 G2677［A/T］等位基因之间存在明显联系。

编码 CYP3A4/5 酶和 P-gp 的基因表现高度多态性，不同的基因型对免疫抑制剂的代谢过程和疗效具有重要影响。CYP3A4 和 CYP3A5 细胞色素 P450 酶中的 CYP3A4 和 CYP3A5 调节 CsA 和 FK506 的体内代谢过程。细胞色素 P450 酶系对 CsA 和 FK506 的催化反应在个体间药物代谢的异质性更多的来源于 CYP3A5 酶的不同表达。CYP3A5 * 1 基因型影响 CYP3A5 酶的表达水平，同时参与 CYP3A4 和 CYP3A5 酶的协同调节过程。除此之外，假基因 CYP3AP1 与 CYP3A5 高度连锁，其 44A/G 位点多态性也影响 CYP3A5 的表达和活性。

细胞色素 P450 酶系相关基因中有部分不编码表达产物的假基因，如 CYP4503AP1 可以通过调节其他代谢酶的表达与功能而影响钙调磷酸酶抑制剂的代谢。位于 CYP4503AP1-44 位点的基因多态性与 CYP3A5 * 1 之间存在连锁不平衡，会导致 CYP3A5 酶的表达出现明显变化。在接受 FK506 治疗的特发性膜性肾病和肾移植受者中 CYP3AP1 A/G 多态性与 FK506 的血药浓度相关，AG 和 GG 基因型个体 CYP3A5 活性较高，FK506 体内代谢较快，血药浓度较低；而 AA 纯合子 CYP3A5 的表达水平较低，主要依靠 CYP3A4 完成药物代谢，服药后 FK506 血药浓度较高。

（1）环孢素和他克莫司　环孢素和他克莫司均属于钙调磷酸酶抑制剂，但均通过细胞色素 P450 酶系和 P-gp 进行代谢和转运，作用的靶点也相似。CYP3A5 的突变型基因 CYP3A5 * 3 能够导致体内代谢酶表达下降，从而导致 FK506 血药浓度的升高，以及较低的持续给药剂量需求。CYP3A5 基因多态性与肾移植患者长期使用他克莫司的疗效以及使用 FK506 后引起的药物相关性肾毒性之间存在着一定联系。因此，根据 CYP3A5 的基因型可优化 FK506 的临床给药剂量。

CYP3A4 * 18B 基因多态性与 CsA 药动学明显相关，CYP3A4 * 18B 基因突变可能会提高中国肾移植患者 CYP3A4 酶活性。而 CYP3A5 * 3 基因多态性与术后服用 CsA 患者的初始血药浓度（C_0）没有显著相关性。肾移植术后 CYP3A5-CYP3AP1 连锁基因型 * 1 * 1 * 1 * 1 的表达者比 * 1 * 3 * 1 * 3 型和 * 3 * 3 * 3 * 3 型表达者需要更高剂量的 CsA。因此，检测 CYP3A5-CYP3AP1 连锁基因型可能会对 CsA 的使用剂量和降低排斥反应有积极的影响。MDR1 外显子 26 的 C3435T 多态性是移植受者术后 CsA 的全血谷浓度/剂量（C/D）比值的一个重要影响因素，以此可以用来预测术后达到目标浓度（C_2）所需的 CsA 剂量。

FK506 的体内吸收过程受 P–gp 活性的影响，而 MDR1 的 SNP 又影响着 P–gp 的活性。MDR1 外显子 26 的 C3435T 多态性与 FK506 的 C/D 值呈显著相关性，CC 野生型表达者的 C/D 值要低于（C/T）3435、（T/T）3435 突变型表达者。

与 CsA 不同，CYP3A5 基因多态性与 FK506 药动学之间却有着明确且显著的相关性。肝移植术后 2 周及 1 月内 *3/*3 基因型患者需要的剂量最小，而血药浓度/剂量比值明显高于 *1/*1 型患者。CYP3A5 基因 *3 多态性与 FK506 血药浓度/剂量比具有显著相关性，*1/*1 和 *1/*3 型的患者拟取得相似的血药浓度要比 *3/*3 型患者服用更高剂量的 FK506，CYP3A5*1 携带者较 CYP3A5*3 携带者需要更高的剂量才能达到有效的血药浓度。

（2）西罗莫司和依维莫司 作为 FK506 的结构类似物，西罗莫司（sirolimus，SRL）为 T 细胞活化和增殖抑制剂，具有较 CsA 和 FK506 更强的免疫抑制作用。肾移植患者的 CYP3A5*3 基因型也是术后 SRL 能否快速达到有效血药浓度的决定因素之一。CYP3A5*3 多态性显著影响该药的表观口服清除率，CYP3A5 不表达者的平均口服清除率只有表达者的一半。所以认为对肾移植患者进行早期的 CYP3A5*3 多态性分型将有助于更合理地进行术后 SRL 用药。

依维莫司（everolimus）和 SRL 是结构相似并以相同模式发挥药理作用的药物，都抑制细胞循环中的激酶，从而在钙调磷酸酶抑制剂作用位点的下游抑制细胞循环周期。在代谢方面，SRL 和依维莫司都是 CYP3A 酶系和 P–gp 的底物，因此有可能受调节这些蛋白表达水平的基因多态性影响。

SRL 的谷浓度与 CYP3A5 的基因型有着密切的联系。CYP3A5*1 型的患者其药物浓度与剂量比值较低，对应的也就需要更大药物剂量来达到有效的药物谷浓度。但是在 SRL 和 CsA 或 FK506 联用的肾移植患者中，并没有发现 CYP3A5 基因型与 SRL 药动学之间的相关性。

（3）硫唑嘌呤 对于肾移植患者使用硫唑嘌呤（Aza）或霉酚酸酯具有类似的功效。巯基嘌呤甲基转移酶（thiopurine S–methyl–transferase，TPMT）作为硫唑嘌呤的主要代谢酶。TPMT 的基因遗传缺失的发生率大概是 1/300，其中 11% 是非功能性杂合子而表现为酶活力的下降。因此，不建议对 TPMT 缺失的患者给予硫唑嘌呤治疗。TPMT 的突变还可能与心脏或肾移植患者接受常规剂量硫唑嘌呤后产生的骨髓毒性具有相关性。硫唑嘌呤可导致 TPMT 基因变异的肾移植患者产生致命性的骨髓抑制。

（4）霉酚酸 霉酚酸（MPA）主要是在肝脏内被代谢为 7–O–葡糖苷酸（MPAG），然后通过尿苷二磷酸–葡萄糖醛酸转移酶（UGT）的催化代谢为酰基葡糖苷酸（AcMPAG），在肝肠循环中经过去糖基化以 MPA 的形式重新吸收。已鉴定出 16 种人类 UGT。UGT1A8 和 UGT1A9 是参与 MPAG 形成的主要酶，而 UGT2B7 和 UGT1A8 则参与了 AcMPAG 的形成。这些基因中都存在着多个 SNP 位点。UGT1A8 和 UGT2B7 基因的 SNP 在体外能影响葡萄糖醛化的活性，但对于肾移植患者体内 MPA 的药动学却没有任何影响。MPA 的代谢产物 MPAG 主要是在多药耐药蛋白 2（MRP–2）作用下，通过胆汁排泄。MRP–2 蛋白的编码基因位于染色体的 10q24 位点，其中也包含有一个多态性的基因（MRP–2/ABCC2）。

（5）吗替麦考酚酯 吗替麦考酚酯（mycophenolate mofetil，MMF）口服后迅速被肠道吸收，在体内转化成麦考酚酸（MPA）发挥其药效，在肝内通过葡萄糖醛酸转移酶（主要是 UGT1A9）代谢成 MPA 的酚化葡萄糖苷酸（MPAG）而失去药理活性。MPA 还可被转化成酰基葡萄糖苷酸代谢物，被认为是引起腹泻和白细胞减少等 MMF 相关性副反应的主要代谢产物，而这个过程主要是由 UGT2B7 催化完成的。MPAG 由有机阴离子转运多肽（基因 SLCO）、MRP 2、P－gp（ABCB1）等排泄。

不同个体 MMF 药物用药量和代谢率的不同主要与 UGT 的遗传多态性有关。目前已发现了 3 种与 MPA 代谢有关的 UGT 异构体：UGT1A8、UGT1A9 和 UGT1A10，在胃肠道、肝脏和肾脏中均有表达。肾移植患者 UGT1A9 基因启动子区 C－440T/T－331C 的 SNP 对 MPA 药动学有显著影响。

2. 药效学相关的基因

尽管免疫抑制剂的血药浓度处于正常的治疗范围内，但有时也会引起急性的器官排异及药物相关的毒性表现。这是由于药物与作用靶标结合后不完全的或异常的细胞内效应所导致的。这些效应归结于特异的遗传基因变异。正是由于基因多态性的存在最终导致了药物靶标蛋白结构和功能的改变。然而，目前关于基因多态性在影响免疫抑制剂药效学方面的研究还很有限，主要集中在对钙调磷酸酶、次黄嘌呤核苷酸脱氢酶（IMPDH）、哺乳动物雷帕霉素靶蛋白（mTOR）及其下游信号通路的研究。

（1）钙调磷酸酶 作为 CsA 和 FK506 最终作用的靶蛋白，钙调磷酸酶是一种钙/钙调素依赖性的磷酸酶，它在 T 细胞的活化中起着关键的作用。钙调磷酸酶是一个由相对分子质量为 61 000 的 A 亚基和相对分子质量为 19 000 的 B 亚基组成的异二聚体。A 亚基为催化亚基，可与钙调素结合；B 亚基为调节亚基，可与钙离子结合。人类体内主要由 4 个基因来完成这些亚基的编码，这些基因的突变将会影响钙调磷酸酶抑制药对 T 淋巴细胞上钙调磷酸酶的抑制作用，而最终导致宿主对移植物的免疫反应。在对酵母细胞和小鼠基因变异的研究中，最早报道了由于钙调磷酸酶基因的改变导致了 T 细胞对 CsA 的抵抗。在随后对人类的相关研究中，很多的研究结果认为钙调磷酸酶基因的变异不仅与疾病本身密切相关，也直接影响移植的预后。

（2）IMPDH IMPDH 是鸟嘌呤核苷酸合成过程中的关键性酶，也是 MPA 的药理作用靶点。IMPDH 有 2 种异构体形式，其中在氨基酸水平约有 85% 的结构是相同的。I型 IMPDH（IMPDH1）在所有组织中都有表达，而 II 型 IMPDH（IMPDH2）通常并不表达，只有当 T 细胞活化或长期使用 MMF 之后才能促使其分泌。在 IMPDH 1 中有 17 个等位基因存在变异，其中有 2 个与移植术后 1 年内急性排异发生率上升密切相关。IMPDH 2 也有 9 个变异的基因。因此 IMPDH 基因的功能性变异可能会导致移植患者对 MPA 效应的差异。对使用 MMF 后表现出相关的血液系统和消化系统副反应的肝移植患者，其外周血单核细胞中的 IMPDH2 表达明显要高于未表现出 MMF 相关毒性的肝移植患者。

（3）mTOR 信号途径 mTOR 抑制剂，如西罗莫司和依维莫司，主要是通过与 T 淋巴细胞上的免疫亲和 FKBP（FK506 结合蛋白，FK506 binding protein）蛋白家庭相结合，并进一步抑制 mTOR 酶及其下游的 P70S6 酶，从而发挥其免疫抑制作用。在对酵母菌和细菌的体外研究中发现，编码 mTOR 信号通路中相关蛋白基因的突变将会影响通路对 mTOR 抑制剂的敏感性。

3. 供体的基因型

目前有关遗传基因多态性对免疫抑制剂疗效的研究主要集中在移植受体上，而器官移植其实是供体和受体之间相互影响的一个过程。供体的器官可能由于其本身基因型的原因而对免疫抑制药物表现出一种独特的代谢功能，这将最终影响宿主对免疫抑制药物的效应。在活体肝脏移植中，供体的 CYP3A5 * 3 基因型与移植受体 FK506 血药浓度波谷值的升高密切相关。而当肝脏的供体和受体具有相同的 CYP3A5 * 3 基因型时，则表现出一种累积的剂量效应，这导致了 FK506 血药浓度的进一步升高。供体的 CYP3A5 基因型和受体的 ABCB1（C3435T）基因型对于 FK506 的血药浓度也会产生严重的影响。

供体的基因型还会影响受体对免疫抑制剂产生肾毒性的危险性。在肾移植中，供体的 ABCB1 T3435T 基因型与受体服用 CsA 后慢性肾毒性的发生密切相关。

五、药物基因组学的应用

（一）指导临床合理用药

现在的药物治疗基本上是同病同药，即利用相同的药来治疗不同人群的同一种疾病，然而由于遗传多样性的存在，不同的人对同一种药物的反应也不一样，有时这种差别很大程度上将影响药物的疗效以及对人体的毒副作用。为了实现临床合理用药，目前主要的方法是测定药物的体液浓度，计算药代动力学参数，设计个体化给药方案。这一方法对于血药浓度与药效相一致的药物是可行的，但对于血药浓度与药效不一致的药物，只有通过药物基因组学的方法才能实现真正的个体化给药。

此外，对于一般状况、治疗药物且血药浓度相同而疗效有差异的患者，用传统的药代动力学机制无法解释时，就需从药物基因组学的角度来考虑，这种情况是药物相关基因的多态性和患者个体基因的差异造成的。基因多态性决定了患者对药物的不同反应，依据患者基因组的特征来优化药疗方案就可以实现临床合理用药，弥补以往只根据血药浓度进行个体化给药的不足，也为过去无法解释的药效学现象找到答案，从而为临床个体化给药开辟一个新的途径。

根据每个患者的代谢、排泄及对药物反应的遗传差异为每位患者选择适用的药物和剂量是药物基因组学的重要目标。合理用药的核心是根据个体变异与药效差异的关系设计临床个体化用药方案，以充分发挥药物对机体的作用，这样不仅可以增加首剂处方的有效性，还可以减少患者的毒副作用。与某一药物个体化治疗有关的基因可能包括：①与药动学有关的酶及转运体的相关基因及表型；②药物作用的靶点基因及其相关蛋白；③与疾病或疾病危险因素有关的特殊的体内过程；④由基因多态性造成的体内生理过程的个体差异；⑤环境因素对上述过程的影响。

基因分析技术正在飞速发展，目前在灵敏快速的高通量检测技术的研究方面已经取得了长足的进步。不久将会出现应用分子诊断技术更加准确地选择药物和剂量的方法，依靠这些诊断手段，对每组基因仅需测一次，就可以绘制出个体化用药的蓝图。有时还需结合药物蛋白组学的知识，即药物相关基因产物多肽、蛋白质及其代谢物的信息。在这一基础上，再结合考虑年龄、体重、饮食和烟酒等环境因素的影响，从而制定出合理的给药方案。

尽管研究揭示了药物基因组学应用的巨大潜力，但目前临床应用仍然很少，比如在澳大利亚仅有硫唑嘌呤甲基转移酶和拟胆碱酯酶基因多态性常规测定。目前仍有一些问题有待克服：①在用药前必须掌握所有与用药有关的基因多态性，由于基因变异众多，即使是目前研究较多的基因，也未掌握其所有突变等位基因；②患者对药物反应的机制非常复杂，有待完全阐明；③某些复杂的疾病，包括癌症、糖尿病、心血管疾病及精神疾病，它们的发病的分子基础还没有完全阐明；④目前所用基因分型方法的灵敏度与特异性还有待于进一步提高，而检测的成本需要进一步降低。当这些问题得到解决时，药物基因组学才能真正成为个体化用药的有效手段。

（二）药物基因组学与新药研发

药物基因组学研究已经广泛应用于新药研发的各个阶段，主要表现在以下三个方面。

1. 促进新药靶发现

在现代药物研究中，新靶点的建立往往是新药创新的前提和保障，随着人类基因组的深入研究和生物信息学的应用，发现药物作用的分子靶点大约有 500 个，其中细胞膜受体大多为与 G 蛋白偶联的受体，占总靶位的 45%，酶占全部药物作用靶点的 28%。最近研究显示，每种疾病的相关基因数目在 5～10 个，而根据多因素疾病的盛行和严重程度以及当今工业社会引发的疾病来看，目前的疾病种类在 100～150 种，以此推断与疾病相关的基因数目就有 500～1000 个。此外，并非每个"致病基因"都可单独成为药物作用的靶位，其功能可能与那些在生理或病理过程中起信号转导和调控作用的其他蛋白相关联。因此，这些可以作为药物作用靶位的蛋白可能是致病基因的 5～10 倍，那么潜在的药物作用靶位就有 5000～10 000 个，即至少 10 倍于目前的分子靶位可被发现用于药物研发。

2. 提高临床试验成功率和新药研发速度

新药研发是一项高投入、长周期、高风险的行为。数据表明，一个新化合物从发现到进入市场需要花费 8.8 亿美元和 10～12 年时间，而其中 75% 的费用和时间支出是因为临床试验的高失败率。通过药物基因组学研究，可获得大量新的药靶和药效学筛选模型，从而提高活性化合物的筛选效率。另外，通过了解细胞色素 P450 基因多态性的分子基础，构建用来测试药物开发中先导化合物的关于细胞色素 P450 酶代谢特性的体外药物代谢模型，从而在药物筛选阶段就能评价药物的 ADMET（吸收、分布、代谢、排除和毒理特性），使得候选化合物在筛选阶段就能得到有关药效学、药动学和毒理学方面的综合评价。在此基础上预测和完善化合物的最佳结构，使候选化合物的早期确定更加可靠，有利于提高新药研究的成功率，降低新药研发成本。

3. 重新评估未通过或有较大副作用的药物

利用药物基因组学的方法筛选临床试验对象，可以使一些原来认为无效的药物重新用于临床。如治疗阿尔兹海默病的他克林，起初通过 400 例临床观察，其疗效无统计学意义，但重新按照载体蛋白 E 亚型筛选观察对象后，却显示出有明显的临床效果，从而挽救了一个新药。另一方面，对已上市但因其副作用较大而较少使用的药物，即使是淘汰很久或仅在Ⅰ期临床试验就被淘汰的化合物，同样可以利用药物基因组学的方法筛选临床试验对象、发现该药物的适用人群，并很可能在临床上得到应用。如第一个非典型性抗精神病药物氯氮平，由于 1% 的患者服用后会出现严重的粒细胞缺乏症，所以只有当其他药物使用无效时才使用。在粒细胞缺乏症的药物效应基因被确定后，氯氮平的使用得到了极大地改善，除极少数敏感的患者不能服用此药外，99%的患者都可使用氯氮平作为一线治疗药物。

因此，药物基因组学的应用将为临床个体化用药和新药临床研究带来革命性变化，同时为制药企业节省高昂的临床研究成本，缩短药品上市所需时间，保证药品上市后的安全性和有效性。

 思考题

1. 什么是基因组学？它主要包括哪几方面？
2. 什么是药物基因组学？
3. 请简述药物基因组学的主要研究内容。
4. 药物基因组学在临床上有何应用？
5. 药物基因组学对新药研发有何影响？

（王永庆　谭树华）

第十一章 | 药物蛋白质组学

随着人类基因组序列图的绘制成功，科学家们意识到探索人类生命奥秘的过程才刚刚开始，因为基因序列本身只是遗传信息的载体，而蛋白质才是生命功能的执行者和体现者。因此，生命科学的研究随之进入了"后基因组时代"，并将研究重心从结构研究转至解析基因组的功能。

蛋白质组（proteome）的概念最早于1994年由澳大利亚学者Wilkins等提出，它由protein和genome两个词组合而成，是指一个有机体的全部蛋白质组成及其活动方式。1995年proteome一词首次出现在Electrophoresis杂志上，其后Wilkins等于1997首次出版了第一部蛋白质组学专著《Proteome research：new frontiers in functional genomics》。

第一节 基本概念

蛋白质组是指一个细胞、组织或有机体所表达的全部蛋白质，而蛋白质组学（proteomics）则是从整体水平上研究基因组所表达的全套蛋白质的组成、功能及其活动规律的科学，旨在阐明生物体全套蛋白质的表达模式、结构模式和功能模式。

最初蛋白质组定义为一个基因组所表达的蛋白质，然而这个定义并没有考虑到蛋白质组是动态的，而且产生蛋白的细胞、组织或生物体容易受它们所处环境的影响。因此，目前认为蛋白质组是一个已知的细胞在某一特定时刻包括的所有亚型和修饰的全部蛋白质。蛋白质组学就是从整体角度分析细胞内动态变化的蛋白质组成、表达水平与修饰状态，了解蛋白质之间的相互作用与联系，提示蛋白质的功能与细胞的活动规律。

第二节 蛋白质组学的分类

根据研究目的和研究方向的不同，蛋白质组学大致可以分为以下三个方面：结构蛋白质组学、功能蛋白质组学、比较蛋白质组学。

一、结构蛋白质组学

结构蛋白质组学（structural proteomics）主要包括蛋白质氨基酸序列分析、空间结构解析、种类分析和数量确定，其研究手段主要是双向凝胶电泳、质谱、高性能X射线晶体衍射及核磁共振等技术。

二、功能蛋白质组学

功能蛋白质组学（functional proteomics）主要研究蛋白质的功能及蛋白质分子之间

相互作用，主要采用中和性抗体或小分子化合物等干预蛋白质的活性或使其失活后，观察对某一生命现象的影响从而直接阐明蛋白质的功能，或利用酵母双杂交、噬菌体展示等技术研究蛋白质分子之间相互作用，有人也称此为相互作用蛋白质组学（interactional proteomics）。

三、比较蛋白质组学

比较蛋白质组学（comparative proteomics）也称为差示蛋白质组学（differential - display proteomics），它主要是研究机体在生长发育不同阶段或不同条件下，细胞和组织蛋白质表达图谱的变化，发现和鉴定不同生理条件下蛋白质组中组分的差异，包括表达数量、表达水平以及修饰状态的不同，从中揭示某种特定的生物学现象和规律。比较蛋白质组学为人类阐释疾病的发病机制、发现新的诊断分子标记以及开发新的治疗靶点提供了巨大契机（图11-1）。

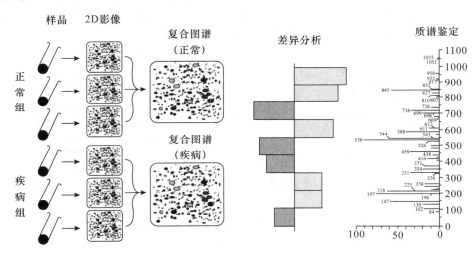

图 11-1 比较蛋白质组学实验路线

第三节 蛋白质组学技术路线及主要方法

蛋白质组学研究的经典技术路线为：①从细胞、组织或体液等混合标本中提取蛋白质；②经双向凝胶电泳（two - dimensional polyacrylamide gel electrophoresis，2-DE）分离蛋白质；③经图像分析软件对比分析差异，找到差异蛋白质点；④质谱分析（mass spectrometry）和生物学分析鉴定蛋白质。

一、样品制备

如何制备高质量的蛋白质样品直接影响到蛋白质组学后续研究结果，不同来源的样品制备方法可能不同，但一般都遵循以下几个基本原则：第一，尽可能提高样品蛋白的溶解度，抽提最大量的总蛋白，减少蛋白的损失；第二，减少对蛋白的人为修饰；第三，破坏蛋白与其他生物大分子的相互作用并使蛋白处于完全变性状态。

一般的方法是对细胞、组织等样品进行破碎、溶解、失活和还原，断开蛋白之间的连接键，提取全部蛋白质常加入一些变性剂、表面活性剂和还原剂等以增加蛋白的溶解度提高蛋白的提取率。此外，还有亚细胞蛋白质组提取和溶解性不同的蛋白质组的分步抽提方法等。

二、双向凝胶电泳

双向凝胶电泳（2‑DE）是目前分离蛋白质组最经典、最有效、最成熟的方法，这种技术最早由 O'Farrell 于 1975 年建立并用于蛋白质的分离，但直到 20 世纪 90 年代才用于蛋白质组学研究。该技术可对样品中复杂的蛋白质进行整体性的分离，是蛋白质组研究的首选分离技术，其基本原理是：先根据蛋白质等电点的差异进行等电聚焦（isoelectric focusing，IEF）分离，再按照其相对分子质量大小进行十二烷基磺酸钠‑聚丙烯酰胺凝胶电泳（sodium dodecyl sulphate‑polyacryla of electrophoresis，SDS‑PAGE）再次分离，分离后的蛋白质点经显色后可用图像扫描仪、激光光密度仪、磷光或荧光测定仪等建立双向凝胶电泳图谱而被鉴定（图 11‑2）。

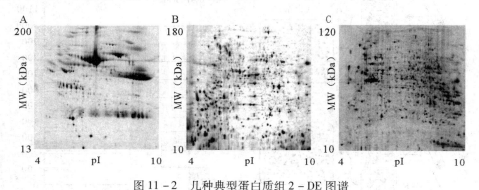

图 11‑2　几种典型蛋白质组 2‑DE 图谱

A 人血清；B 病原性真菌白色念珠球菌（*Candida albicans*）；C 人肝癌细胞株 Huh‑7

由于 2‑DE 利用了蛋白质两个彼此不相关的重要性质对其进行分离，因此分辨率相对较高，一般能分辨到 1000～3000 个蛋白质点（spot），最佳条件下可分离得到 11 000 个左右的蛋白质样点。尽管 2‑DE 是目前蛋白质组学研究中最常用的技术，但 2‑DE 分离蛋白质也受到一定程度的限制，如对高丰度蛋白和可溶性蛋白分离效果较好，对低丰度蛋白（包括膜蛋白和其他低丰度蛋白）分辨率低，而有时低丰度蛋白更加有意义。此外，在分离相对分子量特别大（＞200 000）或特别小（＜8000）的蛋白、疏水性蛋白及极碱性蛋白时，效果较差或分离较困难。

三、质谱分析

蛋白质质谱鉴定技术的发展使蛋白质鉴定更为精确、灵敏、简便和高效，而蛋白质质谱鉴定最关键的技术就是获得其肽质量指纹图谱（peptide mass fingerprinting，PMF），即先用特定的蛋白酶对蛋白质进行酶解，然后通过质谱分析得到一套特异性多肽质量图谱，然后将之与数据库搜索比对，从而鉴定出蛋白质。

目前用于鉴定蛋白质的质谱技术主要有基质辅助激光解析电离飞行时间质谱

（matrix – assisted laser – desorptionionization time of flight mass spectrometry，MALDI – TOF – MS）和电喷雾质谱（electrospray ionization mass spectrometry，ESI – MS）。尽管 MALDI – TOF – MS 和 ESI – MS 两者操作方式不同，但所获得的信息可以相辅相成。

MALDI – TOF – MS 分析是先对蛋白斑点进行胰酶裂解或化学裂解，再用质谱测定肽片段的精确质量，然后将实验获得的 PMF 数据与数据库中蛋白质通过理论裂解获得的"真实"指纹进行比对，所检索的蛋白质按其匹配的优劣进行排序，以检索分数较高者为候选蛋白。

ESI – MS 是将胰蛋白酶消化后的蛋白质单个肽链直接从液相经"电喷离子化"而被电离，分解为氨基酸或含有 C 末端的片段，片段化离子被喷射到"串联质谱仪"进行质量测定，以得到序列信息，然后进行数据库查询对测定的蛋白质进行鉴定。这些数据库在互联网上有很多，其中 NCBI 和 EBI 的数据库是最大的，且是免费的。在搜索这些数据库时，需要使用搜索软件如 Mascot、PepSea、PeptideSearch 等，其中 Mascot 是最常用的，最近开发的新程序 Paragon 克服了 Mascot 的一些缺点。

四、生物信息学分析

生物信息学是随着人类基因组计划、计算机技术和网络技术的发展而诞生的一门新兴学科，是在生命科学的研究中以计算机为工具对生物信息进行储存、检索和分析的科学。

在蛋白质组学研究中，经质谱鉴定的样品只知道其中含什么蛋白，但与其同源的蛋白有哪些，其结构、功能以及生物学意义如何，这些均需要应用生物信息学方法进一步分析。生物信息学可以用于诠释实验结果以发现蛋白质的结构、功能及其相互作用等信息。

生物信息学在蛋白质组研究中的应用主要有：分析和构建双向凝胶电泳图谱，搜索数据库确定蛋白质结构和功能。目前用于蛋白质鉴定的数据库主要有以下五类：蛋白质氨基酸序列数据库、蛋白质结构域与家族数据库、蛋白质高级结构及分类数据库、蛋白质双向凝胶电泳技术图谱数据库和蛋白质相互作用数据库。蛋白质组研究中使用的软件主要有以下三类：蛋白质双向电泳图谱分析软件、蛋白质鉴定软件和蛋白质结构和功能预测软件。

（一）蛋白结构预测

蛋白质的结构决定了蛋白质的功能，虽然有时蛋白质序列相似，但却执行着不同的功能。另一方面，一些蛋白质虽然氨基酸序列差别很大，但在生物体内却执行着同样的功能，这主要是因为蛋白质的空间结构在其功能方面发挥着重要作用。在 PDB（protein data bank）等数据库中可以检索到一些蛋白质高级结构的同源性。

蛋白质二级结构预测的基本依据是每一段相邻的氨基酸残基都具有形成一定二级结构的倾向，因此进行二级结构预测需要通过统计和分析发现这些倾向或者规律。蛋白质二级结构预测的方法主要有三种：一是由已知结构统计各种氨基酸残基形成二级结构的构象趋势，其中最常用的是 Chou 和 Fasman 法；二是基于氨基酸的理化性质包括堆积性、疏水性、电荷性、氢键形成能力等；三是通过序列比对，由已知三维结构的同源蛋白推断未知蛋白的二级结构。一般对于 α 螺旋预测精度较好，对 β 折叠差些，而对除 α 螺旋和 β 折叠之外的无规则二级结构则效果很差。蛋白质三维结构的预测是最复杂和最困难的预测技术，序列差异较大的蛋白质序列也可能折叠成类似的三维构象。由于蛋白质的折叠过程并不十分清晰，从理论上解决蛋白质折叠的问题还有待进一步发展，但也有一些有一定作用的三维结构预测方法，如与已知结构的序列比较、同源模建、threading 算法和折叠识别方法。

（二）蛋白质功能预测

采用生物信息学手段，通过与已知蛋白质相比较可以预测判断蛋白质的未知功能，此外也可以通过蛋白质序列分析得到蛋白质的一些重要性质。

1. 与已知蛋白质序列相比较来预测蛋白功能

由于蛋白质进化的保守程度比 DNA 高，蛋白质序列数据库中的数据远少于 DNA 序列数据库中的数据。因此，在 DNA 水平与已知基因无显著同源性的序列在蛋白质序列数据库中有可能找到有功能参考价值的同源序列。目前常用的蛋白质序列数据库有 Swiss – Prot、PIR（Protein Information Resource）等，一般可以采用 BLASTP 和 FASTA 工具与蛋白质序列数据库中的同源性序列进行比对，将序列输入后选定检索范围即可进行比对。

2. 蛋白质功能特征预测

蛋白质的一些功能特征可以通过蛋白序列直接推算出来，通过研究组成蛋白质的 20 种氨基酸的理化性质，就可以分析已知或未知蛋白的性质，如等电点、相对分子质量、疏水性、跨膜螺旋、卷曲螺旋及信号肽等。

3. 与保守基序和图形数据库比较来判断功能

对于与数据库中已知功能蛋白质无同源性的序列或找到同源性的蛋白质功能为未知时，可以与保守基序和图形数据库比较来判断其功能。保守基序数据库中最为常用的是 Prosite，但应注意其结果可能存在假阳性。图形数据库可以进行多序列同源比较，或称为多序列比对（multi – sequence alignment），它是将多个序列进行同源比较以发现其共同结构特征，最具代表性的数据库为 BLOCKS 和 PRINTS。

常用生物信息学网站见表 11 – 1。

表 11 – 1　蛋白质组学常用生物信息学网站

网站用途	网站名	网址
综合性网站	NCBI	http：//blast. ncbi. nlm. nih. gov/Blast. cgi
	SwissProt	http：//www. expasy. org/sprot/
	KEGG	http：//www. genome. jp/kegg/
	CBS	http：//www. cbs. dtu. dk/services/
	PIR	http：//pir. georgetown. edu/pirwww/search/blast. shtml
蛋白质保守基序	Prosite	http：//www. expasy. org/prosite/
	InterPro	http：//www. ebi. ac. uk/interpro/
结构预测	topsan	http：//www. topsan. org/
	SCOP	http：//scop. berkeley. edu/

续表

网站用途	网站名	网址
	SSM	http：//www. ebi. ac. uk/msd – srv/ssm/
	PDB	http：//www. rcsb. org/pdb/home/home. do
蛋白质家族	PFAM	http：//pfam. sanger. ac. uk
	Superfamily	http：//supfam. mrc – lmb. cam. ac. uk/SUPERFAMILY/
预测蛋白质位置	Psortb	http：//www. psort. ort/psortb/index. html
抗原结构预测	CVC	http：//bio. dfci. harvard. edu/Tools/antigenic. pl

第四节　蛋白质组学在药物研究中的应用

随着蛋白质组学的快速发展，蛋白质组学技术在药物研究领域有着越来越多的应用，为高通量、特异性、快速进行药物相关研究提供了强有力的技术支持。其技术路线见图 11 – 3。

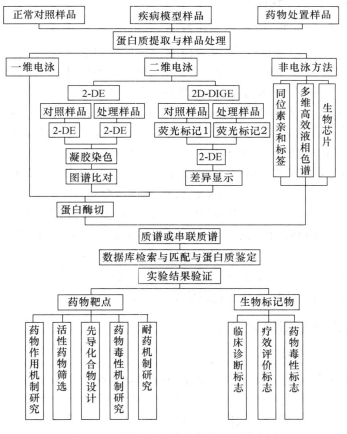

图 11 – 3　蛋白质组学在药学领域的应用

一、药物作用靶点的发现和确认

药物靶点是指药物在体内的作用结合位点，包括基因位点、受体、酶、离子通道和核酸等生物大分子。通过药物蛋白质组学的技术和方法，对药物作用前后蛋白质表达谱差异的研究，就可以从中筛选和发现有效的药物作用靶点，从而为新药的筛选、设计和合成提供依据。Weingarten 等用二维电泳和生物质谱联用技术，对调节性 T 细胞进行了蛋白质组学分析，寻找与其功能相关的蛋白靶点，以期找到用于治疗多发性硬化症等免疫系统疾病的新药物靶点。Freedland 等借助蛋白质芯片发现神经内肽酶 CD10 可能成为前列腺癌的诊断治疗和抗前列腺癌药物治疗的新靶点。Hu W 等对法尼基转移酶（farnesyl transferase）抑制剂的抗癌作用机制进行了蛋白质组学研究，通过对药物作用前后卵巢癌细胞总蛋白进行双向电泳以及质谱分析，发现热休克蛋白 70（heat shock protein，HSP70）在药物作用后表达上调，然后利用热休克蛋白抑制剂和酶联免疫吸附分析进行了后续研究，进一步发现热休克蛋白 70 能够对法尼基转移酶导致的癌细胞凋亡起到保护作用，而热休克蛋白 70 的抑制可能成为卵巢癌治疗的新靶点。

二、阐明药物作用机制

药物作用机制研究是药物药效学研究的重要内容，通过蛋白质组学技术高通量对比分析药物作用前后蛋白质表达谱或蛋白质表达丰度的改变，可以提示药物的作用机制。如 Steiner 等通过分析抑制素类降胆固醇化合物对小鼠肝脏蛋白质组的影响，从药物治疗前后表达变化的蛋白质中鉴定出 HMG – CoA 合成酶（胆固醇合成途径的关键酶之一），从而阐明了该类降胆固醇药物的作用机制。喹啉用于治疗疟疾、关节炎和系统性红斑狼疮等疾病已有多年，但其机制不明。利用蛋白质组学技术很快发现红细胞膜上的 ALDH1 和 QR2 两种蛋白和喹啉有良好的结合，进而确定 ALDH1 和 QR2 为喹啉类药物的靶点。Bruneau 等则应用蛋白质组学技术对白色念珠菌在给吡啶类药物氟康唑和伊曲康唑以及 mulundcadin 类药物前后的蛋白质表达变化，发现 mulundcadin 类药物作用机制为抑制 1，3 – D – 葡聚糖合成酶的表达，而吡啶类药物的作用机制为抑制麦角固醇合成酶的表达。Bantscheff 等利用蛋白质组学技术对临床使用的 ABL 激酶抑制剂的作用机制进行了研究，结果验证了伊马替尼（Imatinib，Gleevec）、达沙替尼（Dasatinib，Sprycel）和 Bosutinib 的已知作用靶点 ABL 和 SRC 激酶家族，并发现了 Imatinib 的新作用靶点受体酪氨酸激酶 DDR1 和氧化还原酶 NQO2。

三、研究药物毒理机制

蛋白质组学技术在毒理学方面的应用还处于起步阶段的，主要集中在肝脏、肾脏毒性和致癌性等机制研究，其方法主要是通过建立正确的实验方案，比较各组蛋白质表达情况，筛选出差异蛋白质（组），并结合病理学特征与生化特点从蛋白质水平上探讨药物可能的毒性作用机制。蛋白质组学技术不仅可以对某一机制性假说进行验证，也可从研究中发现新的毒性相关蛋白质，从而为预测与探索新的毒理机制提供理论基础。目前，毒理机制的研究多从信号转导、能量代谢、氧化应激、细胞凋亡和细胞骨架等相关蛋白质的差异表达入手，揭示药物的毒副作用机制。如庆大霉素明显的毒副作用是肾毒性，Kennedy 等运用蛋白质组学研究了庆大霉素治疗后的大鼠血清标本，发现了一个持续高表达的蛋白，此蛋白质可能参与了补体的替代途径激活过程，并且能够与肾皮质上皮细胞结合，有望成为评价庆大霉素毒性的非侵入性标志物。Hiyoshi 等利用蛋白质组学技术研究了四氯化碳对肝脏的毒理作用，发现右旋多巴铬变位酶可能是一个具有肝脏保护作用的关键蛋白。Heijne 等将蛋白质组学和基因组学结合起来研究溴苯的毒性，基因组学的研究得出溴苯可以促进包括谷胱甘肽－S－转移酶同工酶、环氧化物水解酶、血红蛋白加氧酶的基因在内的多个基因的表达，蛋白质组学的比较则发现使用溴苯前后谷胱甘肽等多种蛋白质及蛋白质总量发生变化，这说明基因组学和蛋白质组学所得到的毒理学信息中有适度重叠，但也存在某些差异，表明两者相结合的重要性。此外，检测经药物刺激的组织细胞的蛋白质组，建立其蛋白质谱数据库，可以有助于了解它们的毒理学机制，并建立可用于评估其安全性的生物标志物。

四、耐药相关机制的研究

抗肿瘤、抗菌以及抗病毒等药物的耐药问题已经成为相关疾病难治疗、易复发的主要原因之一。关于耐药机制的探讨已经成为抗菌药物领域的研究热点。利用该技术，研究人员已经发现了多种与耐药相关的蛋白，如磷酸丙糖异构酶、HSP27、Sorcin 等可能与胃癌多药耐药相关；线粒体转录因子 A、组蛋白 H_2B、组蛋白 H_4、核糖体蛋白 L3 等可能与结肠癌 5－氟尿嘧啶耐药相关；Sigma 调控因子 RpoD 和膜孔蛋白 F 可能与铜绿假单胞菌多重耐药相关等。这些蛋白质的鉴定为深入研究药物耐药性产生机制提供了线索，而且对进一步筛选具有潜在价值的抗多重耐药的药物治疗靶点具有参考价值。

五、在临床诊断及治疗中的应用

蛋白质组学技术的高通量、大规模优势使得它在临床诊断和药物治疗方面具有很好的应用价值。一方面，应用蛋白质组学技术可以筛选出疾病特异性蛋白质，这些蛋白质可作为疾病分类分型的标志，也可以作为临床系统诊断的标志；另一方面，这些蛋白质的动态变化情况也可以为评价药物的治疗效果和预测疾病预后提供依据。

（一）利用疾病特异性蛋白进行诊断

从蛋白质角度来看，许多疾病可以认为是存在某种蛋白质缺陷而致病。研究发现，疾病的不同阶段，甚至是没有任何症状的疾病早期阶段，蛋白质水平就已经发生了变化，进而影响器官、组织和机体的功能，表现为临床疾病的发生。蛋白质组学技术由于能够动态、全面地检测疾病发病过程中蛋白质种类和数量的变化，通过比较正常和疾病状态下蛋白质的表达情况，就可以鉴定出疾病特异性蛋白标记物，这些蛋白标记物可以在临床上用来指示疾病的发病情况。

Chaurand 等通过 MALDI－MS 技术对结肠癌和正常结肠组织的表达蛋白进行比较分析，结果发现了 3 个特异性的结肠癌标志物钙粒蛋白 A、钙粒蛋白 B 和钙粒蛋白 C。MALDI－TOF/TOF 检测发现，与无瘤对照组相比，体积较小（≤2 cm）的肝癌（hepatocellular carcinoma，HCC）患者的血清波形蛋白明显过表达，进一步研究证实波形蛋白单独或与甲胎蛋白联合均可作为检测体积较小的 HCC 的潜在替代标记物。因此，这些特异性蛋白质的发现对于准确进行临床诊断具有重要意义。

（二）评价疗效及预测疾病预后

药物在人体内发挥作用多是在蛋白质水平上进行的，因此蛋白质组学研究克服了蛋白质表达和基因之间的非线性关系，能直接反映在药物作用下人体细胞蛋白质的组成及其变化，这种变化能够提示机体对药物作用的效应，即药物治疗效果如何以及是否出现不良反应等，进而指导临床合理用药。因此，通过研究用药前后蛋白质谱的变化可以判断药物的疗效，进而为临床选择用药及观察疗效提供有力依据。

Cho WC 等通过 SELDI – TOF MS 检测非小细胞肺癌（non – small cell lung cancer，NSCLC）血清淀粉样蛋白 A（serum amyloid A，SAA）发现，与生存期≥5 年的患者相比，生存期 <5 年的患者的 SAA 明显增高，因此，SAA 水平的增高有可能成为预测 NSCLC 预后的非侵袭性生物标记物。Voss 等对 24 例慢性 B 淋巴细胞白血病患者进行蛋白质组学分析后证明，大规模的蛋白质表达谱可以反映患者的存活时间等临床参数。

 思考题

1. 什么是蛋白质组学？它主要包括哪几方面？
2. 简述蛋白质组学的基本过程。
3. 蛋白质组学在药物研究中有哪些应用？

（谭树华）

第十二章

基因治疗与反义技术

尽管现代医学在人类疾病的治疗方面已经取得了长足的进步，但对于很多影响人类健康的重大疾病，包括恶性肿瘤、遗传病、自身免疫性疾病和艾滋病等仍然缺乏良策。随着生命科学与技术的飞速发展以及人类对疾病的认识不断深入，越来越多的证据表明人类疾病的发生多是人体细胞本身基因的改变或病原体的基因及其产物对人体的作用。因此，科学家们萌生了从基因水平治疗疾病的设想。1968 年美国科学家迈克尔·布莱泽首次正式提出了基因治疗（gene therapy）的概念，此后，基因治疗作为人类从基因水平干预疾病过程的一种前所未有的尝试。随着一个又一个基础问题的解决，基因治疗一直在健康、稳定地发展着。1990 年美国 FDA 批准了世界上第一个基因治疗临床试验方案，对一例因腺苷酸脱氨酶（ADA）基因缺陷导致严重免疫缺损的 4 岁女孩进行基因治疗，并获得初步成功，从而在全世界掀起了基因治疗的研究热潮；2000 年法国巴黎 Necker 儿童医院采用基因治疗使数名有免疫缺陷的婴儿恢复了正常的免疫功能；2004 年 1 月，我国食品药品监督管理总局批准了世界上第一个基因治疗产品——重组人 p53 腺病毒注射液，这标志着基因治疗产业化的到来。

尽管基因治疗发展很快，但总体上还处在发展的初期阶段，距离推广和广泛的应用还有很大的距离，其原因在于基因治疗的研究和应用还存在很多关键问题需要解决。尽管如此，基因治疗为严重威胁人类健康的重大疾病的治疗带来了希望，也是医学和药学领域的一次革命，将对传统的生物医药及其产业产生深远的影响。

第一节 基因治疗概述

人类疾病，除单基因遗传病外，许多常见疾病，如肿瘤、高血压和糖尿病等的发生，都是环境因素（如化学物质、病毒或其他微生物、营养）以及体内的各种因素（包括精神因素、激素、代谢或中间产物等）共同作用于人体基因的结果。至于传染病，是由外源病原体如病毒、细菌等微生物引起的疾病，这些病原体通过它们的遗传物质及其表达产物作用于人体而致病，同时这些病原体的遗传物质还可在人体内不断复制。所以，人类的疾病的发生，都是人体细胞本身的基因改变或外源病原体的基因及其产物与人体相互作用的结果。为此，长期以来，科学家想象人类能否依靠遗传物质来治疗疾病，包括纠正人体自身基因的结构或功能上的紊乱，阻止疾病的进展，杀灭病变的细胞或抑制外源病原体遗传物质的复制，从而达到治病的目的。

一、概念

最初基因治疗的概念是针对根治遗传病而提出的，严格意义上的基因治疗是指对缺陷基因进行原位修复或以正常基因替代缺陷基因，由于技术上的难度，这还只是基因治疗的理想。目前所进行的基因治疗通常是将具有正常功能的基因转移到患者体内并发挥功能，纠正患者体内所缺乏的蛋白质或赋予机体新的抗病功能，更为广义的基因治疗还包括从基因水平对基因表达进行调控。

按靶细胞的类型不同，基因治疗可分为生殖细胞基因治疗（germline gene theray）和体细胞基因治疗（somaticcell gene therapy）。

1. 生殖细胞基因治疗

指对生殖细胞或早期胚胎细胞进行基因矫正，由于生殖细胞或早期胚胎细胞的遗传改变势必影响下一代，伦理上的障碍和技术上的困难使生殖细胞基因治疗难以开展。

2. 体细胞基因治疗

以体细胞为受体细胞，只涉及体细胞的遗传改变，不影响下一代。经过多年的研究和探讨，目前已被广泛接受作为严重疾病的治疗方法之一。

二、基因治疗研究和发展的历史

从 20 世纪 80 年代起至 20 世纪末，基因治疗的发展已经历了三个阶段。

1. 准备期（1980 年~1989 年）

自 1980 年至 1989 年，这是基因治疗的"禁锢时代"。20 世纪 80 年代初，从学术界到宗教、伦理、法律各界，对基因治疗能否进入临床存在很大争议。直到 1989 年，美国 FDA 才同意基因治疗先将载体导入作为"标记基因"的临床试验，1990 年才批准正式临床试验。在这个阶段中，科学家们进行了大量的临床前研究工作，同时也在舆论上做了许多准备。

2. 狂热期（1990 年~1995 年）

自 1989 年后，基因治疗进入临床阶段，带来了医学生物学领域的一片狂热。在短短的数年间，有一百多个临床方案经美国 FDA 批准进入临床试验。从专业刊物至一般媒体都有报道，给人的印象是基因治疗即将成为临床治疗的一种成熟的治疗方案。这里既有科学家本身的盲目乐观，又有企业界参与以后的媒体炒作。一方面，1980 年~1989 年，科学家所做的储备在这时候几乎倾囊而出，其中一些没有成熟到可以取得临床疗效的方案也过早地进入了临床试验，在报道中也有某些不实与夸张之词。这种狂热从国外也传到了国内，由于一些关键技术没有解决，在临床应用中必然会碰壁。

3. 理性期（从 1996 年至今）

1995 年，美国 NIH 对过去几年基因治疗临床试验进行了初步评估，证明在一百多个方案中确证有疗效的仅几个，因而提出了必须对基因治疗中的关键问题组织研究，从而使基因治疗从狂热转入理性化。必须指出，基因治疗在研究方面绝不是冷却。美国成立了三个研究基因导入系统与载体的机构，美国癌症研究协会还成立了以基因治疗为主的"分子治疗"协会。在研究成果方面，以电脉冲 DNA 导入为代表的新技术于 1999 年发表，标志着基因导入系统的重要突破。

三、基因治疗的方式与途径

基因治疗的方式主要有两种。

1. 矫正性基因治疗

（1）基因置换（gene replacement）　通过同源重组用正常基因替代突变基因；

（2）基因矫正（gene correction）　通过定点重组对突变基因的序列在原位进行特异的修复；

（3）基因增强（gene augmentation）　将正常功能的基因转移到有基因缺陷或基因丢失的细胞中以表达正常产物，从而弥补缺陷基因的功能。

理论上，基因置换和基因矫正是基因治疗的理想方法，但是由于技术上的限制，目前仍以基因增强为最常用的方式。基因增强最适合单基因隐性遗传病（recessive monogenic diseases）的治疗，对显性遗传疾病这种方法的应用价值受到一定限制，因为不正常的基因产物可能影响细胞的功能。对于肿瘤和感染性疾病的基因治疗，也存在同样的问题，因此在增补缺陷基因功能的同时，还要设法降低缺陷基因的表达或过度表达。

2. 调控性基因治疗

调控性基因治疗通过调控某些基因的表达来达到改善症状的目的。

（1）反义技术　反义RNA是指将特异的反义基因重组到表达载体上，导入靶细胞后转录。它与靶RNA结合形成双链，能封闭mRNA的翻译。

人工合成反义寡聚脱氧核苷酸（oligodeoxynucleotide）需经化学修饰后导入体内，通过胞吞进入细胞后与DNA结合形成核苷酸三聚体。它能影响转录因子的结合，使转录不能启动，或者与mRNA结合形成RNA-DNA杂链，影响基因的翻译。

核酶即具有催化作用的RNA分子，能催化切割、降解异常表达基因的RNA，已设计出具有锤头（hammerhead）和发夹（hairpin）结构的特异性核酶。核酶介导的基因表达抑制的最大特点是其切割位点的特异性，切割位点的一个点突变就足以使核酶丧失切割能力。C-H-ras基因的12密码子由GGU突变为GUU就会产生一个锤头型（hammerhead）核酶的切割位点。反义技术常用于肿瘤和病毒疾病的治疗，其效果在很大程度上取决于是否能将反义核酸、核酶基因或寡聚脱氧核苷酸有效地导入靶细胞。

（2）通过其他基因的代偿作用弥补缺陷基因的功能　例如，对于由β珠蛋白链突变所致的地中海贫血，人们设想通过激活已因甲基化关闭的γ珠蛋白基因，增加γ珠蛋白链的合成，与过多的α－链形成胎儿血红蛋白（HbF，$\alpha_2\beta_2$），以期在功能上弥补或代偿患者体内β珠蛋白链合成的缺陷或不足，减轻临床症状。

基因治疗的途径有两种。一是*ex vivo*法，称为在体转移，就是选择适当的靶细胞在体外进行基因修饰和培养，筛选出有目的基因转入并表达的细胞，再回输患者体内。目前常用的靶细胞有淋巴细胞、造血干细胞、成纤维细胞、肝细胞、肌肉细胞及肿瘤细胞等。*ex vivo*法易于操作，效果较易控制；同时人体细胞，尤其是自体细胞，加工后应用于人体自身，一般来说易于解决安全性问题。但是这种方法在工业化方面除载体系统外不易形成规模，而且必须有固定的临床基地，步骤多，技术复杂，难度大。二是*in vivo*法，称为活体直接转移，即将外源基因装配于特定的真核载体，直接导入体内。*in vivo*法有利于大规模工业生产，但对导入的治疗基因及其载体必须证明其安全性，且导入体内后必须能进入靶细胞，有效地表达并达到治疗目的。因此，*in vivo*法在技术上要求很高，其难度明显高于*ex vivo*法。

第二节 基因治疗载体

有效的基因治疗依赖于外源基因的高效、稳定的表达。基因导入系统是基因治疗的核心技术。

基因治疗载体系统可分为病毒载体系统和非病毒载体系统。非病毒载体又可分为物理、化学和生物方法，包括裸 DNA 直接注射、基因枪微粒轰击技术、电脉冲介导 DNA 分子体内转移、超声介导 DNA 分子转移技术、脂质体及各种阳离子多聚物等。过去由于非病毒系统导入基因的效率相对较差，其在基因治疗临床试验中的使用率不到 20%。但非病毒载体的生物安全性较好，特别是靶向性的脂质体和多聚物，以及脂质体/多聚物/DNA 复合物等新产品的出现，结合电脉冲、超声等新技术可明显提高导入效率和靶向性，使得非病毒载体的应用明显增加。

病毒载体因其高转染效率和良好的靶向性而在基因治疗领域的应用最为广泛，大约 85% 的治疗方案采用了病毒载体，包括各种反转录病毒、腺病毒、腺相关病毒、疱疹病毒等。这些病毒载体有各自的特点，同时也存在其局限性。相比非病毒载体，病毒载体导入基因的效率相对较高，尤其是腺病毒、腺相关病毒等。但病毒载体系统具有潜在的致病性，因此在研制该类载体时，其生物安全性是需要重点考虑的技术问题。

一、病毒载体系统

用于基因治疗的病毒载体应具备以下基本条件：①携带外源基因并能包装成病毒颗粒；②介导外源基因的转移和表达；③对机体不致病。然而大多数野生型病毒对机体都具有致病性，因此需要对其进行改造后才能用于人体。近 20 年来，只有少数几种病毒如反转录病毒（包括 HIV 病毒）、腺病毒、腺相关病毒（AAV）、疱疹病毒［包括单纯疱疹病毒（HSV）、痘苗病毒及 EB 病毒］和甲病毒等被成功地改造成为基因转移载体并开展了不同程度的应用。

（一）病毒载体产生的原理

病毒载体的产生建立在对病毒的生活周期和分子生物学认识的基础之上。研究病毒载体首先要对病毒的基因组结构和功能有充分的了解，最好能获得病毒基因组全序列信息。病毒基因组可分为编码区和非编码区。编码区基因产生病毒的结构蛋白和非结构蛋白；非编码区中含有病毒进行复制和包装等功能所必需的顺式作用元件。根据病毒基因组对病毒感染性复制的影响，又可分为必需基因和非必需基因。

各种野生型病毒颗粒都具有一定的包装容量，即对所包装的病毒基因组的长度有一定的限制。一般来说，病毒包装容量不超过自身基因组大小的 105% ~ 110%。

基因重组技术的发展使病毒载体的产生成为可能。最简单的做法是将适当长度的外源 DNA 插入病毒基因组的非必需区，包装成重组病毒颗粒。比如，将 4.5 kb 的 lacZ 基因表达盒（CMV – lacZ – polyA）插入 HSV – 1 病毒的 UL44（糖蛋白 C）基因的 *Xba* I 位点中，病毒基因组的其余部分不改变，构建成重组病毒 HSV1-lacZ100。由于 UL44 基因产物对于 HSV 病毒在培养细胞中产生毒性感染是非必需的，因此，该重组病毒可以在细胞中增殖传代。用这种重组病毒感染细胞，能将 *lacZ* 基因带入细胞并高效表达。

　　然而，这样的重组病毒作为基因转移载体有许多缺点。首先，许多野生型病毒通过在细胞中产生毒性复制而导致细胞裂解死亡或带有病毒癌基因而使细胞发生转化。因此必须经过改造使其成为复制缺陷性病毒并且删除致癌基因后才能用于基因治疗。其次，插入外源DNA的长度受到很大限制，尤其对于基因组本身较小的病毒如腺相关病毒（4.7 kb）、反转录病毒（8 kb～10 kb）、腺病毒（36 kb），如果不去除病毒基因，可供外源DNA插入的容量就十分小。因此，必须删除更多的病毒基因以腾出位置插入较大的外源DNA。为了增加病毒载体插入外源DNA的容量，除了可以删除病毒的非必需基因外，还可以进一步删去部分或全部必需基因，这些必需基因的功能由辅助病毒或包装细胞系反式提供。

　　根据病毒载体产生的原理，大体上可将病毒载体分为两种类型。

　　（1）重组型病毒载体　这类载体以完整的病毒基因组为改造对象。一般步骤是选择性地删除病毒的某些必需基因或控制其表达，缺失的必需基因的功能由互补细胞反式提供，用外源基因表达单位替代病毒非必需基因区，病毒复制和包装所需的顺式作用元件不变。这类载体一般通过同源重组方法将外源基因表达单位插入病毒基因组中。如在传统的重组腺病毒构建法中，将外源基因表达盒（exogenous gene expression cassette）插入穿梭质粒（如pXCX2或pFGdX1）的腺病毒同源序列中，与辅助质粒（含有腺病毒基因组的质粒如JM17或pBHG）共转染293细胞，通过细胞内的同源重组获得含有外源基因的重组腺病毒。

　　（2）无病毒基因的病毒载体（gutless vectors）　这类载体在不同的病毒载体系统中的称谓不同。对于腺病毒，一般称为mini-Ad；在HSV载体系统，一般称为扩增子（amplicon）载体或质粒型载体。重组腺相关病毒载体也属于无病毒基因的病毒载体。这类载体系统往往由载体质粒和辅助系统组成。重组载体质粒主要由外源基因表达盒、病毒复制和包装所必需的顺式作用元件及质粒骨架组成。辅助系统包括病毒复制和包装所必需的所有反式作用元件。在辅助系统的作用下，重组载体质粒（包含或不包含质粒骨架）以特定形式（单链或双链，DNA或RNA）被包装到病毒颗粒中，其中不含有任何病毒基因。这类病毒载体的优点在于病毒载体本身安全性好，容量大；缺点在于往往需要辅助病毒参与载体DNA的包装，而辅助病毒又难以同载体病毒分离开来，造成最终产品中辅助病毒污染，从而影响其应用。实际上，无病毒基因的病毒载体可以看作是重组病毒载体的一种极端减毒情况。

（二）病毒载体的包装系统

1. 与病毒载体制备相关的要素

　　将外源基因包装到病毒颗粒中是病毒载体生产的核心技术。一般来说，病毒载体的制备包括以下三个要素。

　　（1）宿主细胞　虽然现在已有可能对有些病毒载体（如腺相关病毒载体）进行体外（无细胞）包装，但是这种包装系统仍然需要细胞提取物，并且包装效率相当低，远远达不到可生产水平。至今为止，病毒载体的包装主要是在对该病毒敏感的宿主细胞中进行的。宿主细胞不但提供了病毒复制和包装的环境条件，许多细胞成分还直接参与了病毒复制和包装的过程。

　　（2）病毒复制和包装所必需的顺式作用元件和外源基因的表达盒　一般地，病毒复制和包装所必需的顺式作用元件和外源基因的表达盒由细菌质粒携带，组成病毒载体质粒，是被包装的对象。由于病毒复制方式的不同，有些病毒载体如单纯疱疹病毒扩增子（HSV amplicon）载体在包装时，整个载体质粒都被包装进入病毒颗粒中；而有些病毒载体如反转录病毒、腺相关病毒载体的质粒骨架部分并不被包装到病毒颗粒中，只有病毒复制和包装所必需的顺式作用元件和外源基因表达盒被包装到病毒颗粒中。

构建重组型病毒载体时，病毒复制和包装所需的顺式作用元件存在于病毒基因组中（病毒基因组可以由具有感染性的病毒颗粒提供，也可以质粒形式提供）。先将外源基因表达盒插入穿梭质粒携带的病毒同源序列中；再将重组穿梭质粒转染至细胞中，用辅助病毒超感染，或将重组穿梭质粒与病毒基因组质粒共转染细胞；最后重组质粒与病毒基因组在细胞中进行同源重组而产生表达外源基因的重组病毒。重组腺病毒和重组单纯疱疹病毒的传统制备方法都是采用这种方式。

为了使病毒载体的生产更为方便，病毒复制和包装所必需的顺式作用元件和外源基因的表达盒除了可以用质粒携带以外，也可以用另一种病毒（往往是辅助病毒）或生产细胞来携带。

（3）辅助元件　包括病毒复制和包装所必需的所有反式作用元件。这些元件一般包括病毒基因转录调控基因、病毒 DNA 合成和包装所需的各种酶类的基因、病毒的外壳蛋白基因等。辅助元件的表现形式可以多种多样。常用的有：①辅助质粒（helper plasmid），如用于产生重组腺病毒的质粒 JM17，用于重组腺相关病毒包装的辅助质粒 pAAV/Ad等；②辅助病毒（helper virus），如用于 HSV 扩增子载体包装的辅助病毒 HSV1 tsK 株；③包装细胞系，如用于反转录病毒载体包装的 PA317 细胞。

2. 病毒载体的生产系统

上述几种要素的不同组合，便产生了各种各样的病毒载体包装策略。根据病毒载体生产系统的组成因素的多少，可将其分成以下三种。

（1）单组成因素生产系统（one - component system）　所有的组成成分都集中在生产细胞中。经典的反转录病毒生产系统就是由产病毒细胞（VPC）组成，重组反转录病毒由 VPC 细胞不断分泌至培养上清中。这种生产系统操作最为简单，但是往往产量不高或不稳定。采用这种策略，需要将重组病毒产生所需要的所有元件都稳定地置于生产细胞中。许多病毒基因产物本身对细胞有破坏作用或不能在细胞中稳定表达，因此这种策略在许多病毒载体的生产中难以实施。

（2）双组成因素生产系统（two - component system）　一般由"一株病毒/一株细胞"组成。典型的例子是重组腺病毒生产系统。先用共转染的方法获得重组腺病毒毒种，再由该毒种和生产细胞（如 293 细胞）组成一个双组成因素的生产系统使病毒大量扩增。

（3）多组成因素生产系统（multi - component system）　是由两种以上的组成因素组成的生产系统。传统的腺相关病毒载体生产系统就是由载体质粒、辅助质粒、辅助病毒和生产细胞 4 种因素组成。这种策略的缺点是影响因素多，操作复杂，产量不容易稳定，不利于大规模生产。

（三）病毒载体及其在基因治疗中的应用

自 1989 年开展第一例人体基因转移（标记基因）以来，据不完全统计，至今已开展的基因治疗临床试验中，2/3 以上的临床方案中应用了病毒载体进行基因导入。

由于各种的病毒载体具有其特定的生物学特性，这些特性决定了其在基因治疗中的应用。表 12 - 1 列举了常用的病毒载体的特性和适用范围。

表 12 - 1　常用病毒载体的特性和适用范围

病毒载体	生物学特性	适用范围
反转录病毒载体	可感染分裂细胞； 整合到染色体中； 表达时间较长； 有致癌的危险	*Ex vivo* 基因治疗； 肿瘤基因治疗
腺病毒载体	可感染分裂和非分裂细胞； 不整合到染色体中； 外源基因表达水平高； 表达时间较短； 免疫原性强	*In vivo* 基因治疗； 肿瘤基因治疗； 疫苗
腺相关病毒载体	可感染分裂和非分裂细胞； 整合到染色体中； 无致病性；免疫原性弱； 可长期表达外源基因； 在骨骼肌、心肌、肝脏、视网膜等组织中表达较高	*In vivo* 基因治疗； *Ex vivo* 基因治疗； 遗传病基因治疗； 获得性慢性疾病的基因治疗
HSV 病毒载体	具有嗜神经性；可逆轴突传递； 可潜伏感染； 容量大； 可感染分裂和非分裂细胞	神经系统疾病的基因治疗； 肿瘤的基因治疗

1. 反转录病毒载体

反转录病毒是 RNA 病毒的一种，它们的遗传信息不是存录于 DNA，而是存录在 RNA 上。反转录病毒进入细胞后，RNA 信息反转录成 DNA 双链，此 DNA 进入细胞核并随机整合到宿主染色体上。

由于反转录病毒特殊的复制方式，人们建立了反转录病毒载体用以介导基因转移。载体的设计基本分为两部分，一是携带目的基因、标记基因的重组反转录病毒载体，病毒的大部分顺序 *gag*、*pol*、*env* 已被外源基因所取代，仅保留包装信号 ψ 及其相关序列。二是以反式提供反转录病毒蛋白的包装细胞系，这种辅助细胞含有在顺式功能上有缺陷的反转录病毒，其 RNA 不能被装配成病毒颗粒，但却能表达所有的病毒蛋白，并反式补偿进入包装细胞的载体所失去的功能，将重组反转录病毒载体导入包装细胞后，可产生有感染能力的复制缺陷型病毒，将这病毒转染靶细胞，可使外源基因稳定地插入靶细胞的染色体中。由于其具有较高的感染率，目前反转录病毒载体已被用于介导大部分的基因治疗项目。

尽管如此，传统的反转录病毒载体没有组织特异性，在安全性方面也容易产生具有复制能力的反转录病毒（replication - competent retrovirus，RCR），而且滴度低。因此，近年来，科学家们通过新型载体及包装细胞的设计，克服上述缺陷，如利用带有组织特异性内部启动子构建的靶向型反转录病毒载体在动物实验中取得了比较好的疗效。

2. 腺病毒载体

腺病毒载体（AV）为 DNA 双链无包膜病毒，基因组为 36 kb，基因背景比较清楚，其中 4、7 型 AV 已在美国应用多年，证实其对人类是无害的。AV 有较大的宿主范围，可以感染非分裂细胞，在 *in vivo* 的基因转移上有很大的优势，同时由于 AV 感染细胞时其 DNA 不整合到宿主染色体中，因此没有潜在的致癌危险。

AV 载体的构建一般采用同源重组，在常用的 Ad2 及 Ad5 型载体中，E1 区及 E3 区可被外源基因取代，从而使外源基因的插入可达 7.5 kb。由于 E1 区是病毒复制所必需的，E1 缺陷型病毒载体只能在辅助细胞中复制，目前肿瘤基因治疗中所应用的 AV 载体一般缺失整个 E1a 和部分 E1b 基因，必须由 293 细胞提供 E1 蛋白，复制出具有感染能力的病毒，这些重组病毒可在许多细胞中表达外源基因，却不能在 E1$^-$ 的细胞中复制。

由于 AV 载体可有效地转染静息期细胞，因此，将携带外源基因的重组 AV 载体直接注入组织中可以原位感染组织细胞，表达时间也较长，通过选择病毒的分布方式和采用特异性启动子也可将基因转移局限在某一靶器官中。在目前的肿瘤基因治疗中，越来越多地应用 AV 载体进行 *in vivo* 的基因转移。

3. 腺相关病毒载体

腺相关病毒载体（AAV）是目前动物病毒中最简单的一类单链线状 DNA 病毒，基因组大小仅 5kb，包含 3 个启动子和 2 个基因（*rep* 和 *cap*），本身是缺损型病毒，需要辅助病毒如腺病毒或痘苗病毒的存在才能进行有效的复制和产生溶细胞性感染。

AAV 载体的构建与反转录病毒相似，也采用反式互补原理。首先在 AAV 基因组中去除 *rep* 及 *cap*，代以外源基因及其调控序列，然后与包装质粒共转染入腺病毒感染的细胞中，由包装质粒提供病毒复制与壳化所必需的 *rep* 及 *cap* 基因，几天后收获细胞。由于 AAV 有较强的耐热性，辅助病毒可通过加热或氯化铯离心去除，但这种方法仍然存在载体质粒与包装质粒发生重组而产生野生型 AAV 的可能，最近采用 ori 包装质粒，仅能提供互补功能却不能被复制、切割，因而不能被包装，降低了野生型 AVV 产生的可能。

AVV 载体的最大特点是可以定点整合，其中 B19 病毒可特异性地整合在人 19 号染色体上，这样不仅为外源基因的表达提供了一个固定的环境，也进一步减少了插入突变的可能性，因此，AAV 具有比反转录病毒更优良的特性。

4. 单纯疱疹病毒

单纯疱疹病毒（HSV）载体是对非分裂细胞有天然亲和力的病毒载体，非必需区可插入 30 kb 的大片段，包括正常启动子、增强子序列的完整基因插入，其感染特点是具有向神经性，可在神经细胞中呈隐性感染，因此可作为中枢神经系统靶向的良好载体。

HSV 载体有两种，一种为重组病毒型，其构建与重组痘苗病毒相似，首先在 HSV 非必需区如 TK 基因中插入外源基因，然后经同源重组，再筛选出重组病毒；另一种为重组质粒型，将构建的质粒 DNA 连同 HSV－1 辅助病毒一起导入细胞后，质粒 DNA 可被串联在一起，包装在病毒颗粒内，这种包装有质粒 DNA 的假病毒可以感染其他细胞，但其效率较重组病毒低，外源基因的容量也受到限制。目前，许多 HSV－1 突变体可以作质粒性载体的辅助病毒或用于构建重组病毒，以降低病毒毒力和控制病毒复制。

采用 HSV – 1 载体可将外源基因转移至神经元，从而用以神经系统疾病及肿瘤的基因治疗。如目前用表达酪氨酸羟基转移酶等的 HSV 载体治疗帕金森病等。

5. 痘苗病毒载体

痘苗病毒载体（VV）是一类基因组庞大的 DNA 病毒，作为载体具有许多与 AV 相似的特点，如可感染静息期细胞，基因不整合在宿主染色体上，载体的构建也是采用同源重组等，但也有着许多特点使其在介导肿瘤基因治疗上具有特有的优势。首先，VV 作为一种大容量的载体，可在同一或不同的非必需区中插入 25 kb～40 kb 的外源基因，使在同一载体中携带多个外源基因成为可能；另外，VV 本身可以较强的方式表达抗原，这样应用 VV 载体表达多个肿瘤抗原，制备多价瘤苗，对于肿瘤的预防及治疗是有着重要意义的。如近年来应用重组 VV 载体表达 CEA 及 MUC1 等，均在动物体内获得保护或治疗效应。

二、非病毒载体系统

尽管病毒载体充分利用了病毒高度进化所具有的感染和寄生特性，已得到了广泛而有效地应用，但是，目前研究和应用的病毒载体仍存在许多不足，主要体现在免疫原性高、毒性大、目的基因容量小、靶向特异性差、制备较复杂及费用较高等（详细内容请参见本书其他章节）。故人们越来越重视人工合成的非病毒载体的研究。非病毒运载系统在基因治疗应用试验中较病毒载体晚，但其研究应用的历史却比病毒载体的要长。目前常用的非病毒载体包括裸 DNA（naked DNA）、脂质体载体（liposome vector）及阳离子多聚物型载体（cationic polymer vector）等。

（一）非病毒载体的设计思路

非病毒载体的本质是将基因治疗中的基因看作为药物，然后从药剂学和药理学的角度来考虑如何把基因导入靶细胞或组织、器官并进行表达，而作为药物的基因，其设计和处理则需相关的分子遗传学知识。由于常用的 DNA 为超螺旋结构或开环结构，空间体积太大，并且不能有效主动进入细胞，因此必须进行缩合（condensation）及依赖其他分子或技术的辅助。DNA 分子在高浓度下或在加入诸如多价阳离子（如 Co^{3+}、La^{3+} 等）、酒精、碱性蛋白、人工阳离子多聚复合物（如多聚赖氨酸、多聚组氨酸、多聚精氨酸等）或脂质体后通过缩合过程可以组装成高度有序的结构，使体积变为原来的 1% 以下。非病毒载体通常是利用亲水或疏水的多价阳离子物质来聚集 DNA 和包装质粒，疏水性介质形成脂质体或微胞（minicell）从而形成脂质体/DNA 复合物（lipoplex），而亲水性介质则形成多聚物/DNA 复合物（polyplex）。

可以想象，基因作为一种药物，其有效表达和发挥治疗作用有几个关键问题需要解决，首先要恰当地制备载体，然后载体必须从给药部位转运至靶位点，最后载体需被靶细胞摄取并使之表达，而且载体必须能从内质体中释放出来并进入核内。在此基础上才进一步要求其导入的靶向性及表达的高效性和可调控性。因此，治疗基因作用的发挥首先遇到两大障碍。一是胞外屏障，主要是指注射载体后在到达靶细胞之前的影响因素，其中主要包括调理素（opsinins，如血清抗体、补体）、吞噬系统、胞外基质和降解酶等。调理素能与载体及其靶基因结合从而使基因和载体失活；吞噬系统如肝脏和脾脏中的网状内皮系统（reticulo-endothelial system，RES）则能捕获、内吞并消化载体系统；胞外基质则是指细胞间具有保护靶细胞的细胞膜作用的多聚化蛋白和糖类的存在区域，从而使相对较大的 DNA 携带系统难以逾越，例如在囊性纤维化患者进行气管内滴注的基因治疗中，导入系统必须穿透覆盖靶细胞的厚厚的黏膜层；降解酶如血清和细胞外液中的核酸酶能迅速消化未被保护的 DNA 或其他核酸。二是胞内屏障，主要是指细胞膜、内吞小泡（Endosome）及核膜对靶基因进入胞内有效表达的阻碍影响。一旦运载系统抵达靶细胞，首先遭遇的是细胞膜，其亲疏水性、通透情况直接决定载体能否进入胞内；载体通过内吞作用进入胞内之后会受到内吞小泡中酶的降解或进入溶酶体腔室中被降解；最后靶基因尚需之后通过核膜进入核中，才能有效转录表达或整合复制。

通过非病毒运载系统来克服上述屏障必须通过不同途径及多种技术来改善非病毒载体，包括进一步明确上述障碍的体内外发生机制及非病毒载体在体内的药代动力学问题，进而改善载体系统的物理化学性质乃至结构性状以更好地携带 DNA、辅助配体或偶联物，也需对靶基因进行修饰。据此设计的非病毒载体应起的作用包括：①携带并运输的作用，既要能辅助基因进入细胞内、核内，又应该具有特异靶向性；②保护剂的作用，防止基因被降解或失活；③让所携带的基因和核酸序列发挥其所需的治疗作用。

（二）非病毒载体的优缺点

非病毒运载系统具有以下优点：①不需包装细胞，制备相对简易，省时，滴度也不受限制，并且可对质粒或其他形式核酸进行快速分析；②对基因大小或核酸类型不限制；③免疫原性低，急性毒性小，机体无前存免疫力，对患者比较安全；④可具有特异靶向性，并且能转移至非分裂期细胞并有效表达；⑤制备方便且重复性好，具有完全人工合成及可大规模生产的可行性，因此较简单和廉价。虽然非病毒运载系统在一定程度上模拟了病毒载体的一些性质，但是也有一些不足，主要体现在转染效率不如病毒载体，而且基因表达持续时间短暂，很多方面的问题仍需求助病毒或病毒成分来解决。

（三）非病毒载体的分类及其特点

1. 裸 DNA

裸 DNA（naked DNA）又称自由 DNA，是结构最简单的非病毒载体，需要避开上述胞内外屏障才能发挥作用。因此该类载体主要通过直接的物理或机械方法（如直接注射或基因枪）导入易及部位（如皮肤、骨骼肌、肝脏、支气管、心肌和瘤体内）。当其用于激发免疫反应时可称为 DNA 疫苗（DNA vaccine），是一种非常有发展前景的疫苗。

其中的基因枪（gene gun）方法又叫微粒轰击技术，它采用能自发吸收 DNA 的钨和金微粒，通过高压电所产生的高能电弧促使 DNA 包被的金属颗粒产生高速度，能有效穿透单细胞层或靶器官从而将 DNA 导入培养细胞或动物组织中。此时还可通过电场（电穿孔方式）来提高转导效率。另外，超声波也已用于转染。超声作用于细胞膜后也能产生孔，使得质粒能通过被动扩散穿透细胞膜进入细胞。由于超声能定焦于身体的特定部位，该方法对于体内转染具有一定的应用前景。

裸 DNA 能有效转运并表达目的基因，但仍缺乏靶向性，并且只能在局部作用，不能转染大量细胞，并且可能还需进行外科手术以暴露靶器官（内窥镜技术也许有助于减少此局限）。对于全身用药来说，裸DNA需要保护以避免其在从给药部位迁移至基因表达部位的过程中被内切核酸酶降解。

2. 脂质体/DNA复合物

脂质体（liposome）是具有双层膜的封闭式粒子，其介导DNA进入细胞主要是利用脂质体能促进极性大分子穿透细胞膜的原理。磷脂同时包含亲水和疏水基团，因此这些分子在水中自动组装结合并形成有序的微观和宏观结构，如胶粒、平坦的双层以及薄层囊泡，以最低限度地减少分散的液相和长碳氢脂肪酰基间的不稳定性。脂质体/DNA复合体形成的过程极慢而且很难达到平衡。这个动态的过程受多种类型的弱分子力所控制，除了占主要地位的静电作用以外，还包括离子键、氢键、疏水性作用和溶剂排除力（solvent exclusion）等。特定物质通过内吞作用进入细胞的过程是一个体积限制性的步骤（内吞小泡大小约80~200 nm），因此脂质体/DNA复合物体积必须足够小才能进入细胞。根据脂质体包裹DNA的方式不同，可将脂质体分为阳离子脂质体、阴离子脂质体、pH敏感脂质体及融合脂质体等。

3. 多聚物/DNA复合物

由于DNA带负电，利用阳离子多聚体的氨基基团的正电荷通过电荷之间的相互作用与DNA的磷酸基团结合发生电性中和，可以使DNA缩合形成稳定的多聚复合体，使DNA不易被核酸酶降解，并可防止大的复合体在短时间内沉淀，从而提高转染效率。此外，复合体大小约80~100 nm，带正电荷，可与细胞表面带负电荷的受体结合，因此能有效被内吞摄入介导基因转移。常见的阳离子多聚体有多聚左旋赖氨酸［Poly（L-lysine）］、鱼精蛋白、组蛋白、多聚乙胺、多聚乙烯亚胺（polyethylenimine，PEI）和星状树突体（starburst dendrimer，or polyamidoamine dendrimer）等。

第三节 基因治疗应用

基因治疗作为一种全新的疾病治疗方式，有望应用于多种重大疾病如遗传性疾病、恶性肿瘤、心血管疾病、神经系统疾病、自身免疫性疾病和感染性疾病等的治疗。但迄今为止，基因治疗的大部分项目仍处于动物实验阶段或临床试用阶段，极少得到推广应用。目前针对这些重大疾病所做的基础和临床研究工作，为基因治疗的应用提供了宝贵的资料，也积累了很多经验和教训。

一、遗传性疾病的基因治疗

遗传性疾病可以分为四类。①染色体病，是由于先天性染色体结构畸变或（和）数目异常引起的疾病，目前，已确认的人类染色体异常综合征已达100余种、各种异常核型约3000种；②单基因遗传病，是指一对主基因突变造成的疾病，其遗传符合孟德尔定律，因此亦称为孟德尔式遗传性疾病，依传递方式不同，可分为常染色体显性（AD）、常染色体隐性（AR）、X连锁显性和X连锁隐性等四类；③多基因遗传病，它的遗传基因不是一对主基因，而是几对基因，这些基因对遗传性状形成的作用较小，故称为微效基因（minor gene），但是几对微效基因累加起来，就产生明显的表型效应，这种遗传性状的形成也受环境因素的作用；④线粒体遗传病，这是一组极为罕见的遗传病。这些疾病中，最有可能通过基因治疗获得治愈的是单基因遗传病。事实上，目前基因治疗在遗传性疾病方面也主要集中在对单基因遗传病的治疗，且已经取得了令世人瞩目的成就。

二、恶性肿瘤的基因治疗

恶性肿瘤是危害人类健康与生命的最主要的疾病。最新的流行病学调查结果显示，我国现有癌症患者 300 多万，并持续以每年 3% 的速度递增。手术、放疗和化疗是目前恶性肿瘤治疗的主要手段。但手术只适合早期且局限的病灶；而放疗、化疗的"治疗窗"较狭窄，在杀伤肿瘤细胞时，对机体的正常细胞特别是造血和免疫系统也造成损害，常常引起贫血、出血、感染、胃肠道反应和脱发等症状，患者的生活质量较差。更重要的是，有 p53 基因等突变或者在缺氧状态下的肿瘤细胞对化疗药物或射线不敏感，是肿瘤复发、转移、治疗失败的主要原因。

恶性肿瘤的基因治疗的发展经历了曲折的过程。自从美国 1995 年对肿瘤基因治疗临床试验进行评估后，全世界一方面加强了基因治疗临床试用的审批与监管；另一方面组织了美国全国范围内的协作，加强基因治疗关键问题的研究。从此，基因治疗步入了一个正常的目标明确的理性化发展阶段。近年来以腺病毒为载体的 P53 或 TK 基因转移、在 p53 基因突变的肿瘤细胞内选择性复制的腺病毒 ONYX－015 及其与常规化疗和放疗的联合治疗晚期恶性肿瘤等治疗方案已进入临床Ⅲ期试验。目前肿瘤基因治疗的研究仍以美国为主，英国、德国、法国、意大利、以色列和日本亦开展了相当深入和广泛的研究，我国学者在该方面的某些研究成果也已引起了广泛的关注，有些项目也已进入临床试用。但是总体来说，恶性肿瘤的基因治疗的效果尚未达到预期要求，这正反映出基因治疗中尚有科学问题急需解决。

三、心脑血管疾病的基因治疗

心脑血管病是危害人类生命健康最严重的疾病之一，其发病率和病死率均占各类疾病之首。虽然近百年来对心血管病防治的研究已经取得了巨大的成就，但至今尚无十分理想的防治方法。近二十年来，由于心血管病发病的分子机制和基因转移技术的发展，心脑血管病的基因治疗亦取得了十分可喜的成绩。尽管在人类已实施的临床基因治疗方案中心脑血管病只占 5% 左右，但其成功率却是最高的。目前心脑血管病的基因治疗已经成为基因治疗研究中最活跃的领域之一；基因治疗心脑血管病，亦从单基因遗传性心脑血管病，扩展到多基因的各种心脑血管病，包括高血压、再狭窄、动脉粥样硬化、心肌肥厚、心功能衰竭等。心血管系统的基因转移技术，除了经典的病毒介导基因转移方法以外，各种非病毒介导的基因转移技术亦是层出不穷。

心脑血管病的基因治疗有三个最基本的条件：一是治疗性基因的选择，这取决于对心脑血管病发病的分子生物学机制的研究；二是在体的基因运载体系，这是目前心脑血管病基因治疗主要的限速因素；三是治疗基因在体内的表达和调控，它是目前心脑血管病基因治疗研究中最薄弱的环节。

四、神经系统疾病的基因治疗

神经系统疾病有很多种类，目前开展基因治疗比较多的是帕金森病（parkinson's disease，PD）和阿尔茨海默病。

帕金森病是一种中老年人最常见的神经系统退行性疾病，病因尚不清楚。在临床上将帕金森病分为原发性和继发性两种。帕金森病是以脑部黑质（substantia nigra）致密区多巴胺能神经元变性为主要病理改变的疾病。帕金森病患者多巴胺能神经元变性，引起细胞内酪氨酸羟化酶（TH）减少，导致纹状体内多巴胺含量降低，使锥体外系功能失调，最终导致了疾病的多种症状。PD 基因治疗研究已有十多年历史。与其他疾病基因治疗所面临的问题一样，PD 的基因治疗需要解决两个最主要的问题，即治疗基因的选定及其表达调节以及如何将基因导入机体。如在神经系统的相应部位补以酪氨酸羟化酶基因，其产物 TH 能将 L - 酪氨酸转变为 L - dopa，再经周围细胞的脱羧酶作用，就可产生多巴胺，从而缓解 PD 症状。因此，酪氨酸羟化酶基因是替代基因治疗中的首选基因。

五、感染性疾病的基因治疗

感染性疾病对人类的危害特别大，对其进行基因治疗也是目前基因治疗领域研究的热点。其中，大多数研究集中在对获得性免疫缺陷综合征（acquired immunodeficiency syndrome，AIDS）即艾滋病的基因治疗方面，此外，也有关于肝炎等基因治疗的报道。

积极探索如何对艾滋病进行基因治疗，是人类征服这一"二十世纪瘟疫"的实际需要，它有赖于 HIV 基础研究方面所取得的成果。抗 HIV 感染的基因治疗，是通过理化或生物学的方法，把目的基因导入机体的适当靶细胞内，间接或直接抑制病毒的复制，或是提高机体的免疫功能，以期治疗 HIV 感染。

六、应用中急待解决的关键问题

基因治疗要取得突破，必须解决三个关键问题，即基因导入系统，基因表达的可控性以及更多更好的治疗基因。

1. 高效的、靶向性基因导入系统

基因治疗的首要问题，是能将治疗基因输送到并进入特定的靶细胞，要能在该细胞中得到高效表达。这对于治疗恶性肿瘤尤为重要。治疗基因不仅要能导入大多数肿瘤细胞，同时要求尽可能不进入或较少进入正常细胞。当然，针对免疫系统的体内基因治疗可以是例外，但也必须尽可能靶向地或相对地更多进入免疫系统的细胞，同样也有一个靶向导入问题。

2. 外源基因表达的可控性

电脉冲介导裸 DNA 技术的改进，使许多基因，如分泌性蛋白的基因（包括生长因子、激素、细胞因子，可溶性受体）可导入肌肉并维持相当时间的表达，使蛋白表达量达到一定水平并发挥药效。随着进入细胞膜的寡肽（HIV TAT 转录因子蛋白的 N′端 11 个肽）的融合，今后有望通过融合基因形式的组建，解决非分泌性蛋白的表达及进入细胞问题。预期会有一天，许多基因可以都在人体中表达。但如果这些基因导入后

表达处于无调控状态，将会造成严重后果。因此，基因导入后，在体内的可调控性或可诱导性将成为关键。

最理想的可控性是模拟人体内基因本身的调控形式。这是今后长期的追求目标，但其难度极大，一是需要全基因或包括上游和下游的调控区以及内含子。导入基因的载体系统将面临严峻的挑战，因为目前的质粒以及一般噬菌体很难达到以上要求。今后设计的载体须有几万碱基对甚至几十万碱基对的包装能力，同时又涉及存在重复序列时的 DNA 重排及丢失问题。二是一个长片段进入细胞及其整合，涉及整合的位点问题。最终的理想情况是实现定点的基因敲入（knock in）。

3. 适用的治疗基因过少

目前，已用于临床试验的治疗基因仅集中于少数基因，绝大部分多基因疾病，如恶性肿瘤、高血压、糖尿病、冠心病和神经退行性疾病的致病基因还有待阐明。这将有赖于人类基因组计划，尤其是功能基因组学的发展。对多基因疾病的研究不仅限于致病基因的发现，也包括已知和未知功能的基因的表达调控序列的确定，以及其相互作用规律的阐明。可以预期，未来在以上方面将会有十分重大的进展和突破。

第四节　反义技术

一、反义核酸

反义核酸是指与靶 DNA 或 RNA 碱基互补，并能与之结合的一段 DNA 或 RNA。反义核酸技术是指利用反义核酸特异地抑制某些基因的表达。反义技术自二十世纪六十年代就开始作为药物靶标确认和疾病治疗的有力工具。1967 年，Belikova 等提出了利用一段反义寡核苷酸来特异性地抑制基因表达的设想。1978 年，Paul 等利用一段反义 DNA 寡聚核苷酸链成功地抑制了劳斯（Rous）肉瘤病毒的复制，引起人们极大的关注。二十世纪八十年代，寡核苷酸人工合成技术的成功，反义核酸的研究快速发展，使反义技术在抗肿瘤、抗病毒以及细胞凋亡机制、信号传递机制等方面取得了一定的进展。反义核酸技术是人类研究和治疗病毒性疾病、肿瘤乃至各生物医学领域的一项不可或缺的手段。

利用反义技术研制的药物称为反义核酸药物（简称反义药物）。根据核酸杂交原理，反义药物能与特定基因杂交，在基因水平干扰致病蛋白的产生过程。

1. 反义核酸的特点及种类

从某种意义上讲，反义核酸属于基因治疗药物之一，与传统药物相比具有诸多优点。

（1）高度特异性　反义核酸药物通过特异的碱基互补配对作用于靶 RNA 或 DNA，可以区别基因序列上的细微差别。

（2）高生物活性、丰富的信息量　反义核酸是一种携带特定遗传信息的信息体。理论上，反义核酸可以针对任何已知序列的基因设计药物来特异性地抑制其表达。

（3）高效性　直接阻止靶基因（主要是疾病基因）的转录和翻译。

（4）低毒、安全　反义核酸不含病毒序列，不会产生免疫反应，也不会整合入宿主染色体内。迄今为止尚未发现反义核酸具有显著毒性，尽管其在生物体内的存留时间有长有短，但最终都将被降解、清除。

（5）最优化的药物设计　反义核酸技术利用了基因的天然序列信息，将该技术运用到核酸药物的设计中是最简单、最合理的药物设计。此外，反义核酸是针对已知序列的靶基因设计合成的，由于靶基因序列已知，因此设计简单，只要其顺序与靶mRNA部分序列互补即可，而对基因的读码框无要求。

（6）合成相对容易　反义核酸仅有15～30个碱基，结构简单，容易设计和体外大量合成，而且易于设置合适的对照。

反义核酸主要包括反义脱氧寡核苷酸（antisense oligodeoxynucleotides，ASODN）、反义核糖核酸（或称反义RNA，antisence RNA）、核酶（ribozyme）及三链形成寡核苷酸（triplex - forming oligodeoxynucleotides，TFO）等。反义核酸目前有三种来源：一是天然存在的反义核酸分子，但目前分离纯化尚存在困难；二是利用固相亚磷酰胺法人工合成的短小反义寡聚核苷酸，这是反义核酸最普遍的应用方式，可以直接在体外或者体内给药；三是更具有实用价值的人工表达载体，包括单个基因和多个基因的联合反义表达载体，它是利用基因重组技术将靶基因序列反向插入到病毒或非病毒质粒载体的启动子和终止子之间，再将表达载体导入细胞内，通过转录可源源不断地产生反义RNA或核酶分子，其优点是一次用药就可能获得对特定基因表达的持久抑制。

ASODN及其衍生物是一段与mRNA或DNA特异性结合并阻断其基因表达的人工合成的DNA分子，一般由15～21个核苷酸聚合而成。ASODN具有分子量小、易于人工合成、基本无毒、在细胞内与靶RNA形成杂交体的Tm值低等优点，成为反义核酸中广为使用的重要类型。

反义RNA是指能和mRNA完全互补的一段小分子RNA或寡聚核苷酸片段，能形成RNA双链杂交分子，从而抑制该mRNA的加工与翻译，是原核细胞中基因表达调控的一种方式。反义RNA可以通过人工合成，但它比ASODN更容易被细胞的核酸酶降解。因此一般利用基因重组技术将靶基因序列反向插入到病毒载体或非病毒质粒载体中，并将之导入细胞内，转录出反义RNA，抑制特定基因的表达，阻断该基因的功能。

在某些情况下利用载体表达的反义RNA比ASODN具有更多的优点：反义RNA在细胞内起作用的时间比ASODN长得多，这一点对半衰期长的靶点尤其重要；质粒载体产生的反义RNA比寡核苷酸毒性小，尤其硫代磷酸化修饰的ASODN具有非特异性结合蛋白的倾向，反复大量给药时具有毒性；能够更好地穿透组织，尤其是病毒载体；能够通过利用组织特异性转录因子在特定的组织细胞类型中表达反义RNA；能够通过利用可诱导的启动子实现时间特异性表达反义RNA。

核酶（ribozyme）是一类具有内切核酸酶活性的RNA分子，可通过碱基配对特异性地与靶RNA分子结合并加以切割，使靶RNA的表达水平下降，从而抑制或阻断靶基因的功能。核酶是一类很有希望的基因功能阻断剂，被形象地称为"分子剪刀"。与反义RNA相比，核酶不仅具有封闭mRNA的功能，而且具有切割mRNA的功能。

核酶特异性序列通过互补碱基对识别并结合特异性靶RNA，催化核心则以酶的效率催化裂解靶RNA，从而使目标失活，达到治疗目的。它有独特的优点：①高度序列特异性；②不编码蛋白质，无免疫原性；③可以重复利用。迄今为止，已发现的核酶按其作用方式可分为自我剪接内含子、RNaseP 和小催化 RNA。

2. 反义核酸的作用机制

（1）反义抑制机制　目前普遍认为反义核酸可以在复制、转录、表达 3 个水平上发挥作用。其机制为：①在细胞核内以碱基配对原理与基因组 DNA 结合，从复制与转录水平发挥反义阻止作用，这种反义技术称为"反基因治疗"（anti - gene therapy）；②与 mRNA 的 5′末端的 SD（Shine - Dalgarno）序列或核糖体结合位点结合，阻碍核糖体的结合，从而阻碍翻译，或使反义 RNA 与 mRNA 形成双链，以被水解酶水解；③与 mRNA 的 SD 序列上游的非编码区结合，改变 mRNA 的二级结构，从而阻碍核糖体的结合；④与 mRNA 的 5′末端编码区（主要是起始密码 AUG）结合，阻止 RNA 的翻译；⑤与引物结合，从而在复制水平上阻止基因表达；⑥结合到前体 RNA 的外显子和内含子的连接区，阻止其剪切成熟；⑦作用于 mRNA 的 poly（A）形成位点，阻止 mRNA 的成熟和转运；⑧作用于 mRNA 的 5′末端，阻止帽子结构的形成；⑨由于带电性等影响，非特异性地与某些蛋白结合，这往往是某些非特异性副作用的原因所在。

（2）终止机制　在反义机制中，其终止机制分为阻塞机制与酶切除两种。阻塞机制即不涉及酶的水解作用，只是通过反义核酸与靶序列的结合改变其空间构象，使参与复制、转录与翻译的各种酶无法接近该序列并与之结合。酶切除机制则与之相反，反义核酸与靶序列结合后激活某些酶将之降解。在这类机制中，最常见的是 RNase H 介导的酶切终止机制，即反义 RNA 与 mRNA 结合后形成双链结构，随后被 RNase H 识别并将其水解。这主要基于 3 个原因：① RNase H 在绝大多数的哺乳动物细胞中都有表达；② RNase H 作用效率极高，一般来说其抑制效率高达 85% ~ 95%；③ 第一代寡核苷酸药物特别适合 RNase H 介导的酶切终止机制。除了 RNase H 外，还有 RNaseⅢ、RNase L、RNase P 等非 RNase H 介导的酶切终止机制，这些机制的原理尚有待进一步阐明，这主要是因为大多数经骨架修饰和糖环修饰的寡核苷酸药物不支持 RNaseH 活性而同时这些药物具有独特的药理学优点（如稳定性）；不一定所有的组织和细胞都表达足够的 RNase H 以满足 RNase H 机制。一种反义核酸究竟通过何种途径发挥抑制功能，取决于反义寡核苷酸的种类是 DNA 还是 RNA 以及是否经过修饰等具体情况。

（3）穿膜机制　不同的脱氧核苷酸进入细胞的能力不同。目前将反义寡核苷酸导入体内的方法主要有微粒轰击、脂质体包裹反义寡核苷酸、增加反义寡核苷酸中 G 含量、新戊酰羟甲基屏蔽磷酸硫代寡和脱氧核苷酸的负电荷以及逆转录病毒或腺病毒介导等方法。此外利用抗体、阳离子多肽、维生素等也可增加反义寡核苷酸到达靶细胞的能力。

（4）代谢与识别机制　反义核酸在体内的分布、摄取、溶解和排除等代谢过程及与靶 RNA 的空间作用很复杂，目前还未能解释清楚。有研究表明大多数降解产物可能是经 3′- 外切核酸酶消化降解，并且通过尿液排出。

3. 反义寡核苷酸的稳定性与修饰

反义寡核苷酸进入体内后易被降解，难以达到有效滴度。在实际应用中，反义核酸的稳定性成了反义技术的一个关键问题，目前主要通过化学修饰来增加反义核苷酸的稳定性。①碱基修饰，如在胞嘧啶的 5 位烷基化或使用三氟甲基、咪唑丙基、炔丙基等。②骨架修饰，主要有四条修饰途径。第 1 条途径是磷的修饰，磷原子是核酸酶的主要攻击位点，修饰后效果明显。磷的修饰包括硫代、甲基化、氨化、酯化等，尤以硫代磷酸寡核苷酸最为常用，即为"第一代反义药物"。第 2 条途径是糖环修饰，包括 α 构型、1′位取代、2′位取代、3′–3 连接、5′–5 连接等，其原理是使核酸酶不能有效识别磷酸二酯键。第 3 条途径是以肽骨架、聚酰胺等来替换磷酸二酯键，替换后相当稳定。尤其是肽核酸（peptidenucleicacids，PNA），与肽类结构极为近似，假肽代磷酸二酯键后其柔性更高、带电荷少、不被蛋白酶和核酸酶识别，故亲和性更高，副作用亦减少。第 4 条途径是构建嵌合体结构的反义核酸，综合应用多种化学修饰，效果很好，有"第二代反义药物"之称。它以磷酸硫代寡和脱氧核苷酸为核心，两翼序列上的核糖的 2′位被其他基团修饰。除了化学修饰，还可以使用转基因表达反义核酸，在体细胞内以 DNA 为模板转录产生，模拟天然 RNA 的形成过程，这样表达的反义RNA 可能在细胞内被天然修饰，从而稳定性得到提高。

4. 反义核酸技术的应用

现代医学认为，导致肿瘤的根本原因在于基因的异常变化，因此要治疗肿瘤也应该从"治本"出发，这恰恰是反义技术的特点，可以人工设计一段与致癌基因互补的反义核酸将致癌基因封闭。而且，大量的研究表明反义途径研究治疗肿瘤确实有着诱人的前景，利用反义技术治疗肿瘤是可行的，值得人们去探索。

一方面，反义技术也可用来研究细胞信号传递机制，与传统的小分子抑制剂、单抗等相比，反义法具有特异性（反义核酸能特异地抑制多基因家族的某一特定成员）、简便性、研究对象不受限制等优点，且不须预知全部序列；另一方面，反义技术可以通过改变投用量或浓度来测滴度，这优于基因敲除法（基因一旦敲除就不能再表达）。

反义核酸技术也可用于研究细胞凋亡，在神经系统、遗传育种、研究胚胎发育等领域也有愈来愈广泛的应用。

5. 毒副作用问题

虽然反义核酸技术原理简单、前景诱人，但在实际使用中也存在一些不容忽视的问题。①很多寡聚核苷酸缺乏特异性 某些小分子物质和蛋白质能与 ASON 发生序列特异性和非特异性结合；某些 ASON 能在动物体内引起非互补部位的断裂；富含 G 的序列尤其是 G 四联体极易发生非特异性作用，原因未明。②免疫刺激性和激活补体的能力 比如，科学家在给猴子一次性注射大剂量反义寡核苷酸时发现能通过激活补体引起致死性炎性反应。第 2 代反义药物有望在一定程度上降低这种副作用。③在利用逆转录病毒、腺病毒等作载体时，潜在的危险更值得担忧，因为病毒基因的整合是随机的，这就有可能破坏细胞本身的正常基因包括一些抑癌基因，甚至有可能激活原癌基因，导致肿瘤发生。而且，逆转录病毒载体很有可能在体内发生重组，产生有活力的逆病毒，使宿主感染病毒。除上述一些方面外，如何建立灵敏的检测手段以监测机体引入外源核酸后的生理变化，如何适应大规模生产，如何降低成本等一系列问题都有待解决。

二、RNA 干扰

RNA 一度被认为仅仅是 DNA 和蛋白质之间的"过渡"，但越来越多的证据清楚地表明，RNA 在生命的进程中扮演的角色远比我们早前设想的更为重要。RNA 干扰

（RNA interference，RNAi）的发现使得人们对 RNA 调控基因表达的功能有了全新的认识，更因为可以简化/替代基因敲除而成为研究基因功能的有力工具。在 2002 年度 Science 评选的十大科学成就中 RNAi 名列榜首，并于 2006 年获得诺贝尔生理学奖。

RNAi 也称 RNA 干涉，是由外源或内源性的双链 RNA（double strand RNA，dsRNA）导入细胞而引起的与 dsRNA 同源的 mRNA 降解，进而抑制其相应的基因表达的现象。RNAi 是生物体内的一种进化保守机制，是机体为了抵抗病毒入侵的一种天然保护作用。这种沉默机制首先是在研究线虫（C. elegans）发育缺陷时发现的。随后，在各种模式生物（如果蝇、拟南芥、小鼠等）中，人们通过克隆测序及生物信息学的方法发现并寻找到了多个类似的微小 RNA（microRNA，miRNA），证明 RNAi 介导基因沉默现象在生物体内普遍存在。在多种植物和动物中存在着不同数量的 miRNA，其中有些 miRNA 具有众多的表达数量及特定的表达模式，并且在众多物种间具有不同程度的序列保守性。小干扰 RNA（small interferance RNA，siRNA）是 RNAi 的主要引发物，在生命调节中发挥了重要作用。

1. miRNA

miRNA 是一种大小约 21～25 个碱基的单链小分子 RNA，是由具有发夹结构的约 70～90 个碱基大小的单链 RNA 前体经过 Dicer 酶加工后生成的，不同于 siRNA（双链）但是和 siRNA 密切相关。这些非编码小分子 RNA（miRNA）参与调控基因表达，但其机制区别于 siRNA 介导的 mRNA 降解。第一个被确认的 miRNA 是在线虫的 lin-4 和 let-7，随后多个研究小组在包括人类、果蝇、植物等多种生物物种中鉴别出数百个 miRNA。

据推测已经被鉴定的 miRNA 大都具有发夹结构，是由约 70 个碱基形成发夹结构的单链 RNA 前体经过 Dicer 酶加工后生成的单链小分子 RNA 片段，有 5′-磷酸基和 3′-羟基，大小约 21～25 nt，定位于 RNA 前体的 3′端或者 5′端。

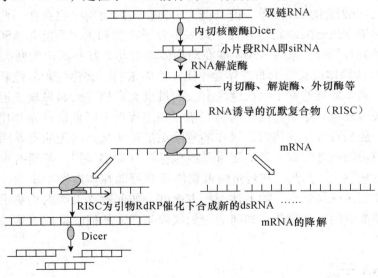

图 12-1　RNA 干扰作用机制示意图

随着对 miRNA 研究的不断深入，科学家认识到这些普遍存在的小分子在真核基因表达调控中有着广泛的作用。在线虫、果蝇、小鼠和人等物种中已经发现的数百个 miRNA 中，多数具有和其他参与调控基因表达的分子一样的特征——在不同组织、不同发育阶段中 miRNA 的水平有显著差异，这种 miRNA 表达模式具有分化的位相性和时序性，提示 miRNA 有可能参与调控基因表达，因而具有重要意义。

最早被发现的两个 miRNA——lin-4 和 let-7 被认为是通过不完全互补结合到目标靶 mRNA 3'非编码区端的，以一种未知的方式诱发蛋白质翻译抑制，进而抑制蛋白质合成，阻断 mRNA 的翻译。多个果蝇 miRNA 也被发现和它们的目标靶 mRNA 的 3'非编码区有部分同源。由于 miRNA 和其潜在的目标靶之间并非完全互补，使得通过信息学的方法鉴定 miRNA 的目标靶位点变得困难，因而也无法确定 miRNA 的作用方式、影响 mRNA 的翻译的机制以及调控基因表达的方式。

2. miRNA 与 siRNA

miRNA 和 siRNA 是有所区别的。从表面上说，一个是非编码的单链小分子 RNA，在进化上高度保守，通过翻译抑制调控基因表达而不影响转录本的稳定性；另一个是针对编码区的双链小分子 RNA，每个转录本都可能有很多个 siRNA，通过降解目标靶，在转录后调控基因表达。

siRNA 与 miRNA 都是 19～25 nt 的小分子 RNA，结构和形成过程相似，都需要 Dicer 或类似的 RNase Ⅲ 加工；有类似的功能复合体 RISC，抑制性作用机制也是相通的；随着生物体、组织特异性的不同，抑制作用发生在转录或是翻译水平具有可变性和交叉性。但是，siRNA 与 miRNA 对基因的调控方式不同。siRNA 形成的 RISC 通过与目标 mRNA 的精确互补引起互补区域降解。miRNA 调节基因表达主要通过两种途径：miRNA 形成的 RISC 与靶 mRNA 的 3'-UTR 进行非精确互补，产生翻译抑制，这种方式多见于动物的 miRNA；通过类似 siRNA 的途径与靶 mRNA 精确配对，介导 mRNA 切割降解，仅有约 3% 的 miRNA 能与靶 mRNA 完全互补，这种途径多见于植物 miRNA 调控。

在哺乳动物细胞中还没有找到内源的 siRNA，外源的 siRNA 介导的 RNAi 作用正是一种抵御机制。而 miRNA 则广泛存在于哺乳动物细胞中，研究发现它还参与多种调控作用。这两种小分子的作用机制和相互关系的本质就显得更加扑朔迷离。如何在实验中正确鉴定 siRNA 和 miRNA，甚至是其他的小分子 RNA，是一个值得关注的问题。

3. RNAi 药物

由 RNAi 技术发展的药物有望治疗癌症及丙肝和艾滋病等病毒性疾病，甚至可能用来治疗神经系统疾病。第一个 RNAi 药物贝伐西尼（Acuity 公司）已经诞生，用于治疗老年性黄斑变性（AMD）。随着 RNAi 机制研究的深入和 RNAi 技术日趋完善，小 RNA 作为一种便捷实用的基因组研究方法和基因治疗药物，预示着 RNA 时代的来临。

三、Decoy 转录因子

DNA 分子上除了存在可被转录为 RNA 的遗传信息外，还有一些不直接编码遗传信息，但与基因转录有关的序列，如启动子、增强子及沉默子等 DNA 结构，都位于起调节控制的转录基因的同一条染色体上，这些 DNA 结构称为顺式作用元件或序列（cis-acting elements，cis – acting sequences）。Decoy 转录因子是人为设计的、序列与靶基因顺式作用元件相同的双链寡聚核酸，转染到体内后可以与靶基因顺式作用元件竞争性地结合转录因子，从而减少或阻断转录因子和靶基因顺式作用元件的相互作用，可从转录水平抑制基因的表达，防止或抑制致病基因的激活。除了应用合成的双链 DNA 外，一些 RNA 的片段也可以特异地与转录因子结合，抑制基因转录。Decoy 转录因子的主要特点有：①是人为设计合成的双链 DNA 或 RNA 片段；②序列与靶基因顺式作用元件相同；③通过与靶基因顺式作用元件竞争与转录因子的结合，减少或阻断靶基因的转录。

根据 Decoy 转录因子的作用原理，其序列与靶基因顺式元件相一致，如 E2F 转录因子作用的顺式元件基序正链为 5′-TTTCCCGC-3′，设计合成的 E2F Decoy ODN 正链为 5′-CTAGATTTCCCGC-3′；NF – κB 转录因子作用的顺式元件基序正链为 5′-GGGGACTTTCCC-3′，设计合成的 NF-κB Decoy ODN 正链为 5′-AGTTGAGGGGACTTTCCC- 3′。

Decoy 转录因子具有以下几个优点：①合成序列特异的 Decoy 相对简单并能被靶向运送到特定的组织；②不需要了解该靶转录因子的确切的分子结构；③Decoy ODN 可能比反义 ODN 更有效于阻断持续表达因子和联结于同样的顺式作用元件的多种转录因子；④体内存在大量的潜在的药物靶标（转录因子），并容易被识别。

四、嵌合修复术

嵌合修复术（chimeraplasty），也称为靶向基因修复，是通过合成一种含有 RNA 和 DNA 的分子来修复单碱基 DNA 突变、缺失或插入的技术。

在首次实验中设计纸夹型的双链嵌合修复体结构沿用至今。它包含 68 个碱基，配对形成双链分子，其中一条链完全为 DNA，另一条链包含 2 条 10 碱基的短链 2′-O-甲基 RNA，两条链由一段 5 个碱基长的 DNA 链分隔开。3′末端有一个具有高熔解温度的 GC 钳，并由 4 个 T 将其与双链区域分隔开，形成紧密的发夹结构。设计这样的结构是因为已经发现杂和的 RNA-DNA 分子在同源配对反应中非常活跃，同时分子末端的发夹样帽并不影响其与靶基因的配对。短链 RNA 的作用是活化寡核苷酸以发生重组，而发夹样帽可以保护分子免于不稳定或被外源核酸酶或细胞内螺旋酶降解。此外 RNA 中核糖的 2′-O-甲基修饰是为了保护分子不被 RNase H 降解。

设计嵌合修复体时，首先复制靶基因突变位点周围的一段序列，这段序列除突变位点碱基被纠正外，其余必须与靶基因的序列完全一致。当这段序列插入靶 DNA 链中后，被纠正的碱基会被内源性修复系统识别，因此在以嵌合修复体为模板时靶 DNA 上的位点会发生改变。

嵌合修复体的主要作用机制是在无细胞体系中，嵌合寡核苷酸可能通过与质粒靶点同源配对，并利用 DNA 聚合酶及复合物来发挥作用。配对后，内源性修复机制可识别基因与嵌合体之间的错配，以嵌合修复体为模板，利用错配修复来纠正基因本身的突变。随后嵌合修复体降解，留下突变纠正了的靶 DNA。

在体内修复中，该寡核苷酸能够贴附于器官特异性的配基，也可以利用脂质体或合成的多聚物转运嵌合分子到合适的细胞或组织。在植物中，可将包被有嵌合分子的显微金颗粒注射到细胞中。进入细胞核的寡核苷酸可以插入基因组与靶 DNA 配对。随后诱导细胞的修复机制进行错配修复来纠正点突变。修复后，嵌合修复体降解，留下突变纠正了的靶基因。

五、反义技术药物的应用

近年来，以 DNA/RNA 为基础的基因表达调控技术在生物医学领域的研究和临床试验中已初见成效。国外一些制药公司在 20 世纪 90 年代早期就开始了临床实验。第一个反义药物 Vitravene（Fomivirsen）已经被美国 FDA 批准通过。目前应用最多的是第一代的反义寡聚核苷酸药物。

 思考题

1. 何为基因治疗？其主要的方式有哪些？
2. 简述用于基因治疗的病毒载体应具备的基本条件，说明其主要元件的组成及功能。
3. 简述反义核酸的定义及其主要特点。
4. 简述 RNAi 的定义及 miRNA 的主要作用机制。

（邱　磊）

第一节 概 述

一、基因打靶技术概念

基因打靶技术（gene targeting）是一种定向改变受体生物遗传信息的实验手段。通过对受体生物（尤其是哺乳动物）基因组进行定向修饰和改造（包括基因灭活、点突变引入、外源基因定位引入、缺失突变、染色体组大片段删除等），使修饰后的遗传信息在受体生物内遗传、表达突变的性状，从而研究基因功能、疾病发生的分子机制等重大问题，以及提供相关的疾病治疗、新药筛选评价模型等。基因打靶技术避免了随机整合的盲目性和危险性，已被证明是一种理想的精细修饰及改造生物遗传信息的方法。基因打靶技术的主要操作流程如图 13－1 所示。具体方法包括：①首先获取细胞系（如胚胎干细胞，embryonic stem cell，ES），设计并构建打靶载体；②用打靶载体转染 ES 细胞系；③挑选与打靶载体发生同源重组的 ES 细胞，并植入受体生物胚胎内，可孕育出遗传信息修饰后的嵌合体动物；④嵌合体动物再经过回交，可得到纯合子；或者转染成年体细胞进行基因打靶，经筛选后，再通过核移植克隆得到基因打靶个体。

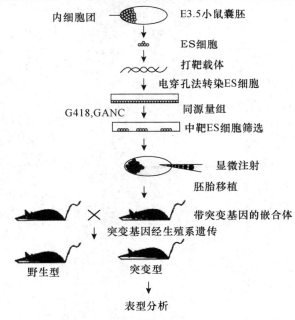

图 13－1　基因打靶技术的主要步骤

（引自：杨晓，黄培堂，黄翠芬. 基因打靶技术. 北京：科学出版社，2003）

二、基因打靶技术的发展

基因打靶技术产生和发展归功于胚胎干细胞技术和同源重组（homologus recombination）技术的发展，也促进了相关技术的进一步发展。1981 年，美国科学家 Martin 和英国 Evans 分别成功地从正常小鼠囊胚的内细胞团中分离出 ES 细胞。1984 年，Bradley 等通过显微注射将 ES 细胞移入受体囊胚，并移植回假孕母鼠，获得生殖系嵌合体，经过回交，获得了源于 ES 细胞系的纯合子小鼠。这个实验首次证实了体外培养的 ES 细胞可以分化为包括生殖细胞在内的成体各种组织细胞。

同源重组技术最初在酵母中发展起来，随后在 RecBCD 缺陷型大肠埃希菌及缺陷型 λ 噬菌体中的研究极大地丰富了同源重组的原理及技术手段。然而，哺乳动物细胞中发生同源重组的概率非常低。1985 年，Smithies 研究小组首次报道在肿瘤细胞中实现打靶载体和内源 β - 球蛋白基因间的同源重组。1987 年，Capecchi 研究小组利用胚胎干细胞技术建立了次黄嘌呤核酸转移酶基因敲除的小鼠模型。一年后，Capecchi 研究小组又建立了一种"正负筛选"策略，与传统单一筛选标记策略相比，阳性克隆富集的倍数提高了 3～10 倍，扩大了同源重组技术的应用范围。

胚胎干细胞技术与同源重组技术的结合使得对受体生物的遗传信息进行定向修饰和改造成为可能。在此基础上发展起来的基因打靶技术革命性地改变了生命科学研究的面貌，成为研究基因功能的重要手段。随后，基因打靶技术进一步发展，研究人员进一步发展了如打了就走策略（"Hit and Run"）以及标记和置换法（"Tag and Exchange"），从而可以对基因组遗传信息进行精确的修饰。1994 年，Gu 等进一步发展了条件基因打靶，利用 Cre - LoxP 重组酶系统首次成功获得组织特异性基因敲除小鼠，使得对基因剔除在时间和空间上进行双向控制成为可能，解决了以往基因打靶缺乏可控性的问题。此后，基因打靶技术得到了普遍应用和长足发展。

三、基因打靶技术的应用前景

经过 30 多年的发展，基因打靶技术的基本原理未变，但是操作对象和方法都丰富了许多。应用对象最广泛的是小鼠，大鼠、猪、羊等大型哺乳动物的研究也越来越多。除最初的基因敲除外，还发展了基因敲入、点突变、缺失突变、染色体大片段删除等方法。自从第一例成功的基因敲除小鼠报道至今，全世界科学家利用基因打靶技术对上万种基因进行了深入的功能研究，并相应研发了新的药物（如肿瘤靶向治疗药物）及新的治疗方法（如遗传病基因治疗），建立了几百种人类疾病动物模型（如糖尿病小鼠、各种癌症小鼠）。自从人类基因组测序后，生命科学步入了后基因组时代。后基因组时代的主要任务就是研究大量新基因的功能。基因打靶技术使得研究者可以通过定点改造基因组中的特定基因，在生物整体水平、组织水平、细胞水平及分子水平各个层次上全面系统研究某一基因的功能及调控机制。另外，基因打靶技术的出现改变了传统研制转基因动物的方法，使得转基因动物和生物反应器的制备更精确，并且可以根据人类的需要培育一些新品种。

第二节　基因打靶技术的基本原理

一、同源重组技术的基本原理

同源重组是指两个相似或相同序列的 DNA 之间发生遗传物质的重组交换。同源重组的现象在生物界中广泛存在，如真核生物减数分裂时期姐妹染色单体的互换，细菌的转导、接合等，以及某些低等生物的转化。同源重组可以将外源基因定点整合入靶细胞基因组，避免了随机整合的盲目性和危险性。

对于发生同源重组的具体机制仍然不是完全清楚，但目前认为主要通过以下三种模型来介导重组。

（1）断裂重接模型　最早由 Darlington 于 1936 年提出，指真核生物减数分裂时期同源姐妹染色单体联会时，两条染色单体相互缠绕产生张力，两个染色单体在同一位置断裂，互相交换，重新连接起来而重组。

（2）Holliday 模型　由 Holliday 于 1964 年首先提出。Holliday 模型中，同源重组的关键步骤是同源的非姐妹染色单体之间 DNA 发生配对，一个 DNA 的一条链断裂并与另一个 DNA 断裂的链连接，形成 Holliday 中间体，通过分支移动产生异源双链 DNA，Holliday 中间体切开并修复，形成两个双链重组体 DNA。Holliday 中间体切开的方式不同，所得到的重组产物也不同。如果切开的链与原来断裂的链是同一条链，那么所得的重组体含有一段异源双链区，两侧来自同一亲本 DNA，称为片段重组体；如果切开的链并非原来断裂的链，重组体两侧来自不同的亲本 DNA，称为拼接重组体。

（3）Maselson – Radding 单链侵入模型　Holliday 模型解释同源重组中出现的是对称的杂合双链，而实际情况却有不均等分离现象。1975 年，Maselson – Radding 提出了一个更令人满意的方案，解释这种不对称重组现象。单链切口仅出现在一个双螺旋上，形成的游离端在同源位点"侵入"未打开的双螺旋并取代其中一条链，形成一个 D 环（D – loop）。而后在被取代链的单链与碱基配对区连接处进行剪切，形成了异源双螺旋。在多种解释同源重组的模型中，Meselson – Radding 模型不仅可以解释相互重组的现象，而且还可以圆满地解释基因转变现象，因此被广泛接受。

二、胚胎干细胞技术的原理

动物胚胎发育至囊胚期时，囊胚中存在着一群尚未分化的原始细胞，将这些细胞在体外培养就成为胚胎干细胞（ES 细胞）。ES 细胞分裂产生的子代细胞具有与母代细胞完全一致的表现性状、功能及基因表达谱；这就是 ES 细胞很重要的自我复制特性。ES 细胞的另一种重要特性就是多潜能性，体外培养的 ES 细胞几乎可以分化为动物体内所有组织的功能细胞。

1981 年，Evans 和 Kaufman 首次从鼠囊胚中分离出内细胞团，成功建立了体外培养小鼠 ES 细胞的方法。通过延缓胚胎着床，可以增加囊胚内细胞团的细胞数目。移除供体鼠的卵巢、注射孕激素、改变荷尔蒙环境，都可以导致胚胎停留在子宫内。大概 4 ~ 6 天后，收集囊胚内细胞团，体外培养至内细胞团形成卵黄圆筒状结构，然后分离成单个细胞。将所得的单个 ES 细胞种植于丝裂霉素 C 处理过的原代小鼠胚胎成纤维细胞上，等待单细胞长成克隆。Evans 和 Kaufman 证实这样分离所得的胚胎干细胞可以在体外形成畸胎瘤、胚胎体，表明这些细胞是多潜能性的。

Gail Martin 建立了另外一种分离 ES 细胞的方法。在受精大约 76 小时后，从供体中移除胚胎，用含有血清的培养基体外过夜培养。第二天从囊胚内移出内细胞团，分离成单细胞后种植于丝裂霉素 C 处理过的小鼠胚胎成纤维细胞上，大约一周时间即可长成单克隆。1998 年，Thomson 等用患者捐献的受精卵在体外发育至囊胚期，分离囊胚内细胞团细胞，利用小鼠胚胎成纤维细胞作为培养 ES 细胞的饲养层，建立了人的 ES 细胞系。

ES 细胞具有与早期胚胎细胞相似的形态结构——细胞核大，有一个或多个核仁，胞核中多为常染色质，细胞质少，结构简单。ES 细胞的体外培养和遗传操作是基因打靶过程中的关键环节，因为 ES 细胞在培养过程中必须维持其正常细胞核型，并且保证 ES 细胞在被植入受体囊胚时可以正常分化为功能性生殖细胞。正常的 ES 细胞在饲养层细胞上培养时应形成致密、隆起、边缘光滑的椭圆形集落。如果变得扁平或者粗糙，则要检验其在体内分化为生殖细胞的能力。

第三节 基因打靶技术的策略

基因打靶技术的策略包括基因剔除、基因敲入、点突变、条件基因打靶、染色体组大片段删除和多位点基因打靶等。

一、基因剔除

基因剔除又称基因敲除（complete knock - out），是通过一定的途径剔除或者破坏生物体基因组内某一特定基因，并观察由此所引起的表型改变。将阳性选择标记基因插入靶基因功能最关键的外显子中，或通过同源重组删除靶基因最重要的功能区域，从而实现靶基因的完全剔除。

迄今为止，在 ES 细胞中进行基因打靶最常用的策略仍然是使用正 - 负双选择（positive - negative selection，PNS）载体。基因剔除常用的阳性选择标记基因是新霉素磷酸转移酶（neo）基因，将 neo 基因插入到靶基因最关键外显子中以使靶基因彻底失活。用含有 G418 的培养基就可以筛选出打靶载体整合的 ES 细胞，当然也包括打靶基因随机整合的情况。为了富集发生同源重组的克隆，研究人员将阴性选择标记基因（如胸腺嘧啶激酶基因，HSV - tk）插入到打靶载体上同源重组引导序列的外侧。当打靶载体与 ES 细胞基因组发生随机整合时，tk 基因也被随机整合至基因组中，细胞就不能在含有丙氧鸟苷（GANC）药物的培养基中存活。只有当打靶载体与 ES 细胞基因组发生同源重组，tk 基因在同源重组引导序列外侧而不能被整合至细胞基因组中，细胞才可以在含有 GANC 药物的培养基中存活下来。

但 tk 基因常在转染或整合过程中失活，导致打靶载体随机整合的 ES 克隆仍然可以生长，因此，即使是使用 PNS 载体也可能会得到较多打靶基因随机整合的 ES 克隆。为了提高中靶细胞筛选的效率，研究人员进一步发展了启动子缺失的打靶载体。载体中阳性选择标记基因如 *neo* 不带启动子，只有当打靶载体与细胞基因组发生正确的同源重组，也就是阳性选择标记基因被精确地插入靶基因启动子后，阳性选择标记基因才会表达，细胞才会在选择性药物培养基中存活下来。如果在阳性抗性基因 5′端连接内源核糖体插入位点（internal ribosome entry site，IRES），则该基因可以在任意外显子中插入而起相同的作用。

许多学者将 β – 半乳糖苷酶基因（*lacZ*）以正确的读码框置于打靶载体的阳性抗性筛选基因下游，同源重组后 *lacZ* 基因则插入靶基因重要的外显子中，既可以剔除靶基因，又可以通过分析 *lacZ* 的活性来研究靶基因的时空表达谱。如在 *lacZ* 基因 5′端插入IRES，则 *lacZ* 基因的插入会不受时相的控制而得到正确的翻译。

二、基因敲入

基因敲入是将编码某个蛋白的特定 DNA 序列，一般是基因组原先不存在的 DNA 序列，插入生物体染色体基因组的特定位置。基因敲入与转基因的区别在于基因敲入是将外源基因插入基因组中的特定位置。基因敲入最常用方法是获得转基因动物或建立疾病动物模型。

基因敲入具体步骤如下：①构建特异性打靶载体，打靶载体包括两段同源区及在两段同源区之间的筛选标记；②将打靶载体转染目的 ES 细胞，常用脂质体转染法、电穿孔法或显微注射法等；③筛选发生同源重组的阳性 ES 细胞，鉴定并大量扩增 ES 克隆。由于人类基因组约为小鼠基因组的三倍大，人源细胞同源重组效率比小鼠细胞同源重组效率低，这使得对人类的转基因操作变得相当困难。另外，人源细胞虽也为二倍体，小鼠中杂合子可以通过回交来获取纯合子，但在人源细胞中显然不可能实现。

三、靶位点精细突变

在基因组中引入精细突变可以避免在重组位点留下外源的选择性标记基因，从而使人们可以对基因的功能进行更为精确的研究。另外，动物疾病模型的建立也需要引入精细突变，因为有些疾病的发生就是由于基因的点突变造成的。目前常用的引入精细突变的策略主要有以下三种。

（1）打了就走策略（"Hit and Run "）　是目前应用范围最为广泛的方法之一。该方法包括两次同源重组。第一步 "Hit"，指构建一种插入型打靶载体，该打靶载体的同源序列含所需的突变序列，同源序列之外含有正负两种选择性标记基因（如正筛选标记基因 *neo* 和负筛选标记基因 *tk*）。将打靶载体转染目标细胞，当打靶载体与目标细胞基因组发生同源重组时，会在靶位点插入带有突变的基因序列以及载体骨架，骨架上带有 *neo* 和 *tk*。第二步 "Run"，即利用相应 *tk* 抗性来筛选发生同源重组的细胞。由于插入靶位点的重复序列会自发地进行染色体内的重组，最终将载体序列、负筛选标记基因及一个拷贝的同源序列切除。由于负筛选标记基因被切除，细胞就恢复了对相应的负筛选药物的抗性，因此可以将发生了染色体内重组的细胞筛选出来。

"Hit and Run" 法可以只在基因组中引入突变基因而不引入筛选标记基因，从而可以达到对基因组精细修饰的目的。但它也存在不足之处。首先，无法精确控制第二步 "Run" 中发生的染色体内同源重组，可能会切除携带突变基因的同源序列，使得留在基因组中的仍然是未修饰的内源基因。其次，整个过程需要两步筛选，长时间的体外培养对 ES 细胞不利。

（2）双置换法（"Double Replacement"）　最早提出这一设想的研究者又称之为"In‐Out"法。第一步，构建一种含有正、负选择标记的置换型载体，将其转染目标细胞，通过正向选择筛选出同源重组的细胞。第二步，将另外一个不含任何标记基因而仅有目的基因的载体导入筛选出的 ES 细胞，再通过负向选择筛选出携带所需突变序列的细胞。例如，首先构建含有 *Hprt* 基因的打靶载体，该打靶载体两侧是靶基因的同源序列，将打靶载体转染（Hprt⁻ ES）细胞，用 HAT 培养基筛选发生同源重组的靶 ES 细胞；然后用只含有突变同源序列的打靶载体转染第一步筛选出的 ES 细胞，同源重组后，*Hprt* 被置换出来，突变序列整合进去。

（3）标记和置换法（"Tag and Exchange"）　与双置换法有许多共同之处，于1993 年由 Askew 等首先提出。该方法是用两个不同的置换型打靶载体进行两次连续的基因打靶。第一步，构建含有正负筛选标记（如 *neo* 和 *tk*）的置换型载体，将正负筛选基因导入基因组靶位点，通过正选择标记基因筛选出同源重组的细胞；第二步，构建含有精细突变基因的置换打靶载体，转染第一步筛选出来的 ES 细胞，则带有精细突变基因的同源序列则会置换出被正负筛选标记的靶基因。正负选择标记基因被切除，最终实现了靶基因的定点突变。由于负筛选标记基因被置换出，可用负筛选药物筛选出发生二次同源重组的细胞，这使得筛选工作量大大减少。

四、条件基因打靶

传统的基因打靶技术虽然解决了诸如外源基因随机整合等问题，但由于所获得的基因突变存在于受体动物的生殖细胞中，用其作亲本获得的子代纯合子突变动物体内的所有组织细胞的基因组中都携带此突变。然而这种纯合子突变动物往往会因为严重的发育缺陷而导致死胎或者早期死亡，不利于研究者深入研究靶基因在非生殖系或发育晚期的重要功能。即使是发育完整的基因剔除小鼠，所有细胞的基因剔除也使得研究者很难说明异常的表型由哪一类细胞或组织引起的。另外，由于基因打靶常用正负筛选策略，发生同源重组时正筛选基因总是会留在细胞基因组中，可能会影响相邻基因的表达，不利于对突变表型的精确分析。以 Cre‐LoxP 系统与条件基因打靶相结合可以解决这些难题。

Cre 重组酶是来源于 P1 噬菌体基因组中 *cre* 基因所编码的一个相对分子质量为38 000 的蛋白，属于重组酶 Int 家族中的一员，可识别 P1 噬菌体基因组上由 34 个核苷酸序列组成的称为 LoxP 的特异靶位点，并介导两个 LoxP 位点间 DNA 片段的特异性重组。LoxP 是由两个 13 bp 反向重复序列和中间间隔的 8 bp 序列共同组成的，这个 8 bp 序列间隔序列决定了 LoxP 的方向（图 13‐2）。13 bp 的反向重复序列是 Cre 酶的结合区域。已知 Cre 重组酶主要通过三种方式介导两个 LoxP 位点间的重组：①如果两个 LoxP 位点位于一条 DNA 链上，且方向相同，那么 Cre 酶可以切除两个 LoxP 位点间的序列；②如果两个 LoxP 位点分别位于两条不同的 DNA 链上，那么 Cre 酶可以介导两条 DNA 链的交换；③如果两个 LoxP 位点位于同一条 DNA 链上，但是方向相反，那么 Cre 酶可以介导两个 LoxP 位点间序列的倒位。需要说明的是，Cre 重组酶催化的是一个可逆的重组事件，且重组的效率与 Cre 重组酶的表达水平相关。

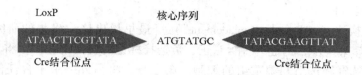

图 13-2 LoxP 特异序列

条件基因打靶一般程序如下：通过常规基因打靶在基因组的靶位点上添加两个同向排列的 LoxP 位点，用 Cre 重组酶表达质粒转染中靶细胞，Cre 重组酶通过识别 LoxP 位点将抗性标记基因切除。也可以将在个体水平上将打靶杂合子小鼠与组织或细胞特异性表达 Cre 转基因小鼠杂交，Cre 诱导的重组就会发生在特定的组织或细胞中，导致这些组织或细胞中的靶基因被删除，而其他组织或细胞中不表达 Cre 重组酶，靶基因的表达不受影响，即可获得在某一组织器官或发育时期缺失的基因剔除小鼠，从而实现时空特异性的基因打靶。

五、随机基因剔除——基因诱捕

1989 年，Gossler 首先提出"基因诱捕"，即在 ES 细胞中使用随机插入突变技术进行基因诱变。基因诱捕载体主要元件包括不含启动子的报告基因（如 lacZ），剪切受体（splice acceptor，SA）和转录终止序列（polyA）等遗传标记。它的原理是无启动子的外源基因上游有一个剪切受体位点，当基因诱捕载体随机整合到 ES 细胞基因组中，外源基因在内源基因表达调控元件（如启动子、增强子等）作用下，通过 mRNA 的选择性剪切，外源基因与上游编码基因产生融合转录而获得表达，内源基因由于表达终止而丧失功能。

基因诱捕最早期被用于发现新基因，实践证明这是一个行之有效的方法。通过基因诱捕获得具有突变的小鼠，进而发现与此表型相关的新基因，或者根据对表型的研究发现已知基因的新功能。

采用此策略可以进行大规模随机基因剔除以捕获基因。常规基因打靶需要在基因组文库筛选相关的基因组克隆、筛选中靶 ES 细胞，这些均需要耗费大量的人力物力。面对人类基因组测序所带来的巨大信息，传统的基因打靶方法已不能满足需求。利用基因捕获可以建立一个携带随机插入突变的 ES 细胞库，节省大量的筛选及构建打靶载体等工作及费用。将报告基因（一般是 neo 抗性基因）插入到 ES 细胞染色体组中，并利用随机捕获的基因转录调控元件实现表达。用含有 G418 的选择性培养基就可以将捕获的 ES 克隆筛选出来。一般而言，基因捕获法在单次实验中可以获得数以百计的带有单基因剔除的 ES 克隆，但只能删除在 ES 细胞中表达的基因。

当要研究许多基因的功能时，就可以采用这样的策略。构建启动子缺失的插入型载体，随机插入到基因组中，当插入到表达基因的外显子中时，利用筛选标记基因即可得到众多的突变体细胞，进而获得突变动物。但其缺点是只能获得表达基因的突变体，而不能实现对基因的精细修饰。

六、染色体组大片段的重排和删除

染色体组重排包括染色体缺失、倒位和易位，是人类遗传性染色体疾病的主要原因，也是肿瘤发生过程中重要的遗传改变。目前常用的引入染色体大片段重排和删除的策略主要有以下三种。

（1）Cre - LoxP 介导染色体内大片段的删除和重排　Cre - LoxP 重组系统介导的长距离重组已应用于果蝇和植物，在哺乳动物中也取得了成功。通过两次打靶分别将两个 LoxP 位点引入靶位点，然后用表达 Cre 酶的质粒转染中靶的 ES 细胞克隆，利用 Cre 重组酶特异性去除两个 LoxP 位点之间的序列。还可以用第二次打靶载体和表达 Cre 酶的质粒共同转染第一次打靶载体中靶的 ES 细胞，直接筛选最终中靶的 ES 细胞。这两种方法都可以得到嵌合体小鼠。

Li 等用此方法成功地去除淀粉样前体蛋白基因（*APP*）200 kb 的片段。Zhu 等也用此系统删除了小鼠 11 号染色体上的一个长约 450 kb 的片段，从而发现了与甘油三酯正常分泌和代谢相关的新基因 *OCTN*2。

（2）Cre - LoxP 介导姐妹染色体间的重排　哺乳动物细胞中许多基因以多拷贝形式存在，常排列在一起形成基因簇。基因簇中的基因具有相同或相似的功能，研究这些基因的功能需将这些基因同时突变。可以先分别在每一个基因拷贝上引入突变，再经过子代的杂交来获得每个拷贝同时带有突变的个体，此方法只有在基因簇内各基因间遗传距离比较大的情况下才可以使用。如果基因簇内各基因之间的遗传距离较小时，染色体发生交换的频率非常低，无法通过子代杂交的方法获取每个拷贝同时带有突变的个体。Cre - LoxP 系统可以解决这一难题，其具体的步骤包括：分别将两个 LoxP 位点引入到两个基因中去，得到两个分别带有 LoxP 序列的小鼠品系；两个品系小鼠杂交，获得两条姐妹染色体上同时带有 LoxP 序列的子代小鼠；再与表达 Cre 酶的第三个品系小鼠杂交便可获得两个拷贝同时删除的子代小鼠。Matsuaka 等用此方法成功地将编码肾素基因簇内的两个基因 *ren*1 和 *ren*2 灭活。

（3）Cre - LoxP 介导非同源染色体间的重排　人类的许多遗传疾病是由于染色体的易位引起的，Cre - LoxP 系统可以建立相应的疾病动物模型，其原理是将 LoxP 位点分别引入到非同源染色体上，利用 Cre 重组酶诱导非同源染色体之间的重组。Van Deursen 等向小鼠 ES 细胞的 13 号染色体上的 *DEK* 基因和 2 号染色体上的 *Can* 基因分别引入 LoxP 序列，再用表达 Cre 重组酶的质粒转染两次中靶 ES 细胞，得到染色体易位的 ES 细胞。

以上所提到的三种染色体大片段的删除和重排，都需要对染色体靶位点有充分的了解，那些背景不太清楚的染色体部位则不适合进行这些遗传操作。

七、多位点基因打靶

传统基因打靶技术存在一些不足之处：①通常基因打靶敲入需要置换体内一些原有的基因，这破坏了细胞原有的内环境平衡；②基因打靶的基因敲入技术利用的同源重组靶位点通常为单拷贝序列，与打靶载体发生同源重组的概率极低，通常为 $10^{-5} \sim 10^{-6}$；③因为受位置效应的影响，很多基因打靶敲入的基因表达量低且不稳定等。其中，基因打靶技术存在的主要问题在于靶位点通常为单拷贝序列，而 DNA 重复序列被认为是外源基因整合的禁区，原因是重复序列处通常无基因表达。然而，核仁组织区虽以重复序列为主，但其中的 rDNA 基因完全能表达。

唐冬生等近几年从事基因打靶研究，建立了以多拷贝序列、重复序列为靶位点的多位点基因打靶技术，即利用动物细胞核仁组织区存在的非编码 DNA 重复序列作为靶位点的基因打靶技术。动物细胞核中的 18S、5.8S、28S rDNA 的基因及其间隔序列 ITS1 和 ITS2 串联成 1 个转录单位，在整个基因组中存在 300 多个拷贝，为基因打靶提供了较多潜在的靶位点，故称之为多位点基因打靶。目前，将此多位点基因打靶技术用于桂花鱼体内、鸡原始生殖细胞、奶牛成纤维细胞和人类细胞的定点转基因，均取得了稳定的表达效应。

该研究证实，利用中度重复序列 rDNA 基因的间隔序列作为靶位点的基因打靶，外源基因的定点整合率提高了 6000 多倍，明显提高了定点整合效率。由于 rRNA 的活跃转录，在 3 种 rDNA 的间隔序列 ITS1 和 ITS2 中插入外源基因，为外源基因的表达提供了一个活跃、开放的转录环境，从而克服了位置效应的影响，外源基因可以稳定表达。在无任何筛选压力的条件下，定点转基因细胞经过 20 次传代之后，子代细胞仍能持续稳定表达外源基因。由于靶位点为非基因的间隔序列，在 3 种 rDNA 基因间的间隔序列定点插入外源基因时，不会改变 rDNA 表达水平而影响细胞的功能，从而避免了毒性整合；此外，在不同个体、同一个体的不同组织细胞甚至同种细胞的不同代谢时期，其 rRNA 拷贝数或 rRNA 表达水平不一致。因此，在 3 种 rRNA 基因间的间隔序列 ITS 定点插入外源基因，不会因 rRNA 表达水平的改变而影响细胞的功能。

第四节　基因打靶的方法

一、基因打靶载体的构建

基因打靶载体基本元件包括载体骨架、与靶基因两端同源的序列（也称同源臂）、突变序列以及选择性标记基因等非同源序列，其中同源序列对同源重组效率起着至关重要的作用。

基因打靶载体有插入型载体（gene – insertion vector）和置换型载体（gene – replacement vector）两种。插入型载体中与靶基因同源的序列中含有特异的酶切位点，线性化后，插入型载体与靶基因之间通过同源重组进行一次染色体交换，从而导致此同源序列在基因组中的"复制"一遍，干扰目标基因的功能。而置换型载体线性化的酶切位点在引导序列和筛选基因外侧，线性化后，置换型载体与靶基因之间发生两次同源重组，最终染色体上靶 DNA 序列被打靶载体上同源臂及同源臂间的序列所替换。大多数基因敲除都采用置换型载体进行基因打靶。

二、胚胎干细胞的培养

ES 细胞培养和一般细胞培养一样，需要全程在无菌条件下生长。ES 细胞所用的培养基一般为高糖 DMEM 培养基，同时添加以下几种成分：0.1 mmol/L 非必需氨基酸、

100 μg/ml 青链霉素、200 mmol/L L - 谷氨酰胺、15% 特级胎牛血清、10^{-4} mol/L β - 巯基乙醇及 1000 U/ml 白血病抑制因子（LIF）。β - 巯基乙醇可以促进胚胎细胞的分裂增殖。血清的浓度和质量也对 ES 细胞的生长状况至关重要。

ES 细胞体外长时间的培养需要原代小鼠胚胎成纤维细胞作为饲养层细胞。分离出的小鼠胚胎成纤维细胞需用丝裂霉素 C 处理才能用做饲养层细胞。丝裂霉素 C 的作用是使原始小鼠胚胎纤维细胞停止分裂，这样它们可以分泌因子支持 ES 细胞的生长又不会竞争 ES 细胞的营养。

三、基因打靶载体的转染

将外源 DNA 导入胚胎干细胞的方法有很多，最常用的是显微注射法和电穿孔法。显微注射法需要昂贵的设备和非常熟练的技术，每次只能注射一个细胞，但显微注射法可以得到很高的转染效率，即使不用标记基因筛选也能获得中靶细胞。电穿孔法相对比较简单，但转染效率低。另外，也有研究人员利用脂质体、逆转录病毒法转染胚胎干细胞或成年体细胞。

四、阳性细胞克隆的筛选

高等真核生物细胞内外源 DNA 与靶细胞 DNA 序列间发生同源重组的概率非常低，而发生随机重组的可能性非常之高。因此，需要采用筛选策略来富集同源重组产生的克隆，最常用的是正负双选择系统（positive - negative - selection，PNS）。

1988 年 Mansou 等人首先提出了 PNS 策略，解决了定点整合与随机整合的鉴别问题。PNS 系统里正筛选标记基因一般为 neo 基因，位于打靶载体同源区内；负筛选标记基因用胸苷激酶蛋白（HSV - tk）基因，位于同源区之外。当打靶载体与受体生物基因组发生同源重组时，neo 被保留，tk 基因丢失；而随机整合时，打靶载体所有序列都会被连入染色体内，neo 和 tk 基因都会被保留下来。tk 可使无毒的 GANC 转变为毒性核苷酸从而杀死细胞。当发生同源重组时，中靶细胞对 G418 和 GANC 都有抗性，细胞可以存活；当发生随机整合时，细胞对 G418 有抗性，而对 GANC 敏感，细胞将被杀死，无整合的细胞对 G418 无抗性而被杀死，从而保留同源重组的细胞株，淘汰那些发生随机整合的细胞株。此方法是目前应用较广泛的一种策略。正向筛选标记基因 neo 具有双重作用，即可以导致靶基因的插入突变，又可以作为重组细胞的正向筛选标志。常用的正选择标记基因有新霉素磷酸转移酶基因（neo）、黄嘌呤/鸟嘌呤磷酸转移酶基因（gpt）、潮霉素 B 磷酸转移酶基因（hph）、次黄嘌呤磷酸转移酶基因（Hprt）、胸腺嘧啶激酶基因（tk）及嘌呤霉素乙酰转移酶基因（puro）等。常用的负选择标记基因有次黄嘌呤磷酸转移酶基因（Hprt）、黄嘌呤/鸟嘌呤磷酸转移酶基因（gpt）、胸腺嘧啶激酶基因（tk）、白喉毒素基因（DT）及单纯疱疹病毒胸腺嘧啶激酶基因（HSV - tk）等。

20 世纪 80 年代，麻省理工学院 Sharp 教授研究小组建立了另外一种新的同源重组选择方法——正相选择法（positive selection method），用于构建在 ES 细胞内正常表达的基因的定点突变。具体步骤包括：将剪切掉启动子和起始密码子的选择标记基因 neo 嵌合入打靶载体中与靶位点同源的序列内，随后将打靶载体转染进靶细胞。可能出现以下 4 种情况：①打靶载体没有与靶细胞的基因组整合，那么打靶载体会随着传代而丢失；②打靶载体与靶细胞的基因组随机整合，由于 neo 基因的启动子和起始密码缺失，若整合位点周围也没有启动子，那么 neo 基因不表达；③若打靶载体与靶细胞随机整合的位点附近恰好有 neo 基因表达所需的调控元件，那么 neo 基因可以表达；④外源打靶载体与靶位点发生了同源重组，那么 neo 基因可借助靶基因自身的启动子和起始密码加以表达，进而用 G418 筛选出具有 neo 抗性的细胞，就可将第一、第二种可能排除；根据第三、第四种情况基因组 DNA 酶切图谱的差异，用 Southern 印迹杂交的方法加以区别。利用正相选择法，Sharp 等成功地将 MT-1.4 细胞系中的 pmt 原癌基因进行了定点突变。

五、嵌合体小鼠的获得及纯合子小鼠的产生

目前常用囊胚显微注射法来制备嵌合体小鼠。常用的囊胚供体小鼠的品系为 C57B/6J，BALB/cByJ 和随机繁育的白化 MF1。首先种雄鼠与正常供体雌鼠交配以获取注射用的囊胚，然后将靶 ES 细胞显微注射进获得的囊胚中，再移植到假孕受体雌鼠中继续发育直至分娩产出小鼠。通常，15%~20% 的移植囊胚可以在受体雌鼠中发育成小鼠，其中有 50%~90% 的可能性为嵌合体小鼠。

由于囊胚显微注射需要昂贵的显微注射仪和熟练的注射技术，后来研究者建立了胚胎聚合法来制备嵌合体小鼠。胚胎聚合法是指取 8 细胞期的桑葚期胚胎或者四倍体胚胎与靶 ES 细胞聚合，再移植进假孕受体雌鼠中继续发育。如用四倍体胚胎来聚合，由于四倍体细胞只能形成滋养层、原始内胚层和胚外细胞系，所获得的小鼠可能是完全靶 ES 细胞来源。

经过遗传鉴定后的嵌合体小鼠，与近交品系的小鼠杂交，杂交所得的杂合子后代与亲本嵌合体小鼠回交，得到的子代中可能会有纯合子小鼠。

目前获得基因打靶转基因动物的另一种常规方法是将基因打靶载体转染成年体细胞，经筛选后，再通过核移植、体细胞克隆得到基因打靶动物个体。

第五节 基因打靶技术的医药应用

一、基因功能研究

基因打靶技术通过改造特定基因的特定位点，可在分子及细胞水平上研究某一具体基因的功能及其调控机制；从定点突变的干细胞获得基因突变型个体，可在生物体水平上了解这些基因的具体生理功能。ES 细胞的基因打靶可用来研究某一基因在胚胎发育中的作用。另外，自从人类基因组测序后，生命科学步入了后基因组时代，后基因时代的主要任务就是研究大量新基因的功能。面对人类基因组测序所带来的巨大信息，传统的研究方法已不能满足需求。大规模的基因捕获是理想的解决方法。

二、人类疾病的动物模型建立

人类疾病动物模型的建立对病理研究及临床治疗均有着非常重要的意义。人类疾病动物模型的建立方法包括自发及诱变病理模型、转基因技术和基因打靶等。然而自

发及诱变病理模型需要的时间一般都比较长，且自发病理模型存在着很大的偶然性；应用转基因技术时，外源基因的整合具有随机性，可能会导致不确定的表型。基因打靶技术可以很大程度上避免上述不足。目前已成功运用对 ES 细胞的基因打靶获得含特定突变基因的小鼠或其他动物模型。

三、基因敲入转基因动物制药——乳腺生物反应器

（一）概述

1982 年，美国科学家 Palmiter 等首次将大鼠生长激素基因导入小鼠受精卵中，获得了个体比对照组大一倍的转基因"超级鼠"，这项开拓性的成就为动物转基因技术和用动物作为生物反应器制药投射了希望的曙光。1987 年，Gordon 研究小组成功利用小鼠乳腺表达有活性的人组织纤溶酶原激活剂，首次建立乳腺生物反应器小鼠模型。1991 年，Wright 等培育成乳腺特异表达人抗胰蛋白酶转基因羊，表达水平高达 35 g/L，在世界范围内引起了极大的反响。2000 年，McCreath 等成功地利用基因打靶技术在绵羊胎儿成纤维细胞中将 α 抗胰蛋白酶基因定点整合入绵羊 α1 原胶原（COL1A1）基因位点，并通过核移植技术获得了一只活的绵羊，外源基因产物在乳汁中的含量达 0.65 mg/ml。

在 20 世纪 80 年代初，我国的施履吉院士也提出了乳腺生物反应器的构想，并成功获得表达乙肝病毒表面抗原的转基因兔，为我国通过转基因动物的途径获得珍贵药物奠定了基础。1996 年，上海医学研究所与复旦大学成功合作研制出了能在乳腺中表达人凝血因子 Ⅸ 的转基因羊。近年，在国家一系列 863 项目的资助下，我国在乳腺生物反应器的研究上取得了较大进展，研究人员成功研制出乳腺特异性表达人乳铁蛋白和人乳 α-乳清蛋白的转基因牛等。但我国在该项技术上处于探索阶段，与国外有一定的差距。

乳腺生物反应器是用家畜动物来生产外源蛋白，表达产物能被充分修饰且具有稳定的生物活性，同时具有产品成本低、可以大规模生产、产品质量高和易于提纯等优点。截止到 2010 年，转基因动物生产的重组蛋白产品销售额达到 350 亿美元。动物乳腺生物反应器开创了现代生物技术制药产业的新途径，已成为生物反应器技术中最活跃、最具有商业化发展前景的研究领域之一。

（二）适合乳腺生物反应器的基因

1987 年，Gordon 研究小组首次成功利用小鼠乳腺表达有活性的人组织纤溶酶原激活剂，这揭开了乳腺生物反应器的篇章。一般而言，大鼠和小鼠不适合表达任何商业目的的转基因蛋白，兔子适合表达需求量为几百克的转基因蛋白，大型哺乳动物如羊、猪等则可以表达多达几百千克的蛋白。

选择目的基因的基本要求是在正常情况下基因产物浓度低、翻译后修饰复杂，其他表达体系难以表达或表达量低，应用前景广阔。有些基因表达出的蛋白会降低动物的泌乳量，甚至会导致泌乳的停止；有些蛋白还会严重影响转基因动物的健康。另外，重组外源蛋白也不是完全只在乳腺中表达，会有一定量的蛋白质渗漏到血液中。有些蛋白即使很微量都会对转基因动物造成很不利影响，如乳腺表达促卵泡激素（FSH），渗透到血液中的 FSH 都会使得转基因动物产生卵巢囊肿，影响生殖。

(三) 乳蛋白基因的表达调控

动物乳汁中乳蛋白主要有两大类，酪蛋白和乳清蛋白。其中酪蛋白是乳汁中最主要的蛋白，占总蛋白的80%以上。不同动物乳汁中乳清蛋白的组成也不同。

人酪蛋白基因长度在200 kb以内，定位于4号染色体，基因的排列顺序是：αs1-酪蛋白基因，β-酪蛋白基因，αs2-酪蛋白基因和κ-酪蛋白基因。这些酪蛋白基因都来源于同一个始祖基因。目前对β-酪蛋白基因的表达调控研究的最为清楚。对β-酪蛋白基因启动子的分析发现，多个核因子都参与对β-酪蛋白基因的表达调控，包括乳腺特异核因子（mammary gland-specific nuclear factor，MGF）、孕期特异性乳腺核因子（pregnancy-specific mammary gland nuclear factor，PMF）、乳腺细胞系特异的核因子（MP4）和DNA结合核蛋白（NF1）等。这些核因子起到激活β-酪蛋白基因转录的作用。另外，β-酪蛋白基因3′端的非编码区也对其组织特异性表达起到一定的调控作用。在制作乳腺生物反应器时，可利用这些基因的调控区使多种转基因蛋白质在乳汁中高效表达。

(四) 转基因乳腺生物反应器的问题及展望

尽管转基因动物乳腺生物反应器技术已经取得了一定的成果，展现了广阔的发展潜力和前景，但要广泛应用于生产实际还有诸多理论和技术上的问题需要解决。①外源基因在动物体内的整合位点问题，基因易发生调节失控、遗传不稳定、表达率不高等问题，因此，需要采用基因敲入的基因打靶技术制备转基因乳腺生物反应器。②转基因动物的成活率低，常出现繁殖力下降、胚胎早期死亡等各种生理及病理缺陷。③乳腺反应器所得的外源蛋白安全性问题也是大家关注的焦点。牛、羊等家畜可能会对外源性物质产生排斥反应，乳汁中可能还含有一些微生物及不完全修饰的多肽，这些物质可能会引起人类变态反应。只有有效地解决以上问题，才能有利于生物反应器的应用。

 思考题

1. 简述基因打靶载体的类型及各自的特点。
2. 简述正负筛选策略的基本原理。
3. 简述小鼠ES细胞获取及培养的方法。
4. 转基因动物的制备包括哪些环节？
5. 简述Cre-loxP介导条件基因打靶的原理和具体方法。
6. 简述基因打靶技术的应用。

（唐冬生　严爱芬）

第十四章 基因分析检测与诊断

第一节 概 述

一、基因分析检测与诊断的含义

自 20 世纪 70 年代以来，随着分子生物学理论及技术方法的飞速发展，人们能够在分子水平上认识人类遗传与变异的本质。疾病是由于人体或生物体自身的（遗传）因素，或由环境因素的影响，或遗传因素与环境因素共同作用，引起机体生理生化过程的异常，轻则表现出一时性的病理生理过程，重则发展成不可逆的病理变化，甚至导致个体生命的终结。

人类的绝大多数疾病均在一定程度上与基因有某种联系，基因的改变，或是疾病发生的原因，或是疾病发生的结果，或是疾病发生时的伴随现象，而这些现象的出现是有规律的。因此，可以通过检测基因的改变来反映疾病的发生、发展和预后。

传统对疾病的诊断主要是以疾病的表型改变为依据，如患者的症状、各项指标的变化，或物理检查的异常结果，然而表型的改变在许多情况下不是特异的，而且是在疾病发生的一定时间后才出现的，因此常不能仅根据表型改变及时做出明确的诊断。现知各种表型的改变是由基因异常造成的，也就是说基因的改变是引起疾病的根本原因。基因诊断（gene diagnosis）有时也称为分子诊断或 DNA 诊断，是从基因水平阐明病因的症结所在，利用 DNA 分析技术直接从基因水平（DNA 或 RNA）检测基因缺陷，从而对疾病做出诊断。基因诊断与传统的疾病诊断方法不同，主要差异在于该方法是直接从基因型推断表型，即可越过产物（酶和蛋白质）直接检测基因结构而做出诊断。采用基因分析检测的方法，可在个体发育的任何阶段，采集各种不同组织的有核细胞 DNA 作为检测材料，不受取材的细胞类型和发病年龄的限制。

基因诊断是病因的诊断，既特异又灵敏，可以揭示在尚未出现症状时与疾病相关的基因的状态，从而可以对表型正常的携带者及某种疾病的易感者做出诊断和预测，特别对确定有遗传疾病家族史的个体或产前对胎儿是否携带致病基因的检测具有指导意义。基因诊断技术已逐步从实验室研究进入临床应用，使人们对疾病的认识从基于表型的常规诊断发展为基因型诊断。

二、基因分析检测与诊断的对象

自 1978 年发现第一个限制酶切片段长度多态性（RFLP）并应用于遗传病（镰形细胞贫血）的基因诊断后，可诊断病种不断增加。基因诊断的对象已经由原来所局限的遗传病扩大到感染性疾病、肿瘤、心血管疾病、退行性疾病和寄生虫病等领域，凡是涉及遗传物质改变的疾病均可进行基因诊断。

遗传性疾病是由于患者某种基因的完全缺失、部分缺失或变异，造成其体内相应蛋白质的数量和（或）质量与正常人不同，不能执行正常的功能而出现异常表型的疾病。如我国常见的 α 地中海贫血和 β 地中海贫血，是由于患者 α 和 β 珠蛋白基因的缺失或变异，不能合成正常的相应珠蛋白，导致患者体内红细胞的数量和质量与正常人不同而表现的贫血。基因诊断是应用分子生物学技术，制备特异的 DNA 或 RNA 探针，或寡核苷酸引物，直接分析相关个体的遗传物质，检测特定基因是否存在，是否有缺失、插入以及单碱基的突变，从而诊断个体是否患有或将患某种遗传病；也可通过羊水或脐血产前诊断胚胎是否有某种遗传缺陷，出生后是否会发病，从而判断有无继续妊娠的必要。

遗传相关疾病是一类具有明显家族倾向发病的疾病，其致病基因尚未研究清楚，但与某种遗传标记具有显著相关性。流行病学资料显示，肿瘤、心血管疾病、糖尿病、高血压和红斑狼疮等可通过检测相关基因，进行连锁分析做出辅助诊断，在症状出现前作预测预报。

感染性疾病是感染了某种病原体而引起的一类疾病，不论病原体是病毒、衣原体、支原体、细菌或寄生虫，它们都具有特异的基因组。人们已对多种病原体的基因组做了大量的分析工作，应用特异性核酸探针杂交或特异性寡核苷酸引物作体外扩增，对大多数感染性疾病已能做出明确的诊断，并可对潜伏感染或带菌者做出诊断。基因诊断已在病毒性肝炎、艾滋病等传染病的诊断中发挥了不可替代的作用。

目前，基因诊断能明确遗传性疾病发病基因的定位、缺陷的类别和程度；对于遗传相关性疾病，或有遗传倾向的疾病通过相关基因的连锁分析及标志物分析，能达到辅助诊断的目的；对于病原微生物和寄生虫引起的传染病，能诊断个体是否带有病原体，并可对水、土、大气、食物等是否被病原体污染进行监测；通过检测人类基因的多态性，可做亲缘鉴定、性别鉴定等用于个体识别。

三、基因分析检测与诊断的特点

与传统诊断方法相比，基因分析检测与诊断直接以基因作为探察对象，具有如下特点。

1. 针对性强，稳定性高

以基因作为检查材料和检查目标，针对直接病因诊断。基因的化学组成是核酸，它比蛋白质稳定得多，而且被检测的基因不需要一定处于活性状态，采集样品没有特定组织或发育阶段的要求限制，因此可用于检测一些具有组织表达特异性和分化阶段表达特异性的基因。

2. 特异性强

检测的目标是基因，它是原始的致病因素，不同基因的碱基序列是不同的。检测基因的分子生物学方法亦是高度特异的，可以检测出 DNA 片段的缺失、插入、重排，甚至单个碱基的突变。

3. 灵敏度高

单拷贝基因虽然很少，难以检测，但目前已有使基因或其片段高度扩增的 PCR 技术以及高灵敏度的基因探针（分子杂交技术），所以往往只需微量的待测标本，目的基因只需 pg 水平就已足够。

4. 适用性强，诊断范围广

基因诊断不仅能对某些疾病做出确切的诊断，如确定有遗传病家族史的人或胎儿是否携带致病基因等；也能确定与疾病有关联的状态，如对疾病的易感性、发病类型和阶段、是否具有耐药性等进行检测。随着分子生物学技术的普及，在配备有一定的仪器和试剂盒的情况下，在临床实验室开展基因诊断是完全可能的。

四、基因分析检测与诊断的意义

随着分子生物学理论和技术方法的不断进步，基因分析检测与诊断能为疾病的预防、预测、诊断以及治疗提供信息和决策依据。

1. 用于疾病的诊断

对现症患者进行诊断，并采取有效、针对性的治疗。例如结核性脑膜炎早期诊断对治疗及预防至关重要。结核杆菌常规培养鉴定需几周时间，痰涂片染色镜检阳性率低，而应用 PCR 方法确诊只需一个工作日。基因诊断属于全新概念、全新技术的诊断方法，现已成为疾病诊断学中临床诊断、生化诊断及免疫学诊断等传统疾病诊断方法的补充和换代技术，可准确对疾病做出诊断，分类分型。

2. 用于疾病的预防

基因分析检测与诊断并不局限于对某种疾病做出诊断，在判断个体对某种重大疾病易感性、预告发病、制定对这些疾病的预防措施方面也发挥积极作用。基因分析检测与诊断不仅能对一些重症疾病提供传统医学诊断难以实现的早期快速诊断，而且能检测健康人群的基因型，预测个人患病的风险，并向受检者提出生活上的指导，避免疾病的发生。

3. 用于产前诊断

意义更为重要，预防遗传病患儿的出生。基因分析检测与诊断在推动人口优生优育中有优势，它避免了用常规细胞遗传学及生化方法诊断遗传病费时费力，而且很多疾病难于诊断的弊端，成为遗传病产前诊断的有效方法。通过基因分析检测，能在妊娠早期确诊胎儿患病，实施人工流产，杜绝患儿出生，防止严重危害健康的疾病发生，提高人口素质。

4. 用于个体化用药

例如基因 UGT1A1 多态性与药物伊立替康的毒副作用有相关性。美国 FDA 已建议患者在使用伊立替康前要进行 UGT1A1 基因型的检测，我国国家卫生和计划生育委员会在新的临床检验项目中也增列了"化学药品个体化用药基因检测项目"。基因分析检测与诊断对于临床正确用药，减少毒副作用，提高疗效具有明确的指导意义。

基因分析检测与诊断应用前景广，发展潜力大。目前，世界上已有多种基因诊断试剂盒在市场上销售，能进行基因诊断的疾病越来越多，基因诊断实验方法也越来越简便。目前所面临的问题是许多疾病的分子病理学机制尚不完全清楚，分子生物学实验技术要求设备条件高、操作复杂、材料昂贵等。但可以相信，随着后基因组计划的深入开展以及分子生物学技术方法的不断发展，基因分析检测与诊断技术将会更加完善并逐步得到普及。

第二节　一般原则及基本方法

基因分析检测与诊断的内容已从传统的 DNA 诊断发展到核酸及其表达产物的全面诊断；基因分析检测与诊断的策略已从利用分子杂交、PCR 等单一技术的诊断发展到有机组合多项技术的联合诊断；基因分析检测与诊断的方法已从定性诊断发展到半定量和定量诊断，随着核酸标记技术，特别是荧光标记技术的发展，荧光定量 PCR 技术等方法日益成熟；基因分析检测与诊断的范围已从单基因遗传病（孟德尔遗传性疾病，诸如血红蛋白病、甲型血友病、囊性纤维化病等）、获得性基因病（感染性病原体，诸如乙型肝炎病毒、丙型肝炎病毒、人类免疫缺陷病毒、人乳头瘤病毒等）的诊断发展到多基因病（诸如肿瘤、心脑血管疾病、代谢病、神经系统疾病、自身免疫性疾病等）的诊断；基因分析检测与诊断的应用已从治疗性诊断发展到预防性分析评价，特别是针对高危人群进行疾病基因或疾病相关基因的筛查。

一、基因分析检测与诊断的标准化原则

基因分析检测与诊断涉及病原体核酸、人类基因等，在具体的应用中，目前仍存在同一实验室在不同检测批次间或不同实验室对同一标本检测结果间有差异的问题，这已成为时常困扰临床医师、药师、患者以及实验室技术人员的普遍性问题。此外，这也是当前不同实验室间结果有条件互认的一个巨大障碍。造成不同实验室间结果差异的原因，通常包括标本的收集、试剂方法、测定操作、仪器设备的维护校准、数据处理及结果报告、标准物质及质控物的应用等方面的不规范。在实验室中，基因分析检测与诊断的标准化原则主要包括以下几个方面。

（一）标本采集、运送及保存的标准化

标本的采集、运送和保存对基因分析检测与诊断的结果往往有决定性的影响。常用的临床标本通常有血清（浆）、全血、分泌物、组织、尿液、脑脊液及其他体液等。这些标本的采集、运送和保存的标准化主要是对于标本采集的具体方法、所用容器、采集量、采集时所用材料和用具、运送方式和不同时间的标本保存条件等做出明确而又详尽的规定，写成标准操作程序，并对参与该程序运行的相关人员进行必要的培训。

开展基因分析检测与诊断首先要保证被测样品的收集、处理、运送和保存不妨碍基因分析检测与诊断相关实验的最佳使用。而且，应该尽量保证每一份样品都被预先保留一部分，以用于进一步分析的需要。通常，DNA 样品可长期保存于 $-20℃$，而已分离制备的 RNA 和蛋白质样品则必须在 $-70℃$ 以下或液氮中保存，科学、规范管理的样品库是疾病基因分析检测与诊断最基本的资源保障。

不同种类疾病的基因分析检测与诊断的样品收集、处理和保存又各有不同。

1. 遗传病基因分析检测与诊断的样品

遗传性疾病的大部分基因分析检测与诊断可以使用任何可获取的体液或组织。可用的样品包括唾液、血液、尿液等，最常用的是全血。产前诊断则可能需要使用羊水细胞或绒毛组织，因为它们含有胎儿的 DNA。一些高敏感性的基因分析检测与诊断技

术已经可以针对母体循环血中微量的胎儿细胞进行分析，从而避免胎儿可能的创伤性取材。对于线粒体遗传病，为了增加对突变基因的检出机会，线粒体DNA分析不仅需要收集外周血，同时还需要对病变组织取材。

2. 恶性肿瘤基因分析检测与诊断的样品

肿瘤的基因分析检测与诊断必须针对病变组织进行分析。与遗传病和感染性疾病相比，肿瘤基因分析检测与诊断必须明确正常细胞和肿瘤细胞在样品中的比例，并且将肿瘤细胞分离、纯化出来，从而避免和尽量排除混杂的正常细胞或其他组织对检测结果分析判定时的干扰。

3. 感染性疾病基因分析检测与诊断的样品

感染性疾病基因分析检测与诊断的对象是致病病原体，因此必须根据被检病原体在人体内的生命活动规律，对病原体可能存在的特定或病变组织及其分泌物取材。检测样品包括血液、脑脊液、尿液、痰液和脓液等。

此外，以基因分析检测与诊断为目的的人体生物样品收集、处理和保存过程中的医学伦理和生物安全问题，必须要认真考虑和高度重视。

（二）标本处理及核酸提取方法的标准化

标本处理及核酸提取方法是基因分析检测与诊断的关键环节。如在进行基因分析检测与诊断时，标本中存在的血红蛋白、免疫球蛋白G（IgG）、乳铁蛋白、核酸酶、尿素、胆盐、黏蛋白和多糖等，都能在PCR过程中起抑制作用，而影响特定靶核酸的检测。采用简便而又高效的核酸纯化方法去掉标本中的PCR抑制物，是保证得到正确的检测结果的前提。

（三）检测试剂及方法的标准化

确定一个可用于基因分析检测与诊断的试剂和方法模式，应考虑多种因素，可有多种选择。例如PCR因其极高的检测灵敏度，很容易因以前扩增产物或标本间交叉污染，而出现假阳性结果；标本中PCR抑制物的存在、试剂浓度不适合以及核酸提取失败等因素，则容易造成假阴性结果。因此，在研发相应的基因分析检测与诊断试剂时，必须仔细考虑这些因素，采用最理想的基因分析检测与诊断方法。例如，PCR试剂则应从如何有效避免假阳性和假阴性结果的角度出发，在试剂盒中以dUTP替代4种dNTP中的dTTP，再加上鸟苷糖基酶（UNG），使扩增产物DNA中出现天然DNA中所没有的U。在新的检测扩增中，如有以前扩增产物的污染，则其可在UNG的作用下被降解。这可在一定程度上避免以前扩增产物的污染所致的假阳性。又如在试剂中加入竞争性或非竞争性内标，则可有效监测核酸提取、扩增及产物分析中出现的误差，从而避免假阴性结果。

（四）结果分析的标准化

在实验室中，基因分析检测与诊断依其对测定结果的表达方式不同，可分为定性和定量两大类。定性测定常以"有"或"无"，即"阳性"或"阴性"来表达测定结果。定量测定的结果则以浓度（如IU/L、IU/ml、μg/L、拷贝数/毫升等）的方式表达。定性测定结果确定的依据在于阳性判定值的建立，阳性判定值的确定应尽可能地避免假阳性或假阴性结果的出现。定量测定的依据为使用系列浓度标准品测得的剂量反应曲线（即标准曲线）或是内标的量。

（五）标准物质及质控物的应用

标准物质是基因分析检测与诊断标准化的关键，检测的某一标本中特定标志物的量值，不管其用什么方法测定，均可以通过统一的标准物质，而得到相近的结果，其量值均可溯源至同一标准，从而具有可比性。质控物是含量已知的处于与实际标本相同的基质中的特性明确的物质。

目前国际上，可用于基因分析检测与诊断的国际一级标准物质已有很多，如病毒核酸（HAV、HBV、HCV、H1V1、HPV B19 等）、病原体抗原和抗体（HBsAg、抗HBs 等）、一些肿瘤标志物［甲胎蛋白（AFP）、癌胚抗原（CEA）等］、细胞因子、免疫球蛋白和血清蛋白等。这些标准物质均由一些国际标准化组织和机构提供，如英国国家生物学标准和质控物研究所（NIBSC）、美国疾病预防控制中心（CDC）、美国国立卫生研究院（NIH）等。在国内，中国食品药品检定研究院和卫生部临床检验中心则提供一些相应的国家标准物质。

二、基因分析检测与诊断的基本技术方法

基因分析检测与诊断的基本技术方法可分为：DNA 多态性的分析，以核酸分子杂交（nucleic acid molecular hybridization）和聚合酶链式反应（PCR）为核心发展起来的多种方法，DNA 序列分析和基因芯片等分子生物学技术。

（一）DNA 多态性

人类的可遗传变异是十分常见的现象。在 DNA 水平上的变异更为普遍。这种变异既来源于重复序列拷贝数的不同，也来源于单拷贝序列的变异。除同卵双生外，没有两个人的基因组 DNA 是完全相同的。而就个体来说，由于两条染色体分别来自于父亲和母亲，由父方得来的 3×10^9 个碱基对不等于从母方得来的 3×10^9 个碱基对，也不完全同于双亲的两条单倍体，任意两套染色体大约有 1/1000 的碱基对是不相同的。DNA 的这些变异是在长期进化过程中形成的，绝大多数是无害的，或者只引起蛋白质的微小改变，仅有很小一部分变异会影响基因的功能。从已经研究并开发应用的 DNA 多态性来看，大致可以分为两类：一类是改变现在特定基因座上相关序列长度上的个体差异，叫作长度多态性；另一类则是改变现在特定基因座上碱基序列的个体差异，叫作序列多态性。可供使用的多态性标记有 3 类。

1. 限制性片段长度多态性（restriction fragment length polymorphism，RFLP）

第一代多态性标记，RFLP 是指不同品种（个体）基因组的限制性内切酶的酶切位点碱基发生突变，或酶切位点之间发生了碱基的插入、缺失，导致酶切片段大小发生了变化。例如，限制酶 *EcoR* I 识别位点是 GAATTC，只要基因组中 DNA 有此序列均可被 *EcoR* I 切开。但碱基的变异可能导致识别位点消失，酶不能切割或出现新的切点，从而引起 DNA 片段长度的差异。RFLP 反映了个体间 DNA 核苷酸的变异。常用的限制性内切酶一般是 *Hind* Ⅲ、*BamH* I、*EcoR* I、*EcoR* V 和 *Xba* I，而分子标记则有几个甚至上千个。分子标记越多，则所构建的图谱就越饱和。传统的 RFLP 的检出需先通过电泳将长度不同的片段分开，并印迹于硝酸纤维素膜上，然后再与相应的探针杂交，称为 DNA 印迹杂交。用限制性内切核酸酶消化和电泳分离消化片段是检出序列

变异，尤其是单个碱基变异的简便和常用的方法，现在常与 PCR 技术联用。RFLP 符合孟德尔遗传规律，在某一特定的家庭中，如果某一致病基因与特定的多态性片段连锁，可以遗传给子代，因此这一多态性片段可作为遗传标记，来判断该家庭成员或胎儿的基因组中是否携带该致病基因，此法可用于诊断甲型血友病、苯丙酮尿症等。图 14 – 1 为 H Donis – Keller 等人以 RFLP 为遗传标记绘制的第一张人类遗传图谱。

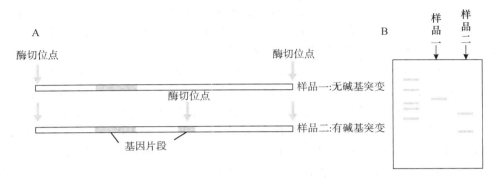

图 14 – 1　H Donis – Keller 等人以 RFLP 为遗传标记绘制的第一张人类遗传图谱
A. RELP 酶切位点示意图；B. RFLP 凝胶电泳多态性示意图

2. 重复序列多态性

第二代多态性标记，即各种短串联重复序列 STR 标记，如小卫星和微卫星 DNA。

小卫星 DNA（minisatellite DNA）通常不超过 20 kb，由长 15 ~ 65 bp 的基本单位串联重复而成，而重复次数在人群中是高度变异的。这种数目变异的串联重复（variable number tandem repeats，VNTR）决定了小卫星 DNA 长度的高度变异性。小卫星 DNA 比较分散地分布在各染色体的不同部位，有在基因内的，也有不在基因内。由于个体间具有高度变异性，又是按照孟德尔方式遗传的，它们是很好的 DNA 多态性标记，因而广泛应用于基因定位、DNA 指纹分析和遗传病的连锁诊断中。

微卫星 DNA（microsatellite DNA）与小卫星 DNA 类似，也是由重复序列串联构成。但它们的基本序列只有 1 ~ 8 bp，如（TA）n、（CGG）n，且通常只重复 10 ~ 60 次。已定位的微卫星位点多达 8000 个，由于重复次数在个体间呈高度变异性，因而在遗传分析和诊断中应用更加广泛。

RFLP 一般只有两种形式，即"有或无"某个限制酶切位点的存在。当被测个体为纯合状态时，常常无法得到所需要的多态信息。在基因组中，这类 RFLP 的数量比较有限，并分布不均。而小卫星 DNA 和微卫星 DNA 不仅为数众多，且分布广泛。当用限制酶切割小卫星 DNA 和微卫星 DNA 所在区域时，只要酶切位点不在重复区内，就可得到各种长度不同的片段。通过电泳可以检测和分析这些片段。

小卫星 DNA 和微卫星 DNA 的长度多态性还可以通过 PCR 直接扩增其所在区域，然后用电泳分析测定。当然，也可以直接测序来判断小卫星 DNA 和微卫星 DNA 的重复单位的拷贝数。

3. 单核苷酸多态性（single nucleotide polymorphism，SNP）

第三代多态性标记，SNP 主要是指在基因组水平上由单个核苷酸的变异所引起的 DNA 序列多态性。它是人类可遗传的变异中最常见的一种，占所有已知多态性的 90%

以上。SNP 在人类基因组中广泛存在，平均每 500～1000 个碱基对中就有 1 个，估计其总数可达 300 万个甚至更多。SNP 所表现的多态性只涉及单个碱基的变异，这种变异可由单个碱基的转换（transition）或颠换（transversion）所引起，也可由碱基的插入或缺失所致，但通常所说的 SNP 并不包括后两种情况。

原则上任何用于检测单碱基突变或多态的技术都可用于 SNP 的识别或检出，例如限制性酶切和 Southern 杂交、等位基因特异的寡核苷酸杂交、寡核苷酸连接分析（OLA）、等位基因特异的 PCR（ARMS）以及 DNA 测序等都可分别用于已知或未知的 SNP 的检测。这些方法大多需要电泳和荧光标记。

然而，基于电泳和标记 DNA 的方法因其样本处理费时费力而显得效率不高。为此，近年来已发展了一些批量、自动化地识别或检出 SNP 的方法。如 DNA 微阵列分析法、让目标 DNA 与密集在一块小芯片上的多重寡核苷酸阵列进行杂交的方法、基于单核苷酸引物伸延的微测序方法、变性高效液相层析法（DHPLC）、特殊的质谱法（MALDI－TOF）等。这些既可用于已知 SNP 的检出，也可用于未知 SNP 的筛查。

SNP 分析技术按其研究对象不同主要分为两大类。①对未知 SNP 进行分析，即找寻未知的 SNP 或确定某一未知 SNP 与某遗传病的关系。检测未知 SNP 有许多种方法可以使用，如温度梯度凝胶电泳（TGGE）、变性梯度凝胶电泳（DGGE）、单链构象多态性（SSCP）、变性的高效液相色谱检测（DHPLC）、限制性片段长度多态性（RFLP）和随机扩增多态性 DNA（RAPD）等，但这些方法只能发现含有 SNP 的 DNA 链，不能确知突变的位置和碱基类别。要想得到突变的位置和碱基信息，必须对那些含有 SNP 的 DNA 链进行测序。②对已知 SNP 进行分析，即对不同群体 SNP 遗传多样性进行检测或在临床上对已知致病基因的遗传病进行基因诊断。筛查已知 SNP 的方法有等位基因特异寡核苷酸片段分析（ASO）、突变错配扩增检验（MAMA）和基因芯片技术（gene chips）等。由于人类基因组计划的带动，已经开始了对许多物种的基因组测序项目，并建立了大量数据库，比较这些来自不同实验室不同个体的序列，就可以检测到 SNP。目前，可供利用的公开 SNP 网上资源主要是美国国立卫生研究院的适于生物医学研究的 dbSNP 多态性数据库：http：//www. ncbi. nlm. nih. gov/SNP。

（二）核酸分子杂交技术

核酸分子杂交技术较早应用于基因分析检测与诊断中，检测样品中是否存在遗传性基因缺陷。核酸杂交检测方法成熟，应用范围广，其必备和关键条件是制备检测基因探针。基因探针是一段特定的核苷酸序列片段，可以是基因本身或是与该基因连锁的 DNA 片段，能特异性地和待检样品中基因或基因侧翼序列进行杂交反应，根据杂交结果可直接进行基因分析或判断连锁关系，从而做出诊断。

1. 方法

以已知序列核酸片段作为探针，经放射性或非放射性物质标记后，再与未知的目的核酸片段进行杂交反应，分离已杂交和未杂交的标记核酸链，通过检测标记信号就可以对未知的目的核酸进行定性、定量分析。

2. 几种不同形式的核酸分子杂交

（1）Southern 印迹（southern blot）或 Southern 杂交　一种经典的 DNA 杂交方法，可以直接检测致病基因内部的突变，如缺失、插入、倒位以及限制性内切酶酶切位点的改变，可用于基因的限制性内切酶谱分析、基因突变分析等。

（2）Northern 印迹（northern blot）或 Northern 杂交　用于检测目的基因的 mRNA，能对组织细胞中的总 RNA 或 mRNA 进行定性和定量分析。Northern 杂交的 RNA 一般为 RNA 初提物，不必纯化 mRNA。如果 mRNA 含量较少，则应提纯 poly（A）$^+$ RNA，RNA 电泳分离后转移到硝酸纤维素膜上，通过与探针杂交、放射自显影观察 RNA 分子的大小和表达量（用无关基因作探针进行对照）。

（3）斑点杂交（dot blot）　即将 DNA 样品变性后直接点到硝酸纤维滤膜上，再与探针杂交，或将细胞或病毒点在膜上，菌落或菌斑原位地吸附在膜上，经过变性处理后，再进行杂交。斑点杂交用于特定基因及其表达的定性和定量分析，多用于病原体基因分析，如微生物的基因，但也可用于检查人类基因组中的 DNA 序列。该方法简单、灵敏，但特异性低。

（4）等位基因特异性寡聚核苷酸（allele specific oligonnucleotide，ASO）杂交　根据已知基因突变位点，设计、制备与野生型或突变型基因序列互补的基因探针，通过杂交结果分析是否存在基因突变，判断基因类型。

（5）荧光原位杂交（fluorescence in situ hybridization，FISH）　是细胞学技术与核酸杂交技术结合的一种核酸分析检测技术。该技术可检测染色体异常和染色体基因定位，直接在细胞核中或染色体上确定 DNA 顺序，广泛应用于肿瘤、遗传病的基因诊断。图 14－2 为荧光原位杂交的镜像图。

（三）聚合酶链式反应技术

聚合酶链式反应（polymerase chain reaction，PCR）在分子生物学发展过程中具有重要的意义，现已在各个领域中得到广泛应用，该技术发展日新月异，其基因检测与诊断的专一性、灵敏性和可靠性得到了很大的提高，而且 PCR 技术结合其他诊断技术使得基因分析检测与诊断技术得到完善和发展。PCR 技术在基因分析检测与诊断中常见的几种方法。

1. RT－PCR

即逆转录 PCR（reverse transcription PCR，RT-PCR）。利用 RT－PCR 方法可灵敏地检测基因在各种组织细胞不同时间的 mRNA 水平，研究基因表达在个体发育中的组织特异性、时间特异性及其与组织细胞分化成熟的关系；结合 DNA 测序方法，研究选择性剪切等转录后调控机制；在遗传病的研究中，RT－PCR 不仅可检测出 DNA 核苷酸的取代、缺失或插入，而且可检出前体 mRNA 加工过程的异常，在更深的水平上研究遗传病的分子学机制；另外，利用 RT－PCR 检测转基因细胞或动物中转移基因的 mRNA，为转基因表达水平的评价提供更为灵敏的手段；利用 RT－PCR 特异扩增感染人体的病毒 RNA 可提高病毒感染诊断的灵敏性和准确性。

2. 多重 PCR

在同一 PCR 体系中加入数对 PCR 引物，如果这些引物的退火温度相近，并且所覆盖的区域不重叠，这样的反应体系可同时扩增多个 DNA 片段。这种多重 PCR 常用来检测同一基因的多个外显子的缺失，或在检测缺失中设置内对照。同时扩增多个 DNA 片段还可用来制备 ASO 探针检测的模板，用以反向杂交，进行点突变直接检测。

3. PCR – RFLP

是将 PCR 与限制性片段长度多态性（RFLP）分析方法相结合的一种检测技术。基本方法包括：在相应酶切位点两侧设计 PCR 引物，扩增目的 DNA；酶切 PCR 产物，检测产物中是否含有酶切位点；电泳分离酶切后 PCR 产物，根据电泳图谱结合家系图谱进行分析判断。该方法简单易行，关键是扩增 PCR 引物内含有限制性内切酶多态位点。

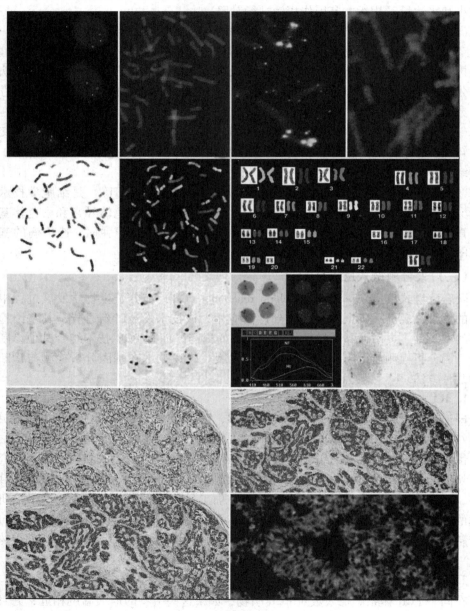

图 14 – 2　荧光原位杂交的镜像图

4. PCR – SSCP

单链构象多态性（single strand conformation polymorphism，SSCP）是一种检测核酸

序列中点突变的技术，基本原理是提取含有突变位点的 DNA 片段，当双链 DNA 变性为两条单链后，会在不含变性剂的中性聚丙烯酰胺凝胶电泳中形成不同空间构象，相同长度的单链 DNA 由于碱基顺序不同，甚至单个碱基的差异也会形成不同的空间构象，导致电泳的泳动速度不同，从而鉴定有无基因突变。PCR 技术结合 SSCP 技术使得 DNA 突变位点检测能够更快速简便地进行，扩增片段电泳泳动速度的检测主要用于突变位点的初步筛查。该方法可用来检测点突变的遗传疾病，如苯丙酮尿症、血友病等，也可用来检测点突变的癌基因和抑癌基因。

5. PCR – ASO

PCR 技术与 ASO 技术联合应用，先用 PCR 方法扩增突变点上下游的序列，扩增产物再与 ASO 探针杂交，可明确诊断突变的纯合子和杂合子。该方法可诊断一些已知突变类型的遗传病，如地中海贫血、苯丙酮尿症等纯合子和杂合子的诊断；也可用于分析癌基因如 H – *ras* 和抑癌基因如 *p*53 的点突变。

6. PCR – DGGE

变性梯度凝胶电泳 （denaturing gradient gel electrophoresis，DGGE），是一种根据 DNA 片段的熔解性质而使之分离的凝胶系统。核酸的双螺旋结构在一定条件下可以解链，称之为变性。50% 的核酸发生变性时的温度称为熔解温度 （melting temperature，T_m）。T_m 值主要取决于 DNA 分子中 GC 含量的多少。DGGE 将凝胶设置在双重变性条件下：温度 50 ~ 60℃，变性剂 0 ~ 100%。当一双链 DNA 片段通过变性剂浓度呈梯度增加的凝胶时，此片段迁移至变性剂浓度恰好相当于此段 DNA 的低熔点区的 T_m 值的某一点时，此区便开始熔解，而高熔点区仍为双链。这种局部解链的 DNA 分子迁移率发生改变，由此达到分离的效果。T_m 的改变依赖于 DNA 序列，即使一个碱基的替代也可引起 T_m 值的升高或降低。因此，DGGE 可以检测 DNA 分子中的任何一种单碱基的替代、移码突变以及少于 10 个碱基的缺失突变。该方法的优点为可靠，检出单碱基突变率可达 95%；缺点为富含高熔点 GC 区时，则难以检测出突变。

7. 实时荧光定量 PCR （real – time quantitative PCR）

传统的 PCR 技术只能对基因的探测做出有或无的定性分析，不能对基因进行定量的分析，因而无法解决诊断中与量化相关的问题。实时荧光定量 PCR 技术的出现解决了这一问题。该技术在 PCR 反应体系中加入荧光基团，利用荧光信号累积实时监测整个 PCR 进程，最后通过标准曲线对模板中特定基因进行定量分析。例如，在常规的 PCR 反应中引入一个两端带有荧光标记的寡核苷酸 *Taq* Man 探针。正常状态下该探针的 5′端报告荧光基团的激发光被 3′端的淬灭荧光基团所抑制而无法被监测到。在 PCR 退火过程中，该探针与模板结合且结合的位置在一对引物之间。在延伸阶段，当 *Taq* 酶沿着 DNA 模板移动到荧光标记探针结合的位置时会发挥其 5′→3′外切核酸酶的功能将荧光探针切断，此时 5′端报告荧光基团被释放且产生可被监测到的荧光信号。在此过程中，每合成一个产物便会释放一个 5′端报告荧光基团的荧光信号，即两者之间是一对一的关系，因此荧光检测系统可根据荧光信号的变化动态监测每一循环得到的荧光扩增曲线。*Taq* Man 荧光探针标记原理见图 14 – 3。

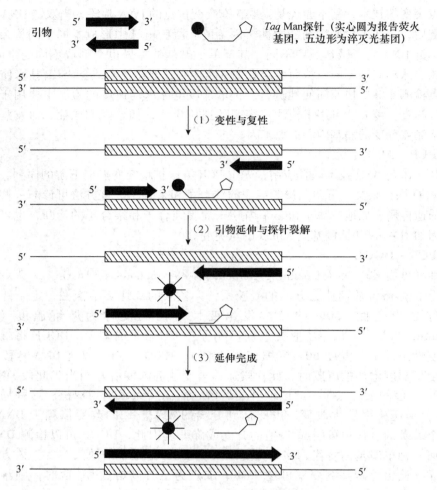

图 14 - 3 *Taq* Man 荧光探针标记原理

　　荧光扩增曲线可分为荧光背景信号阶段、荧光信号指数扩增阶段和平台期三个阶段。在荧光背景信号阶段，因扩增的荧光信号被荧光背景信号掩盖，故无法判断产物量的变化。在平台期，扩增产物已不再呈指数级的增长，所以该阶段的产物量与模板量之间无线性关系。在上述两个阶段之间的荧光信号指数扩增阶段，PCR 产物量的对数值与起始模板量之间存在线性关系，故可选择在此阶段进行定量分析。在定量分析时首先需选择一个临界点，该点是一个人为设定的值，可在荧光信号指数扩增阶段的任一位置，但一般缺省设置为 3 ~ 15 个循环的荧光信号标准偏差的 10 倍。在 PCR 管内荧光信号达到设定的临界点时所需的循环数称为临界点循环数（cycle threshold，Ct）。该 Ct 值与模板的起始拷贝数的对数呈线性关系，起始拷贝数越多，Ct 值就越小。然后利用已知拷贝数的标准品绘制标准曲线，该曲线的横轴为起始拷贝数的对数，纵轴为 Ct 值。此时，只要获得未知样品的 Ct 值，代入标准曲线后即可推算出该样品的起始拷贝数。

　　实时荧光定量 PCR 技术因其具有较高的敏感性、特异性和良好的可重复性而得到了广泛的应用，例如 HBV 的检测、染色体病的诊断、基因表达的研究和肿瘤学研究等。

（四）DNA 序列分析法

DNA 序列分析（DNA sequencing analysis）是指测定 DNA 的核苷酸序列。1977 年 Sanger 建立的"DNA 双脱氧链末端终止测序法"和 Maxam、Gilbert 建立的"DNA 化学降解测序法"是最初建立的 DNA 序列分析技术。目前，最主要的测序技术大都是以 Sanger 法为基础的。两种技术的原理有较大的差别，但都是根据核苷酸在某一固定点开始，随机在某一特定的碱基处终止，从而产生了末端为 A、T、G、C 四组不同长度的一系列核苷酸，再在凝胶电泳上检测，获得 DNA 序列。图 14 - 4 为 Sanger 双脱氧链终止法 DNA 序列测定原理。

DNA 测序是测定 DNA 一级结构的碱基排列顺序、检测突变基因的最直接和准确的方法，即根据测定结果比较异常基因与正常基因的差异，进行疾病的诊断。目前采用四色荧光分别标记的 DNA 自动测序技术，根据不同荧光自动识别 A、T、C、G 不同碱基，可在一次反应中完成 DNA 标本的测序。荧光标记的 DNA 自动测序方法的优点是快速、准确、微量、分辨率高、重复性好，与其他基因突变检测方法相结合，可缩短检测时间，提高其他检测方法的分辨率和灵敏度。例如，先根据 DNA 的特定位点设计引物，进行定点 PCR 扩增，再将包含特定位点的 PCR 产物进行 DNA 测序，比较正常基因与突变的序列，可检出突变的碱基类型和突变位点。

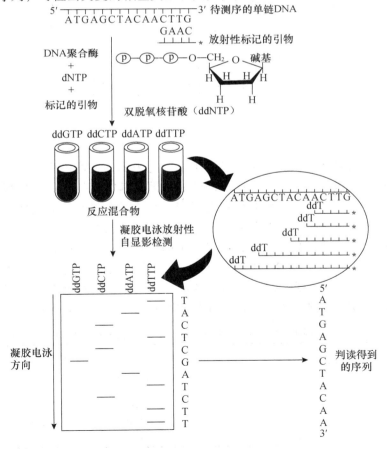

图 14 - 4　Sanger 双脱氧链终止法 DNA 序列测定原理

（五）基因芯片技术

基因芯片是近年来出现的现代分子生物学技术与微电子技术相结合的基因分析检测与诊断技术，具有可操作性强、高通量、微型化和自动化等特点。利用基因芯片技术进行基因检测的主要方法是将已知的特异 DNA 片段作为探针，有规律地排列固定在如硅片等支持物上，与待测样品进行杂交反应，通过荧光扫描技术对芯片进行扫描，获得的信息由计算机软件进行处理分析，判断突变位点。基因芯片技术可同时对数千种基因突变和多态性进行准确、快速地检测，同时亦可检测许多基因的表达水平。基因芯片技术适用于多个基因、多个位点的同时检测，既可以检测基因突变、基因的多态性，又可以检测组织细胞的基因表达情况。

利用基因芯片技术可以在 DNA 水平上寻找检测与疾病相关的内源基因和外源基因，而且可以在 RNA 水平上检测致病基因的异常表达。此外，基因芯片在药物筛选、药物靶标发现、药物作用机制的研究、药物活性及毒理性的评价和药物给药方式上都有其他方法无法相比的优势。国外几乎所有的制药公司都已经或多或少地采用了基因芯片技术来进行药物开发研究，寻找药物靶标、检查药物毒性等。随着基因芯片技术的优化，将会有更多的用于遗传病、肿瘤等疾病检测的基因芯片用于临床。当然，目前的基因芯片仍然处于发展阶段，还存有很多尚待解决的问题，比如费用昂贵、检测结果的生物学意义和临床应用存在不确定性等。尽管如此，毫无疑问基因芯片技术在基因分析检测与诊断等诸多领域中的应用将会越来越广泛、越来越深入，展现出了广阔的前景。

第三节　基因分析检测与诊断的应用

一、遗传性疾病

基因诊断本身是在分子遗传学的基础上发展起来的，在遗传病的诊断方面成绩最为突出，也最有发展前途，对许多已明确致病基因及其突变类型的遗传病诊断效果良好。即使不明确致病基因，也可利用遗传标记进行连锁分析来诊断某些遗传病。现在已实现基因诊断的遗传病已不下百种，这里仅举几例加以说明。

根据不同遗传疾病的分子基础，可采用不同的技术方法进行诊断，不但可对有症状患者进行检测，而且可对遗传疾病家族中未发病的成员乃至胎儿甚至胚胎着床前（preimplantation）进行诊断，判断其是否携带异常基因，这对婚育具有指导意义。表 14 - 1 为可利用 DNA 分析作产前诊断及症状前诊断的部分单基因疾病。

表 14 - 1　可利用 DNA 分析作产前诊断及症状前诊断的部分单基因疾病

种类	疾病
常染色体显性疾病	强直性肌营养不良
	成人多囊肾
	Huntington 病
	Ⅰ 型神经纤维瘤
	家族性乳腺癌

种类	疾病
常染色体隐性疾病	镰状细胞贫血
	地中海贫血
	苯丙酮尿症
	α1 - 抗胰蛋白酶缺乏
X 连锁隐性疾病	血友病
	杜氏肌营养不良
	X 染色体脆性综合征
	鸟氨酸转氨甲酰酶缺乏

遗传病的基因诊断主要分为两种途径。一类是直接诊断，直接检查致病基因本身的异常。它通常使用基因本身或紧邻的 DNA 序列作为探针，或通过 PCR 扩增产物，以探查基因的性质及有无点突变、缺失等异常，这称为直接诊断，它适用于已知基因异常的疾病。另一类是间接诊断，当致病基因已知但基因异常类型尚属未知时，或致病基因本身尚属未知时，也可以通过对受检者及其家系进行连锁分析，以推断前者是否获得了带病基因的染色体。

不同遗传病的基因异常是不同的，同一遗传病也可以有不同的基因异常，但这些异常大体上可分为基因缺失和基因突变两大类。可以根据对基因异常类型的了解，采用不同的诊断方法（表 14 - 2）。如基因缺失可用基因探针杂交、PCR 扩增直接检测；点突变可用等位基因特异的 ASO 探针、SSCP 等直接检查。一般无需对家系成员进行分析，但条件是必须知道基因异常的性质，并肯定该异常与疾病间的关系。虽然目前能直接诊断的病种日益增多，但仍是比较有限的。

许多遗传病的基因尚未分离克隆，或基因异常尚不清楚，因此还不能根据突变的性质进行诊断。但如果通过家系分析能证明某一 DNA 标记（无论是等位基因还是多态性位点或片段）与致病基因连锁，则凡带有该标记的成员都可能带有致病基因，从而可做出间接的连锁分析诊断。

表 14 - 2　遗传病的基因诊断方法

基因异常	方　法	探针、引物或限制酶
基因缺失	基因组 DNA 印迹杂交	缺失基因的探针
	PCR 扩增	引物包括缺失或在缺失部位内
点突变	RFLP 分析	突变导致其切点消失的限制酶
	ASO 杂交	正常和异常的 ASO 探针
	PCR 产物的多态性分析（RFLP、SSCP、DGGE）	引物包括突变部位
基因已知但异常不明	基因内或旁侧序列多态性（PFLP、AMP - FLP、SSCP）连锁分析	基因内或旁侧序列探针或引物
基因未知	与疾病连锁的多态性，如 SSCP、AMP - FLP 链锁分析，RFLP 位点或引物 单体型连锁分析	与疾病连锁的多态位点探针

（一）基因缺失型遗传病的基因诊断

1. α地中海贫血的基因诊断

α地中海贫血主要是由基因缺失引起的，缺失的基因可以有 1 ~ 4 个。正常基因组

用 *Bam*H I 切割，可以得到一个 14 kb 的片段，而缺失一个 α 基因时切点向 5′ 端移位，得到一条 10 kb 的片段。因此，当用 α 基因探针与基因组 DNA 进行 Southern 杂交时，在 α2 地中海贫血患者图谱中可见一条 14 kb 和一条 10 kb 的带；在正常人可见一条双份的 14 kb 的带；在 α1 地中海贫血患者图谱中则见一条单拷贝的 14 kb 带；血红蛋白 H 病时只有一条 10 kb 的带；而在 Bart's 水肿胎时，则无任何杂交带（图 14 - 5）。

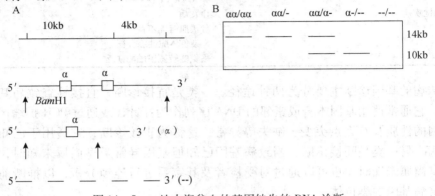

图 14 - 5　α 地中海贫血的基因缺失的 DNA 诊断

A. 16 号染色体上携有数目不同的基因；B. α 基因探针杂交的结果

箭头：*Bam*H I 切点。

　　一种较简便的方法是直接用 α 探针进行斑点杂交，自显影后根据斑点深浅的不同也可以对 α 地中海贫血做出诊断。更为简单的方法是 PCR 诊断，即在 α 基因缺失范围内设计一对引物，然后 PCR 扩增胎儿的 DNA，如为 Bart's 水肿胎，则无扩增产物，电泳后无任何带纹，从而可建议进行人工流产，但此法不能诊断其他类型的地中海贫血（除非另设计引物用作 PCR）。

2. DMD/BMD 的缺失型诊断

　　杜氏肌营养不良症（Duchenne muscular dystrophy，DMD）和贝克肌营养不良（Becker muscular dystrophy，BMD）均为 X 连锁隐性遗传的神经肌肉系统疾病，是由抗肌萎缩蛋白（dystrophin）基因突变（或缺失）引起的，其突出特点为横纹肌进行性萎缩，引起无力和挛缩。DMD 患儿在 5 岁前发病，20 岁左右由于心力衰竭和呼吸衰竭而死亡，发病率在男性活婴中约 1/3500。DMD/BMD 有 70% 左右为缺失型。此基因很大，缺失可发生在不同部位，因此应尽可能采用多对引物作 PCR 扩增（多重 PCR）来检测。如扩增产物电泳后发现有带纹的缺失，即可做出诊断并对缺失定位（图 14 - 6）。在进行产前诊断时，一般可先通过检测家系中有关成员，即确定先证者的缺失区，然后有针对性地做 PCR 扩增，包括缺失部分的两端，以判断胎儿或有关患儿是否也获得了相同

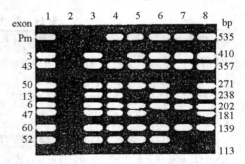

图 14 - 6　DMD 基因缺失的多重 PCR

exon：外显子；pm：启动子；1：正常，9 条带；2：基因全缺失；3：启动子区缺失；4：第 3 外显子缺失；5：第 13 外显子缺失；6：第 47 外显子缺失；7：47～52 外显子区段缺失；8：第 52 外显子缺失

的基因缺失，但非缺失型不能用此法查出。

（二）点突变型遗传病的基因诊断

在镰状细胞贫血中已知突变基因是编码 β 珠蛋白链的第 6 位密码子由 GAG 变为 GTG，从而使缬氨酸取代了甘氨酸，因此可用如下方法进行诊断。

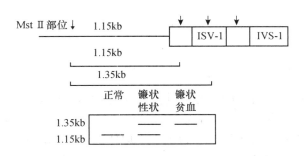

图 14 - 7 镰状细胞贫血的基因诊断

（1）RFLP 诊断 已知限制酶 MstⅡ切割的识别顺序是 CCTNAGG，它能切割正常 β 链中 CCTGAGG 序列，但不能切割突变了的 CCTGTGG（A→T）。这样，由于突变消除了一个切点，使内切酶酶切片段长度发生了改变，通过电泳，就可以区别正常的 βA 基因和镰变了的 βS 基因。除 MstⅡ外，限制酶 DdeⅠ（识别序列为 CTNAG）也能够把 βA 基因与 βS 基因区别开来，并用于诊断。

（2）ASO 探针诊断 如果突变部位和性质已完全明了，也可以合成寡核苷酸探针，用^{32}P 标记来进行诊断。此时需要合成两种探针，一种与正常 βA 基因序列完全一致，能与之稳定地杂交；另一种与突变基因序列一致，能与 βS 基因稳定杂交，但不能与正常的 βA 基因杂交。根据杂交结果，就可以把发生了突变的 βS 基因检测出来。

PCR 技术问世以来，ASO 诊断又有新的改进，即先用 PCR 扩增长约 110 bp 的基因片段，然后再与 ASO 探针杂交。这样可减少目的基因 DNA 用量，并降低与基因组 DNA 杂交时的非特异性信号。

（三）基因异常不明的遗传病的诊断

成年型多囊肾病（adult polycystic kidney disease，APKD）是一种常染色体显性遗传病，发病率高，约 1000 人中有 1 名致病基因的携带者；起病较晚，多在 30 岁以后发病；主要为肾脏和肝脏中出现多发性囊肿，临床表现为腰疼、蛋白尿、血尿、高血压、肾盂肾炎和肾结石等，最终可导致肾功能衰竭和尿毒症。本病基因定位在 16p13，与 α 珠蛋白基因 3′端相邻，但致病基因尚未克隆，基因产物的生化性质和疾病发病机制也尚未阐明。因此，目前只能用连锁分析来进行基因的发病前诊断和产前诊断（图 14 - 8）。由于通过家系分析已证实 APKD 的致病基因与 α 珠蛋白基因 3′端附近的一段小卫星 DNA 序列紧密连锁，而后者在人群中具有高度多态性，因此可以通过 RFLP 连锁分析进行诊断。

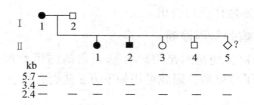

图 14 – 8　成年多囊肾病的连锁分析诊断

二、感染性疾病

每种病原体都有各自特异的遗传物质，可以是 DNA，也可以是 RNA，每种病原生物都有各自种属特异的基因。传统的感染性疾病（infectious diseases）的诊断方法包括光学显微镜下直接观察、特异性抗原检测、病原体的分离和培养和对患者血清学或生物化学的分析。有些病原体不容易分离，有些需经过长期培养才能获得。血清学对病原体抗体的检测虽然很方便，但是病原体感染人体后需要间隔一段时间后才出现抗体，并且血清学检查只能确定是否接触过该种病原体，但不能确定是否有现行感染，对潜伏病原体的检查有困难。

对感染性疾病的基因分析检测与诊断则能更加正确、迅速地检出并鉴定出那些少量、没有合适抗体、生长缓慢甚至不能在体外生长的病原体，具有快速、灵敏、特异等优点。当然，基因分析检测与诊断的方法首先基于人类对病原体基因或基因组序列的认识。目前，已经有 260 种以上的细菌基因组测序结果公布（http：//www. ncbi. nlm. nih. gov/genome）。

自 20 世纪 80 年代起，PCR 技术和核酸分子杂交技术已广泛应用于对病原体的检测。一般根据各病原体特异和保守的序列设计引物，有的还合成 ASO 探针，对病原体的 DNA 可用 PCR 技术直接检查；而对 RNA 病毒，则采用 RT – PCR。现在市场已经有许多种病原体的体测试剂盒供应，表 14 – 3 为已获美国 FDA 批准的病原体定性测试方法，用于对细菌或病毒的基因分析检测与诊断。

（一）病毒感染性疾病

多种病毒性感染都可采用基因诊断检测相应的病原体，如甲型、乙型、丙型和丁型肝炎病毒，人类免疫缺陷病毒，柯萨奇病毒，脊髓灰质类病毒，腺病毒，EB 病毒，疱疹病毒，人巨细胞病毒（CMV）和乳头状病毒等。最近新发现的 SARS 冠状病毒，在基因组（RNA）序列确定后，很快便建立了 RT – PCR 的基因诊断法。

1. 乙型肝炎病毒

目前采用免疫法检测血清中的病毒抗原。乙型肝炎病毒（HBV）基因组包含 4 个开放阅读框，S、C、P、X 和 C 区变异性小，是基因诊断采用的目标部位。在用 PCR 检测时可扩增 HBV 的特异核苷酸序列，通过 PCR 产物的直接电泳分析、内切酶谱分析、点杂交和 Southern 印迹等结果做判断，也可采用基因芯片技术。

2. 传染性非典型肺炎

传染性非典型肺炎（SARS）是由新型变异冠状病毒（SARS – CoV）感染引起的。SARS – CoV 基因组为单股正链 RNA，有 11 个开放阅读框，基因组的特异保守序列为编码 RNA 聚合酶的序列。可采用 RT – PCR 技术扩增保守序列或基因芯片技术进行基因分析检测与诊断。

（二）细菌性感染

用 PCR 技术通过对致病细菌所含质粒的特异序列设计引物，检测引起的疾病的细菌类型。可应用基因诊断检测多种致病性的细菌，如结核分枝杆菌、痢疾性大肠埃希菌、霍乱弧菌、淋球菌和铜绿假单胞菌等。

（三）寄生虫

寄生虫病的传统诊断主要依赖于显微镜镜检、免疫学方法、体外培养、动物实验等。然而，这些传统诊断方法在实际应用中都受到不同程度的限制，敏感性或特异性不十分理想。如显微镜镜检费时费力，易漏检，有时难以区分虫体的形态，特别是对于大规模的流行病学调查尤为不适；免疫学方法多系检测血清中的抗体，仅能作辅助诊断，不能区别现症感染和过去感染，不能用来考核疗效；体外培养实验大多非常困难，所需时间长，且不少虫种的培养目前尚不十分成功；至于动物实验更为烦琐，影响因素甚多。不同虫体基因组 DNA 除多数生物体的共同序列外，还具有区别其他物种的种特异性 DNA 序列，因此，可应用基因诊断检测恶性疟原虫、克鲁斯锥虫、利什曼原虫、血吸虫、弓形虫等寄生虫。

此外，如衣原体、支原体和真菌性感染也均可采用 PCR 技术等进行基因分析检测与诊断。

表 14 – 3　美国 FDA 批准的部分病原体定性基因检测试剂盒

检测试验	方法	试剂盒生产厂商
人巨细胞病毒（CMV），检出	Hybrid captueue	Digene；http：//www. digene. com
CMV 分型、筛查	杂交	Digene
CMV 分型 pp67 mRNA，测试	NASBA	Biomerieux；http：//www. biomerieux. com
沙眼衣原体，检出	LCR	Abbott Labortories；http：//www. abbott. com
沙眼衣原体，检出	PCR	Roche Diagnostics；http：//www. roche. com
沙眼衣原体，检出	TMA	Gen – Probe；http：//www. gen – prob. com
沙眼衣原体和淋病奈瑟菌，检出	SDP（BD Probetec ET）	Becton – Dickinson；http：//www. bd. com
沙眼衣原体和淋病奈瑟菌，筛查，检出	杂交和扩增	Gen – Probe
分枝杆菌、不同真菌和细菌的培养确认	杂交	Gen – Probe
阴道加特纳菌、毛滴虫和假丝酵母，检出	杂交	Becton – Dickinson
丙型肝炎病毒（HCV），检出	PCR	Roche Diagnostics
HCV 或免疫缺陷病毒 – 1（HIV – 1），检出	TMA	Gen – Probe 和 Bayer；http：//www. bayer. com
人乳头状病毒（HPV）DNA，测试	Hybrid captueue	digene
HPV 分型、筛选	杂交	digene

续表

检测试验	方法	试剂盒生产厂商
结核分枝杆菌 检出	PCR	Roche Diagnostics
结核分枝杆菌 检出	TMA	Gen – Probe
淋病奈瑟菌，检出	LCR	Abbott Labortories
淋病奈瑟菌 DNA，测试	Hybrid captueue	Digene
化脓性链球菌（A 型链球菌），检出	杂交	Gen – Probe

三、恶性肿瘤

肿瘤的发生涉及多个基因、多种因素，发生过程呈多阶段性，发生的分子机制十分复杂，因此对不同的肿瘤要采用不同的基因诊断策略。但在现阶段，肿瘤基因诊断并不能取代目前所用的实验诊断方法。分析一些原癌基因的点突变、插入突变、基因扩增、染色体易位和抑癌基因的丢失或突变，可以了解恶性肿瘤的分子机制，有助于对恶性肿瘤的诊断，对肿瘤治疗及预后也有指导意义。

（一）通过检测肿瘤染色体易位及融合基因诊断肿瘤

在淋巴造血系统肿瘤中，染色体易位及基因融合是较普遍的现象，如淋巴瘤和淋巴结反应性增生。它是由于 T 细胞受体（TCR）基因和 IgH 基因重排，使原来相隔数百个碱基的 IgH 和 TCR 基因的 V 区和 J 区靠近在一起。用 PCR 扩增该区域片段，通过长度分析就能判断是否发生了变异（图 14 – 9）。

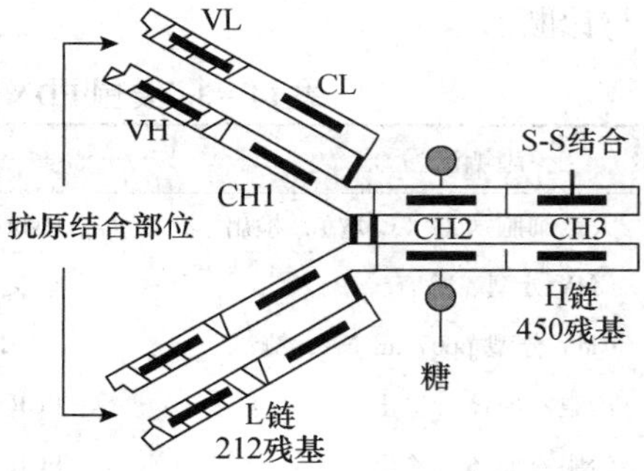

（二）通过检测癌基因和抑癌基因诊断肿瘤

癌基因的激活及抑癌基因的失活与肿瘤的发生密切相关，大多数人类肿瘤组织或细胞中都能检测到癌基因和（或）抑癌基因的突变。

图 14 – 9　淋巴瘤反应结构图

1. 癌基因 – ras 与肿瘤

ras 是肿瘤中最常被激活的癌基因。激活的分子机制主要是点突变，高发区是第 12、13 和 61 位密码子。如 90% 的胰腺癌，50% 的结直肠癌和 1/3 的肺腺癌都是 K – ras 基因第 12 位密码子突变。

ras 癌基因点突变检测方法有两种。①PCR – ASO 法：具有检测速度快、灵敏度高、检测样品量大等优点，但点突变的检出仅限于寡核苷酸探针的探测位点和突变类型。②PCR – SSCP法：根据 PCR 扩增的目标 DNA 片段在非变性凝胶电泳中迁移率，可将突变基因检测出来。该法检测点突变更方便，缺点为不能检测出突变的具体位点和具体类型。

2. P53 基因与肿瘤

p53 基因是最常被失活的抑癌基因，失活的分子机制主要是基因突变，也有因为基因表达异常而使 p53 失活，约 50% 以上的恶性肿瘤有 p53 基因突变。

突变类型：130～290 密码子间常发生点突变，也有少量的插入或缺失突变。

基因检测方法有两种。①PCR – SSCP，可检出有无突变；②PCR – RFLP，通过内切酶位点的消失或增加检测 p53 的基因突变。

（三）通过检测肿瘤相关病毒诊断肿瘤

已经发现多种病毒与肿瘤的发生有关，它们有 DNA 病毒，也有 RNA 病毒，其中逆转录病毒（retro-virus）对动物细胞的致瘤作用已得到公认，可通过 PCR 技术进行检测。

（四）通过检测肿瘤标记物基因或 mRNA 诊断肿瘤

事实上，肿瘤标记物一直是肿瘤诊断的一个重要内容。肿瘤分子标记物是指肿瘤相关基因的结构和功能损伤所致的特定的分子水平异常改变，它们可以指肿瘤相关基因的激活或失活程度，反映肿瘤的发生发展过程。肿瘤分子标记物包括基因（DNA 和 RNA）、染色体、蛋白质（肽）以及生物小分子等。它们不仅存在于肿瘤发生的局部组织，也会以多种方式游离、释放至体液和机体排泄物之中，因此可以作为辅助诊断、判断预后以及指导治疗的重要生物学指标。肿瘤的基因诊断从某种意义上讲也就是针对肿瘤分子标记物的检测。表 14-4 为恶性肿瘤诊断分子标记物。

基因诊断方法有两种。①基因变异导致肿瘤标记物的产生或含量改变，可选择 PCR-RFLP、PCR-ASO、PCR-测序、PCR-SSCP 等技术；②导致肿瘤标记物产生或含量改变分子机制尚不清楚，可用 RT-PCR 技术检测肿瘤标记物 mRNA 的存在或含量的改变。如端粒活性酶活性被用来作为肿瘤标记物，在肿瘤细胞中该酶的活性增高。

除此以外，基因分析检测与诊断技术还广泛应用于 DNA 指纹分析、个体识别和亲子鉴别等司法鉴定，以及动植物检疫与转基因动植物中阳性基因的检测等方面。

表 14-4　恶性肿瘤诊断分子标记物

疾病	标记物	检测方法	主要应用
血液系统肿瘤			
慢性髓细胞白血病	t（9；22）（q34；q11）[BCR/ABL]	SB、RT-PCR、FISH	初步诊断，残留病变
慢性淋巴细胞性白血病	ARG	SB、PCR	初步诊断
B 细胞型	AGR	SB、PCR、FISH	初步诊断
	12 号染色体三体	FISH	初步诊断
急性淋巴母细胞白血病			
	AGRS	SB、PCR	初步诊断，残留病变
	t（22）（q34；q11）[BCR/ABL]	RT-PCR、FISH	初步诊断，残留病变
	t（1；19）（q23；p13）[E2A/PBX]	RT-PCR、FISH	初步诊断，残留病变
B 细胞型	t（8；14）（q24；q32），t（2；8）（p11；q24）， t（8；22）（q24；p11）[MYC，IGH，IGK，IGL]	SB、FISH	初步诊断
	t（4；11）（p32；q34）[MLL/AF2]	RT-PCR、FISH	初步诊断，残留病变
T 细胞型	AGRS	SB、PCR	初步诊断，残留病变
	t（1；14）（p32；q11）[TAL1；TCRA]	SB、PCR、FISH	初步诊断，残留病变
急性髓母细胞白血病			
MZ 型	t（8；21）（q22；q22）[AML1/ETO]	SB、RT-PCR、FISH	初步诊断，残留病变
M3 型	t（15；17）（q21；q11）[PML/RARA]	SB、RT-PCR、FISH	初步诊断，残留病变

续表

疾病	标记物	检测方法	主要应用
M4 型	inv16（p13；q22）t（16；16）[p13；q22]［MYH11/CBFb］	SB、RT－PCR、FISH	初步诊断，残留病变
M4Eo 型	t（6；9）（p23；134）［DEK/CAN］	SB、FISH	初步诊断
非霍奇金淋巴瘤			
全部	AGR	SB、PCR	初步诊断，残留病变
滤泡型	t（8；18）（q32；q21）［BCL/IGH］	SB、PCR	初步诊断，残留病变
	t（8；14）（q24；q32）	SB	初步诊断，残留病变
Burkitt's 淋巴瘤	t（2；8）（p11；q24），t（8；22）（q24；q11）［MYC，IGH，IGK，IGL］	SB、FISH	初步诊断
	EBV DNA	SB、PCR、FISH	初步诊断
中间型	t（11；14）（q13；q32）［BCLI/IGH］	SB	初步诊断
大细胞型	t（3；14）（q27；32）［BCL6/IGH］	SB	初步诊断
免疫抑制相关淋巴瘤	EBV DNA	SB、PCR、ISH	初步诊断
成年 T 细胞白血病/淋巴瘤	HTLV1	SB、PCR	初步诊断
实体肿瘤			
肉瘤 PNET	t（11；22）（q24；q12）［FL11/EWS］	SB、FISH	预后
神经母细胞瘤	MYCN 扩增	SB、FISH	预后
乳腺癌	HER2/NEU/ERBB2 扩增	SB、FISH	预后
前列腺癌 PSA	PSAmRNA	RT－PCR	分期
膀胱癌	TP53 突变	PCR/oligonucleotide hybridization	分期，监测复发
	微卫星重复改变	PCR/oligonucleotide hybridization	初步诊断，复发监测
头颈鳞癌	TP53 突变	PCR/oligonucleotide hybridization	分期
结肠癌	KRAS 突变	PCR/oligonucleotide hybridization	复发监测
食管癌	TP53 突变	PCR、SSCP PCR/sequence analysis	预后（Barrett's 食管炎癌变风险）
家族腔肿瘤			
乳腺	BRCA1，BRCA2 突变		
结肠	MSH、MSH2、MLH1、PMS1、PMS		
视网膜细胞瘤	RB 突变		
	WT1 突变	PCR、SSCP	
Wilms 瘤	TP53 突变	PCR/BRC	

续表

疾病	标记物	检测方法	主要应用
Li – Fraumeni 综合征	RET 突变	PCR/DGGE	遗传易感性诊断
MEN1 型和 2 型	VHL 突变	PCR/sequence analysis	
肾癌	NF1、NF2 突变		
神经纤维肉瘤			

注：ARG 抗原受体基因重排；BRC 细菌噬菌体解离酶断裂；DGGE 变性梯度凝胶电泳；EBV Epstein – Barr 病毒；FISH 荧光原位杂交；HTLV 人类 T 细胞白血病病毒；ISH 原位杂交；MEN 多发内分泌肿瘤；PNET 外周神经上皮瘤；PSA 前列腺特异抗原；SB Southern blot 杂交；RT – PCR 反转录聚合酶链式反应；SSCP 单链构象多态。

 思考题

1. 什么是基因诊断？与其他疾病诊断方法有什么区别？
2. 简述基因分析检测与诊断的对象、特点、意义。
3. 简述基因分析检测与诊断的标准化原则。
4. 简述基因分析检测与诊断的基本技术方法。
5. 什么是 DNA 多态性分析，在基因分析检测与诊断中有何应用？
6. 简述 PCR – SSCP 方法的原理及其应用。
7. 什么是实时荧光定量 PCR，在基因分析检测与诊断中有何应用？
8. 乳腺癌是妇女容易发生的一种癌症，请根据基因芯片的工作原理，描述其作用于乳腺癌早期检测的基因芯片的大致步骤。
9. 举例说明基因缺失型遗传病的基因诊断。
10. 举例说明点突变型遗传病的基因诊断。
11. 简述基因分析检测与诊断在感染性疾病中的应用。
12. 简述基因分析检测与诊断在恶性肿瘤中的应用。

（陆一鸣）

第十五章

分子生物学与药靶研究

第一节　药物靶标的分类与筛选

一、受体靶标

受体是细胞膜表面或亚细胞器结构中的蛋白分子，它特异地识别和结合来自细胞外并具有生物活性的化学信号分子（配体），从而启动一系列生物化学反应，产生特定的生物效应。配体可以是短肽也可以是小分子，如神经递质、激素、药物或毒素。受体与配体的结合具有特异性、高亲和力、饱和性、可逆性和生理反应等五大主要特征。

根据存在的部位不同，可将受体分为膜表面受体和核受体两大类。

膜表面受体位于细胞膜表面，根据其结构和传导方式的不同，膜受体进一步分为 G 蛋白偶联受体（G protein–coupled receptor，GPCR）、离子通道受体和单次跨膜受体三类。单次跨膜的糖蛋白受体常见于催化型和酶偶联型的受体。催化型受体本身具有酶活性，其受体的多肽链有三个结构域，即细胞外与配体结合区、单次跨膜的疏水区以及胞内具有酶活性的结构域。酶偶联型受体本身无内在的催化活性，但它与有蛋白激酶活性的胞质蛋白直接偶联。配体与之结合后使受体单体聚合，后者再与胞质内蛋白激酶结合使酶激活，如酪氨酸蛋白激酶受体。

核受体是一组配体激活的转录因子，通过在信号分子与转录应答间建立联系，在调控细胞生长、发育、分化与新陈代谢等方面均起到重要作用。这个超家族常见的配体包括类固醇激素、甲状腺激素、脂肪酸、氧化甾醇、前列腺素 J2、白三烯 B4、视黄酸和维生素 D_3 等疏水性小信号分子。由于核受体位于细胞内部，因此它们的配体均为溶脂性，以便能穿越由脂质双分子层构成的细胞膜。核受体同配体结合后被激活，激活后的核受体复合物负责引导靶基因启动因子的转录。

人类核受体家族包含 48 个成员，例如 PPAR、FXR、LXR、VDR 和 RXR 等。近年来，核受体家族在代谢性疾病领域受到广泛的关注，已有研究证明，它们与糖尿病、脂肪肝等疾病的发生发展密切相关，因此也被称为代谢性核受体。其中，PPAR–γ的激动剂噻唑烷二酮类（TZD）药物如罗格列酮能够显著改善 2 型糖尿病患者的胰岛素抵抗感性。

二、GPCR 的信号转导通路靶标

GPCR 是 7 次跨膜的膜蛋白，由 7 个跨膜 α 螺旋、3 个胞外环、胞外 N 端、3 个胞内环和胞内 C 端组成。GPCR 的功能是通过与 G 蛋白的偶联，将细胞外的信号传递到细胞内。例如哺乳动物的视紫红质（rhodopsin）将外界的光信号转化成为视锥细胞的电信号，从而产生视觉；而细菌的视紫红质则具备光驱动的质子泵的功能，可以将光能直接

转化为化学能。从细胞内信号转导的角度，细胞外的信号传递至 GPCR 后，导致 G 蛋白解离，从而触发级联反应，包括钙释放、c – AMP 和 cGMP 的生成、磷酸酯酶 C（PLC）激活、磷酸酯酶 A（PLA）激活、调节 Ca^{2+} 和 K^+ 离子通道功能等。

GPCR 这一超家族由 1000 多个基因组成，其配体也多种多样。由于 GPCR 的配体包含如神经递质、肽类、脂类等多种对生命活动非常重要的物质，因而能够调节众多生理功能及多种疾病的发病进程，如炎症、病毒感染、糖尿病、高血压和嗜睡症等。因此，GPCR 是非常重要而且有效的药物靶标。在目前的市售药物中，大约 38% 的药物以 GPCR 为靶标。因此，理解 GPCR 的结构、功能和信号转导机制对基于 GRCR 靶标的药物研发非常重要。

近年来蛋白质结构技术的飞速发展，揭开了 GPCR 这一复杂膜蛋白的神秘面纱。目前已经解析出视紫红质，去甲肾上腺素受体（β_2AR 和 β_1AR）和腺苷酸受体（adenosine 2 receptor，A_{2A}AR）的晶体结构。

（一）GPCR 的分类

根据 GPCR 序列的相似性，可以粗略的将其分为 A、B、C 三个亚家族。各亚家族成员之间的跨膜区的同源性约为 25%。

A 类受体，又称类视紫红质家族，成员最多，结构和功能也比较清楚。其特征为：①跨膜螺旋区含有的几个高度保守的氨基酸，包括第三个跨膜区末端的 DRY 序列和第四个跨膜区的脯氨酸（P），这些位点与 A 亚家族保守的结构和激活机制有关；②C 末端的棕榈酸酰化的半胱氨酸；③通常细胞外的第二个环和第三个跨膜区的顶部形成二硫键。A 类 GPCR 可以结合小分子激素、肽类或糖蛋白。跨膜螺旋对 A 类 GPCR 的激活非常重要。小分子激素结合位点通常位于跨膜螺旋的胞外端，肽类和糖蛋白结合位点位于受体 N 端或胞外环，肽类与跨膜区的相互作用直接影响受体的激活。

B 类（secretin 类，胰泌素类）受体的特征是：①缺乏上述 A 类受体的保守氨基酸；②巨大的球形胞外环，这个胞外环通常是肽类激素的结合位点，例如胰泌素和降钙素基因相关肽等；③第 6 个和第 7 个跨膜区含有保守的脯氨酸。与 A 类受体类似的是，肽类与跨膜区的相互作用对于受体的激活非常重要。

C 类（谷氨酸类）受体的 N 端和 C 端都很大，并且以二聚体的形式存在。N 端含有捕蝇夹结构模块（venus flytrap module），模块内包含配体的结合位点。C 类受体可以被小分子神经递质如 γ – 氨基丁酸、谷氨酸等激活。C 类受体与小分子结合后，捕蝇夹结构的构象发生改变，继而引发整个蛋白构象的改变和受体活化。

还有另外一种分类方法，可将 GPCR 分为 A 类、B 类、C 类、整合素（adhesion）类和 Frizzled/Tast2 类。

（二）GPCR 的结构

目前，结构最为清楚的 GPCR 当属 A 类受体，即视紫红质亚家族。视紫红质亚家族为最大的 GPCR 亚家族，大约 90% 的 GPCR 都属于这一亚家族。视紫红质是一类吸光色素膜蛋白，它是由 7 个跨膜 α – 螺旋组成的视蛋白和色素视黄醛通过质子化的希夫碱基共价结合而形成的。视紫红质分为两型，Ⅰ型存在于细菌中，为光激活的离子泵，主要将光能转化为化学能；Ⅱ型存在于高等的真核生物，如动物的视网膜或者松果体或丘脑内。视网膜的视紫红质的主要功能是将外界的光信号转化成视锥细胞的电信号，从而产生视觉。值得一提的是，目前针对 GPCR 的药物研发主要依据视蛋白的结构模型进行设计。当处于非活化状态（未吸收光子前）时，牛视紫红质由视蛋白（opsin）和 11－顺式视黄醛通过共价键结合而成。11－顺式视黄醛吸收光子后，异构化为反式视黄醛，导致视蛋白构象瞬间发生变化，使视蛋白激活。视蛋白活化后，通过与 G－蛋白偶联，触发了级联反应，导致视锥细胞的细胞膜超极化。光激活形成的反式视黄醛极易发生水解，而结合 11－顺式视黄醛的视紫红质的结构相对稳定。

2000 年，华盛顿大学的科学家率先解析出了非活化状态的视紫红质的晶体结构（分辨率 2.8 埃）。与其他 GPCR 一样，由 348 个氨基酸组成的牛视紫红质也含有 7 个跨膜 α 螺旋、3 个胞外环、胞外 N 端及 3 个胞内环和胞内 C 端（图 15－1），其配体 11－顺式视黄醛由六碳环和烯键构成。烯链的头部通过希夫碱基与位于第 7 个跨膜螺旋的 296 位的 Lys 共价结合，这个正电荷被第 3 个跨膜螺旋的 113 位的 Glu 中和。六碳环位于疏水口袋内，这个疏水口袋由第 6 个跨膜螺旋的 265 位的 Trp 和 268 位的 Tyr 以及第 5 个跨膜螺旋的 212 位的 Phe 组成，其中 265 位的 Trp 是活化状态和非活化状态的开关。疏水口袋的其他部分由第 3 个跨膜区和第 7 个跨膜区形成。细胞外的第二个环形成一个塞子，盖在结合位点上，而 N 端的 β 折叠起到稳定这个塞子的功能。上述部位形成了一个紧密的视黄醛的结合位点。活化状态和非活化状态的视紫红质的视黄醛结合位点基本是一致的。

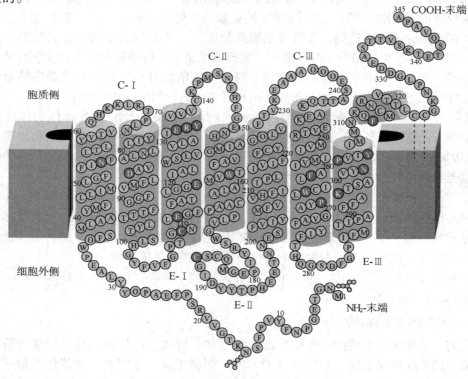

图 15－1　牛视紫红质的二维结构模式图

牛视紫红质由 7 个跨膜螺旋（圆柱），胞外的 N 端，3 个胞外环（E－Ⅰ，E－Ⅱ 和 E－Ⅲ），
胞内 C 端和 3 个胞内环（C－Ⅰ，C－Ⅱ 和 C－Ⅲ）组成

（摘自：Science 289，2000）

目前，视紫红质的结构模型已广泛用于推测其他 A 类 GPCR 的跨膜区的结构和活性化合物的结合位点。例如，应用基于视紫红质模型构建的 GPR40（脂肪酸受体家族的一员）的模型，已成功推测出 15 种活性化合物的结合位点。

对去甲肾上腺素受体（β_2AR、β_1AR）和腺苷酸受体（$A_{2A}AR$）的晶体结构的解析，揭开了 GPCR 结构的新篇章。β_2AR、β_1AR 和 $A_{2A}AR$ 均属于 A 类 GPCR，它们的晶体结构显示了配体与 GPCR 的结合、细胞外环的构象以及跨膜螺旋的位置等信息。由于 GPCR 表达水平低、无晶体触点（crystal contact）以及含有多种构象，制备 GPCR 晶体是非常有挑战的工作。如何将 GPCR 稳定在同一个构象是成功的关键。通过对跨膜区的突变或者去除无结构区域以及对胞内第 3 个环进行修饰等方法来稳定 GPCR 构象，科学家们获得了与拮抗剂或反向激动剂结合，即处于失活状态的 β_1AR、β_2AR 和 $A_{2A}AR$ 的结构（图 15 - 2）。这三个受体的跨膜区的结构与视紫红质的结构是大致相同的。β_2AR 跨膜区经过微小的偏转，提供了一个相对开放的配体结合位点。在跨膜区，反向激动剂卡拉洛尔与第三个跨膜区的 Asp113 形成盐桥；与 Tyr316、Asn312 以及第 5 个跨膜区的 Ser203 形成氢键。β_2AR 和视紫红质的最大区别在于细胞外的第 2 个环的位置和构象。在跨膜区，Asp113 的侧链产生了一个负的静电吸引力，以吸引带正电荷的配体。与视紫红质的紧密的 β 折叠不同，β_2AR 的第二个环为螺旋结构，沿着配体结合位点向外延伸。这提供了一个空腔，以方便配体扩散到结合位点。不同 GPCR 的胞外第二个环的结构差异非常大，$A_{2A}AR$ 的胞外第二个环没有固定的二级结构，以随机蜷曲的形式存在。

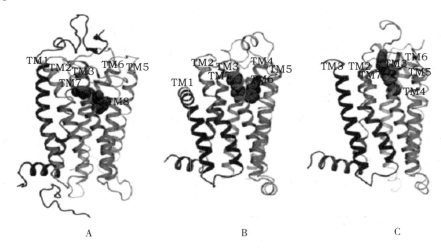

图 15 - 2　牛视紫红质、去甲肾上腺素受体和腺苷酸受体的晶体比较

A. 牛视紫红质；B. 去甲肾上腺素 β_2AR 受体；C. 腺苷酸 $A_{2A}AR$ 受体（右）的晶体比较

三者的跨膜区的结构类似，而胞外第二个环的差异很大。牛视紫红质的胞外第二个环由 β 折叠

组成，β_2AR 受体为螺旋，而 $A_{2A}AR$ 胞外第二个环的结构处于无序状态。

疏水性的配体如何结合到 GPCR 的结合位点呢？2012 年，美国史蒂夫实验室解析了 1 型 1 - 磷酸鞘胺醇受体的晶体结构。1 型 1 - 磷酸鞘氨醇受体是淋巴细胞表面的重要的 GPCR，调节淋巴细胞转运、内皮细胞发育和心血管功能，其配体鞘氨醇 - 1 - 磷酸为疏水性的脂类物质。史蒂夫实验室发现鞘氨醇 - 1 - 磷酸经由跨膜 α 螺旋Ⅰ和Ⅶ之间的侧向进入，结合到疏水口袋。然而，目前对于 GPCR 结构的认识仅为冰山一角，很多重要的问题还没有答案。目前解析出的结构均为在某一个构象下的结构。与激动剂结合的 GPCR 的结构如何？GPCR 的活化状态和失活状态之间发生了怎样的构象变化，构象变化如何传导至与 G 蛋白的偶联状态？随着技术的进步，这些重要的问题有望得到解决。

（三）GPCR 的功能

很多神经递质、激素、肽类、脂类或环境中的刺激物都是通过 GPCR 触发生理反应的，因而 GPCR 能够调节众多生理功能，例如产生视觉、嗅觉和味觉等。GPCR 还可调节多种疾病的发病进程，如炎症、病毒感染、糖尿病和高血压和嗜睡症等，因而具备重要的潜在医疗价值。对单个细胞而言，由于 GPCR 为激素、神经递质、离子和光子等重要刺激的受体，因而是细胞内外信息交流的基本节点。

（四）GPCR 的激活机制

GPCR 激活机制的核心问题是激动剂与 GPCR 结合后，它们在配体结合口袋内相互作用，这种相互作用如何导致与 G 蛋白结合部位的构象变化，即胞外部分的构象变化如何传导至细胞内与 G 蛋白结合的部位？目前认为，"旋转开关"（rotator toggle switch）如视紫红质的 TRP265 可以与配体与受体的结合偶联，起到重要作用。通过对处于失活状态的视紫红质的结构和在低 pH 下稳定在激活状态的视蛋白的结构进行比较，发现两个明显区别：一个是在配体结合区，包括"开关" Trp265 发生位移，Lys296 和 Glu113 的相互作用被打断，结合视黄醛的口袋变大；另一个更为明显的改变发生在细胞内部分，通过跨膜区 TM6 向 TM5 移动和两对新的相互作用的形成（TM3 的 Arg135 和 TM5 的 Tyr233，TM6 的 Glu247 和 TM5 的 Lys231），在细胞内部分产生了一个由 TM3、TM5 和 TM6 形成的可以结合 G 蛋白的空腔。

（五）GPCR 的信号转导

GPCR 的信号转导是其行使生理功能的基础。通过与细胞内的 G 蛋白偶联，GPCR 将细胞外的信号传递到细胞内，从而触发级联反应，包括钙释放，cAMP 合成 PLC、PLA，调节 Ca^{2+} 和 K^+ 离子通道等。

G 蛋白是鸟苷酸结合调节蛋白的简称，在 GPCR 的信号转导过程中起到至关重要的作用。肾上腺素、多巴胺、5 - 羟色胺、乙酰胆碱、阿片类、嘌呤类和前列腺素等 GPCR 的细胞内部分均存在 G 蛋白结合区。G 蛋白是由 α、β、γ 三个亚单位组成的三聚体，在静息状态时 α 亚基与 GDP 结合。GPCR 激活后，在 Mg^{2+} 的参与下，GDP - α 亚基结合的 GDP 被胞质中的 GTP 置换，GDP - α 亚基与 β、γ 亚基分离并与相应的效应机制结合，同时配体与受体分离。α 亚单位内在的 GTP 酶促使 GTP 水解为 GDP，激活效应机制，从而恢复原来的静息状态。一个 GPCR 可激活多个 G 蛋白，而一个 G 蛋白可以转导多个效应器，调节许多细胞功能。G 蛋白主要分为两类：一类为兴奋性的 G 蛋白（Gs），激活腺苷酸环化酶（AC），使 cAMP 增多；另一类为抑制性 G 蛋白（Gi），抑制 AC，使 cAMP 减少。

以人的去甲肾上腺素 β_2AR 受体为例，其配体肾上腺素和去甲肾上腺素与 β_2AR 受体结合后，导致 G 蛋白的 Gαs 激活和 cAMP 的累积，随后 cAMP 依赖的蛋白激酶 A

（PKA）激活，与肌肉收缩相关的蛋白被磷酸化。除了这条经典的信号转导通路外，其他的信号转导通路也参与 $\beta_2 AR$ 受体的功能。例如，基底状态下，$\beta_2 AR$ 受体也表现出持续的活性。在心肌细胞内，兴奋性的 $G\alpha s$ 和抑制性的 $G\alpha i$ 均可与 $\beta_2 AR$ 受体偶联，甚至还可以通过 G 蛋白非依赖性的途径——通过 arrestin 激活 MAP 激酶（促分裂原活化蛋白激酶）途径。$\beta_2 AR$ 受体激活导致 G 蛋白偶联受体激酶（G – protein – coupled receptor kinase，GRK）将 $\beta_2 AR$ 受体磷酸化，随后与信号蛋白 arrestin 偶联。Arrestin 为调节蛋白，可以促进细胞外信号调节激酶（extracellular signal – regulated kinase）的激活，通过 MAP 激酶途径调节基因表达。

为什么同一个 GPCR 可以引起诸多不同的信号通路的反应？一种观点认为，GPCR 并不像一个简单的开关，而是可以有多个空间能量比较接近的构象。由于不同的配体与其效应器结合可以将 GPCR 的稳定在不同的构象上，相关构象的下游相关的信号通路就会被激活。

持续刺激 GPCR 会导致 GPCR 脱敏。GPCR 的脱敏也包含不同的信号通路，例如受体的磷酸化、arrestin 介导的内吞、受体的再循环以及溶酶体的降解等。除此之外，GPCR 的寡聚化，定位到特异的膜组分或者脂质双层的比例的变化等均会导致 GPCR 失敏。

三、蛋白激酶靶标

蛋白激酶（protein kinases）又称蛋白质磷酸化酶（protein phosphakinase），是一类催化蛋白质磷酸化反应的酶，其过程谓之磷酸化。蛋白激酶能把三磷酸腺苷（ATP）上的 γ - 磷酸转移到蛋白质分子的氨基酸残基上。在大多数情况下，这一磷酸化反应发生在蛋白质的丝氨酸残基上。20 世纪 70 年代在哺乳动物的十多种组织器官中又发现了一类很重要的蛋白激酶即环磷酸腺苷（cAMP）蛋白激酶，以后在昆虫和大肠埃希菌中也有报道。

人类基因组内共含有约 500 个蛋白激酶基因，约占真核生物基因的 2%。

蛋白激酶分子内都存在一个同源的由约 270 个氨基酸残基构成的催化结构区。在细胞信号传导、细胞周期调控等系统中，蛋白激酶形成了纵横交错的网络。这类酶催化从 ATP 转移出磷酸并将磷酸共价结合到特定蛋白质分子中某些丝氨酸、苏氨酸或酪氨酸残基的羟基上，从而改变蛋白质、酶的构象和活性。

蛋白激酶很多，根据其底物蛋白被磷酸化的氨基酸残基种类不同，可将它们分为 5 类：①丝氨酸/苏氨酸（Ser/Thr）蛋白激酶，蛋白质的羟基被磷酸化；②酪氨酸（Tyr）蛋白激酶，蛋白质的酚羟基作为磷酸化受体；③组氨酸（His）蛋白激酶，蛋白质的组氨酸、精氨酸或赖氨酸的碱性基团被磷酸化，主要出现于"双组分信号系统"（two – component signal system）；④色氨酸（Trp）蛋白激酶，以蛋白质的色氨酸残基作为磷酸化受体；⑤天冬氨酰基/谷氨酰基（ASP/Glu）蛋白激酶，以蛋白质的酰基为磷酸化受体。

Stone 和 Walker（1995）根据蛋白激酶催化区域氨基酸序列的相似性，将植物蛋白激酶分为 5 大组：①AGC 组，以环磷酸腺苷（cAMP）依赖的蛋白激酶（PKA）、环磷酸鸟苷（cGMP）依赖的蛋白激酶（PKG）及钙和磷脂依赖的蛋白激酶（PKC）为代表，以受第二信使［如 cAMP、cGMP、DAG（二酰甘油）和 Ca^{2+}］激活为特征；②CaMK组　包括 Ca^{2+}/CaM 依赖的蛋白激酶 CaMK、Ca^{2+} 依赖而 CaM 不依赖的蛋白激酶 CDPK 等，依赖第二信使是该组蛋白激酶的普遍性；③CMGC组　包括分裂原激活的蛋白激酶（MAPK）、周期素依赖的蛋白激酶（CDK）等，与前两组蛋白激酶依赖于第二信使不同，该组激酶作用于下游的磷酸化级联系统；④传统的 PTK 组　为酪氨酸（Tyr）蛋白激酶，目前在植物中尚未发现纯粹的酪氨酸蛋白激酶，但并不意味着 Tyr 残基的磷酸化对植物不重要；二重特异性蛋白激酶如 MAPKK 在植物中的发现，证明了 Tyr 残基的磷酸化可能在高等植物中具有重要的生理作用；⑤其他组　如类受体蛋白激酶 RLK 及乙烯信号转导元件 CTRl（胞质级联蛋白激酶 MAPKKK）等。

四、离子通道靶标

离子通道（ion channels）作为一种大分子膜蛋白，是在细胞膜上围成的通透离子和水分子的孔道。在顺着电化学梯度下无须消耗能量，离子通道以超高的速率、选择性地转运 $10^7 \sim 10^8$ 离子/秒。针对电压、化学配体或机械张力的刺激反应，离子通道开放或关闭。离子通道是神经、肌肉细胞电活动的物质基础，存在于所有细胞膜上并发挥着多种生物学功能，如建立细胞膜静息电位、产生电活动、调节钙离子信号和多种离子流动、激活 T 淋巴细胞、促进胰岛 B 细胞分泌胰岛素以及控制细胞容量等。因此，离子通道蛋白是一类重要的药物靶标。

（一）分类

离子通道有 300 余种，按照它们的门控（gating）特点、通透的离子、孔道（pore）的数目和通道蛋白的部位不同，通常可以分为电压门控、配体门控和机械门控三大类。

电压门控离子通道针对细胞膜的电位变化开放与关闭。电压门控钠通道（Na_v）亚家族有 9 个成员（$Na_v1.1 \sim 1.9$），主要负责产生和传播动作电位。电压门控钠通道（voltage - gated sodium channel，VGSC）的 α 亚基是一条连续的、24 次跨膜并含有约 4000 个氨基酸的多肽，有四个重复的结构域（domain），每个结构域有六次跨膜（S1 ~ S6）。单独表达的 α 亚基具有电流功能，α 亚基与辅助 β 亚基可以共同组装具有功能的通道复合体，但是单独的 β 亚基不具有功能。

电压门控钙通道（Ga_v）亚家族有 10 个成员（$Ga_v1.1 \sim 1.4$，$Ga_v2.2 \sim 2.4$，$Ga_v3.1 \sim 3.3$），主要参与肌细胞的兴奋和收缩，神经细胞的兴奋与神经递质释放。与电压门控钠通道的膜拓扑结构类似，电压门控钙通道 α 亚基亦是一条连续的多肽，与其辅助亚基可以组装成功能不同的钙通道。

电压门控钾通道（Kv）家族有 40 个成员，分成 12 个亚家族（Kv1 ~ 12），主要参与动作电位之后的细胞膜复极化过程，影响动作电位的波形和发放频率。典型的电压门控钾通道一个 α 亚基有六次跨膜，4 个 α 亚基组成功能性的 Kv。K^+ 通道的分子克隆研究起始于 Shaker K^+ 通道基因的发现。在乙醚麻醉下，载有缺陷基因的果蝇自发地、强烈地抖动肢体，这种表现型的果蝇称为 Shaker（颤抖）突变子。Shaker 突变子表现为过宽的神经纤维动作电位以及多发的神经放电。在神经肌肉接头处，Shaker 突变子还表现为过长时间的神经递质释放。1988 年，Jan 研究组根据对果蝇 Shaker 突变子表现型的观察，首次从果蝇脑中克隆出了 Shaker K^+ 通道基因。

瞬时受体电位通道（transient receptor potential channels）家族有 28 个成员，主要分为 TRPC、TRPV、TRPM、TRPA、TRPP 和 TRPML 6 个亚家族。TRP 通道的命名起源于这类通道在果蝇光传导中的作用。这类通道中很多成员的门控受细胞膜电位调控。除了膜电位，TRP 通道还受到细胞内钙离子，氢离子，氧化还原状态，渗透压和机械张力等因素调控。

超极化激活环核苷酸门控通道（hyperpolarization – activated cyclic nucleotide – gated channels，HCN）家族有 4 个成员。细胞膜的超极化开放激活这类 HCN 通道。HCN 通道的门控还受到第二信使 cAMP 和 cGMP 的调控。HCN 通道可以通透单价如阳离子。与电压门控钾通道的膜拓扑结构类似，HCN 通道的 α 亚基亦是六次跨膜。

配体门控离子通道也称亲离子受体。细胞外的特异配体与受体结合引起蛋白的构象变化，最终导致通道的开放和离子的跨膜转运。阳离子通透的配体门控离子通道包括烟碱型乙酰胆碱受体（nAChR），亲离子型谷氨酸受体（NMDA、AMPA 和红藻氨酸受体）和 P2X 嘌呤受体。阴离子通透的通道有 $GABA_A$ 受体。

（二）手动膜片钳电生理技术

手动膜片钳是 1976 年德国科学家 Neher 和 Sakmann 发展的记录单个离子通道的电生理技术，为此他们荣获了 1991 年诺贝尔医学或生理学奖。该技术自创立以来一直是研究离子通道功能的经典方法，被认为是研究离子通道的金标准。膜片钳技术可直接测量单一离子通道的电流，也可测量跨越整个细胞膜的总离子电流。验证一个化合物对离子通道的影响效应，唯一直接的方法是测量流经离子通道的电流，并观察由化合物引起的这一电流的变化。

手动传统膜片钳技术的方法是将一根尖端开口直径为 $1 \sim 3 \mu m$ 的玻璃管接触细胞膜，通过在玻璃管腔内施加负压使细胞膜与玻璃管开口紧密接触，细胞膜与玻璃管开口边缘之间的电阻可达兆欧姆级水平，此时即形成了高阻封接（gigaseal）。如果此时玻璃管开口内的一小片细胞膜上含有离子通道，则流经该通道的电流（pA 级）可被精确地记录下来。

膜片钳技术有 5 种经典的记录模式：细胞贴附式（cell – attached or on – cell）、全细胞记录式（whole – cell）、内面向外模式（inside out）、外面向外式（outside out）和穿孔全细胞记录式（perforated whole – cell）。

但是，上述传统的膜片钳技术（traditional patch – clamp technique）也存在着非常严重的缺陷。膜片钳实验为一件耗时耗力的工作，它满足不了观察大量细胞的实验，也不适合短期获得结果的实验需要。随着人们对离子通道药物靶标的研究，越来越多的化合物需要用膜片钳技术来筛选。但是，传统膜片钳技术的低效率（即低通量）和需要熟练掌握该技术，成为限制该技术发展的瓶颈。

美国食品药品监督管理局（FDA）和欧洲药品管理局（EMA）都规定，非心脏类新药必须明确它们对心脏 hERG 钾通道（human *ether – à – go – go* – related K[+] channels）电流是否具有抑制作用，否则新药不得用于临床。我国也将会尽快出台相应的政策法规，对食品与药品的安全评价做出严格规范。上述种种原因使得高通量膜片钳技术的出现成为迫切需要。20 世纪 90 年代末期，全自动膜片钳技术（automated patch clamp technique）应运而生，标志着膜片钳技术发展到了一个崭新阶段，很大一部分的膜片钳实验从此变得异常简单了。

（三）基于芯片技术的全自动膜片钳电生理技术

传统膜片钳技术每次只能记录一个细胞，它不适合在药物开发初期和中期进行大量化合物的筛选，也不适合需要记录大量细胞的基础实验研究。全自动膜片钳技术的出现在很大程度上解决了这些问题，它不仅通量高，一次能记录几个甚至几十个细胞，而且记录质量稳定。除了这些优点，实现了寻找细胞、形成封接和破膜等整个实验操作的自动化，使得膜片钳技术的工作效率大大提高。

1998 年，由 NeuroSerach 和 Pfizer 公司合作开发出 NeuroPatch 自动膜片钳设备，可对哺乳动物细胞进行自动化膜片钳操作。随后，丹麦 Sophion 公司将其改进并推出世界上第一台全自动膜片钳 Apatchi－1。从 21 世纪初到现在，随着研究的不断深入，陆续出现了多种全自动膜片钳系统。目前，QPatch HT 因其可同时记录 48 个细胞而成为通量最高的全自动膜片钳系统。不同的全自动膜片钳技术所采用的原理也不完全相同，大体上有如下几种。

1. Flip－Tip 翻转技术

将一定密度的细胞悬液灌注在玻璃电极中，通过在电极外施加负压可以使下降到电极尖端的单个细胞与玻璃电极尖端形成稳定的高阻封接，打破露在玻璃电极尖端开口外的细胞膜就形成了全细胞记录模式。德国 Flyion 公司的 Flyscreen 8500 系统采用的就是这一技术，其通量最高为 6，即一次可同时记录 6 个细胞。其特点是仍然采用玻璃毛坯作为电极。此外，该系统通量不高，不太适合进行高通量药物筛选。

2. 芯片技术

完全摒弃了玻璃电极，而是采用平面电极芯片。这是当前全自动膜片钳技术发展的主流趋势。一定密度的细胞悬液灌注在芯片上面，随机下降到芯片上约 $1 \sim 2 \ \mu m$ 的孔上并在自动负压的吸引下形成高阻封接，打破孔下面的细胞膜形成全细胞记录模式。采用这一技术的有美国 MDS 公司的 PatchXpress 7000A（16 通道）、丹麦 Sophion 公司的 QPatch 系列（16 和 48 通道），德国 Nanion 公司的 Patchliner（2、4 和 8 通道）等。其中，丹麦 Sophion 公司的 QPatch 系列以其高通量、高稳定性及高成功率成为逐渐流行的全自动膜片钳设备，在国外实验室和制药厂中广泛用于 hERG 通道药理学的研究。同时，其药物施加微量（$2 \sim 5 \ \mu l$）、快速，不仅可以用于药物筛选，还可大量用于离子通道的基础研究。

3. 高通量膜片钳（population patch clamp）技术

采用 PatchPlate 平面电极芯片。该芯片含有多个小室，每个小室中含有很多直径 $1 \sim 2 \ \mu m$ 的封接孔。在记录时，每个小室中封接成功的细胞数目较多，获得的记录是这些细胞通道电流的平均值。因此，不同小室其通道电流的一致性非常好，变异系数很小。美国 Axon（MDS）公司的 IonWorks Quattro 系统是该技术的代表，用于初期药物筛选。

此外，德国 Nanion 公司的 Port－a－Patch、德国 Flyion 公司的 PatchBox 的平面电极芯片中只含有一个封接孔，这种小型设备代替了显微镜、防震台/屏蔽网和微操纵器等，一次只记录一个细胞。虽然通量不高，但是由于封接、破膜等过程均为自动化，工作效率也有显著提高。

目前，全自动膜片钳技术多采用平面电极芯片，故而又被称为全自动平面膜片钳技术（Planar patch clamp technique），它有如下优点。①通量高：这是全自动平面膜片钳的最突出的优点，目前的最高通量是 48，为 QPatch HT 所独有，每天获得的数据量比传统膜片钳要高 1000～10 000 倍；②自动化：这是为达到高通量的目的所必需的，只有自动化才能高通量，由于自动化，找细胞、形成封接、破膜等整个实验操作全部是自动化，实验操作不再耗时耗力；③易操作：操作者只需要简单的培训就能上机使用；④设备高度集成：传统膜片钳技术中所需要的显微镜、微操纵器、微电极拉制仪、防震台/屏蔽网、灌流/给药系统、浴槽系统等均不需要；⑤环境要求低：传统膜片钳技术中噪声的去除问题和防震问题不存在了，因为全自动技术中细胞是处在严密的屏蔽设备中，而且不存在电极与细胞的相对移动；⑥获得的数据均一性高，人为影响因素少；⑦数据处理软件的自动化程度高，可以迅速获得离子通道的电流－电压曲线以及化合物的量效曲线与 EC_{50}/IC_{50} 值。

虽然全自动膜片钳技术具有上述手动膜片钳无可替代的突出优点，解决了大批量药物筛选与安全性测试的问题，但它也存在一些缺点。①目前的全自动膜片钳技术成功率只有 60%～80%，仍然不够高。其中的主要原因来自于细胞，因此使用高质量、稳定高表达的细胞标本是提高成功率的关键。鉴于此，全自动膜片钳生产厂家也注意到了这个问题，如 Sophion 公司为他们的 QPatch 全自动膜片钳系统提供了专门的稳定表达离子通道的细胞株（CHO 等一系列细胞株）。②采用的标本必须是分散的悬浮细胞（目前多为细胞株），而诸如原代培养的神经元、脑片、心肌等标本目前尚无法采用。③全自动膜片钳技术只能进行全细胞记录模式、穿孔膜片钳记录模式、细胞贴附式单通道记录模式以及脂双层单通道记录模式，而不能进行其他模式的记录。④相比传统膜片钳系统价格昂贵，芯片耗材仅能一次性使用，也增加了使用费用。全自动膜片钳技术主要用于先导化合物的筛选和 hERG 通道的安全性评价。

第二节　药物靶标的鉴别与确认

一、基因芯片技术与药靶的鉴别

基因芯片（gene chip）又称 DNA 芯片、生物芯片或 DNA 微探针阵列，早在二十世纪八十年代中期就已经被提出。该技术是将大量（通常每平方厘米点阵密度高于 400）探针分子固定于支持物上，然后与标记的样品分子进行杂交，通过检测每个探针分子的杂交信号强度，进而获取样品分子的数量以及序列信息。通俗地说，就是通过微加工技术将数以万计，乃至百万计的特定序列的 DNA 片段（基因探针）有规律地排列固定于大小为 2 cm^2 的硅片、玻片等支持物上，构成的一个二维 DNA 探针阵列，与计算机的电子芯片十分相似，所以被称为基因芯片。

基因芯片主要用于基因检测工作。早在二十世纪八十年代，Bains W. 等人就将短的 DNA 片段固定到支持物上，借助杂交方式进行序列测定。但基因芯片从实验室走向工业化却是直接得益于探针固相原位合成技术和照相平版印刷技术的有机结合以及激光共聚焦技术的引入。这些技术使得合成、固定高密度的数以万计的探针分子切实可行，而且借助激光共聚焦显微扫描技术可以对杂交信号进行实时、灵敏、准确地检测和分析。基因芯片上集成着成千上万的分子微阵列，人们能够在短时间内平行测定大量的生物分子，从而快速、精确地获取样品中的生物信息。基因芯片具有高通量、多样化、自动化、反应微型化的特点，是研究药物基因组学的重要工具，在药物研发中有着广阔的前景。

（一）基因的选择与实验设计

药物靶点与药物作用机制研究是基因芯片技术在药物研发中应用最为广泛的领域。在该研究中所使用的生物芯片主要是指 DNA 芯片。使用 DNA 芯片可以快速、大量的对研究者感兴趣的基因或生物体全基因组的表达进行测定。在当代药物开发过程中发现和选择合适的药物靶点是药物开发的第一步，也是药物筛选及药物定向合成的关键一步。现如今严重威胁人类健康的心脑血管疾病、恶性肿瘤、阿尔茨海默病和一些代谢紊乱疾病都是多因素作用的结果，往往不是由单一因素引起的。应用一些传统的基因寻找策略，虽然为发现新的功能基因提供了一些线索，但还是有相当大的局限性。而 DNA 芯片可以从疾病及药物两个角度对生物体的多个参量同时进行研究以发掘药物靶点并同时获取大量其他相关信息。

如何进行药物靶点的选择并设计合理的实验方案是很关键的，首先要比较正常的组织细胞中各种基因的表达模式。基因的表达模式给它的功能提供了间接的信息，即基因表达的特异性，比如在肝脏中特异表达的基因与阿尔茨海默病可能没有什么关系。如果一些药物的靶点广泛分布在全身各组织，该药物所造成的不良反应往往会比较大，所以在选择药物靶点时应注意一定要选择在组织中特异性表达的蛋白作为药物靶点。例如骨质疏松症（osteoporosis）与破骨细胞（osteoclasts）的功能有关，破骨细胞可以破坏并吸收骨质，当骨质的形成与破坏出现不平衡的时候，就会导致骨质疏松症。如果破骨细胞的功能得到抑制，那么就可以控制骨质疏松症的发生和发展。

正常组织在病变的过程中，往往伴随着基因表达模式的变化。基因表达水平的升高或降低，可能是病变的原因，也可能是病变的结果。如果是由于基因表达的变化而导致的疾病，则以此基因为靶点的药物就可能治疗该病；而如果基因表达的变化是病变的结果，则以此基因为靶点的药物就可能减轻病变的症状。DNA 芯片技术可以在病理组织与正常组织之间一次性比较成千上万个基因的表达变化，找出病理组织中表达异常的基因。Heller 等提取正常及诱发风湿病变的巨噬细胞、软骨细胞系、原代软骨细胞和滑膜细胞的 mRNA，用包含细胞因子、趋化因子、DNA 结合蛋白及基质降解金属蛋白酶等几大类基因的 cDNA 芯片进行筛选，发现了数种变化明显的基因。其中除了有已知与类风湿关节炎有关的 TNF、IL－1、IL－6、IL－8、G－CSF、RANTES 和 VCAM 的基因外，还有编码基质金属弹性蛋白酶 HME、IL－3、ICE 和趋化因子 Groα 等的基因，为治疗该病提供了多种药物靶点。基因芯片用于药物靶基因筛选的基本流程如图 15－3 所示。

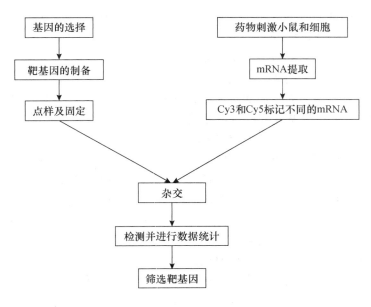

图 15 - 3　基因芯片用于药物靶基因筛选的基本流程

（二）基因芯片的制备

芯片的制备方法主要包括点样法和原位合成法。

1. 点样法（cDNA 微阵列的制备）

首先是探针库的制备，根据基因芯片的分析目标从相关的基因数据库中选择特异的序列进行 PCR 扩增或直接人工合成寡核苷酸序列，然后通过计算机控制的三维坐标工作台用特殊的针头和微喷头分别把不同的探针溶液逐点分配在固相基片表面的不同位点上。制备方法如下。

（1）在多聚赖氨酸包被的玻璃基片表面制备 cDNA 微阵列　玻片的选择和清洗：选择完好的玻片，确保无刮擦和破损，置于不锈钢支架上；配置清洗液（50 g NaOH，100 ml Mili - Q 水，250 ml 95% 乙醇），加入清洗液，使之没过玻片，震荡洗涤 2 小时，用 Mili - Q 水冲洗 5 次，以确保彻底清洗掉 NaOH。

玻片的包被 将玻片浸入配制好的多聚赖氨酸溶液（35 ml 多聚赖氨酸，35 ml 1 × PBS，280 ml Mili - Q 水）中，轻轻振摇 1 小时，将玻片从多聚赖氨酸溶液中取出，用 Mili - Q 水冲洗，再用铝箔纸包裹，42℃烘干。

点样 用点样仪将 cDNA 固定在包被好的玻片上，制成 cDNA 微阵列，湿盒中水化 5 分钟，正面朝下置于 UV 交联仪中 320 nm 紫外光照射 18 分钟固定。

（2）用琼脂糖包被的玻璃基片制备 cDNA 微阵列　将完好的玻片浸泡在 1% 的琼脂糖中，取出晾干，使琼脂糖胶化并放入干燥箱中干燥，将干燥后的基片浸入 NaIO$_4$（20 mmol/L）溶液中 30 分钟，纯水清洗基片并干燥。或者是将 NaIO$_4$ 直接加到 1% 琼脂糖溶液中，使其终浓度为 10 mmol/L。将 cDNA 点样于琼脂糖包被的玻片上制成 cDNA 微阵列。

（3）在氨基或醛基修饰的玻片表面制备 cDNA 微阵列　氨基酸在中性条件下带正电，可同带负电的磷酸形成离子键，从而与 DNA 结合。醛基修饰的玻片制备 cDNA 微阵列的原理是在中性、室温条件下，醛基与 DNA 上的碱基 G、C、A 的芳香氨反应形成 Schiff 碱。制备方法：铬酸浸泡玻片过夜，蒸馏水冲洗，浸入 25% 的氨水中过夜，Mili－Q 水冲洗，再浸入含 1% 氨丙基三甲氧基硅烷的 95% 乙醇溶液（冰醋酸调节 pH4.5）中，室温处理，最后分别用 95% 乙醇超声清洗、水超声清洗，115℃烘干，即得到氨基修饰的玻片。氨基修饰的玻片用 5% 的戊二醛浸泡 30 分钟，晾干即可得到醛基修饰的玻片。将 cDNA 点样于氨基或醛基修饰的玻片上，然后置湿盒中水化 5 分钟，100℃加热 30 秒，正面朝下置于 UV 交联仪中进行交联。

2. 原位合成法（寡核苷酸芯片的制备）

寡核苷酸芯片的主要原理与 cDNA 芯片类似，主要通过碱基互补配对原则进行杂交，来检测对应片段是否存在以及存在量的多少。它与 cDNA 芯片的本质差别在于寡聚核苷酸芯片固定的探针为特定的 DNA 寡聚核苷酸片段（探针），而后者为 cDNA。寡核苷酸探针主要是通过原位合成法来制备的。原位合成法主要为光引导聚合技术（light－directed synthesis），它不仅可用于寡聚核苷酸的合成，也可用于合成寡肽分子。在合成寡核苷酸探针时，其原理是在合成碱基单体的 5′－羟基末端连上一个光敏保护基，合成的第一步是利用光照射使羟基端脱保护，然后一个 5′端保护的核苷酸单体连接上去，这个过程反复进行直至合成完毕。使用多种掩盖物能以更少的合成步骤生产出高密度的阵列，在合成循环中探针数目呈指数增长。此外还有原位喷印、电子芯片和三维芯片。

根据氨基修饰的玻片与 5′末端氨基的寡核苷酸探针接头链接方式不同，寡核苷酸芯片的制备方法主要有以下三种。①通过 1，4－苯二异硫氰酸酯链接：先将氨基修饰的玻片用 0.2% 1，4－苯二异硫氰酸酯处理 2 小时；或是用 2% 1－［3－（三甲氧基硅）丙基］－1－（4－异氰苯基）硫脲的 95% 丙酮（19 ml 丙酮，1 ml 0.1 mol/L 的 NaOH）溶液将空白玻片处理 10 分钟，然后用甲醇和丙酮洗，存储于真空干燥器中。用点样仪将 5′端氨基修饰的寡核苷酸探针固定在玻片上。②通过戊二醛链接：将已做好的氨基修饰的玻片浸泡在 5% 的戊二醛中室温处理 30 分钟，蒸馏水冲洗 2 次，室温自然干燥，得到醛基修饰的玻片，再将 5′端氨基修饰的寡核苷酸点在醛基修饰的玻片上，制成寡核苷酸芯片。③通过丁二酰亚氨基碳酸、丁二酰亚氨基草酸或丁二酸酐链接：氨基修饰的玻片与丁二酰亚氨基碳酸或丁二酰亚氨基草酸反应，与 5′端氨基修饰的寡核苷酸链接，或是氨基修饰的寡核苷酸与丁二酸酐反应后，再与氨基修饰的玻片反应，而制备成寡核苷酸芯片。

（三）哺乳动物细胞和整体动物的药物刺激

目前主要在哺乳动物细胞和整体动物上进行药物靶点和药物作用机制研究。在细胞水平主要是研究药物作用并分析其作用机制。

（1）抗肿瘤药物的体外研究　利用细胞培养技术，根据不同原理测定药物抗肿瘤作用。例如亚甲蓝试管法中，根据癌细胞含有脱氢酶，该酶可使代谢底物脱氢使亚甲蓝还原变为无色这一原理，将肿瘤细胞悬液与受试药物混合，加放亚甲蓝孵育。如亚甲蓝不褪色，即初步判定该药具有抗癌作用。

（2）免疫药理学研究　在细胞水平观察免疫功能改变，如小白鼠腹腔巨噬细胞吞噬鸡红细胞实验及玫瑰花结实验，可用于初步评价免疫增强剂或免疫抑制剂的作用。

（3）抗生素作用机制研究　利用透射式电子显微镜对金黄色葡萄球菌超薄片进行观察，可以看到青霉素类抗生素使其细胞形态发生改变，还可看到氨基糖苷类抗生素使肺炎杆菌核糖体数目减少，这些都是在细胞水平对药物作用机制的探索。

常用的整体实验动物包括小鼠、大鼠、豚鼠、兔、猫、猴和狗等，根据不同研究内容可用正常动物、麻醉动物或病理模型动物。

观察药物对动物行为影响是研究中枢神经系统药物作用的基本方法之一，最常用的是正常动物。如将动物的行为分级，对用药组和对照组动物进行观察，并按分级法打分，求出平均数，进行显著性检验，从而判定新药是中枢抑制作用还是中枢兴奋作用。用转棒法观察动物的协调运动，是测定新药对中枢神经系统抑制作用和对骨骼肌松弛作用的最简单而经典的方法。观察药物对记忆力和影响，以及测定药物的依赖性实验都是用正常动物。

观测药物对疾病的疗效，则常用病理模型动物。

（1）抗精神病药　常用阿扑吗啡造成大鼠舔、嗅、咬等定向行为，从而观测新药的安定作用。

（2）抗惊厥药物　常用电惊厥法和化学物质引起的惊厥法，如戊四氮、苦味毒等造成动物惊厥模型，从而观测药物的抗惊厥作用。

（3）镇痛药物　常用热刺激法，如小鼠热板法、电刺激小鼠尾部法以及化学刺激法，如用酒石酸锑钾腹腔注射造成扭体反应，从而观测镇痛药的作用。

（4）抗炎药　用定量的致炎剂如鸡蛋清、右旋糖酐等注入大鼠踝部皮下，造成关节肿胀，测定用药前后的肿胀程度，从而观测抗炎药物的作用。

（5）抗高血压药　用线结扎狗或家兔的肾动脉，造成肾性高血压或使大鼠长期处在噪音刺激中，以诱发神经源性高血压等是观察抗高血压药物的常用方法。

（6）抗心律失常药　用氯仿、肾上腺素、乌头碱等诱发小鼠或大鼠心律失常，或将电极直接联在心房或心室诱发房颤或室颤是评价抗心律失常药的常用方法。

（7）抗溃疡药　常采用大鼠或豚鼠制备实验性溃疡模型。采用应激性刺激法（如将大鼠浸于20℃水中）、组织胺法、幽门结扎法等诱发溃疡。其中以应激法较优，成功率达100%，更为常用。

（8）镇咳药　猫静脉注射致咳物二甲苯基哌嗪，引起咳嗽，咳嗽次数在一定范围内与致咳物剂量呈线性关系，这是研究评价镇咳药的常用方法。

（9）抗糖尿病药　给兔、大鼠、狗、猫、猴、羊静脉注射四氧嘧啶，选择性地损伤胰岛 B 细胞，引起实验动物糖尿病，是经典的研究抗糖尿病的方法。

（10）抗肿瘤药　动物移植肿瘤，用来评价研究肿瘤药，是目前发现肿瘤药最多的途径。

（11）抗微生物药　将致病微生物接种小鼠，计数小鼠死亡数，是抗微生物药实验室评价的常用方法。

用整体动物实验时，常用麻醉动物，但应注意麻醉深度的控制和麻醉药物的选择。如在研究评价镇咳药物时，麻醉过深则明显抑制咳嗽反射，从而影响实验结果。在研究药物对子宫影响时，最好不用乙醚和氯仿，而选用戊巴比妥钠。因前者对子宫有明显抑制，而后者只要剂量适当，不影响子宫活动。

（四）药物刺激前后基因的变化和分析

如何对药物刺激前后基因变化情况进行分析，提取有用的信息至关重要。药物与细胞（特别是敏感细胞）相互作用，可引起细胞外部形态及内部正常代谢过程的一系列变化，其内部生理活动的变化可集中表现在基因表达的变化上。通过比较药物处理前后组织或细胞内基因表达情况，能够获取许多有价值的信息。比较用药前后基因表达谱的变化，可以发现靶基因及受靶基因调控的基因是否已恢复到正常水平，同时也可以检测是否影响到其他基因的表达而引起毒副作用。

药物刺激后，表达变化比较显著的基因通常与发病过程以及药物的作用途径密切相关，很可能是药物作用的靶点或受靶点调控的下游基因，可作为进一步药物筛选的靶标或对已有的靶标进行验证。Marton 等使用含有 6065 个酿酒酵母的 ORF 的 DNA 芯片检测发现，由免疫抑制剂 FK506 诱导的基因表达变化，在缺失编码被 FK506 抑制的蛋白的基因变种中未观察到，但在缺失与 FK506 作用无关的基因变种中却观察到了。于是认为 FK506 除了与亲免蛋白（immunophilins）结合外还有其他被忽略的作用靶（off－target）。

药物处理后基因的表达改变对药物作用机制的研究有一定的提示作用。在研究药物作用机制的时候，应用基因芯片可以同时对成千上万个基因的表达情况进行分析，通过检测药物作用前后生物体中基因表达的变化，以及在整个生物体系的层次上研究药物对基因调控和表达网络的影响，能够得知药物的分子机制及其对各种生物途径的影响。细胞周期蛋白依赖型激酶（cyclin－dependent kinases，CDK）在细胞增殖中有着重要的作用，是一种抗肿瘤药物的靶点。Gray 等从 2，6，9－三取代嘌呤化合物库中筛选 CDK 的抑制剂。他们将体外有活性的两种化合物夫拉平度和 52（化合物代号）与酵母作用，然后用共含有 26 万个长度为 25 个碱基的一组寡聚核苷酸芯片检测酵母基因表达变化。试验结果表明，几乎所有已知的与细胞周期相关的基因均表达下调。虽然夫拉平度和 52 体外活性相似，但它们引起的酵母基因表达的变化却有显著的差异，表明二者对酵母的作用途径是不一样的。Wilcox 等将黄体酮作用于卵巢癌上皮细胞，用包含有 22 000 种人肿瘤相关基因的基因芯片检测细胞基因表达变化，结果发现 MEM97 和编码 14 种胆固醇生物合成酶的基因上调，揭示了黄体酮治疗卵巢癌的分子机制。

观察药物处理后细胞基因表达谱的改变可使研究者对药物的毒性及代谢特点等有一个大致估计，有利于下一步工作的进行。现在的毒理试验多以鼠为模型，通过动物实验来确定药物的潜在毒性。这些方法需要使用高剂量药物，耗时且花费巨大。而慢性毒性或长期毒性一般是通过新药的Ⅲ期临床试验来观察的，由于慢性毒性或长期毒性难以在短时间内观察出来，往往会造成一些严重的后果。历史上已有不少惨痛的教训，例如四环素造成的"四环素牙"，沙利度胺造成的"海豹儿"，链霉素、庆大霉素造成的第Ⅷ对脑神经损伤以及被列为禁药的苯丙醇胺造成的脑中风可能性增高等。基因芯片的出现将药物毒性与基因表达特征联系起来，通过基因表达分析即可确定药物毒性，因此药物毒性或不期望出现的效应在进入临床前就可确认。Sano 等利用基因芯片技术，分析三氯乙烯诱导的肝毒性引起的基因表达变化在小鼠及大鼠之间的种属差异，以便进一步研究三氯乙烯对人的肝毒性的作用与不同基因的关系。结果发现三氯乙烯对小鼠的 TGF-β 通路和蛋白激酶信号通路有影响，而对大鼠则无显著影响。应用基因芯片可对单个或多个有害物质进行分析，确定化学物质在低剂量条件下的毒性，分析、推断有毒物质对不同生物的毒性，如果不同类型的有毒物质所对应的基因表达存在特征性规律，那么就可比较对照样品和有毒物质的基因表达谱，对各种不同的有毒物质进行分类，在此基础上可进一步建立合适的生物模型系统，通过基因表达变化可以反映药物对人体的毒性。

二、基因沉默与药物靶标的鉴别与确认

基因沉默（gene silencing）是采用小双链 RNA（double-strainded RNA，dsRNA）高效、特异的阻断体内特定活性基因表达，促使 mRNA 降解，诱导细胞表现出特定基因缺失的表型的方法，即称为 RNA 干扰（RNA interference，RNAi，也称 RNA 干预、RNA 干涉或 RNA 沉默），是真核生物细胞基因表达调节的一种重要手段和生物体在基因调控水平上的一种自我保护机制。基因沉默可以作为一种简单、有效的代替基因敲除的遗传工具。RNAi 是在研究秀丽新小杆线虫（*C. elegans*）反义 RNA（antisense RNA）的过程中发现的，后续在线虫、真菌、昆虫、原生动物以及小鼠中陆续发现由 dsRNA 介导的同源 RNA 降解过程。自 1998 年发现 RNAi 以来，在其作用机制研究、应用于生物基因组中特定基因功能的研究、药物靶标的鉴别与确认、封闭和阻断病原体基因表达等方面，显示出良好的应用前景。

RNAi 发生于所有真核生物细胞内。由于 dsRNA 抑制基因表达具有潜在高效性，任何导致正常机体 dsRNA 形成的情况都会引起不需要的相应基因沉默，所以正常机体内各种基因都有一套严密防止 dsRNA 形成的机制。

大量的研究表明，环境因子、发育因子、DNA 修饰、组蛋白乙酰化程度、基因拷贝数、位置效应、生物的保护性限制修饰以及基因的过度转录等都与基因沉默有关。但总的看来，基因沉默发生在两种水平上：一种是由于 DNA 甲基化、异染色质化以及位置效应等引起基因不能正常转录，都转录水平上的基因沉默（transcriptional gene silencing，TGS）；另一种是转录后基因沉默（post-transcriptional gene silencing，PTGS），即在基因转录后的水平上通过对靶标 RNA 进行特异性降解而使基因失活。在这两种水平上引起的基因沉默都与基因的同源性有关，称为同源依赖性的基因沉默（homology-dependent gene silencing，HDGS）。

（一）RNA 干扰的原理

外源性基因如病毒基因、人工转入基因和转座子等随机整合到宿主细胞基因组内，并利用宿主细胞进行转录时，常产生一些 dsRNA 分子，这些分子有效地影响着靶 mRNA 的选择性降解。第一步，宿主细胞对这些 dsRNA 立即产生反应，其胞质中的内切核酸酶 Dicer dsRNA 切割成多个具有特定长度和结构的小片段 RNA（大约 21~23 bp），即小干扰 RNA（small interfering RNA，siRNA）。这些 siRNA 是双链的，有磷酸化的 5′端。第二步为效应产生过程，siRNA 在细胞内 RNA 解旋酶的作用下解链成正义链和反义链，继之由反义 siRNA 与体内一些酶（包括内切酶、外切酶、解旋酶等）结合形成 RNA 诱导的沉默复合物（RNA-induced silencing complex，RISC）。RISC 与外源性基因表达的 mRNA 的同源区进行特异性结合，RISC 具有核酸酶的功能，在结合

部位切割 mRNA，切割位点即是与 siRNA 中反义链互补结合的两端。被切割后的断裂 mRNA 随即降解，从而诱发宿主细胞针对这些 mRNA 的降解反应。siRNA 不仅能引导 RISC 切割同源单链 mRNA，而且可作为引物与靶 RNA 结合并在 RNA 聚合酶（RNA - dependent RNA polymerase，RdRP）作用下合成更多新的 dsRNA，新合成的 dsRNA 再由 Dicer 切割产生大量的次级 siRNA，从而使 RNAi 的作用进一步放大，最终将靶 mRNA 完全降解（图 15 - 4）。

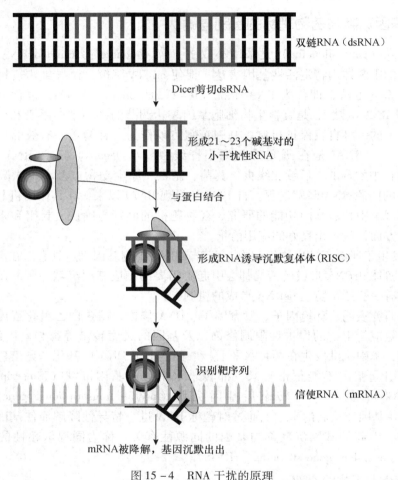

图 15 - 4　RNA 干扰的原理

（二）采用 RNA 干扰确认药靶的技术方法

阐明人类基因组的功能基因表达产物的生物学功能对医学发展和新药研发有着深远的意义。在 RNAi 技术出现以前，基因敲除（gene knockout）是主要的分子反向遗传学（reverse genetics）研究手段，但因技术难度较高、操作复杂、周期长等不便利因素，限制了其对基因的功能研究。由于 RNAi 技术可以利用 siRNA 或 siRNA 表达载体，快速、经济、简便的以序列特异方式剔除目的基因，目前已经成为探索基因功能的重要研究手段。同时 siRNA 表达文库构建方法的建立，使得利用 RNAi 技术进行高通量筛选成为可能，对阐明信号转导通路、发现新的药物作用靶点有重要的实际应用价值。

1. 化学合成

根据用户要求提供高质量的化学合成 siRNA。主要的缺点包括价格高，定制周期长。比较常见的做法是先用其他方法筛选出最有效的序列再进行化学合成。最适用于已经找到最有效的 siRNA 的情况下，需要大量 siRNA 进行研究。

2. 体外转录

以 DNA Oligo 为模版，通过体外转录合成 siRNA，成本较化学合成法低，而且能够比化学合成法更快的得到 siRNA。体外转录得到的 siRNA 毒性小、稳定性好、效率高，只需要化学合成的 siRNA 量的 1/10 就可以达到化学合成 siRNA 所能达到的效果，而使转染效率更高，最适用于筛选 siRNA，特别是化学合成制备多种 siRNA 导致价格过高时。体外转录不太适用于需要大量 siRNA 的实验或对一个特定的 siRNA 进行长期的研究。

3. 用 RNase Ⅲ 消化长片段双链 RNA 制备 siRNA

通常选择长度为 200～1000 个碱基的靶 mRNA 模版，用体外转录的方法制备长片段双链 dsRNA，然后用 RNase Ⅲ（或 Dicer）在体外消化，得到一种 siRNA "混合鸡尾酒"。在除掉没有被消化的 dsRNA 后，这个 siRNA 混合物就可以直接转染细胞，方法和单一的 siRNA 转染一样。由于 siRNA 混合物中有许多不同的 siRNA，通常能够保证目的基因被有效地抑制。

dsRNA 消化法的主要优点在于可以跳过检测和筛选有效 siRNA 序列的步骤，为研究人员节省时间和金钱。缺点是有可能引发非特异的基因沉默，特别是同源或者密切相关的基因。该方法最适用于快速而经济地研究某个基因功能缺失的表型，不适用于需要一个特定的 siRNA 进行的研究如基因治疗。

4. siRNA 表达载体

多数的 siRNA 表达载体依赖三种 RNApol Ⅲ 启动子中的一种，操纵一段小的发夹 RNA（short hairpin RNA，shRNA）在哺乳动物细胞中的表达。这三类启动子包括常用的人源和鼠源的 U6 启动子以及人 H1 启动子。之所以采用 RNA pol Ⅲ 启动子是因为它可以在哺乳动物细胞中表达更多的小分子 RNA，而且它是通过添加一串（3～6 个）U 来终止转录的。要使用这类载体，需要订购 2 段编码短发夹 RNA 序列的寡核苷酸单链，退火，克隆到相应载体的 pol Ⅲ 启动子下游。由于涉及克隆，这个过程需要几周甚至数月的时间，同时也需要经过测序以保证克隆的序列是正确的。

siRNA 表达载体的优点在于可以进行较长期研究。带有抗生素标记的载体可以在细胞中持续抑制靶基因的表达，持续时间可达数星期甚至更久。

病毒载体也可用于 siRNA 表达，其优势在于可以直接高效率感染细胞进行基因沉默的研究，避免由于质粒转染效率低而带来的种种不便，而且转染效果更加稳定。该方法最适用于一个有效的 siRNA 已知序列，需要维持较长时间的基因沉默，而不适用于筛选 siRNA 序列。

5. siRNA 表达框架

siRNA 表达框架（siRNA expression cassettes，SEC）是一种由 PCR 得到的 siRNA 表达模版，包括一个 RNA pol Ⅲ 启动子、一段发夹结构 siRNA、一个 RNA pol Ⅲ 终止位点，该模板能够直接导入细胞进行表达而无须事先克隆到载体中。与 siRNA 表达载体不同的是，SEC 不需要载体克隆、测序等颇为费时的步骤，可以直接由 PCR 得到。因此，SEC 成为筛选 siRNA 的最有效工具，甚至可以用来筛选在特定的研究体系中启动子和 siRNA 的最适搭配。如果在 PCR 两端添加酶切位点，那么通过 SEC 筛选出最有效的 siRNA 后，可以直接克隆到载体中构建 siRNA 表达载体。构建好的载体可以用于稳定表达 siRNA 和长效抑制的研究。

该方法的主要缺点是 PCR 产物很难转染到细胞中以及不能进行序列测定，PCR 和 DNA 合成时可能产生的误读不能被发现导致结果不理想。该方法最适用于筛选 siRNA 序列，如在克隆到载体前筛选最佳启动子，而不适用于长期抑制研究。

6. 将 siRNA 表达载体成功导入目的细胞

如果目的细胞的质粒转染效率较低（低于 70%），则应采用腺病毒或慢病毒载体，利用病毒载体的高感染率、高表达特性，更好地开展 RNA 干扰主体实验。一个严格的 RNAi 介导 knockdown 实验要有以下对照。①转染试剂对照：即观察转染及培养条件对结果的影响；② nonsense siRNA 对照：检查外源核酸本身对结果的影响；③positive siRNA 对照：检查假阴性；④技术重复对照：即 off–target 对照，也就是利用至少 2 个靶点的 siRNA 同时实验，2 个 siRNA 互为 off–target 对照，当两者的表型相同时，才有可能是特异性的 knockdown 效应；⑤rescue 对照：即在 knockdown 之后做超表达，看是否有性状的逆转，这也是为了说明 knockdown 的特异性。

上述对照中，①②两种对照即所谓的空白细胞对照和非特异性对照；④⑤两种对照主要是为了解决 off–target 效应，选做一种即可，一般建议选⑤，涉及的实验即所谓说明 off–target 效应的 "RNA 干扰回复实验"。

7. RNA 干扰效率的检测（体外）

一般应该从 mRNA 水平、蛋白质水平和细胞表型水平三个层次来检测干扰效率。①mRNA 水平：RT–PCR、Real–time PCR；②蛋白质水平：Western–blot、ELISA、免疫组化；③细胞表型水平：MTT、克隆形成实验、流式细胞检测、细胞小室实验等。

8. RNA 干扰效率在动物模型上的进一步验证（体内）

动物模型实验可以采取"体内法"和"体外法"。

体内法，即先做裸鼠成瘤模型，再将质粒或病毒导入裸鼠，检测 RNA 干扰效果。此法操作复杂，对质粒和病毒产品的质和量要求都较高，但是比较贴近实际，说服力较显著。

体外法，即先将质粒或病毒导入肿瘤细胞，再将肿瘤细胞导入动物体内，然后检测 RNA 干扰效果。此法操作较简单，对质粒和病毒产品的质量要求较低，所以为大多数文献所采用。建议采用此方法来进行动物模型水平的实验。

9. off–target 效应

脱靶效应（off–target effects）最早由 Jackson 和他的同事们提出。他们给细胞转染特定基因的单条 siRNA 后，运用全基因组芯片检测技术鉴定表达上调/下调 1.5～3 倍的靶基因数量。研究人员发现在这种情况下有大量的基因被非特异性地调控着。siRNA 正义链和反义链与脱靶基因的互补水平有高有低，并且每条 siRNA 所引发的脱靶基因表达谱也不尽相同，反映了序列依靠性的脱靶效应。

简单来说，off–target 效应就是指干扰 shRNA 序列进入了 microRNA 途径，通过 microRNA 途径，其可以不受完全互补的限制而调控大量靶基因的表达。原本需要 19～

23 nt 的 RNA 序列完全互补才能发生干扰作用，而如果进入 microRNA 途径，只需要 11 ~ 15 nt互补就可以产生干扰效果，这使得 siRNA 可能与非靶基因结合而导致非靶基因沉默，造成脱靶。

脱靶干扰的原理在于部分基因正好与目的基因位于同一信号通路中，或者与目的基因的生物学功能相似，那么，如果因脱靶而干扰了其他基因，亦会造成和目的基因受到干扰后相同的细胞表型改变。而实际上，可能选择的这条 shRNA 序列并没有对目的基因造成有效干扰，或者虽然干扰了目的基因，但是并不会引起预期的细胞表型改变。

第三节　细胞的信号转导通路

一、信号转导通路概述

细胞信号转导是指细胞内、外环境信号通过与其受体（膜受体或核受体）相互作用，引发细胞内的一系列生物化学反应，使细胞的代谢途径、基因转录、基因复制和细胞分裂等发生改变，以随时保证个体与环境的统一。细胞信号转导的基本路线和方式可以表示为：

$$信号分子 \longrightarrow 受体 \longrightarrow 信号转导通路 \longrightarrow 细胞应答反应$$

现已知道，细胞内存在多种信号转导方式和途径，各种方式和途径间又有多个层次的交叉调控，是一个十分复杂的网络系统。

（一）细胞信号的主要种类

1. 物理信号

电、光、磁、机械力。

2. 化学信号

化学信号是主要的细胞信号，分为可溶型和膜结合型两种形式。其中，可溶型信号又可根据其作用距离分为三类。①内分泌信号：又称激素，作用距离最远，能通过血液循环到达靶细胞，作用时间长，如胰岛素、甲状腺素和肾上腺素等；②旁分泌信号：又称细胞因子，分泌到细胞外后不进入血液循环，只能作用于邻近细胞或自身细胞（如作用于自身则称为自分泌信号），如各类生长因子及淋巴因子等；③神经递质：又称突触分泌信号，由神经元突触前膜释放，作用于相应的突触后膜受体，作用时间短，如乙酰胆碱、谷氨酸和多巴胺等。膜结合型信号则包括各种细胞表面分子，这些表面分子可以作为细胞的"触角"，与相邻细胞的膜表面分子特异性地识别和相互作用，实现细胞间的接触通讯，如 T 细胞表面的一些黏附分子等。

（二）受体

受体的作用分为两个方面：一是识别外源信号分子，即配体；二是转换配体信号，使之成为细胞内分子可识别的信号，并经过级联放大引起特定的细胞反应。受体与配体的结合有以下特点：①高度特异性；②高度亲和力；③饱和性；④可逆性；⑤特定的作用模式。

受体可分为膜受体和胞内受体。膜受体位于细胞表面，接受的是不能穿透细胞膜的可溶性化学信号（如各种生长因子、细胞因子和激素等）及相邻细胞表面分子的信号（黏附分子等），经过一系列复杂的跨膜传递和信号转换，引起细胞功能的改变。膜受体包括三种类型。①离子通道型受体　多为神经递质受体，受体与信号分子结合后发生蛋白结构变化，导致通道开放或关闭，引起迅速短暂的效应。②G 蛋白偶联受体　由于这种受体参与的信号转导作用要与 G 蛋白（GTP 结合蛋白）三聚体相偶联，因此被命名为 G 蛋白偶联受体。该类受体是迄今发现的最大的受体超家族，据预测有将近 800 个成员，包括视紫红质受体（脊椎动物眼中的光激活光受体蛋白）以及脊椎动物鼻中的嗅觉受体等。这类受体结构上都很相似，都只有一条多肽链，并有 7 次 α 螺旋跨膜区，其配体包括光敏化合物、气味、信息素、激素和神经递质等，范围从小分子到多肽到大的蛋白质。G 蛋白偶联受体与许多疾病相关，目前已知药物的靶点有 38% 都是这类受体。③酶相关受体　该类受体为单次跨膜 α - 螺旋受体，目前已知有六大类，即酪氨酸激酶受体、酪氨酸激酶相关受体、酪氨酸磷酸酶受体、丝/苏氨酸激酶受体、鸟苷酸环化酶受体及组氨酸激酶相关受体。其中酪氨酸激酶受体是规模最大、分布最广的一类受体，包括生长因子受体、胰岛素受体等。与相应配体结合后，受体二聚化或多聚化，表现酪氨酸蛋白激酶活性，催化受体自身和底物的酪氨酸发生磷酸化，进而引发细胞内生化反应。

胞内受体主要包括位于内质网的三磷酸肌醇（IP3）受体及位于细胞核的核受体，前者的配体是第二信使 IP3，后者则包括一些类固醇激素、甲状腺素和维 A 酸等。通常核受体结合配体后会转变为反式作用因子，结合 DNA 顺式作用元件，调节基因转录表达。

（三）细胞内信号分子

膜受体介导的信号向细胞内，尤其是细胞核的转导过程需要多种分子的参与，形成复杂的信号转导网络系统，而构成这一网络系统的主要包括两类分子：第二信使和信号转导分子。

第二信使是指受细胞外信号的作用，在细胞内负责传递细胞调控信号的化学小分子物质，如 Ca^{2+}、DAG、IP3、cAMP、cGMP 和 NO 等。第二信使学说是 E. W. Sutherland 在研究肾上腺素促进肝糖原分解的机制时发现的，这些激素的跨膜作用依赖于细胞产生的一种小分子化合物环磷酸腺苷（cAMP），从而首次将 cAMP 命名为第二信使，激素等细胞外信号则为第一信使。第二信使的作用方式一般有两种：①直接作用，如 Ca^{2+} 能直接与骨骼肌的肌钙蛋白结合引起肌肉收缩；②间接作用，这是主要的作用方式，第二信使通过活化蛋白激酶，诱导一系列蛋白质磷酸化，最后引起细胞效应。第二信使通常有以下基本特性：①该分子在细胞内的浓度或分布会随细胞外第一信使的作用迅速改变；②该分子类似物可模拟第一信使的作用；③阻断该分子的变化可以阻断细胞对第一信使的反应；④该分子作为变构效应剂在细胞内有特定的靶蛋白分子。

信号转导分子是指通过分子构象变化来传递和转换信号的一类胞内蛋白质分子，主要包括 GTP 结合蛋白（G 蛋白）、蛋白激酶和蛋白磷酸酶以及蛋白质相互作用的调控结合元件等。信号转导分子构象变化主要引起三种效应：①增强或抑制酶类信号转导分子的酶活性；②在细胞内的分布发生改变，转位至细胞膜、细胞核或某类细胞器；③与新的蛋白质分子发生相互作用，或者与旧的相互作用分子解离。而引起信号转导分子发生构象变化的因素也主要有三种：①化学修饰，如磷酸化和去磷酸化、甲基化以及乙酰化等；②小分子信使作为变构效应剂引起靶分子构象变化，如 cAMP 激活 PKA；③蛋白质相互作用可导致信号转导分子构象变化。

二、MAPK/ERK 信号通路

（一）MAPK/ERK 家族成员

丝裂素活化蛋白激酶（mitogen‑activated protein kinase，MAPK）是细胞内的一类丝氨酸/苏氨酸蛋白激酶，是接收膜受体转换与传递的信号并将其带入细胞核内的一类重要分子，在多种受体信号传递途径中均具有关键性作用。细胞外信号调节激酶（extracellular signal‑regulated kinase，ERK）是 MAPK 家族中的重要成员，包括 5 个亚族，分别为 ERK1～ERK5，其中目前研究最为透彻的是 ERK 1 和 ERK 2，又称 p44 MAPK 和 p42 MAPK，相对分子质量分别为 44 000 和 42 000。它们表达广泛，多种刺激因子如生长因子、细胞因子和病毒等都可激活这两条途径。

（二）MAPK/ERK 信号通路的激活机制

MPAK/ERK 信号通路作为最重要的信号传导通路之一，不仅参与调节细胞生长、发育、存活、增殖、凋亡、分化、分裂和代谢等多种生理功能，还在多种疾病的发病机制及病理过程中都发挥着重要的作用，甚至在我们的行为反应和认知如学习记忆等方面也起着关键的作用。整条信号通路始于细胞外信号分子与其相应细胞膜受体结合，止于核内相应基因表达发生改变进而影响细胞功能，其中最关键的环节就是 MAPK/ERK 的级联激活。

MAPK/ERK 通路主要通过以下三条途径激活。

1. 酪氨酸激酶受体途径

酪氨酸激酶受体是分布于细胞膜上的一类受体，当配体与它结合后受体会发生自身磷酸化而激活。生长因子受体结合蛋白 2（growth factor receptor‑bound protein 2，Grb2），作为接头分子，与激活的受体结合，再与鸟苷酸释放因子（guanune‑nucletide releasing factors，GRF，又称 SOS）的 C 端富含脯氨酸的序列相互作用形成酪氨酸激酶受体‑Grb2‑SOS 复合物。SOS 与受体或受体底物蛋白上的 Tyr 磷酸化位点结合导致胞质蛋白 SOS 向膜转位，并在 Ras（GTP 结合蛋白的一种，具有 GTP 酶活性）附近形成高浓度的 SOS，SOS 与 Ras‑GDP 结合，促使 GTP 取代 Ras 上的 GDP，使 Ras 由失活态转变为活化态，激活 Ras，启动 Ras 通路。之后 Ras 和 Raf（又称丝裂原活化蛋白质激酶激酶激酶，MAPKKK）结合，将 Raf 从胞质转移到胞膜。在胞膜上 Raf 被激活，之后其 C 端催化区能与 MEK（又称丝裂原活化蛋白质激酶激酶，MAPKK）结合，并使其催化区第Ⅷ亚区中的两个丝氨酸磷酸化，从而使 MEK 激活。MEK 属于少有的双重特异性激酶，能使 ERK 的"TEY 盒"中的酪氨酸和苏氨酸两个调节位点双特异性磷酸化而激活 ERK（这种双特异性的识别和激活机制，大大提高了信号转导的准确性，防止了 ERK 的错误激活）。ERK 激活后的下游磷酸化底物已知有超过 70 个，其中包括调节基因转录的核内转录因子如 C‑myc、C‑Fos 等，细胞骨架蛋白，信号转导蛋白及受体等。

2. Ca²⁺ 途径

Ca^{2+} 可通过不同的作用机制激活 Ras。比如 Ca^{2+} 通过 L 型电压门控钙离子通道流入细胞内，激活富含脯氨酸的酪氨酸激酶 2 （proline – rich tyrosine kinase 2，Pyk2），激活的 Pyk2 和非受体型酪氨酸激酶 Src 结合形成 Pyk2 – Src 复合物，进而通过与 Grb2 – SOS 复合物相互作用而激活 Ras，从而激活 ERK；又比如 Ca^{2+} 和钙调素 （calmodulin，CaM） 结合后可激活 Ras – SOS，进而激活 ERK。

3. G 蛋白偶联受体途径

G 蛋白由 α、β、γ 三个亚基组成，基础状态下 α 亚基和 GDP 结合，与 β、γ 亚基形成无活性的三聚体，当配体与 G 蛋白偶联受体结合后，受体构象发生改变，经与 Gα 相互作用使其释放 GDP 并结合 GTP 后 Gα 蛋白构象发生改变，有活性的 Gα – GTP 与 Gβ、Gγ 亚基分离，发挥各自的生物学效应。与 Gs、Gi 相偶联的受体通过激活或者抑制腺苷酸环化酶 （Adenylate cyclase，AC） 而增加或者减少环磷酸腺苷 （3′, 5′ – cyclic adenosine monophosphate，cAMP） 的含量来发挥作用；与 Gq 相偶联的受体可激活 PLC 并产生三磷酸肌醇 （inositol triphosphate，IP3） 和二酰甘油 （diacylglycerol，DAG），IP3 可通过激活 IP3 受体使胞内 Ca^{2+} 含量增多，而 DAG 则可激活蛋白激酶 C （protein kinase C，PKC）。G 蛋白可通过以下途径激活 ERK：由 DAG 激活的 PKC 可激活 Raf – 1，从而激活 ERK；另外，G 蛋白的 β、γ 亚单位也可诱导 Ras 活化而激活 ERK；也有研究表明，β、γ 亚单位可直接与 Raf – 1 结合并激活它，从而启动 MAPK/ERK 级联反应。

（三）MAPK/ERK 信号通路与疾病的联系

1. 肿瘤

MAPK/ERK 信号通路可以调节正常细胞的增殖、凋亡、分化和存活，而 MAPK/ERK通路的失调则可能促进肿瘤的发生发展。目前在许多人类肿瘤中都发现 ERK 及其上游蛋白的突变和过度激活，以上游的表皮生长因子受体 （epidermal growth factor receptor，EGFR） 为例，其在各类肿瘤中发生过度高表达的概率分别为结肠直肠癌27% ~77%，胰腺癌30% ~50%，肺癌40% ~80%，非小细胞肺癌14% ~91%。其发生突变的概率为非小细胞肺癌10%，胶质母细胞瘤20%。EGFR 的选择性抑制剂及其单克隆抗体已经成为目前抗肿瘤药物研发的热点之一，已上市的药物包括吉非替尼、厄洛替尼、舒尼替尼、拉帕替尼、曲妥单抗和帕尼单抗等。Ras 是第一个被鉴定的人类原癌基因，也是人类癌症基因中最容易突变的基因。在所有的人类肿瘤细胞中，Ras 基因的变异占 20% ~ 30%，其中最高的是胰腺癌 （90%），其次是乳头状甲状腺癌 （60%）、结肠癌 （50%） 和非小细胞肺癌 （30%）。目前设计的针对 Ras 的抑制剂主要是通过抑制 Ras 的法尼基化 （farnesylation） 来阻止 Ras 与细胞膜结合，已上市的药物有 Arglabin、Tipifarnib 和 Ionarnib 等。B – Raf 也是原癌基因之一，其突变发生频率也非常高：恶性黑色素瘤70%，乳头状甲状腺癌50%，结肠癌10%。针对它的已上市药物有用来治疗转移型恶性黑色素瘤的 vemurafenib 等。

2. 其他疾病

神经退行性疾病，如帕金森病、阿尔茨海默病等；疼痛；心血管疾病；糖尿病肾病。

三、JAK – STAT 信号通路

（一）JAK – STAT 信号通路的激活机制

JAK – STAT 信号通路包含三个成分。①干扰素（interferon）和白细胞介素（interleukin）等细胞因子的受体：这些受体的功能与免疫细胞活化密切相关，都属于酶偶联受体，但自身不具备酶活性（与 MAPK/ERK 信号通路中的酪氨酸激酶受体不同）。②酪氨酸激酶 JAK（Janus kinase）：为非受体型蛋白酪氨酸激酶，该家族成员有 7 个同源区（JH1~7），其中 JH1 区为激酶区，JH2 区为伪激酶区。与其他酪氨酸激酶不同，JAK 内无 Src 同源区 2（SH2）结构，因其既能催化与之相连的细胞因子受体发生酪氨酸磷酸化，又能磷酸化多种含特定 SH2 区的信号分子从而使其激活，故称之为 Janus——罗马神话中前后各有一张脸的门神。JAK 在细胞膜内侧与细胞因子受体结合存在，上游受体激活后，JAK 发生自身磷酸化而激活，同时催化受体发生酪氨酸磷酸化，继而以这些磷酸化的酪氨酸位点为"锚点"，募集多种含特定 SH2 结构域的信号分子 STAT 与受体相互作用。③转录因子 STAT（signal transducer and activator of transcription）：JAK 活化后使结合在受体上的 STAT 的酪氨酸残基发生磷酸化，磷酸化的 STAT 形成二聚体进入细胞核，作为转录因子影响相关基因的表达，发挥生物学效应。

细胞内存在数种 JAK 和数种 STAT 的亚型，激活后的受体可与不同的 JAK 及不同的 STAT 相结合，分别转导不同的白细胞介素的信号。

（二）JAK – STAT 信号通路与疾病的联系

1. 肿瘤

JAK – STAT 信号通路的持续激活经常出现在肿瘤中，特别是造血系统的肿瘤（比如白血病和淋巴瘤），例如 STAT1、STAT3 和 STAT5 就是白血病中最常见的持续激活的信号蛋白，不同类型的白血病，其细胞可以表现为一种或多种 STAT 蛋白的异常激活，例如在淋巴细胞白血病和单核粒细胞白血病中，常见的是 STAT5 的持续激活，而骨髓系白血病则以 STAT3 持续激活为主。JAK 的突变形式也常与很多肿瘤类型紧密相关，如 JAK1 的 G871E 突变常出现在子宫平滑肌瘤中，JAK2 的第 682~686 位氨基酸缺失突变常出现在急性淋巴细胞性白血病中，而 JAK3 的 A572V、V722I、P132T 则常出现在急性巨核细胞白血病中。

2. 自身免疫性疾病

包括类风湿性关节炎（rheumatoid arthritis，RA）、银屑病等。RA 滑膜组织中 IL – 6、IL – 15、干扰素（IFN）、粒细胞 – 巨噬细胞集落刺激因子（GM – CSF）等表达水平显著升高，在 RA 的发生发展过程中发挥重要作用，且上述细胞因子均通过 JAK – STAT 信号转导通路发挥作用。其中，JAK3 特异性分布于骨髓和淋巴系统，选择性抑制该酶的活性不仅可抑制免疫反应，还能避免对其他组织造成损伤。因此，高选择性 JAK3 抑制剂已成为 RA 治疗研究的热点。

四、依赖 cAMP 信号通路

（一）依赖 cAMP 信号通路的发现过程

1957 年，E. Sutherland 提出了 cAMP 是激素在细胞内的第二信使这一著名的激素信

号跨膜传递学说。之后他又发现 cAMP 的产生是由于腺苷酸环化酶（AC）的活化，而 AC 的活化机制也成为当时的研究热点所在。M. Rodbel 于 1969 年首先证明 AC 本身不是外源信号的受体，接着发现 AC 活化需要 GTP。1971 年，A. G. Gilman 发现 GTP 结合蛋白是细胞膜上的肾上腺素受体与细胞质内的 AC 之间的信号中介分子，由此开辟了 G 蛋白偶联受体信号转导机制研究的先河，M. Rodbel 和 A. G. Gilman 也因此分享了 1994 年的诺贝尔生理学或医学奖。目前已知的细胞内环核苷酸类第二信使有 cAMP 和 cGMP 两种。

（二）依赖 cAMP 信号通路的激活机制

1. G 蛋白偶联受体（GPCR）

一种与三聚体 G 蛋白偶联的细胞膜表面受体，是迄今发现的最大的受体超家族，据基因组序列分析预测有将近 800 个成员（约占整个基因组编码蛋白的 4%），依据该类受体的结构同源性和功能类似性，GPCR 主要可被分为 A 型（视紫红质受体及嗅觉受体）、B 型（各类激素受体）和 C 型（代谢型谷氨酸受体/信息素受体）三类，其中数量最多的是 A 型 GPCR。尽管氨基酸序列不同，但这类受体在结构上都很相似：都是一条多肽链组成的糖蛋白，氨基端（N 端）位于细胞外表面，羧基端（C 端）在胞膜内侧，完整的肽链中有 7 个 α 螺旋跨膜区，由于肽链反复跨膜，在膜外侧和膜内侧形成了几个环状结构，分别负责结合配体、传递细胞内信号等等，胞内的第二和第三个环状结构能与 G 蛋白相结合。GPCR 的配体包括光敏化合物、气味、信息素、激素、神经递质等，范围从小分子到多肽到大的蛋白质。与 GPCR 有关的信号通路有腺苷酸环化酶系统（AC 系统），磷酸肌醇系统（IP3 系统），视网膜光电信号传递系统，与嗅觉相关的信号传导系统，一氧化氮系统（NO 系统），小 G 蛋白 Ras、Rho 和 MAPK 系统等。虽然不同的通路有不同的生物学效应，但信号转导的基本模式大致相同，主要过程包括：①配体与受体结合；②受体活化 G 蛋白；③G 蛋白激活或抑制下游效应分子；④效应分子改变细胞内第二信使的含量与分布；⑤第二信使作用于相应的靶分子，使之构象改变，从而改变细胞功能。其中个别情况下没有第二信使这一步，比如 GPCR 激活小 G 蛋白 Ras、Rho 及下游 MAPK 系统。

2. G 蛋白

鸟苷酸结合蛋白（guanine nucleotide binding protein，G protein）可与 GPCR 结合，以 α 亚基和 β、γ 亚基（β 和 γ 亚基总是紧密结合在一起作为一个功能单位 Gβγ）组成的异三聚体形式存在于细胞质膜内侧。Gα 亚基基础状态下与 GDP 结合处于失活状态，当其上游的 GPCR 激活后可使其与 GTP 结合而活化，进而与 Gβγ 解离后发挥作用，同时 Gα 亚基具有内在 GTP 酶活性，能将 GTP 水解成 GDP，Gα 亚基重新与 Gβγ 亚基结合形成三聚体，回到失活状态。G 蛋白这种活化状态和失活状态的转换称为 G 蛋白循环。Gα 亚基可以分为 G_s、G_o、G_i、G_q 等，其活性可被霍乱毒素（CT）或百日咳毒素（PT）修饰。Gα 的下游效应物为离子通道、腺苷酸环化酶、磷脂酶 C（PLC）、磷脂酶 A_2（PLA2）等。在 cAMP 依赖信号通路途径中，G_s 活化后可以活化 AC，而 G_i 活化后则会抑制 AC，起到双向调节作用。

3. AC – cAMP – PKA 通路

腺苷酸环化酶（adenylyl cyclase，AC）是一种相对分子质量为 150 000 的糖蛋白，跨膜 12 次。在 Mg^{2+} 或 Mn^{2+} 的存在下，AC 可以催化 ATP 产生 cAMP。前文已提及，cAMP 是第二信使，可以作用于蛋白质分子，使后者发生构象变化，从而改变活性。蛋白激酶 A（protein kinase A，PKA）由两个催化亚基和两个调节亚基组成。在没有 cAMP 时，PKA 以四聚体全酶形式存在，无活性。当存在 cAMP 时，cAMP 与调节亚基结合，改变调节亚基构象，使调节亚基和催化亚基解离，释放出催化亚基，活化的 PKA 催化亚基可使细胞内很多蛋白的丝氨酸或苏氨酸残基磷酸化，进而改变这些蛋白的活性。PKA 的下游磷酸化底物蛋白包括转录因子 cAMP 反应元件结合（cAMP response element – binding，CREB）蛋白、多种离子通道、糖原合酶及磷酸化酶等多种代谢相关酶、核内组蛋白 H_1 和 H_2B 以及蛋白磷酸酶抑制因子等。

（三）依赖 cAMP 信号通路与药物开发

体内许多信号利用依赖 cAMP 信号通路转导信号，包括肾上腺素，促肾上腺皮质激素，促肾上腺皮质激素释放激素，胰高血糖素，组胺，促黄体激素，促黑素，甲状旁腺素，前列腺素 E1、E2，生长激素抑制素，多巴胺，5 – 羟色胺，嗅觉分子和味觉分子等。同时依赖 cAMP 信号通路也可调控下游很多分子的功能，因此依赖 cAMP 信号通路作为药物靶点也是当前研究的热点。目前已有应用于镇痛、神经退行性疾病、心脏疾病和哮喘等多个方面，具体药物见表 15 – 1。

表 15 – 1 依赖 CAMP 信号通路的药物及其作用机制与治疗作用

药物名称	作用机制	cAMP	治疗应用
Salmeterol	β_2 肾上腺素受体激动药	上调	哮喘、慢性肺阻塞性肺疾病
Theophylline	磷酸二酯酶抑制药、非特异腺苷受体拮抗药	上调	哮喘
Metoprolol	β_1 肾上腺素受体拮抗药	下调	心绞痛、高血压、充血性心力衰竭
Desmopressin	垂体后叶素 V2 受体激动药	上调	尿崩症
Morphine	μ – 阿片受体激动药	下调	疼痛
Sumatriptan	5 – 羟色胺受体激动药	下调	偏头痛
Ibuprofen	非选择性环氧合酶抑制药	下调	炎症、疼痛
Ranitidine	组胺 H_2 受体拮抗药	下调	消化性溃疡、反流性食道炎
Misoprostol	前列腺素受体激动药	下调	消化性溃疡
Rimonabant	大麻受体 CB_1 选择性拮抗药	上调	肥胖
Haloperidol	多巴胺 D_2、D_3、D_4 受体拮抗药	上调	精神分裂症
Cabergoline	多巴胺 D_2 受体激动药	下调	帕金森病
Metoclopramide	多巴胺 D_2 受体拮抗药、5 – 羟色胺受体激动药	上调	恶心、呕吐

第四节 整体转基因动物模型在药学研究中的应用

自 20 世纪 80 年代第一只转基因小鼠诞生以来，转基因动物在确认药物靶标、建立疾病模型以及毒理学研究中发挥着不可替代的功能。转基因动物是在胚胎技术和重组

DNA 技术的基础上产生的，是指用实验方法导入的外源基因在其染色体基因组内稳定地整合并可以表达和传代的一类动物。进行转基因动物研究的基因转移方法有多种，如早期的畸胎癌细胞（teratocarcinomacell，TCC）植入法、逆转录病毒感染法和显微镜注射法以及近几年新出现的电转移法、精子载体法、胚胎干细胞（embryonalstermcell，ES 细胞）法和基因直接导入法等。其中三种较常用的方法为显微注射法、逆转录病毒感染法和胚胎干细胞法。通过基因捕获（gene trapping）和基于同源重组（gene targeting）的基因打靶技术，Lexicon Genetics 已经产生了 2600 多种基因敲除小鼠，并且完成了表型分析，涉及到 2500 多只不同的小鼠。通过分析小鼠的基因表达改变产生的表型，我们可以预测人的同源基因的功能。转基因动物结合药物研发技术，为人类疾病的治疗带来巨大的福音。

最近 Lexicon Genetics 推出了一项新计划，即 Genome5000™。通过敲除大约 5000 个（大约占哺乳动物编码蛋白质的基因的 20%）编码可成药的蛋白基因，系统性地了解这些基因生理功能和行为学效应。目前，Genome5000™ 计划证明，结合基因捕获和基因打靶技术，可以有效地敲除基因组的任何目的基因。通过对整个基因组的基因进行敲除，集中研究基因的生理功能和基因的可成药性（pharmaceutical utility of genes），有助于在人类疾病治疗方面获得巨大突破。转基因动物的另外一个优势是可以获得抑制/调节药物靶标后引起的副作用，以在药物研发早期排除不适合作为药物靶标的基因。总之，这些优势可以保证靶标选择的准确性，因而提高药物研发成功的概率。

一、转基因动物的产生

转基因动物产生的途径为：将改建后的目的基因（或基因组片段）用显微注射等方法注入实验动物的受精卵（或着床前的胚胎细胞），然后将此受精卵（或着床前的胚胎细胞）植入受体动物的输卵管（或子宫）中，使其发育成携带有外源基因的转基因动物即可获得转基因动物。

根据外源基因导入的方法和对象的不同，目前制作转基因动物的方法主要有显微注射法、反转录病毒法、胚胎干细胞（embryonic stem cell，ES 细胞）法、电脉冲法和精子载体导入法等。显微注射法即在显微镜下直接向受精卵雄性原核注射 DNA 溶液，然后将受精卵移植到假妊娠雌性小鼠的输卵管中。仔鼠出生后，应用 Southern Blot 或 PCR 法进行鉴定。该方法的特点是外源基因的导入整合效率较高，目的基因的长度可达 100 kb（10 万个碱基对），并可直接获得纯系。但外源基因的整合位点和整合的拷贝数都无法控制。反转录病毒感染法即将外源基因 DNA 插入反转录病毒载体，通过辅助细胞包装成高感染度的病毒颗粒，感染胚胎后，将感染的桑葚期胚胎细胞导入子宫，可发育成携带外源基因的子代动物。该法整合率较高，目的基因不易破坏，多是单拷贝、单位点整合，适合于难以观察到原核的禽类受精卵。ES 细胞是指从囊胚期的内细胞团中分离出来的尚未分化的胚胎细胞，具有发育全能性，能进行体外培养、扩增、转化和制作遗传突变型等遗传操作。胚胎干细胞法以整合有外源基因的 ES 细胞作为供体细胞，即首先由发育至一定时期的胚胎获得 ES 细胞，然后通过基因打靶技术，经逆转录病毒感染、电脉冲法等方法将外源基因导入 ES 细胞，并进行体外培养和筛选。随后通过显微操作将 ES 细胞注入囊胚期胚胎的腔内，使之与内细胞团紧靠在一起，成为嵌合体。本法外源基因整合率高，植入囊胚前筛选合适的转化的 ES 细胞，克服了以前只能在子代选择的缺点。该方法的缺点是实验周期长。电脉冲法即将供体 DNA 与受体细胞充分混匀，在外界的高电压短脉冲下改变细胞膜结构，使细胞膜产生瞬间可逆性电穿孔，从而使一定大小的 DNA 通过细胞膜进入细胞，运送到细胞核。该方法主要用来转化胚胎干细胞。精子导入法即利用精子作为外源基因载体，借助受精作用把外源基因导入受精卵，目前这项技术尚处在探索阶段。

随着新的转基因技术的出现，在时间上，实现了转入基因的可诱导表达；在基因整合的空间位点上，实现了定点整合。这些新技术涉及通过四环素操纵子实现的可诱导表达模型，基因打靶或基因删除，条件性基因打靶和基因捕获技术。

科学家们又开发了许多可诱导表达模型用以调控基因表达的时相。目前，最常用的是反式因子 rTA 与四环素衍生物多西环素结合后激活四环素操纵子表达的方法（tet – on），而 tTA 与多西环素结合则起抑制四环素操纵子表达的作用（tet – off）。这样，tet – on 转基因小鼠可以通过摄入四环素的方法激活转入基因的表达；tet – off 转基因小鼠则持续表达转入基因，直至因多西环素的摄入而被特异性抑制。四环素诱导系统的优点在于可以对转基因的表达的时间进行精确地调控。

基因打靶是通过同源重组将外源基因定点整合到靶细胞基因组上某一确定的位点，以达到定点修饰改造染色体上某一基因目的的一种技术。该技术需要通过正负双选择标记系统来筛选基因组内同源重组正确发生的 ES 细胞克隆。载体上含有的正选择基因为 neo 基因（neomysine），位于同源区内，其在随机整合和同源重组中均可正常表达；负选择基因为 HSV – TK 基因（herpers simplex virus – TK），在靶基因同源区之外，位于载体的 3′末端。同源重组时，TK 基因因被切除而丢失；而在随机整合时，所有的序列（包括 TK）均保留。当加入 G418 和 GANC 后，由于 HSV – TK 表达的胸苷激酶可使 GCV（ganciclovir）转变为毒性氨基酸，使含此基因的转染细胞死亡。同源重组后，因 HSV – TK 基因位于构建的打靶载体目的基因同源序列之外，所以可用 GCV 来筛选随机整合的阳性克隆细胞。因此经过正负双选择系统的筛选可得到同源重组已发生的阳性克隆细胞。

条件性基因打靶则是在常规的基因打靶基础上，利用重组酶介导的位点特异性重组技术，在对小鼠基因修饰的时空范围上设置一个可调控的"开关"，从而使对小鼠基因组修饰的范围和时间处于可控状态。条件性基因打靶的结果是使靶序列被删除或倒置。目前使用得最广的是噬菌体 P1 的 Cre 和酵母 flp 重组酶。它们分别识别 34 bp 的 LoxP 和 48 bp 的 Frt 位点。flp 重组酶可以特异性地使其质粒 DNA 发生置换，此后人们利用这项发现开展了一系列条件性基因打靶研究。1993 年，Gu 等人以 Cre – LoxP 系统为基础，利用控制 Cre 表达的启动子的活性或所表达的 Cre 酶活性具有可诱导的特点，通过对诱导剂给予时间的控制或利用 Cre 基因定位表达系统中载体的宿主细胞特异性，从而在 LoxP 动物的一定发育阶段和一定组织细胞中实现对特定基因进行遗传修饰的目的。人们可以通过诱导剂给予时间预先设计的方式来对动物基因突变的时空特异性进行人为控制，以避免出现死胎或动物出生后不久即死亡的现象。

基因捕获是一种结合常规转基因技术与基因打靶技术二者优势的突变策略，即"随机基因打靶"。基因捕获通过向基因中添加 DNA 片段，使基因发生随意的变异。该技术不仅能敲除基因，而且还能确定基因被敲除的位置。利用基因捕获可以建立一个携带随机插入突变的 ES 细胞库（每一种 ES 细胞克隆中含有不同的突变基因，因此能在短期内构建大量含不同基因突变的 ES 细胞克隆库），减少大量筛选染色体组库以及构建特异打靶载体的工作及费用，更有效和更迅速地进行小鼠染色体组的功能分析。典型的基因捕获载体包括一个无启动子的报道基因，通常是 neo 基因。neo 基因插入到 ES 细胞染色体组中，并利用捕获基因的转录调控元件实现表达，ES 克隆可以很容易地在含 G418 的选择培养基中筛选出来。从理论上讲，在选择培养基中存活的克隆应该 100% 含有中靶基因。中靶基因的信息可以通过筛选标记基因侧翼 cDNA 或染色体组序列分析来获得。

用基因捕获技术在单次实验中可以获得数以百计的带有单基因剔除的 ES 细胞克隆。这些克隆可以在 96 孔培养板中生长、复制并用于基因型分析，大规模保存和分析中靶 ES 细胞在小型的实验室中也是可行的。此方法的缺点是只能剔除在 ES 细胞中表达的基因。单种细胞类型中表达的基因数目约为现在的基因捕获载体从理论上来讲应能剔除所有在 ES 细胞表达的基因，因此，在 ES 细胞中进行基因捕获还是大有可为的。用基因捕获法进行基因剔除的另一个缺点是无法对基因进行精细的遗传修饰。

作为基因组靶向改造（敲除和敲入）的遗传学手段，近年来基因组编辑技术历经 ZFN、TALEN、CRISPR/Cas9 和 NgAgo 等阶段，已发展成为最重要的基因工程技术。由于没有物种限制以及简单、高效等优点，以 CRISPR/Cas9 为代表的基因组编辑技术已广泛应用于人、大鼠、小鼠、斑马鱼、果蝇、猪和羊等动物（细胞）以及细菌等微生物的基因组靶向改造，成为后基因组时代的功能基因组研究、动物品种改良、疾病模型建立以及基因治疗等不同领域研究与应用的有力工具。

二、整体转基因动物与药靶的确认及疾病模型

制药工业的新药研发面临的研发压力和经济负担越来越大。如能在困难的大环境下利用在体转基因动物加速新药靶标的发现，无疑将打开新药研发机遇的大门。如何最大化地提高新化合物的质量是新药研发领域需要思考和亟待解决的难题。

转基因小鼠在新药研发过程中如新药靶标确认，化合物的选择性，药效和化合物的安全性方面有广泛的应用价值。新药研发的最大机遇和挑战莫过于药物靶标的确认。以遗传修饰的小鼠作为模型，在很大程度上可以用于探索了解疾病的机制和发现新的药物作用机制。在遗传学水平上，小鼠和人非常相似，大约 99% 的小鼠基因在人类可以找到同源基因，反过来也是如此。因此小鼠可以用于鉴别同源基因、通路和网络。在小鼠测定的相似指标用于可分析和比较人类的疾病机制和生物标志物的变化。小鼠转基因引起的遗传学改变通常导致功能的变化，并能够预测药物对人的药理学作用。

随着转基因技术的成熟，目前心血管、肿瘤、神经精神疾病等重大疾病均有相应的转基因动物模型。在心血管领域，针对调节心血管功能的因子如转脂蛋白、转纤维蛋白溶酶原、加压素等，建立了如动脉粥样硬化、高血压、低血压、高脂血症、心肌肥厚、血栓形成、心律失常和静脉闭塞等转基因动物模型。

（一）神经精神疾病的转基因动物模型

1. 阿尔茨海默病

阿尔茨海默病（Alzheimer's disease，AD）是一种最常见的神经退行性疾病，患者

的大脑皮质的高级中枢系统功能受到严重破坏。其主要的病理学特征是在脑中形成大量的老年斑和神经原纤维缠结以及出现弥散性脑萎缩。老年斑的主要成分是 β-淀粉样多肽（Aβ）。Aβ 来自淀粉样前体蛋白（APP）。而神经缠结的主要成分是异常过度磷酸化的微管结合蛋白 Tau。早老蛋白（presenilin）和载脂蛋白 E（ApoE）通过影响 Aβ 和 Tau 代谢而在 AD 发病中起到重要作用。

目前存在多种以基于改变 β-APP 和 presenilin 功能的 AD 的转基因小鼠模型，如 APP751、β-APP695、β-APP142、App SW /Psen1、APP（SW）和 APP（23）等。例如，由血小板源生长因子的启动子序列或者大鼠神经元特异的启动子启动表达，构建了转入人的淀粉样前体蛋白突变基因（APP751）的转基因小鼠。这两种转基因小鼠均能出现 AD 的病理学特征。①下丘脑和前皮质层中具有早老性痴呆特有的神经病变，大脑皮质上有大量淀粉斑点，斑点周围出现营养不良性神经炎以及突触丢失；②神经元的胞体和突触出现了与 AD 相关的异常 tau 蛋白的亚型；③随着年龄的增长，转基因小鼠异常的程度加剧。这些证据表明，APP751 转基因小鼠能模拟人类 AD 的病理学进程。PDAPP 转基因小鼠为寻找阻止可溶性 G 淀粉样蛋白沉积或防止其他神经突变发生的药物提供了十分珍贵的动物模型。

2. 帕金森病

帕金森病（Parkinson's disease，PD）是一种多发于中老年期的、缓慢进展的神经退行性疾病。其主要病理改变为中脑黑质多巴胺能神经元变性死亡造成纹状体多巴胺含量下降，从而导致震颤、肌肉僵直以及运动迟缓等症状。从遗传性患者家族中至少发现了 7 个基因的突变与帕金森病有关，如与神经元变性死亡相关的 α-触核蛋白（α-synuclein），泛素降解系统中的 Parkin、Park3，参与氧化应激反应的 DJ-1，线粒体蛋白激酶 PINK-1、PARK8、LRRK2 等。

成功的 PD 转基因动物模型主要与有 α-触核蛋白有关。①Feany 等人成功制作了产生正常人的 α-触核蛋白以及与家族性 PD 有关的两种突变型 α-触核蛋白（Ala53Thr 和 Ala30Pro）的转基因果蝇家系，利用果蝇体内表达 α-触核蛋白建立了帕金森病模型。研究证实 α-触核蛋白是参与 PD 发病机制的主要物质之一，它的聚集可以导致多巴胺神经元变性和胞质内包涵体形成。②转入突变的人类 α-触核蛋白（Ala53Thr）。该小鼠于 2002 年构建成功，该小鼠出现渐进性的运动紊乱，直至死亡。它模拟了帕金森病的主要病理学变化，如神经元胞体和突起部位的 α-触核蛋白和泛素积聚，脑内不可溶的 α-触核蛋白及其聚集体增加，由 α-触核蛋白聚集引起的神经毒性、神经元退化和死亡。③在赖氨酸羟化酶的启动子的控制下，转入人的突变的 α-触核蛋白（$hm^2α$-SYN-39）的转基因小鼠。该小鼠出现轴突和轴突末梢异常以及年龄依赖型的运动失调和多巴胺及其代谢物的含量降低。④转入突变的人类 α-触核蛋白（Tyr 39Lys）的转基因小鼠。该小鼠由 Ty1 启动子启动表达，老年鼠出现运动失调、认知功能受损、α-触核蛋白聚集、包涵体形成和神经元死亡等帕金森病相关表型。

3. 肌萎缩侧索硬化症

肌萎缩侧索硬化症（amyotrophic lateral sclerosis，ALS）是一种常见的成年发病的神经退行性疾病。患者通常在确诊后 2～5 年内瘫痪或者死亡。病理学特征包括脊髓的运动神经元、脑干运动神经元和运动皮质病变。目前确定的 ALS 的致病基因为铜锌超氧化酶（SOD1）基因，20%的家族性 ALS 患者中该基因存在突变。到目前为止，已经确定了 100 多种 SOD 基因的单点突变，而无活性和活性降低的 SOD 蛋白多肽链的表达将导致 ALS。

目前至少有 11 种人类 SOD1 基因突变形式的具备 ALS 样表型的转基因大鼠/小鼠，A4V、G93A、G85R、G37R、D90A、G93A、L126Z、H46R/H48Q、H46R/H48Q/H63G/H120G 和 G127insTGGGG。这些动物的表型包括：①轴突内神经纤维聚集；②年龄依赖性的运动功能迅速降低；③新皮层、脑干和脊髓部位神经元退化；④胶质细胞过表达。

4. 癫痫（epilepsy）

癫痫的重要特征是部分脑区或整个脑的神经元反复突然同步异常放电。目前已经明确的癫痫的易感基因多数都编码电压门控（钠、钾、钙通道）或神经递质门控（如 GABA 受体）的亚单位。

自从 1998 年家族性遗传性癫痫基因 KCNQ2 和 KCNQ3 克隆成功以后，用遗传操作的方法研究 KCNQ 基因和癫痫的关系取得了重要进展。目前已经报道了 6 种转基因/基因转入和基因敲除小鼠，KCNQ 功能受到抑制的小鼠出现自发性癫痫或者更容易诱发出癫痫。而基于突变钠通道（Nav1.2/SCN2）基因的 Q54 转基因鼠出现进展性的癫痫，而且伴随海马区神经元的减少，即海马硬化。这种 Q54 转基因鼠可以作为人类颞叶癫痫的动物模型。

（二）心血管疾病的转基因动物模型

1. 高血压/低血压

肾素 - 血管紧张素系统（renin angiotensin system）是在血压调节中起关键作用的激素系统。当血压降低时，肾脏分泌肾素（renin）。肾素催化血管紧张素原（angiotensinogen，AO）水解产生血管紧张素 I。血管紧张素 I 基本没有生物学活性。血管紧张素 I 是经血管紧张素转化酶（angiotensin converting emzyme，ACE）剪切掉 C 末端两个氨基酸残基而形成血管紧张素 II。血管紧张素 II 具有高效的收缩血管作用，从而使血压升高；血管紧张素 II 也能刺激肾上腺皮质分泌醛固酮。醛固酮能促进肾脏对水和钠离子的重吸收，继而增加体液容量，升高血压。

目前的高血压的转基因动物模型有：①转入小鼠肾素 - 2 基因的转基因大鼠；②转入肾素和人的血管紧张素原的双转基因小鼠；③转入大鼠加压素（AVP）基因的转基因小鼠。低血压的转基因动物模型有通过甲状腺素启动子启动表达心钠素原基因获得的转基因小鼠。

2. 动脉粥样硬化

近十年来，转基因动物应用于血脂代谢紊乱与动脉粥样硬化的病因、发病机制的研究，取得了许多令人瞩目的成果。脂蛋白代谢紊乱与动脉粥样硬化的发病直接相关。脂蛋白是一类复合物，由各种脂质和蛋白质组成，其主要功能是将外源和内源性的脂类物质转运到血液中。脂蛋白代谢过程中包括五种脂蛋白，即乳糜微粒（CM）、极低密度脂蛋白（VLDL）、中间密度脂蛋白（IDL）、低密度脂蛋白（LDL）和高密度脂蛋白（HDL）。载脂蛋白（Apo）在脂代谢过程中发挥重要功能，其中 ApoE 是除部分 HDL 外的各种脂蛋白的结构蛋白。若一种或几种脂蛋白的结构和代谢发生异常，则可能引起 AS。

动脉粥样硬化的转基因动物模型动物主要有转基因小鼠和转基因兔。相对于小鼠，家兔的脂蛋白组成和脂代谢特点与人类更接近，因此转基因兔是研究动脉粥样硬化有力的工具。主要的动脉粥样硬化动物模型包括：①LDL 受体敲除小鼠，作为人类中最常见的引起动脉粥样硬化的常见疾病，即家族性高胆固醇血症的动物模型，通过调节食物中胆固醇含量，将血液中的 LDL 维持在不同水平，从而诱发与人类相近的血管病变；②以人的突变载脂蛋白 2ApoE7 制备的转基因小鼠，小鼠的胆固醇、三酰甘油高，脂代谢紊乱，学习记忆降低；③脂蛋白酶和载脂蛋白双基因缺陷的小鼠，为混合型高三酰甘油和高胆固醇血症的动物模型；④携带与动脉粥样硬化相关人基因的脂蛋白脂酶转基因兔，胆固醇酰基转移酶转基因兔和载脂蛋白 A、B、（a）、E2、E3 等转基因兔。如表达载脂蛋白 A 的转基因兔，纤维蛋白溶解的活性推迟，纤维蛋白酶原催化剂抑制子的含量增加，平滑肌在病变部位的增殖加强；过表达人的载脂蛋白 E2 的转基因兔，血浆脂蛋白与Ⅲ型高脂蛋白血症类似，β 极低密度脂蛋白聚集，极低密度脂蛋白和低密度脂蛋白浓度升高；在血管局部表达过量的脂蛋白脂酶的转基因家兔（北京大学刘国庆课题组），大量的脂质在球囊损伤的动脉壁上迅速沉积。

（三）肿瘤学的转基因动物模型

利用转基因技术建立的肿瘤动物模型比传统化学诱导肿瘤动物模型具有优势，转基因动物模型能很好地模拟体内的生理、病理环境，与所要研究肿瘤的发生过程具有较好的一致性，而且可模拟部分癌前病变。通过向小鼠受精卵插入癌基因或原癌基因培育转基因小鼠，可在整体水平上研究癌基因对细胞正常分裂分化的影响，从而可以准确地研究癌基因与肿瘤形成的关系。

经典的转基因肿瘤动物模型有四种。①基于 c - myc 基因的转基因小鼠：B 淋巴瘤 myc 癌基因易位的转基因小鼠；用免疫球蛋白启动子调控的 c - myc 基因在转基因小鼠中的表达，导致早期淋巴瘤的发生；LTR/c - myc 转基因小鼠模型，利用哺乳类动物肿瘤病毒长末端重复序列（LTR）驱动 c - myc 广谱的表达，可造成多种组织形成肿瘤，如睾丸、乳腺和淋巴系统；乳腺癌病毒（MMTV）的增强子与 myc 基因连接形成的 MMTV - myc 转基因小鼠有高的乳腺癌发生率。②抑癌基因敲除的动物模型：最早建立了 p53 - / - 小鼠，自发肿瘤发生早，且经化学致癌物诱发的肿瘤生长速度明显加快；除 p53 基因外，相继建立的抑癌基因剔除小鼠模型还涉及 Rb、Apc、Nf1 和 Nf2、Brca1 和 Brac2 等基因，如 p16 缺失的小鼠自发性或致癌物诱导性肿瘤的发生率明显增高。③肝炎病毒转基因肝癌模型：乙型肝炎病毒（HBV）是人类肝炎和肝癌发生的重要原因，HBx 蛋白为 HBV 病毒编码的一种反式激活因子，能诱发肝癌的发生，HBx 转基因肝癌小鼠模型在 8～10 个月出现肝癌的肿瘤结节（原发性肝细胞癌）。④白血病的转基因动物模型：急性早幼粒细胞白血病（acute promyelocytic leukemia，APL）的病因可能是 RAR 基因与 PML、PLZF、NPM 等基因发生了特异染色体易位。hMRP8 或人组织蛋白酶 G（HCG）微基因调控下表达 PML - RARα 的转基因小鼠在出生后约 1 年发生 APL 样白血病，而 hCG - PLZF - RARα 转基因小鼠在出生后 3～12 个月发生慢性粒细胞白血病样病变，伴骨髓内早幼粒细胞增多；而同时表达 PLZF - RARα 和 RARα - PLZF 的转基因小鼠才发生类似人类的 APL；NPM - RARα 转基因小鼠在出生后 1 年出现典型 APL 或慢性粒细胞白血病样病变。

思考题

1. 什么是药物靶标？符合药物靶标的指标是什么？
2. 什么是 GPCR？
3. GPCR 的信号通路有哪些？
4. 什么蛋白激酶？
5. 什么是离子通道？
6. 简述离子通道与钠－钾泵的区别。
7. 简述基因沉默在药物靶标确认中的作用。
8. 什么是脱靶效应？
9. 完整的细胞信号通路有哪些环节？
10. 简述常见神经精神疾病动物模型的共同细胞生物学特征。

（王克威）

第十六章　分子生物学技术与中药研究

第一节　分子标记技术与药材鉴定

一、分子标记技术

我国中药材资源丰富，品种繁多，据统计有 12 807 种，其中植物药 11 146 种，动物药 1581 种，约占全部中药的 99%。面对如此多的药材品种，一方面基于形态学、组织解剖学和化学特征的鉴定方法需要鉴定者长期的实践经验，且带有主观性；另一方面外部形态破坏、组织细胞特征不明显、有效成分不明确的药材给实际鉴定工作带来很大的困难。传统的中药鉴别方法主要有基源鉴定、性状鉴定、显微鉴定和理化鉴定等。性状、显微鉴别主要是应用物种的特征来鉴别中药真伪，该方法简便、快速，至今仍是中药鉴定的重要内容和手段。然而这些鉴定特征几乎均为生物体的遗传性表现型，它们不仅受遗传因素的影响，而且受生物体生长发育阶段、环境以及人类活动（如引种驯化、加工炮制等）的影响，特别是对贵重药材、动物药、道地药材以及多来源中药的鉴定尤为棘手。近年来，随着分子生物学技术的迅速发展，许多新型的分子标记技术不断涌现，有力地促进了中药鉴定在方法学上的发展和突破。

分子标记（molecular marker）是以个体间遗传物质核苷酸序列变异为基础的遗传标记，是 DNA 水平遗传多态性的直接反映。广义的分子标记是指可遗传并可检测的 DNA 序列或蛋白质。狭义的分子标记就是指 DNA 标记，是能反映生物个体或种群间基因组中某种差异的特征性 DNA 片段，它直接反映基因组 DNA 间的差异。与传统的中药鉴定方法相比，DNA 分子标记具有以下优势：①直接以 DNA 的形式表现，在生物体的各个组织、各个发育阶段均可检测到；②不受采收时间、炮制加工方法、生物体生长发育及器官组织差异的影响，特别适合近缘品种、易混淆品种以及动物药的鉴定；③不存在表达与否等问题；④数量丰富、信息量大；⑤多态性高，存在许多等位变异，无须人为创造；⑥表现为中性，不影响目标性状的表达；⑦较多共显性，信息量完整；⑧所需样品量少，尤其适用于贵重药材和濒危药用动植物的鉴定。

DNA 分子鉴定就是通过比较不同个体间遗传物质 DNA 的差异来鉴定物种。分子标记技术的迅猛发展使得从 DNA 分子水平检测生物体遗传变异成为可能，为中药品种鉴定、亲缘关系分类和系统分类提供了有力的手段。DNA 分子为双螺旋结构的生物大分子化合物，由 A、T、C、G 四种碱基按一定顺序排列而成，DNA 分子的碱基顺序构成了 DNA 分子的特异性。不同生物体遗传上的差异就表现在 4 种碱基排列顺序的变化之中。在 DNA 分子中，有编码与物种存活密切相关的基因区域，也有编码与物种存活不十分密切的基因区域以及非编码基因区域。基因组 DNA 的这些不同区域在生物进化过程中所受到的压力不同，前者所受选择压力大，表现出高度保守性；后者所受选择压力小，表现出较大变异。正是由于 DNA 分子不同区域承受的选择压力不同，使得 DNA 分子不同区域有不同程度的遗传多样性，因此我们能够选择适当的 DNA 分子标记技术，在属、种、亚种、居群或个体水平上进行准确地鉴别。这是中药 DNA 分子标记鉴定的分子基础。

目前常用的分子标记技术主要包括：以 Southern 杂交为基础的分子标记，如限制性片段长度多态性标记；以 PCR 为基础的分子标记，如随机扩增多态 DNA 标记、扩增酶切片段长度多态性和特征性片段扩增区域等；以重复序列为基础的标记，如卫星 DNA、小卫星 DNA 和简单重复序列等；DNA 序列分析；基因芯片技术。

（一）限制性片段长度多态性

限制性片段长度多态性（restriction fragment length polymorphism，RFLP）是 Grodzicker 等人于 1974 年创立的第一代 DNA 分子标记技术。其原理是当 DNA 分子内核苷酸排列顺序的改变涉及限制酶切位点时，酶切后产生的 DNA 片段长度将发生变化，个体间出现限制性片段长度的差异，即限制性片段长度多态性。限制性内切核酸酶（简称限制酶）是一类能识别双链 DNA 分子中特定核苷酸序列，并在识别序列内或附近特异切割双链 DNA 的内切核酸酶。到目前为止，已从数百种不同的微生物中发现了上千种能切割特异 DNA 序列的限制酶，同时发现有百种以上不同的切割位点。进行 RFLP 时，首先利用限制酶消化生物体基因组 DNA，产生长度上有差异的 DNA 片段，将这些大小不等的 DNA 片段通过电泳分离、变性后转移到固体支持物（硝酸纤维素膜或其他膜）上，然后再用已标记和克隆的同源 DNA 序列作探针进行 Southern 杂交，经放射自显影或非同位素来检测酶切片段的 DNA 多态性。

RFLP 通过检测 DNA 在限制性内切酶酶切后形成的特定 DNA 片段的大小，反映了 DNA 分子上不同酶切位点的分布情况。该技术结果稳定可靠、重复性好、标记数量多。由于不同物种、品种间同源序列的限制性内切酶识别位点各不相同，因此可以通过比较 RFLP 片段的多态性，揭示种间、品种间的差异，进行基源鉴定，揭示生物体之间的亲缘关系。该技术的缺点是实验操作步骤烦琐、探针来源受限制且使用放射性同位素。此外，该方法对 DNA 多态性检出的灵敏度不高，需要样品量大、质量高，仅适用于未明显降解的新鲜材料，因此在实际应用中受到限制。

（二）随机扩增多态 DNA

随机扩增多态 DNA（random amplified polymorphic DNA，RAPD）是 1990 年美国杜邦公司科学家 J. G. K. Williams 和加利福尼亚生物研究所 J. Welsh 领导的两个小组几乎同时发展起来的一项新技术。Williams 将该技术称之为 RAPD，Welsh 称之为随机引物 PCR（arbitrary primer PCR，AP－PCR）。

该技术是建立在 PCR 基础之上的分子标记技术。PCR 具有操作简单、快速、灵敏度高、特异性强的特点，并且具有从 DNA 粗制品和降解的 DNA 模板中扩增靶序列的能力，这对于中药材鉴定尤为重要。

RAPD 技术是利用一个任意序列的寡核苷酸片段（通常 RAPD 为 10 个碱基，AP－PCR 为 20～30 个碱基）作为单引物，通过 PCR 非定点地扩增 DNA 片段，然后用凝胶电泳分离扩增片段进行 DNA 多态性研究。该技术首先将引物结合到模板链上，沿 5'→3'方向延伸而产生不同长度的 DNA 片段，然后再以这些片段为模板继续扩增。由于整个基因组存在众多的反向重复序列，因此每一随机引物都可在反向重复序列区找到互补结合位点，进行 PCR，使重复序列之间的区域得以扩增。引物结合位点 DNA 序列的改变以及两扩增位点之间 DNA 碱基的缺失、插入或置换均可导致扩增片段数目和长度的差异，经琼脂糖凝胶电泳分离后可检测 DNA 片段的多态性。对于任一特定引物而言，它在基因组 DNA 序列上有其特定的结合位点，当基因组在这些区域发生 DNA 片段的插入、缺失或碱基突变时，就可能导致这些特定结合位点的分布发生变化，从而导致扩增产物的数量和大小改变，表现出多态性。

RAPD 的特点是对 DNA 模板的需求量少，操作简单，检测速度快，通用性强，不需 DNA 探针且不需预先进行 DNA 序列分析，在目前绝大多数中药材 DNA 序列尚不清楚的情况下尤其适用。无须专门设计 RAPD 扩增反应的引物，用一个引物就可扩增出许多片段，而且不需要同位素，安全性好，退火温度低（一般为 36℃）保证引物与模板的稳定配对。但该技术也存在某些不足，如影响因素多，难以区分杂合子和纯合子，实验稳定性和重复性不好。

（三）扩增酶切片段多态性

扩增酶切片段多态性（amplified fragment length polymorphism，AFLP）是由荷兰科学家 Zabeau Marc 和 Vos Pieter 等于 1992 年创建的，并于 1993 年获得欧洲专利，它是在 RFLP 和 RCR 基础上发展起来的新一代分子标记技术。

它将基因组 DNA 用限制性内切酶切割产生相对分子质量大小不等的 DNA 片段，然后将这些片段与特定的双链接头连接起来，并通过 5'端与接头互补的半特异性引物扩增得到大量 DNA 片段，再通过聚丙烯酰胺凝胶电泳将这些特异的限制性片段分离并检测。该技术主要包括模板的制备、片段的扩增以及胶电泳的分离和检测。此外，引物的设计对 AFLP 的成功至关重要。

AFLP 的优点为不需要预先知道被分析基因组 DNA 序列的信息，只需极少的 DNA，条带呈共显性，检测信息量大，处理样品数量多，多态性强，具有较高的可靠性和重复性，灵敏度高，易操作，可生产丰富而稳定的遗传标记。但该技术对 DNA 的纯度、内切酶和实验者的操作均有较高要求。

（四）单核苷酸多态性

单核苷酸多态性（single nucleotide polymorphism，SNP）是指由于单个核苷酸的变异所引起的 DNA 序列多态性，即在不同个体的同一条染色体或同一位点的核苷酸序列中，绝大多数核苷酸序列一致而只有一个碱基不同的现象。同一位点的不同等位基因之间常常只有一个或几个核苷酸的差异，一个 SNP 表示在基因组某个位点上一个核苷酸的变化，这种变化可以由单个碱基的转换、颠换所引起，也可由碱基的插入或缺失所致。按照 SNP 在基因中的位置，SNP 可分为三类：基因编码区 SNP（coding SNP，cSNP）、基因调控区 SNP（peripheral SNP，pSNP）以及非编码区 SNP（intronic SNP，NP）。

SNP 在单个基因和整个基因组中分布不均匀，绝大多数分布在非编码区。部分位于基因内部的 SNP 可能会直接影响产物蛋白质的结构或基因的表达水平。SNP 适用于快速、规模化筛查。SNP 在基因组广泛而稳定地存在，提供了一批很好的分子标记，在高密度遗传图谱构建、性状作图和基因的精确定位、群体遗传结构分析以及系统发育等方面均具有广阔的应用前景，此外在道地药材形成机制、中药材分子鉴定、优良品种培育等方面也将会有重要的应用前景。

除上述介绍的分子标记技术外，DNA 序列分析、DNA 指纹图谱、高特异性 PCR 技术、等位基因特异 PCR 技术、序列特异扩增区技术、简单重复序列区间标记技术（inter - simple sequence repeat，ISSR）以及生物芯片技术等分子生物学技术的不断涌现，为中药材的鉴别提供了更多手段。

二、近缘种及易混品种的鉴定

目前近缘中药及易混品种的鉴定主要是采用传统的中药鉴定学方法。传统鉴定方法是基于经典的分类学思想，而近缘中药品种在外观形态、组织特征以及化学成分等方面往往十分相似，如何客观有效地区分种内居群变异和种间群体变异的幅度及性质，系统阐明近缘类群的分类学地位和关系，一直是一个十分棘手的问题。分子标记技术能够从分子水平上研究生物的遗传背景差异及其在系统分类上的意义，尤其适用于种间及种下等级品种的鉴定。

近年来 RFLP、PCR、RAPD、AFLP 等 DNA 分子标记技术已广泛应用于淫羊藿属 *Epimedium*、黄芪属 *Astragalus*、木蓝属 *Indigoferae*、黄连属 *Coptis*、山麦冬属 *Liriope*、贝母属 *Fritillaria*、栝楼属 *Trichosanthes*、铁线莲属 *Climatis*、香茶菜属 *Isodon*、姜黄属 *Curcuma*、苍术属 *Atractylodes*、大麻属 *Cannabis*、沙参属 *Adenophora*、紫苏属 *Perilla*、天南星属 *Arisaema*、百合属 *Lilium*、莴苣属 *Lactuca*、柑橘属 *Citrus* 等药用植物的鉴定整理研究。如采用 RAPD 法对人参属 3 个品种（人参 *Panax genseng*、西洋参 *P. quinquefolius*、三七 *P. notogenseng*）和 4 种伪品（桔梗 *Platycodon grandiflorum*、紫茉莉 *Mirabilisjalapa*、栌兰 *Talinum paniculatum*、商陆 *Phytolacca acinosa*）进行了有效鉴别。

采用 RAPD 技术对来源于 13 个种和 3 个变种的天花粉及其类似品进行鉴别研究，可将天花粉正品与类似品有效地分成 3 大类，第一类为大宗商品和小宗商品，包括不同产地的栝楼（*Trichosanthes kirilowⅡ*）、双边栝楼（*T. rosthornⅡ*）、多卷边栝楼（*T. rosthornⅡ var. multicirrata*）、黄山栝楼（*T. rosthornⅡ var. huangshanensis*）、尖果栝楼（*T. rosthornⅡ var. stylopodifera*）和井冈山栝楼（*T. jingganshanica*）的根；第二类包括与天花粉药材最易混淆的湖北栝楼（*T. hupehensis*）和红花栝楼（*T. rubriflos*）的根；第三类全部是混淆品和地区习惯用药，包括长萼栝楼（*T. lacerbractea*）、糙点栝楼（*T. dunnianna*）、马干铃栝楼（*T. lepiniana*）、趾叶栝楼（*T. pedata*）、王栝楼（*T. cucumeroides*）、木鳖（*Momordica cochinchensis*）、三开瓢（*Adenia cardiophylla*）和异叶马𪚕儿（*Melothria heterophylla*）的根。这表明 RAPD 对不同植物来源的天花粉及其类似品能够很好地区分，其结果与物种间的亲缘关系基本一致。

三、道地药材的评价

道地药材研究一直是中药研究的热点之一。道地药材的形成原因是特定的基因型在特定的生境下受到复杂的调控，导致某些代谢过程的关键酶基因的表达产生了时空差异。道地药材分子机制的研究，就是要分子水平揭示道地药材居群水平的遗传变异，明确道地药材基因型特征以及环境对道地药材基因表达的影响，从而揭示遗传因素对道地药材形成的作用。

道地药材的生物内涵是同种异地，即同一物种因其具有一定的空间结构，能在不同的地点上形成大大小小的群体单元，如果其中某一群体产生质优效佳的药材，即为道地药材，这一地点则被称为药材的"道地产地"。同一物种在不同地点上形成的群体单元，在生物学上称为"居群"。因此，道地药材在生物学上就是指某一物种的特定居群，这里的"特定"不是由研究者根据研究目的划定的，而是由一定的土壤、光热及阴湿等生境决定的，有着比较稳定的边界，是一个比较稳定的"地方居群"，是在特定的空间和时间里生活着的自然的或人为的同种个体群。

RAPD、AFLP 及 ISSR 等多种分子标记技术被用于乌头、人参、枳壳、芍药、苍术、半夏、厚朴、石斛等道地药材的评价。如厚朴为木兰科植物厚朴（*Magnolia officinalis* Rehd. et Wils.）或凹叶厚朴（*M. officinalis* var *biloba* Rehd. et Wils.）的干皮、根皮和枝皮，是临床常用中药之一。由于市场的需求，药材被无控制采挖，野生资源已近枯竭。目前药材厚朴几乎都来源于栽培，但药材质量极不稳定。历来认为，四川东部和湖北西部产的厚朴药材外观呈紫色且油润，统称川朴，是著名的道地药材，质量最好，其原植物为厚朴；而厚朴的第二大产区浙江和福建产的药材，质量稍次，统称温朴。选择代表厚朴主要分布区的 11 个产地的 33 个材料作为样本，利用 RAPD 技术探讨厚朴种内关系和道地性问题。结果从 17 个引物中得到 116 条带，经聚类分析，把 33 个样本聚为 3 个类群，得到反映优良品种的特异性引物和条带。显示，不同群体的遗传变异比较明显，表明厚朴药材的道地性主要来源于遗传变异。此外，采用 RAPD 技术对 12 个地区 24 个南方红豆杉样品进行研究，发现研究的 21 个引物中，有 9 个引物仅见于 2 个地区间高含量紫杉烷样品的共同特征条带，认为这些条带可能与紫杉烷的形成有一定关系，为道地药材分子鉴别标记的寻找提供了线索。

四、野生与栽培药材的鉴定

随着药用资源需求量的扩大，野生资源已很难满足市场和临床用药的需求。药用动植物的人工栽培和饲养很大程度上缓解了药用资源紧张的局面，而这也形成了一个值得关注的问题，那就是人工栽培或养殖的药用动植物与其原来野生型的药材之间是否有差异。栽培品和野生品都来自同一个物种，植物形态、药材性状、化学成分、生物活性等往往无明显差异。由于经济利益的驱使，以栽培品冒充野生品的现象时有发生，此时传统的鉴定方法往往难以奏效。DNA 分子标记技术不受生物体的生长条件和发育阶段等因素的影响，对栽培和野生药材的鉴定、筛选和开发具有重要意义。

丹参为唇形科植物丹参（*Salvia miltiorrhiza*）的干燥根，在其长期栽培繁殖过程中出现多种变异，对丹参原型、小叶型丹参、皱叶型丹参和单叶型丹参进行 AFLP 研究，聚类分析显示，小叶型丹参与其他三个类型间遗传距离较远，皱叶型丹参与单叶型丹参遗传距离最近，由此初步将小叶型丹参确定为一个变种，丹参原型与皱叶型丹参初步定为丹参栽培变种。

四川南充为半夏主产地。野生半夏有芍药型和竹叶型二种，均在临床上使用，随着生态环境的破坏，野生半夏资源急剧减少，人工半夏的形态变异，以及伪劣品的出现，使得传统的形态、显微和理化鉴别难以奏效。为了准确鉴别半夏各品种，使用22条随机引物，对南充野生芍药叶型和竹叶型半夏基因组DNA进行RAPD扩增，比较它们的差异条带。结果芍药叶型半夏基因组DNA扩增出157条带，竹叶型半夏基因组DNA扩增出161条带；芍药叶型半夏基因组DNA扩增的差异带3条，竹叶型半夏基因组DNA扩增的差异带7条。利用RAPD技术证实野生芍药叶型、竹叶型半夏的遗传关系存在差异，为进一步进行半夏的鉴定奠定了基础。

天麻是名贵中药材，野生资源十分有限，近年来已有大面积栽培，但野生天麻与家种天麻的鉴别还主要依靠传统的经验判断。采用RAPD技术对野生天麻和三种人工栽培天麻（绿天麻、乌天麻、黄天麻）进行DNA指纹图谱研究，从45个引物中筛选出23个扩增稳定且谱带清晰的引物，共得到209个遗传标记。结果显示，各样品间具有遗传差异，建立了野生天麻和栽培天麻分子水平的鉴定方法，有利于天麻种质资源的保护。利用简单序列重复分子标记鉴定贵州天麻4个居群的野生与栽培品种，合成了8对SSR引物用于天麻基因组DNA的PCR扩增，能够很好地区分野生天麻、无性繁殖及有性繁殖天麻。其中有性繁殖天麻均扩增出2条带，为杂合子；野生天麻和无性繁殖只扩增出1条带，为纯合子。证明简单序列重复分子标记技术可有效地区分杂合子和纯合子，能在分子水平鉴定野生和栽培天麻。

人参的野生品称为"山参"，属于珍稀中药材，价格昂贵，资源较少。山参与栽培人参（园参）属于一个种，在目前已知的化学成分方面大致相同，因此采用显微和理化鉴定的方法鉴别山参和园参很困难。多年来主要依靠富有经验的老药工、老专家凭借外观性状特点进行鉴别。采用RAPD标记法对7个来源地不同的山参和1个园参样品进行分析，山参用14个10 bp引物共检测出111个位点，其中多态位点76个，占67.6%，远大于园参内的变异。为了进一步了解山参与园参之间的遗传变异程度，又测定了4个山参的ITS1序列和2个山参的ITS2序列，结果发现ITS1在人参种内非常稳定，但ITS2有部分变异，可作为鉴定山参和园参的依据。此外，为了获得更多山参与园参DNA指纹信息，分别采用RAPD和AFLP方法，寻找鉴定山参和园参5个农家类型的DNA特征指纹线索，以期摸索清楚人参各种农家类型与山参之间的遗传关系，从而更有效地构建人参这一名贵药材的种质资源遗传图谱，为人参各药材品种的鉴别提供依据。此外，为了搞清山参与园参之间的遗传变异程度，还测定了人参非编码区ITS1和ITS2的序列。结果表明，ITS2的遗传信息有助于人参种质资源分析。

五、动物类中药的鉴定

动物类药材在我国有着悠久的应用历史。由于大多数动物药外部形态被破坏，组织细胞特征不明显，化学成分种类繁多，结构复杂且无明显特异性，分离和分析难度较大，因此，动物药的品种鉴定与质量评价是中药鉴定工作的难点。一个正常个体所有细胞的DNA序列是相同的，它既不像化学成分一样受土壤、气候等外界因素的影响，也不像形态、血清学特征一样受生物体发育阶段和器官组织差异的影响。因此，分子标记技术不仅能对动物药整体及破碎器官组织进行鉴定，而且对以动物粉末、体液、分泌物和排泄物入药的中药及其制剂亦能进行有效的真伪鉴定、纯度检查与质量评价，如犀角粉、水牛角粉和麝香等。

利用 RAPD 技术研究了 8 种 11 件蛇类药材标本，结果同种原动物制成的蛇类药材，特别是在亮度较高的主扩增带上多相同，而不同种原动物所制成的蛇类药材的扩增带型均有较大差异。所用的两种引物分别在乌梢蛇两个样品和水赤链游蛇三个样品中得到高度相似的电泳图谱。在引物 I-07 的扩增产物中，乌梢蛇、成体、幼体水赤链游蛇的标本分别有 6、7、4 条带相同；在引物 I-08 的扩增产物中，乌梢蛇的标本共有 4 条相同扩增带，成体和幼体水赤链游蛇的标本分别有 5 条和 3 条带相同，据此可区分乌梢蛇及其伪品（成体水赤链游蛇）以及金钱白花蛇及其伪品（幼体水赤链游蛇），证实 RAPD 方法可为鉴定蛇类药材提供依据。

此外，特异引物 PCR 技术是通过对正品药材及其混淆品的某些 DNA 片段的序列进行研究，找出正品药材的特异性位点，设计出只扩增正品药材的高度特异性的引物（通常为 18～24 个碱基），不扩增混淆品或其他生物的 DNA 模板。高特异性鉴别引物设计依据的 DNA 序列资料，一方面可以通过对相关物种的 DNA 进行测序研究得到，另一方面可以从 GenBank 或 EMBL 等 DNA 数据库中直接查得。如根据龟类和鳖甲的线粒体 12S rRNA 基因片段序列设计了专用于鉴定龟甲和鳖甲的特异引物，并利用该引物在龟类和鳖类样品中所得的 DNA 模板中进行扩增。正品的模板 DNA 均得到阳性扩增带，而混淆品的模板 DNA 在同样条件下无扩增产物。通过测定不同产地梅花鹿、马鹿、水鹿、白唇鹿 4 个种 9 个个体的线粒体 Cyt-b 基因片段序列，设计了一对特异引物，对鹿茸、鹿鞭及鹿筋正、伪品药材进行 PCR 鉴定，所有正品均为阳性，伪品均无扩增。特异引物 PCR 鉴别技术使用的是高特异性引物，PCR 反应复性温度较高，一般的 DNA 污染不会影响鉴定结果的正确性，对实验操作的要求也不十分高，所需设备简单，因此鉴别技术较易掌握，具有较大的实用价值。

目前用于动物类 DNA 测序的基因主要有线粒体基因组的 12S rRNA 和细胞色素 b 基因 Cyt-b，这些基因序列都在种内高度保守而在种间序列差异较大，是物种鉴别的理想标记。如以线粒体 DNA 细胞色素 b（Cyt-b）通用引物的 L14841 和 H15149 为引物，通过特异引物扩增鸡内金、鸭内金 DNA 片段，发现它们的 DNA 序列有明显差异，能准确鉴别鸡内金和鸭内金；以线粒体 DNA 细胞色素 b 通用引物 L14841 和 H15149 扩增梅花鹿血、毛，鹿茸，鹿鞭，牛鞭，驴鞭 DNA 的 307 bp 片段，发现梅花鹿茸、鹿血和鹿鞭的 DNA 序列完全一样，而鹿茸的伪品则与其有较大的差异；测定了乌梢蛇及其混淆品 7 种共 12 件标本以及原动物标本 10 种各 1 件的线粒体 Cyt-b 基因片段序列，种内个体差异仅为 1.14%，而种间 DNA 序列差异平均为 16.85%，种内 DNA 序列差异百分数远远低于种间的差异百分数，两者之间有非常显著的差异（P<0.01）。

综上，DNA 分子标记技术在中药研究中具有独到的优势和广阔的应用前景，但目前还处于探索阶段。各种 DNA 分子标记技术均存在一定的局限性，有待进一步完善。中药分子鉴定研究中有几个值得注意的问题：①目的基因的真实性与 DNA 同源性；②DNA分子标记技术的稳定性；③研究成本；④DNA 分子标记技术的应用目前主要集中在中药鉴定方面，在中药学其他方面尚存在很大的局限性；⑤中药鉴定常用的分子标记技术主要有 RFLP、RAPD、APPCR、AFLP 等，但与已出现的几十种分子标记技术相比，只是其中的一小部分。随着分子生物学的发展，新的分子标记技术还将不断问世。

第二节　中药活性成分生产

一、多肽类中药活性成分的生产

二十世纪初，科学家开始关注一类由氨基酸组成，比蛋白质体积小，结构简单，生理活性强的物质。它们与蛋白质没有本质区别，但又不同于蛋白质，人们把这类物质称作"肽"或"多肽"。多肽类药物常指多肽类激素，它是细胞自己产生的含有调节生理和代谢功能的微量有机物质。多肽类物质不直接进入靶细胞，而是首先与分布在细胞表面的特异性受体结合，并激活与受体连接的效应器。活化的效应器起作用后产生"第二信使"传递信息，在细胞内激活一些酶，进而促进中间代谢或改变膜的通透性或通过控制 DNA 转录或翻译而影响特异蛋白质的合成，最终导致特定的生理效应或发挥其药理作用。随着生物技术的高速发展，蛋白质多肽类药物的开发已成为生物技术及制药工业中最为活跃的领域之一，显示出很大的社会效益和经济效益。

我国自古以来就有采用生物制品（动物、动物组织或动物代谢分泌物）入药的历史。例如，民间利用蜂毒疗法治疗风湿和类风湿性关节炎等疾病。随着现代生物技术的发展，人们从中药中提取分离出许多活性很强的蛋白质多肽类药物。例如，天花粉蛋白是我国独创的中期引产药物，也用于治疗绒毛膜上皮癌。蝎毒肽是从东亚钳中分离出的抗肿瘤成分，对食管癌、胃癌、喉癌及直肠癌细胞均有显著的杀伤作用。再者，蛇毒神经毒素是一类碱性多肽，可改变中枢和周围神经系统正常的兴奋传递，是研究神经系统中神经递质的产生及传递过程分子机制的重要探针，临床上主要用于治疗神经性疼痛、癌痛、神经硬化症以及重症肌无力等神经性疾病。

与其他药物相比，多肽具有吸收快、高效、低毒和特异性强的显著优势。多肽在生物体内的浓度很低，但生理活性很强，在调节生理功能时起重要作用。由于生物体的自然生长周期长，这类成分在生物体中含量低且受环境影响因素多，致使这类药材资源严重短缺。通过人工养殖、栽培以及寻找替代品等方法在一定程度上缓解了这一现状，但还不能满足日益增长的市场需求，需要开辟新的途径。采用现代生物技术手段，一方面可以解决蛋白质多肽类药材资源短缺的问题，另一方面可以解决这些动植物来源的活性物质可能带来的病毒、细菌污染以及病原体感染等问题，再者，还可以避免药材产量和质量受气候、地理环境、繁殖生长周期等因素的限制。

（一）动物来源中药活性多肽的生产

动物来源的多肽类药物在现代临床有着广泛的应用，如水蛭素、蚓激酶、蛇毒凝血酶等。

水蛭已有悠久的药用历史，主治破血、逐瘀、通经，临床用于治疗癥瘕痞块、血瘀经闭、跌打损伤等，其来源包括蚂蟥（*Whitmania pigra*）、水蛭（*Hirrudo nipponica*）和柳叶蚂蟥（*Whitmania acranulata*）。水蛭素（hirudin）是水蛭的有效成分，由其唾液分泌，毒性很小，具有很强的抗凝血效果，对静脉血栓、弥散性血管内凝血、脑血栓、血栓性静脉炎及冠状动脉血栓都有很好的预防和治疗效果。

水蛭素是一种单链环肽化合物，肽链由 65～66 个氨基酸残基组成，相对分子量约为 7000。整个多肽呈蝌蚪状，分头、体、尾三部分。头部由疏水性氨基酸组成，为结合凝血酶的活性位点；中间体部是水蛭素与凝血酶结合的催化位点；尾部富含带负电的酸性氨基酸残基，可与凝血酶的正电部位结合，以静电作用阻止凝血酶与纤维蛋白原的识别位点。水蛭素对热和 pH 都非常稳定，在体内能与凝血酶形成 1：1 的非共价复合物，抑制凝血酶的活性。

天然水蛭中含有的水蛭素很少，不能满足临床用药需要。随着分子生物学技术的飞速发展，人们相继克隆了水蛭素基因。1986 年 Harvey 等首次从水蛭组织中分离出水蛭素进行编码和复制的 cDNA，并在大肠埃希菌中表达成功，获得重组水蛭素。从此，通过基因工程方法将水蛭素基因进行克隆表达获得了迅速发展，成为基因工程和抗栓领域的一大热点。1997 年，德国和瑞士的生物制药公司将生物技术生产的重组水蛭素产品推向了市场，用于治疗肝素诱导的血小板减少和静脉血栓。我国的研究人员也在这方面进行了大量研究，重组水蛭素产品在 2003 年已被批准进行人体临床试验。

目前，已经能够通过多种表达系统来生产重组水蛭素，主要包括大肠埃希菌系统、酵母表达系统以及植物表达系统等。1986 年，法国科学家从欧洲吸血水蛭中分离纯化了水蛭总 RNA，根据前人测定的水蛭素多肽氨基酸序列设计筛选引物，从而构建的水蛭素 cDNA 文库中克隆的水蛭素基因，构建表达载体，在大肠埃希菌中进行表达，获得具有生物活性的水蛭素。大肠埃希菌并不是生产外源蛋白最理想的宿主，因为它产生的内毒素会给产品纯化带来困难，且表达的外源蛋白大多仍然分泌在细胞内。国外研究人员将水蛭素基因与酿酒酵母的 α1 配对因子信号肽融合，置于甲醇氧化酶 AOX1 启动子的控制下，采用毕赤酵母进行表达，发酵液中分泌的重组水蛭素的量可达1.5 g/L。1991 年，我国研究人员根据已发表的水蛭素氨基酸序列，采用固相人工合成的方法，以酵母偏爱的密码子合成了水蛭素全基因序列。在该基因的 5′末端和 3′末端加有 HindⅢ和 SalⅠ、KpnⅠ酶切克隆位点。5′末端添加了与酵母 α 因子引导肽连接的序列，以利于表达的目的产物在酵母细胞内加工。3′末端添加了终止密码子，以适应待克隆的 pYA2 质粒。pYA2 质粒带有酵母 α 因子表达调控序列和细胞色素 C 编码序列。插入的水蛭素基因替换了原质粒中的细胞色素 C 序列，形成 5′调控区 - 启动子 - 引导肽序列 - 水蛭素基因序列 - 细胞色素 C - 3′末端终止序列的串联基因模式。此外，加拿大科学家还采用植物表达系统，实现了重组水蛭素的工业化大规模生产。

（二）植物来源中药活性多肽的生产

我国传统中药材中，植物来源的占中药资源的 90% 以上。天花粉蛋白（trichosanthin，TCS）是从葫芦科植物栝楼（*Trichosanthes kirilow* Ⅱ Maxim）块根中分离得到的单链核糖体失活蛋白，是传统中药天花粉的主要有效成分。天花粉入药已有两千多年历史，用于中期妊娠引产及宫外孕、葡萄胎、腹腔妊娠等疾病的治疗。但是，天然的天花粉蛋白资源有限、分离纯化困难，且具有很强的免疫原性，可诱导产生破坏性抗体 IgG 和 IgE，在临床中还会产生一些过敏反应、神经和肾脏毒性等毒副作用，从而限制了其临床应用。因此，对天花粉蛋白进行基因工程表达以及重组天花粉蛋白生物学活性的研究已成为当前的研究热点。

现在，已经成功地将克隆得到的天花粉蛋白基因导入大肠埃希菌、烟草、番茄、水稻和葡萄中，实现了重组天花粉蛋白的生产和植物防病毒的应用。例如，我国香港的研究人员在1990年成功地从自建的天花cDNA库中克隆了天花粉蛋白基因并实现了在大肠埃希菌中的表达。此外，美国加州大学的研究人员从克隆得到的天花粉蛋白原前体基因，经PCR扩增，构建了含有天花粉蛋白原前体基因（prepro-TCS）、天花粉蛋白原基因（pro-TCS）、天花粉蛋白前体基因（pre-TCS）、成熟天花粉蛋白基因（mature-TCS）以及与标签融合的多种表达载体进行天花粉蛋白基因在植物中的表达研究。

相比小分子次生代谢产物的研究，中药多肽类活性成分的研究进展还较慢，一是明确活性组分是多肽的中药品种有限；二是制备多肽类成分的工艺比较复杂费时，成本也相对高；三是多肽类成分不如小分子化合物稳定，容易受温度、pH等因素的影响。随着相关技术的发展，这些问题将有望逐步解决，多肽类药物也将成为中药资源开发的新热点。

二、药用植物次生代谢产物的合成调控

（一）植物次生代谢

植物次生代谢（secondary metabolism）的概念是由Kossel于1891年明确提出的，是相对于初生代谢（Primary metabolism）而言。植物次生代谢产物（plant secondary metabolite）是指由植物体有限的初生代谢产物派生而来，在一系列酶的催化下经不同的生物代谢途径，生成的一系列小分子化合物。

植物次生代谢产物并非生物有机体或细胞生长繁殖所必需的，而是植物对环境的一种适应，是植物在长期进化过程中对生态环境适应的结果。当植物受到病原微生物的侵染后，产生并大量积累次生代谢产物，以增强自身的免疫力和抵抗力。通常情况下，植物中次生代谢产物的含量都很低。但这些化合物往往是药用植物的主要活性成分，不仅对植物在复杂环境中的生存和发展起着不可替代的作用，而且具有重要的经济和药用价值。临床药物中，很多都取自植物的次生代谢产物。在我国，药用植物的应用历史悠久，它们是药物开发的天然宝库。然而，药用植物生长周期较长，野生资源有限，过度的采集对生态环境会造成一定的破坏。而中药材种植栽培会占用大量耕地，还会有农药残留、重金属污染等问题。因此，利用生物技术对次生代谢产物进行调控生产是中药新资源开发的热点之一。

药用植物次生代谢调控技术是应用基因工程技术对次生代谢产物的代谢途径进行调控，其目的是促进目标产物的生物合成，去除或减少有毒的化学成分。目前，已对多种药用植物进行有效成分基因调控研究，如长春花、罂粟、紫草、青蒿、红豆杉、曼陀罗、颠茄、蛇根木等。植物次生代谢产物种类繁多，包括苯丙素、醌类、黄酮、鞣质、萜类、甾体及其苷、生物碱等，其生物合成途径也千差万别，只有在了解目标植物特定次生代谢途径的基础上，才能有选择地进行有效的基因操作。因此，植物次生代谢途径研究是植物基因工程的必要前提。植物次生代谢途径研究是一项非常复杂和巨大的工程，包括次生代谢途径的中间产物和终产物的来龙去脉，参与各步反应的酶和基因的表达调控等。物种不同，修饰作用也不同，即发挥修饰作用的酶及相应的

基因不同，由此形成了种类繁多的次生代谢产物。在植物体内，几乎所有次生代谢产物都是以异戊二烯、莽草酸和聚酮三条途径产生的化合物为母核，再经一系列不同的化学修饰作用形成的。

萜类、苯丙素、生物碱是药用植物中最具代表性的三类次生代谢产物。其中，萜类（terpenoids）是一类由异戊二烯单位头尾相连形成的链状或环状化合物，由异戊二烯合成途径产生，其特征是由 C5 基核单元（异戊烯基焦磷酸 isopentenyl pyrophosphate，IPP）依次形成 C10（单萜）、C15（倍半萜）、C20（二萜）、C30（甾体和三萜）和 C40（类胡萝卜素）化合物。已发现的植物次生代谢产物中约三分之一属于萜类化合物，它们广泛存在于植物界，很多具有重要的药用价值，是中草药的有效成分，如薄荷醇、紫杉醇、青蒿素和洋地黄毒苷等。普遍认为，甲羟戊酸途径发生在细胞质中，是倍半萜、三萜和甾体的生物合成途径，而单萜、二萜、四萜的生物合成途径为磷酸甘油醛/丙酮酸途径，发生在植物细胞的质体中。目前已从植物中分离得到多种参与生物合成途径的酶及相应的基因，例如 HMGR 是甲羟戊酸代谢的关键酶，对细胞质中萜类物质的代谢起着重要的调控作用。HMGR 以基因家族的形式存在，已研究的物种中一般有 2~3 个不同成员，有些还有亚基因家族成员，各成员编码区具有很高同源性。研究发现，*hmg* 不同成员对不同信号的应答情况不同，相应的萜类代谢最终产物也出现变化。法尼基焦磷酸合成酶（FPPS）是植物类异戊二烯生物合成中另一重要的关键酶。例如，*fpps* 基因对转基因青蒿（*Artemisia annua*）中倍半萜成分的生物合成有明显调控作用。研究表明，转 *fpps* 基因的青蒿再生植株中青蒿素的含量为对照组的 6~7 倍。

（二）植物基因工程

植物基因工程是将人工分离和修饰过的目标基因转入植物或植物细胞基因组中，促进或抑制该基因的表达，引起生物原有次生代谢性状改变，从而获得新品种、新产物。植物基因工程技术的关键在于次生代谢调控的策略、受体系统的选择、基因的转化方法以及转基因植物的鉴定。

1. 次生代谢调控策略

提高有效成分的含量是药用植物次生代谢调控的主要目标之一。药用植物代谢途径中的限速酶、关键酶或相关调控因子在次生代谢调控中起着至关重要的作用。选择目的基因时，应首先考虑参与目标化合物的关键基因。代谢反应进行的速度和方向是由此代谢途径中一个或几个具有调节作用的关键酶的活性所决定的。基因工程对次生代谢的调节主要是通过对关键酶活性的调节来实现的，可通过在目标植物中的过量表达或敲除关键酶基因来提高或抑制酶活性，从而促进或降低终产物的积累，或者将物质流导向其他途径产生新化合物，从而达到对次生代谢进行调控的目的。植物次生代谢产物的生物合成大多是由多种酶参与的，其中调控因子往往具有牵一发而动全身的功能。

提高目标化合物含量的途径主要包括：①促进物质流量，应用基因工程技术通过强启动子调控目标化合物合成的关键酶基因，提高关键酶的表达量及活性或选择竞争性代谢途径关键酶基因，应用反义抑制技术、抑制竞争途径的生物合成，也可以转入协同作用因子基因，增加调控因子表达；②次生代谢产物在植物细胞中是动态平衡的，即合成和分解反应同时存在，可以选择相应的基因应用反义抑制技术减少目标化合物的转化，从而提高目标化合物的含量；③应用基因工程技术增加产生目标化合物细胞的数量也是提高目标化合物产量的有效方法。此外，药用植物次生代谢调控还包括阻断或降低毒副作用化合物的生物合成等。

2. 植物基因转化的受体系统

植物基因转化受体系统是指外植体通过组织培养或其他途径，能高效、稳定地再生无性系，并能接受外源 DNA 的再生系统。根据转化目的的不同，分为原生质体受体系统、愈伤组织受体系统、种质系统、胚状体受体系统和直接分化芽受体系统。

3. 植物转基因方法

获得目的基因后，就需要选取合适的转化方法将外源基因导入到受体植物中。外源基因导入植物有 3 个关键因素：①要有适宜的基因，包括目的基因、标记基因或报告基因和合适的选择条件；②要有完善的组织培养系统，植物细胞必须有效地再生成植株；③外源基因导入到植物的途径和方法，要求损失小、频率高且外源基因能稳定地整合到基因组上，才有可能实现目的基因的稳定遗传与正常表达。目前，已发展出一系列较完善的植物转化体系，依据转化方式不同，植物基因转化方法分为：农杆菌转化法、DNA 直接导入法和花粉管通道转化法等。农杆菌转化是植物基因转化中应用最早和较多的一种，转基因植物中 80% 是由农杆菌介导的。

（1）农杆菌转化法　农杆菌是普遍存在于土壤中的一种革兰阴性菌，包括根癌农杆菌（*Agrobacterium tumefaciens*）和发根农杆菌（*Agrobacterium rhizogenes*）。根癌农杆菌上含有 Ti（tumor inducing）质粒，它具有 4 个涉及农杆菌与宿主植物相互作用的功能区。①转移 DNA（transferred DNA，T – DNA）区。②毒性（Vir）区，位于 T – DNA 左侧，长约 35 kb，不同类型的 Ti 至少含有 virA、virB、virC、virD、virE 和 virF 6 个遗传位点，这些基因产物通过反式作用直接参与 T – DNA 加工和转移过程；Vir 区表达的蛋白质，可以将质粒上的 T – DNA 转入植物细胞，并经同源重组整合到植物的基因组，在植物细胞中表达。③结合转移区（Con 区）。④质粒自身复制有关的复制起始区（Ori 区）。其中，能整合到植物染色体上的只有 T – DNA。

Ti 质粒上 T – DNA 区含有的一段特殊转移 DNA，它能够随机整合到植物染色体 DNA 上，并诱导植物发生肿瘤。多数情况下，野生型农杆菌 T – DNA 区段上的致癌基因整合到植物基因组中，其表达产物会引起植物体内激素的不平衡，难以再生正常植株。因此，必须将 Ti 质粒加以修饰和改建，去掉 Ti 质粒 T – DNA 区段的致癌基因，并保持 T – DNA 的转移能力和再生植物的表达功能。此时，再将目的基因插入改造后的 T – DNA 区段中，借助农杆菌的感染实现外源基因向植物细胞的转移与整合，然后通过细胞和组织培养技术，再生出转基因植株。

冠瘿瘤（crown gall）是根癌农杆菌感染植物后，其 Ti 质粒上的 T – DNA 片段整合进植物细胞核基因组中诱导产生的一种特殊表现型。冠瘿瘤细胞能在没有植物激素的培养基中快速增殖并在除掉农杆菌后继续生长。冠瘿瘤的诱导是指目的基因（T – DNA）导入受体植物细胞中，并得以表达的过程，其基本程序包括根癌农杆菌的纯化培养、农杆菌与植物外植体的共培养和植物材料的杀菌等。Ti 质粒上与冠瘿瘤生成有关的是 vir 区和 T – DNA 区。

发根农杆菌（*Agrobacterium rhizogenes*）是自然界存在的另一种农杆菌。Ri（root

inducing）质粒是发根农杆菌染色体外的一个约 250 kb 的质粒，带有冠瘿合成酶基因。Ri 质粒与 Ti 质粒在转化植物细胞的功能上很相似，它有两个与转化相关的主要功能区，即 T - DNA 区（转移区）和 Vir 区（致病区），Vir 区基因并不发生转移，但它对 T - DNA 的转移具有重要意义。发根农杆菌感染植物后，其 Ri 质粒上的 T - DNA 片段整合插入植物细胞核基因组中，其携带的基因在植物中表达，诱导植物在受伤部位产生一种特殊表现型，称为毛状根（hairy root）。Ri 质粒毒性小，毛状根具有稳定性好、生长速度快等特点，并且三分之一中药材的药用部位都是根部，所以毛状根培养系统对中药材特别适用。目前，许多药用植物都进行了以毛状根培养体系获取次生代谢产物的研究，如黄芪、丹参、长春花、人参、曼陀罗、甘草等。

农杆菌转化法利用天然的转化载体系统，成功率高，效果好。其转化系统的机制研究得较为清楚，方法成熟，应用广泛。T - DNA 区可以容纳相当大的 DNA 片段插入，可人为地控制外源目的基因的表达部位。该转化方法的缺点是受体植物大多还局限于双子叶植物，从而限制了其实际应用。

（2）DNA 直接导入法　DNA 直接导入法也称为无载体介导转化，该方法是将特殊处理的外源目的基因直接导入植物细胞。根据处理方法不同又可分为聚乙二醇（PEG）介导的基因转化法、脂质体介导法、电穿孔法及基因枪法等。其中，基因枪法是目前转基因研究中应用较成功的一种方法。与农杆菌转化相比，基因枪法转化不受受体植物范围的限制，从而拓宽了可以用作转基因植物的范围。同时，该方法可以将多个基因同时转入植物细胞，整合到基因组的同一个遗传位点，使得多基因转化及表达成为可能。这在药用植物基因工程中尤为重要，因为大多数植物次生代谢产物都需要在多个酶的共同作用下经多步反应才能生成。

（3）花粉管通道转化法　花粉管通道转化法又称为"种质转化系统"技术，也称生物媒体转化系统，主要通过花粉管通道，利用子房、幼穗及种胚注射外源 DNA 等方法导入外源基因。

4. 转基因植物的鉴定

经基因转化后得到的植株是否是真正的转基因植株，还需要进行严格的检验与鉴定。转基因植物鉴定的主要包括：证明外源目的基因是否整合入受体植物基因组以及是否能正确表达；证明转基因植物是否具有由外源目的基因编码的特异蛋白影响代谢而产生目标经济性状；证明外源目的基因及其控制的目标性状能否稳定遗传。

植物基因工程的应用和产业化，不仅带来了经济效益，而且对环境、社会均产生深远的影响。目前，这方面的研究还主要集中在农作物上，药物植物的相关研究基础还很薄弱。药用植物有别于农作物，其有效成分是植物的次生代谢产物，这一特点决定了在转基因药用植株的筛选和评价过程中，对药用植物有效成分乃至药效的影响是首要考虑因素。植物次生代谢产物的多样性及其相关酶和基因表达调控的复杂性增加了植物次生代谢基因工程的难度。对大多数药用植物而言，高效再生转化受体系统尚未建立。此外，由于大多数中药有效成分和疗效机制尚不明确，药用植物转基因产物的药效和安全性评价是突出的难题。随着现代科学技术的蓬勃发展，学科之间的相互借鉴与合作，药用植物基因工程必将为人类更好地利用植物资源做出更大的贡献。

思考题

1. 什么是分子标记技术？
2. 简述 DNA 分子标记技术的特点。
3. 常用的 DNA 分子标记技术有哪些？
4. 简述 RFLP、RAPD、AFLP 的基本原理。
5. 简述冠瘿瘤、毛状根是如何产生的。

（胡　静）

第十七章 | 重组工程技术及其应用

第一节 概 述

一、重组工程的定义

重组工程（recombineering）即重组介导的基因工程（recombination - mediated genetic engineering），是指通过重组酶催化的 DNA 之间的同源重组而实现 DNA 克隆和 DNA 修饰的一种基因工程手段，由于通常采用 λ 噬菌体来源的重组酶，故也称 λ Red 重组工程（λ Red recombineering）。

二、重组工程的发展及其特点

（一）DNA 重组和同源重组

DNA 重组（recombination）是指碱基序列之间的重新组合。DNA 重组广泛存在于生物进化和新生物体产生等生物学现象中，如人类基因组上就存在着相当数量的通过重组而获得的病毒基因组。

同源重组（homologous recombination）是指相同序列的 DNA 片段（即同源片段）之间的重新组合。生物体存在多种催化同源重组的酶，以 RecA 最为重要。尽管 RecA 可以催化数十碱基对 DNA 片段之间的同源重组，但效率极低，实际运用中至少需要数百碱基对才能实现一定效率的重组。而为了获得这数百 bp，就需要 PCR（聚合酶链式反应）、酶切、连接、转化、质粒提取、酶切鉴定和序列测定等操作步骤。

（二）重组工程的作用机制

噬菌体是能够整合至宿主基因组的分子生物。λ 噬菌体是能够利用大肠埃希菌作为宿主菌的烈性噬菌体，即在完成复制周期后，噬菌体粒子释放出来并裂解大肠埃希菌。Rac 前噬菌体是整合在大肠埃希菌的基因组上的温和噬菌体，即随着大肠埃希菌的基因组的复制而复制，但不释放 λ 噬菌体粒子，也不裂解大肠埃希菌。

在构建一系列 λ 噬菌体的突变株并验证它们的重组功能后，最终将负责 DNA 重组功能的基因归到 *exo*（redα）基因和 *bet*（redβ）基因。*exo* 编码 DNA 5′端至 3′端的外切酶 Exo，Exo 作用于双链 DNA 分子而产生 3′端突出的分子；*bet* 编码单链结合蛋白 Beta，Beta 结合在 Exo 作用后所产生的 DNA 分子的 3′突出端（最近的研究显示，完全的单链 DNA 分子形式占绝大多数），同时还行使重组酶活性，即促进两个单链的同源 DNA 分子通过退火或链侵入的机制进行同源重组而获得重组分子。随后研究发现 *exo* 和 *bet* 操纵元中的 *gam* 基因所编码的 Gam 蛋白能够抑制大肠埃希菌 RecBCD 对外源 DNA 的降解，这三个基因也就是通常意义上的重组酶基因。重组工程的作用示意如图 17 - 1。

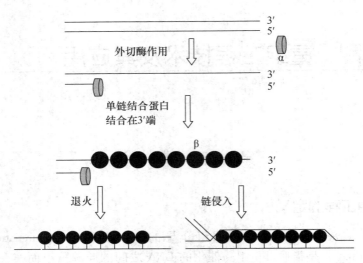

图 17-1　重组工程示意图

研究发现 Rac 前噬菌体中的 *recE* 基因与 *exo* 功能相同，为 5′→3′ DNA 外切酶，*recT* 基因与 *bet* 功能相同，为单链结合蛋白。尽管核苷酸以及氨基酸序列上的同源性较低，RecE 与 Exo 以及 RecT 与 Beta 在蛋白的二级结构上有着很高的相似性，在活性区域有着共同的结构域。大肠埃希菌基因组上的 *sbcA* 基因突变后，RecET 旁路被激活，所得的菌株（以 JC8679 为代表）可行使高效的同源重组功能。

RecE 全长 866 个氨基酸，远大于 Exo 的 226 个氨基酸。RecE C 末端自第 588 个氨基酸至末端的蛋白片段（279 个氨基酸）即足以行使 5′→3′ DNA 外切酶功能，但这个截短的蛋白和 RecT 组合催化线性和环状分子之间的同源重组效率远较 Redαβγ 低（约50 倍），然而近期的研究发现全长的 RecE 和 RecT 组合催化两个线性片段之间的同源重组的效率高于 Redαβγ。

（三）重组工程的兴起

1998 年，美国麻省大学的 Kenan Murphy 首次报道了运用重组酶基因进行的重组操作。首先将 P_{lac} 启动子控制之下的 redαβ 基因敲入至大肠埃希菌 W3110 基因组并同时敲除 *recBCD* 基因，随后将通过 PCR 生成的、两侧含有 1 kb 左右同源片段的卡那霉素或四环素抗性基因通过自制的电转化设备转化至经 IPTG（异丙基硫代-β-D-半乳糖苷）诱导 redαβ 基因表达的菌株，在抗性筛选之下，高效率地获得了整合至特定位点的变株。每毫克 DNA 抗性克隆数可达 10^5，重组效率（即重组克隆占电击后细胞存活数的比例）可达 2.7×10^{-4}。P_{lac}-redαβ 克隆在质粒上经 IPTG 诱导后也表现出类似的活性。

同年，德国欧洲分子生物学实验室的 Frances Stewart 等报道了在 JC8679 及其衍生菌株中短至 50 bp 的同源片段（简称为同源臂，homologous arm），即可实现高效率的基因敲除，这是首次发现短的同源片段可实现高效的同源重组。同源臂可通过 PCR 引物合成而引入，这就大大简化了实验步骤，重组工程的威力开始显现。2000 年，他们利用同源臂之间的同源重组实现了基因克隆，即 "ET 克隆"。由于在 JC8679 这类菌株中的重组酶是持续表达而非严谨调控的，易导致异常重组的发生，故此类菌株目前较少使用。

2000 年，美国普度大学的 Barry Wanner 等报道了简便快捷的大肠埃希菌基因敲除方法。首先根据靶基因两侧的序列设计 36～50 个碱基长度的同源臂，PCR 扩增得到上下游为同源臂、两侧含有 FRT 位点的抗性基因盒，再电转化至表达 λ Red 重组酶的大肠埃希菌中，通过抗生素的抗性选择来得到基因敲除变株，最后通过转化表达 FLP 的质粒来消除此抗性基因盒包庇一个 FRT 位点（FLP 和 FRT 详见下述）。通过设计合适的同源臂，可实现靶基因读码框内敲除。实验具体流程如 17－2 图所示。

1. PCR扩增两侧含同源臂和FRT位点的抗性基因V

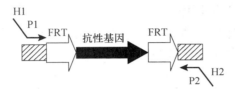

2. 转化至表达λRed重组酶的菌株

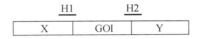

3. 抗生素抗性选择

4. 以表达FLP的质粒来消除抗性基因盒

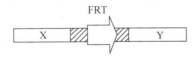

图 17－2　大肠埃希菌基因组的重组工程法基因敲除

H1 和 H2 为上游和下游的同源臂，P1 和 P2 为扩增抗性基因盒的引物，黑色箭头表示抗性基因，GOI（gene of interest）为待敲除的靶基因，X 和 Y 分别为靶基因上游和下游的基因。

Barry Wanner 实验较 Kenan Murphy 实验的显著改进是采用了可通过 PCR 引物合成所引入 36～50 个碱基的短同源臂，这就免除了采用 1 kb 左右同源片段所需要的基因克隆步骤，这也成为目前重组工程操作的基础。需要注意的是，一些重组效率较低或重组酶表达非最优化的微生物菌株可能需要较长的同源臂。

2001 年，Neal Copeland 等将这种由来自噬菌体的重组酶所催化的、通常是较短的 DNA 片段之间的同源重组称之为重组工程。

（四）重组工程的优点

重组工程有着诸多优点，具体可表现在五个方面。

（1）无须克隆操作　由于同源臂可在 PCR 引物中引入，这就避免了利用长同源片段所需的繁杂的克隆步骤，从而大大简化了实验流程，也不会引入碱基的突变。

（2）无限制性内切酶的限制　根据待修饰位点的碱基序列设计同源臂，打靶分子通过 PCR 而产生，不需要限制性内切酶来酶切。

（3）无修饰位点的限制　由于无须酶切起始 DNA，因此可在任何 DNA 分子的任何位点进行修饰。这个优点在修饰细菌人工染色体（BAC）和基因组时尤为明显。

（4）无靶分子大小的限制　靶分子可是任何 DNA 分子，大小涵盖单个碱基至数百个碱基对。

（5）适于高通量的操作　由于 PCR、电转化、筛选等步骤可同时操作，也由于高的重组效率，故可以实现高通量的重组工程操作。

（五）重组工程法修饰的生物体

根据重组酶在目标生物体内表达与否以及生物体的种类，可将迄今报道的经重组工程修饰的生物体分为四大类型（见表 17 -1）。

表 17 -1　重组工程修饰的生物体

生物体	作者和发表年份
打靶 DNA 电转化体内表达重组酶的微生物菌株	
Bacillus subtilis（枯草杆菌 *）	Wang et al，2012
Burkholderia thailandensis（泰国伯克霍尔德菌）和　B. pseudomallei（类鼻疽伯克霍尔德菌）	Kang et al.，2011
Escherichia coli MG1655（大肠埃希菌 MG1655）	Murphy，1998；Zhang et al.，1998；Datsenko et al.，2000
Enterohemorrhagic E. coli（肠道出血型大肠埃希菌）和 Enteropathogenic E. coli（肠道致病型大肠埃希菌）	Murphy et al.，2003
Lactobacillus plantarum BAA -793，L. gasseri ATCC 33323，Lactococcus lactis NZ9000 和 L. reuteri ATCC PTA 6475（乳酸菌 *）	Brittonet al.，2012
Pantoea ananatis（成团泛菌）	Katashkina et al.，2009
Pseudomonas aeruginosa PA14（铜绿假单胞菌）	Lesic et al.，2008
P. aeruginosa PAO1（铜绿假单胞菌）	Liang et al.，2010
P. putida KT2440（恶臭假单胞菌 KT2440）	Yang et al.，2011
P. syringae（丁香假单胞菌）	Swingle et al.，2010
Salmonella enterica serovar Typhimurium（鼠伤寒沙门氏菌）	Uzzau et al.，2001
Serratia marcescens（黏质沙雷菌）	Rossi et al.，2003
Shigella dysenteriae（痢疾志贺氏菌）、S. flexneri（福氏志贺氏菌）和 S. sonnei（宋内氏志贺氏菌）	Ranallo et al.，2006
Sodalis glossinidius（舌蝇传播的内共生菌）	Pontes et al.，2011
Vibrio cholerae（霍乱弧菌）	Yamamoto et al.，2009
Yersinia pestis（鼠疫杆菌）	Sun et al.，2008
Yersinia pseudotuberculosis（假结核耶尔森菌）	Derbise et al.，2003
含基因组片段的载体经重组工程修饰后再转化的微生物菌株	
Aspergillus nidulans（构巢曲霉）	Chaveroche et al.，2000

续表

生物体	作者和发表年份
A. fumigatus（烟曲霉）	Langfelder et al.，2002
Ralstonia eutropha（真氧产碱杆菌）	Perez‑Pantoja et al.，2003
Streptomyces coelicolor（天蓝色链霉菌）	Gust et al.，2003
Ustilago hordei（大麦坚黑粉菌）	Ali et al.，2011
Vibrio parahaemolyticus（肠炎弧菌）	Stewart et al.，2003
基因组克隆至 BAC 后经重组工程修饰的病毒	
Kaposi's sarcoma‑associated herpesvirus（卡波济肉瘤相关疱疹病毒）	Zhou，et al.，2002
Simian varicella virus（猿猴带状疱疹病毒）	Gray et al.，2011
Vaccinia virus Ankara（牛痘病毒 Ankara 型）	Cottingham et al.，2008
Varicella zoster virus（带状疱疹病毒）	Nagaike et al.，2004
含基因组片段的载体经重组工程修饰后再转化的真核生物	
Arabidopsis thaliana（拟南芥）	Bitrian et al.，2011
Caenorhabditis elegans（秀丽隐杆线虫）	Sarov et al.，2006
Drosophila melanogaster（黑腹果蝇）	Venken et al.，2006
Mouse（小鼠）	Copeland et al.，2001
Plasmodium berghei（伯氏疟原虫）	Pfander et al.，2011
Toxoplasma gondⅡ（兔弓形虫）	Brooks et al.，2010
Zebrafish（斑马鱼）	Gray et al.，2011

注：
（1）只列出特定生物体的第一个发表结果。大肠埃希菌 MG1655 列出多个文献是由于其在重组工程中重要的地位；
（2）相似的操作体系只选择一种作为代表，如链霉菌属菌株的重组工程只列出首个操作菌株天蓝色链霉菌；
（3）＊为格兰氏阳性菌；
（4）相关内容的截止时间为 2012 年 6 月 30 日。

第二节　重组工程技术原理

一、重组工程系统

根据重组酶基因的存在形式不同，重组工程系统可分为两大类，即重组酶基因克隆在质粒上的基于质粒的重组工程系统（plasmid‑based recombineering system）和重组酶基因整合在染色体上的基于染色体的重组工程系统（chromosome‑based recombineering system）。

（一）基于质粒的重组工程系统

基于质粒的重组工程系统的代表是 Barry Wanner 实验室所构建的 pKD46（图 17‑3A）以及 Frances Stewart 实验室所构建的 pSC101‑BAD‑gbaA（图 17‑3B）。这两个质粒很相似：①exo、bet 和 gam 基因置于 pBAD 启动子之下；②均使用来源于

pSC101 的温度敏感性复制子，此复制子只能在 30℃下复制，在 37～42℃时质粒不再复制而丢失，这可以简便地从菌株中消除。这两个质粒的不同之处在于：①pKD46含有 λ 噬菌体操纵元中的 *orf*60*a* 基因，而 pSC101－BAD－gbaA 含有大肠埃希菌来源的 *recA* 基因，这两个基因都可以提高同源重组的效率，但研究发现，同时含有 *orf*60*a* 基因和 *recA* 基因不能明显地提高重组效率；为避免基因克隆中的异常重组，常用的大肠埃希菌的克隆宿主菌（如 DH10B）是 *recA* 基因缺陷型；在 pSC101－BAD－gbaA 中，*recA* 也受 pBAD 所驱动，故也是瞬时诱导表达的；②pKD46 含氨苄西林抗性基因，而 pSC101－BAD－gbaA 含四环素抗性基因。

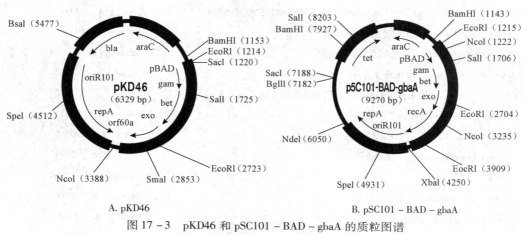

图 17－3　pKD46 和 pSC101－BAD－gbaA 的质粒图谱
质粒上表示的是限制性酶切位点及其相对位置。

（二）基于染色体的重组工程系统

上述 Kenan Murphy 所构建的基因型为 W3110 ΔrecBCD：Plac－red 的菌株即为基于染色体的重组工程系统。可能是由于 W3110 的背景不适合容纳 BAC 等大分子，此菌株未见广泛使用。目前最为广泛使用的是美国国立癌症研究所 Donald Court 实验室构建的大肠埃希菌 DY380 及其衍生菌株。DY380 是将 λ 噬菌体基因组中裂解部分功能基因去除所得到的复制缺陷型前噬菌体整合至常用的 BAC 宿主菌 DH10B 而得，为助于筛选，加入了四环素抗性。DY380 中的 *exo*、*bet* 和 *gam* 基因由 pL 启动子所诱导。pL 启动子的转录由 cI857 温度敏感性抑制子所控制，此抑制子在 30～32℃时发挥抑制作用，而在 42℃时抑制解除，pL 开始转录。DY380 通过短暂的（15 分钟）热诱导而激活重组酶的表达。DY380 的基因型如图 17－4 所示。

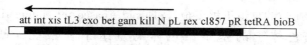

att int xis tL3 exo bet gam kill N pL rex cl857 pR tetRA bioB

图 17－4　DY380 菌株 red 区域的基因型

DY380 类型菌株的缺点是它们需在 30℃时生长，而大肠埃希菌的最适温度是 37℃，菌株的生长变慢；热诱导的时间和均匀度都很严格，这就带来额外的要求。为避免这些问题，研究人员将由 pBAD 驱动的 *exo*、*bet* 和 *gam* 基因和庆大霉素抗性基因（*aacC*1）一起整合至 DH10B 基因组中的 *endA* 基因区域而构建了 LS－GR 菌株，实验结果表明 LS – GR 显示出与其他系统相当的重组效率。除温度方面的优势外，LS – GR 中的 *red* 基因由 L – 阿拉伯糖进行诱导，而无须 DY380 类型菌株所要求的不同的温度容器。与 LS – GR 类似的有 Frances Stewart 实验室所构建的 GB05 – red（HS996 ΔrecET ΔybcC ΔlacZ：pBAD – αβγA）。HS996 为 DH10B 衍生的抗噬菌体菌株，Δ 表示基因敲除，"："表示整合位点，即 pBAD – αβγA 基因盒整合至 lacZ 位点，同时敲除 lacZ 区域。LS – GR 的基因型如图 17 – 5 所示。

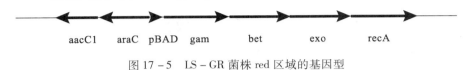

aacC1　　araC　pBAD　gam　　　bet　　　exo　　　recA

图 17 – 5　LS – GR 菌株 red 区域的基因型

（三）两种系统的使用选择

基于质粒的重组工程系统和基于染色体的重组工程系统均非常高效，选择何种重组工程系统取决于具体的实验要求。比较而言，基于质粒的重组工程系统的优点是可以转化质粒至任意含待修饰 DNA 的宿主菌中，也包含对宿主菌本身基因组的修饰。例如，对 BAC 进行修饰时，因为 BAC 较大（数十万碱基对）且易降解，则尽量选择基于质粒的重组工程系统，即将含有重组酶的质粒转化至含有 BAC 的菌株中。基于质粒的重组工程系统的缺点是需要增加一个质粒消除的实验步骤以去除含有重组酶的质粒，又因为含有重组酶的质粒常为温敏型，故培养的时间也较长。基于染色体的重组工程系统的优点是免除了质粒消除的步骤，培养时间较短（如 LS – GR 和 GB05 – Red），且可以对其基因组上相关基因进行修饰以提高重组效率；缺点是必须将待修饰的 DNA 转化至菌株中，在修饰完成后也需要再提取分离后以作他用。

二、重组工程的操作类型

（一）I – SceI 介导的双链断裂修复

重组工程最早的操作类型是大肠埃希菌基因组的基因敲除和染色体外质粒的修饰，二者的实验流程基本类似，其中基因敲除已在"重组工程的兴起"一节加以介绍。本节介绍重组工程和 I – SceI 介导的双链断裂修复相结合的无冗余碱基序列残留的基因敲除。

双链断裂修复（double-strand break repair，DSBR）是指 DNA 分子双链断裂后通过同源重组而达到修复的过程。在重组工程原理中，由于链侵入而使得靶基因位点发生断裂再由重组酶催化的同源重组即属于双链断裂修复。在图 17 – 2 的基因敲除示意图中，最终保留了 34 bp 的 FRT 位点，这个位点可能对后续实验产生干扰，也有可能影响附近基因的空间结构（即造成极性效应）。为解决这个问题，研究人员开发了许多方案，其中效果较为优越的是 I – SceI 介导的双链断裂修复。

I – SceI 来源自酿酒酵母基因组上的内含子，属归巢内切酶（homing endonuclease）类型。I – SceI 识别 18 个碱基对的核苷酸序列 5′ – TAGGGATAACAGGGTAAT – 3′，此序列只在其原始菌株酵母中出现，而在迄今已测序的所有生物体基因组中都不存在，这使得 I – SceI 成为基因（组）操作的有力工具。I – SceI 非体外加入，而常常是在质粒或基因组上引入 I – SceI 基因，通过诱导后在细胞内并发挥作用。重组工程和 I – SceI 协同作用的示意图如图 17 – 6。

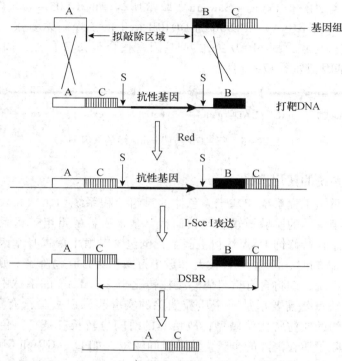

图 17 – 6　重组工程和 I – SceI 介导相结合的基因敲除

实验过程是首先通过 PCR 将针对底物分子（待修饰分子）的同源臂 A 和 B、第二次同源重组的同源片段 C、I – SceI 作用位点（图中以 S 表示）和抗性基因融合在一起而获得打靶 DNA（抗性基因盒），打靶 DNA 通过重组工程对底物分子进行修饰后，获得基因敲除同时抗性基因盒整合至基因组的菌株。随后通过加入诱导剂来诱导 I – SceI 的表达，I – SceI 酶切其作用位点引发 DNA 双链断裂。此时促使菌体利用自身的重组功能催化同源序列之间的重组，而将一个同源片段 C、抗性基因及其两侧的 I – SceI 酶切位点去除，最终实现无冗余的基因敲除。在诱导表达 I – SceI 的同时诱导表达 Red 重组酶可以增加 DSBR 的效率，但一般菌体自身的重组功能已足够。文献报道同源片段 C 的长度在 40 ~ 60 bp，最近的研究发现短至 20 bp 也可实现高效的 DSBR。合理的实验设计可删除靶基因完整的开放阅读框，仅保留其起始密码子和终止密码子，且无任何冗余序列的残留，这样就最大限度地保留了菌株的基因组结构。I – SceI 介导的 DSBR 已广泛地运用于基因敲除及其他基因修饰（如点突变）的研究。

（二）直接克隆

1. 从染色体 DNA 混合物中克隆目的片段

利用重组工程手段可直接从 DNA 片段混合物中克隆目的基因，只需知道目的基因两侧的同源臂大小的序列即可。以利用重组工程手段从经机械剪切而获得的染色体 DNA 片段中克隆含量极少的、单个拷贝数的 25.4 kb 甲砜霉素生物合成基因簇的克隆为例，实验流程图如图 17 - 7 所示。

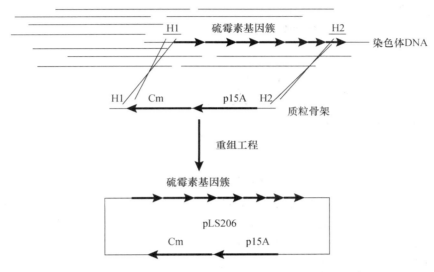

图 17 - 7　重组工程介导的染色体 DNA 片段的直接克隆

通过 PCR 扩增得到线性的、两侧带有与待克隆区域两端序列相同的同源臂质粒骨架（即只含有复制子和抗性基因），将之与基因组 DNA 大片段共转化表达重组酶的大肠埃希菌，在抗性筛选之下，同源臂选择了 DNA 化合物中的同源序列，通过同源臂之间的同源重组而得到环化的、克隆有目的区域的重组质粒。

2. DNA 片段直接克隆至载体：三片段克隆法

对现有的 DNA 载体进行改造，如改变多克隆位点的序列、引入一个或多个外源 DNA 片段、以外来片段置换原载体部分（如改变抗性基因的构成）等是分子生物学最基本的操作类型。经典的 DNA 载体改造方法的基本步骤是：①将含待克隆或修饰的 DNA 片段的载体以限制性内切酶进行酶切以产生相同或互补的黏性黏端，或者同时产生钝末端的 DNA 片段；②酶切产物进行琼脂糖凝胶电泳，切割目的片段并回收；③两个或多个目的片段在 T4 连接酶作用下进行连接；④连接产物转化大肠埃希菌的电转化或化学转化的感受态细胞，转化溶液涂布在含有相应的抗生素的平板上，温育培养；⑤挑取若干生长出的菌落至含抗生素的液体培养基中，振荡培养；⑥离心收集菌体，质粒提取，琼脂糖凝胶电泳，初步鉴定后，以限制性内切酶进行酶切，再根据电泳结果来判断是否获得重组克隆，即判断 DNA 载体的改造是否成功。

在此经典的实验过程中，寻找在载体上进行合适切割同时又不会破坏外源片段的限制性内切酶是个关键的步骤，然而这常常复杂、耗时，甚至难以进行。底物分子较大（如 BAC）时不能找到合适的酶切位点。DNA 片段的酶切、胶回收等步骤都有可能引入碱基的突变。尤其是在需要引入一个以上片段时，所花费的时间以及可能引入的碱基突变均相应地成倍增加。因此，上述经典方法烦琐、耗时、效率低并且限制因素多。

重组工程通过高效和简洁的克隆方式，避免了上述诸多不便。图 17 - 8 表示同时将两个目的片段同时引入靶载体的"三片段克隆法"。

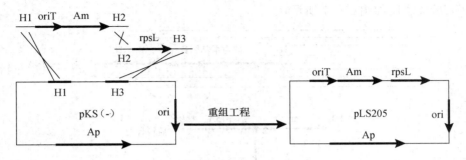

图 17 - 8　重组工程介导的三片段克隆法示意图

三片段克隆法的步骤是：通过 PCR 扩增两个带同源臂的目的 DNA 片段，两个片段同时转化至经诱导而表达重组酶的、含靶载体的大肠埃希菌，这样在两个 DNA 片段和载体之间以及两个片段之间均发生了同源重组，一步筛选就得到了重组克隆。

两个 PCR 反应的引物设计原则是：引物 1 约 70 个碱基，前 50 个是与靶载体待替换部位左侧相同序列，后 20 个左右为扩增第一个待引入片段的 5′端序列；引物 2 为 30 个碱基，为扩增第一个待引入片段的 3′端序列；引物 3 约 50 个碱基，前 30 个为引物 2 的反向互补序列，后 20 个左右为扩增第二个待引入片段的 5′端序列；引物 4 约 70 个碱基，前 50 个是靶载体待替换部位右侧方向的反向互补序列，后 20 个左右为扩增第二个待引入片段的 3′端序列。由引物 1 和引物 2 扩增第一个待引入片段，由引物 3 和引物 4 扩增第二个待引入片段。

在示例中，oriT 是接合转移片段，*Am* 是阿普霉素抗性基因，*rpsL* 是天蓝色链霉菌来源的核糖体蛋白 S12 基因，pKS（－）是广泛使用的克隆载体，pLS205 是重组克隆。

（三）亚克隆

亚克隆是指从已有的克隆中获得其中较小的特定片段的克隆方式。运用重组工程的方法，可从任意载体中获得任意部分的亚克隆。Donald Court 研究组采用类似于从基因组中直接克隆的方法，从 BAC 中克隆了 80 kb 的 DNA 片段，过程示意见图 17 - 9。

amp 指氨苄西林抗性基因，ORI 指可容纳大片段的 pBR322 型复制子。将含同源臂的质粒骨架转化至表达重组酶的、含 BAC 的大肠埃希菌中，在抗性筛选之下，通过同源臂之间的同源重组而得到亚克隆的重组质粒。通过亚克隆从 BAC 中获得目的基因，修饰后再以常规的研究手段进行转基因动物研究。因为采用的是线性载体（即有缺口的），重组工程中的克隆和亚克隆均属缺口修复（gap - repair）的克隆方式，克隆的目的片段修复了载体的缺口，同源臂的序列直接决定了所选择的克隆位点。

重组工程已成为 DNA 操作的理想工具，靶分子可以是细菌染色体和染色体外遗传物质，后者包括低拷贝和高拷贝质粒、黏粒、BAC、PAC、YAC 和 P1 等。DNA 操作的类型包括 DNA 克隆和 DNA 修饰，前者包括直接克隆和亚克隆，后者包括敲除、敲入、取代、融合和点突变等。几乎所有的 DNA 修饰都可以通过重组工程来实现。

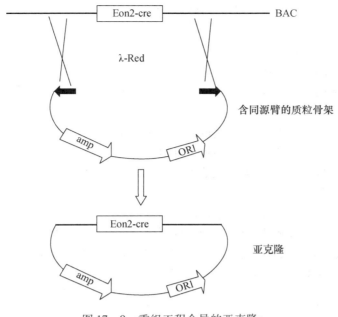

图 17-9 重组工程介导的亚克隆

三、重组工程中使用的位点特异性重组酶

位点特异性重组酶是指催化特异识别位点之间同源重组的酶，识别位点序列一般约数十个碱基。当抗性基因两侧含有同方向的识别位点时，位点特异性重组酶催化其识别位点之间的同源重组，而将抗性基因去除。根据活性氨基酸位点的不同，位点特异性重组酶可分为丝氨酸型和酪氨酸型。丝氨酸型包含 Tn3 分解酶（resolvase）和 ΦC31 整合酶（integrase），这些酶在重组工程中较少使用，本章不做介绍。酪氨酸型重组酶包含 Flp 和 Cre 等，它们在重组工程中有着广泛的应用。

（一）Flp

Flp 为在酿酒酵母 2 μm 质粒中发现的翻转酶（flippase），FRT 为 Flp 的识别位点（Flp recognition target），为一段 34 bp 的序列：GAAGTTCCTATTC CTAGAAA GTATAGGAACTTC。这 34 个碱基的两侧为 13 个碱基的倒转重复序列（但有一个碱基非完美匹配）的 Flp 结合位点，中间 8 个碱基为 Flp 识别位点。两个 FRT 位点重组后，仍保留一个 FRT 位点。

（二）Cre

Cre（causes recombination）来源于 P1 噬菌体。LoxP 为 Cre 的识别位点。LoxP 为 34 个碱基的序列：ATAACTTCGTATA GCATACAT TATACGAAGTTAT。与 FRT 类似，这 34 个碱基的两侧为 13 个碱基的倒转重复序列（完美匹配）的 Cre 结合位点，中间 8 个碱基为 Cre 识别位点。两个 LoxP 位点重组后，仍保留一个 LoxP 位点，这将有可能干扰后续的操作（即相距较远 LoxP 位点之间的重组而去除较大的基因组片段）。为避免这种情况的发生，研究人员得到 LoxP 的突变型 Lox66 和 Lox71 序列，Lox66 和 Lox71 之间发生重组后得到 Lox72 序列。Cre 识别两个 Lox72 位点之间的活性急剧降低，这就保证了可以采用相同的策略对基因组进行连续的修饰。

（三）其他

Cre – LoxP 系统由于其较高的重组活性而最为常用，但可能是由于催化细胞基因组中广泛存在的隐形 LoxP 位点（非典型序列）之间的重组，Cre 对某些细胞类型表现出毒性。为开发更多的基因组操作工具，美国 Stowers 研究所的研究人员从 D6 噬菌体中克隆了 Dre。Dre 识别 32 bp 的 rox 位点，与 Cre 的氨基酸序列相似性为 53%。与 Cre 类似，Dre 是可在大肠埃希菌、哺乳动物细胞和小鼠中进行高效的位点特异性重组。Cre – rox 和 Dre – LoxP 系统间无交叉重组，即 Cre 不催化 rox 位点之间的重组，Dre 也不催化 LoxP 位点之间的重组。

2011 年日本研究人员开发了新型的 VCre – VLoxP 和 SCre – SLoxP 体系。VCre – VLoxP 来源于弧菌质粒 p0908，SCre – SLoxP 来源于沙门氏菌质粒 1。氨基酸比对发现，VCre 和 Cre 的氨基酸序列相似性为 29%，SCre 与 Cre 和 VCre 的氨基酸序列相似性分别为 31% 和 40%。尽管有着共同的 13 – 8 – 13 核苷酸识别模式，SCre、VCre 和 Cre 的识别位点不同。

重组工程中位点特异性重组酶的识别序列及其重组作用如图 17 – 10 所示，小写和简体字母表示碱基非匹配。

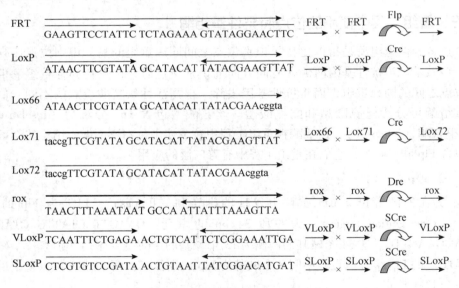

图 17 – 10　位点特异性重组酶系统的识别绪论和重组模式

四、重组工程中使用的负选择标记

负筛选标记是针对作为正选择标记的抗生素抗性基因而言的。抗生素的筛选是指含有相应的抗生素抗性基因的细胞才能在含有抗生素的环境中生存；而负筛选标记是指当环境中存在负筛选物质时，含有负筛选标记的细胞反而不能生存。重组工程中，正选择标记常与负筛选标记联合使用，前者用作第一步的基因敲除菌株的筛选，而后者用来在最终的菌株中去除抗性基因标记。重组工程中常用的负筛选标记如下所述。

（一）*sacB*

sacB 基因编码蔗糖 6 – 果糖转移酶，当培养基中含有 5% ~ 10% 的蔗糖时，蔗糖6 – 果糖转移酶将蔗糖转化为对菌株有毒害的聚蔗糖，因此含 *sacB* 基因的菌株不能生存。以大肠埃希菌基因组中 *ftsZ* 基因的敲除来说明 *sacB* 作为负筛选标记的使用，实验过程如图 17 – 11 所示。

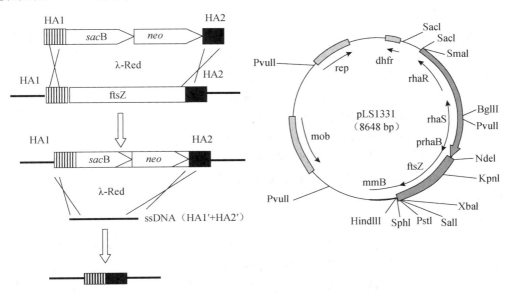

图 17 – 11 *sacB – neo* 正负筛选基因盒联合使用进行大肠埃希菌 *ftsZ* 的基因敲除

ftsZ 基因是必需基因，故需将之克隆在质粒上以提供 *ftsZ* 基因敲除变株中相应的ftsZ 功能，*ftsZ* 基因置于鼠李糖严谨性诱导的启动子之下，这样可在有和无诱导剂之下对基因的功能进行研究。首先将提供重组酶的质粒和表达 *ftsZ* 基因的质粒转化至大肠埃希菌 MG1655，随后诱导重组酶的表达，电转化 *sacB – neo* 基因盒。*neo* 为卡那霉素抗性基因，*sacB – neo* 基因盒克隆 R6K 复制子的质粒上，R6K 复制子需要 Pir 蛋白才能复制，而 MG1655 不含 Pir 蛋白，这样以此质粒为模板扩增 *sacB – neo* 基因盒再转化至MG1655 就不会有质粒的背景干扰。以卡那霉素抗性进行筛选，鼠李糖诱导 *ftsZ* 基因表达，这样就得到 *ftsZ* 基因为 *sacB – neo* 基因盒所取代的变株。随后再诱导重组酶表达并电转化由两端同源臂序列所组成的寡核苷酸，在 10% 蔗糖的筛选作用下，含 *sacB – neo* 基因盒的菌株不能生存，寡核苷酸取代 *sacB – neo* 基因盒而获得不携带任何多余序列的变株。根据实验目的的不同，寡核苷酸可设计为基因敲除、点突变或外源基因的敲入。*sacB – neo* 基因盒的优点是可广泛使用于多种微生物菌株；缺点是 *sacB* 会表现出随机的蔗糖抗性突变，有报道突变率可达 10%，基因盒也稍大（约 2.7 kb）。

（二）*rpsL*

rpsL 基因编码核糖体蛋白 S12，S12 为链霉素的作用位点，链霉素通过与 S12 的结合而抑制菌株的生长。在一些大肠埃希菌突变株（如基因克隆宿主菌 DH10B）中，RpsL 蛋白为 K43R 突变型（即第 43 位的赖氨酸突变为精氨酸），链霉素不能与之结合

而失去抑制菌株生长的活性。rpsL 是显性基因，即含野生型 rpsL 基因的质粒转化 DH10B 所得菌株表现为功能性 rpsL 基因的表型，即链霉素敏感性。rpsL 的使用以 rpsL – neo 基因盒为代表，将含同源臂的 rpsL – neo 基因盒电转化至基因组或 BAC 后获得变株，此时菌株表现为链霉素敏感性，随后的重组工程筛选中，在培养基中加入链霉素即筛选得到 rpsL – neo 基因盒去除的突变株。rpsL – neo 基因盒的优点是其较小（1.3 kb），缺点是起始菌株必须是 rpsL 基因突变的链霉素抗性菌株。

（三）galK

$galK$ 基因编码半乳糖激酶，GalK 催化无毒的 2 – 脱氧 – 半乳糖（DOG）得到对菌株有毒性的 2 – 脱氧 – 半乳糖 – 1 – 磷酸。重组工程实验中，首先将含同源臂的 $galK$ 基因整合至基因组或 BAC，以含半乳糖的基础培养基进行筛选，菌株利用半乳糖为唯一碳源。在 $galK$ 基因被双链、单链寡核苷酸，PCR 产物或克隆片段所取代的第二次重组工程实验中，培养基中加入甘油（作为碳源）和 2 – 脱氧 – 半乳糖，此时含 $galK$ 基因的菌株不能生存。每步所得菌株还可以通过含半乳糖的 MacConkey 培养基进行辅助筛选，不含 $galK$ 基因的菌株表现为白色或无色，而含有 $galK$ 基因的菌株表现为亮红色或亮粉红色。$galK$ 的优点是可同时作为正筛选盒负筛选标记来使用，缺点是用起始菌株必须是 $galK$ 缺陷型变株。

（四）thyA

$thyA$ 基因编码催化脱氧胸苷一磷酸至脱氧胸苷三磷酸的胸苷合成酶。$thyA$ 基因突变株表现为磺胺嘧啶类抗生素甲氧苄啶的抗性（原株对甲氧苄啶敏感），由于 $thyA$ 为必需基因，故需在突变株的培养基中添加胸腺嘧啶以维持菌株的生存。首先将含同源臂的 $thyA$ 基因整合至基因组，加甲氧苄啶和胸腺嘧啶进行筛选。然后在对目的基因进行修饰的重组工程实验中，以常规的 LB 培养基进行变株的筛选。$thyA$ 基因的优点是其广泛适用性，缺点是必须首先获得 $thyA$ 基因突变株。

（五）pheS

$pheS$ 基因编码丙氨酸 – tRNA 合成酶 α 亚单位，携带 PheS A294G 突变型（即第 294 位的丙氨酸突变为甘氨酸）的质粒使菌株表现为 DL – 4 – 氯苯丙氨酸敏感（原株为抗性）。美国迈阿密大学 Hoang 研究组合成了核苷酸序列与原株有较大的不同，但编码的氨基酸不变的、含 A294G 突变型的 $pheS$ 基因，这样在维持基因功能的同时，突变型基因不会和野生型基因发生重组（$pheS$ 为必需基因）而影响菌株的存活。他们将含突变型 $pheS$ 基因的打靶 DNA 整合至伯克霍尔德菌的基因组中，获得 DL – 4 – 氯苯丙氨酸敏感变株，随后以 DL – 4 – 氯苯丙氨酸筛选得到突变型 $pheS$ 去除的基因敲除变株。这种利用突变型必须基因进行的重组工程筛选方法有可能得以表广泛的应用。

相对于 I – SceI 介导的基因敲除而言，负选择标记更加适合于较大的外源基因的敲入。负选择标记和位点特异性重组系统的联合使用可以进一步地去除那些未发生重组的 DNA 分子，增加得到正确克隆的概率。

五、重组工程操作中的关键因素

重组工程实验的成功与否取决于几个关键的参数。

（一）合适的重组酶及其诱导表达

如前所述，一般选择来自于 λ 噬菌体的重组酶基因（但在两个线性分析之间的同源重组选择全长的 *recE* 基因和 *recT* 基因）。特别的微生物菌株所需的重组酶基因可能有所不同，如结核分枝杆菌（*Mycobacterium tuberculosis*）重组工程中所使用的重组酶来源于结核分枝杆菌 Che9c 噬菌体中的 Che9c60 和 Che9c61 基因，它们的功能分别与 Redα 和 Redβ 相似。Che9c60 和 Che9c61 置于可诱导乙酰胺基酶启动子之下，由乙酰胺诱导表达。另外一个例子是 Swingle 等在修饰丁香假单胞菌 *pv. tomato* DC3000 菌株时采用了来源于丁香假单胞菌 *pv. syringae* B728a 的 recET 基因。因此，若源于 λ 噬菌体的重组酶基因不适用于待研究的微生物，则分离其噬菌体，鉴定噬菌体中的重组酶基因，再进行重组工程实验是一条值得尝试的途径。

重组酶基因须置于严谨诱导型启动子控制之下，这样可保证重组酶只在诱导剂（诱导重组酶表达的化合物）存在时表达，这种瞬时表达模式可以最大限度地减少异常重组的发生。几种常用的调节蛋白和启动子体系简述如下。

（1）araC – pBAD 体系　AraC 同时表现出抑制蛋白和激活蛋白的活性，当培养基中不含有诱导剂 L – 阿拉伯糖时，AraC 抑制 pBAD 启动子的活性；当培养基中含有 L – 阿拉伯糖时，AraC 激活 pBAD 启动子，pBAD 驱使下游基因的表达。

（2）rhaRS – prhaB 体系　当培养基中含有诱导剂 L – 鼠李糖时，调节蛋白 RhaRS 的抑制作用解除，prhaB 启动子表现出活性。

（3）tetR – ptetA 体系　tetR 基因和 ptetA 基因之间为 82 bp 的双向启动子，当培养基中含有四环素衍生物时，调节蛋白 TetR 的抑制作用解除，ptetA 启动子表现出活性。

（4）lacI – plac 体系　当培养基中含有诱导剂 IPTG 时，调节蛋白 LacI 的抑制作用解除，plac 启动子表现出活性。调节基因 lacI 可为类似的 lacIq 基因所取代，同样，plac 启动子可为类似的 ptac 启动子所取代。

诱导剂一般在菌株对数生长期的前期（OD600 约为 0.1 ~ 0.2）加入，在对数生长期的末期（OD600 约为 0.4 ~ 0.6）终止诱导（即停止培养）。诱导剂的终浓度对重组效率也很重要。

一个诱导系统（基于质粒的或基于染色体的）可含有两种诱导表达体系，如 pBAD 诱导 *red* 基因的表达，ptetA 诱导 I – SceI 基因的表达。这样只需要转换培养基中的诱导剂即可通过表达不同的酶来行使不同的功能，而无须再转化另外的质粒。这些诱导表达体系在复杂的合成生物学调控中有着重要的应用。

（二）菌体的浓缩倍数

菌体的浓缩倍数是指培养的菌体体积和最终悬浮的菌体体积之比，一定的菌体浓度是必需的。通常情况下，大肠埃希菌 1 ml 菌体也可完成重组工程实验，而在一些情况下，浓缩倍数需达 500。

（三）打靶 DNA 的量

重组效率一般随着打靶 DNA 量的增加而非线性地增加，一般满足实验需要即可。对一些重组效率较低的实验或难以进行重组的微生物则需要较大量的打靶 DNA。5 μg 以上的 DNA 电转化需要对 DNA 进行脱盐处理，因为随着 DNA 量的增加，微量的盐离子会急剧降低转化效率，表现为电击时间的减少（较好的电击为 4.5～5.0 ms）甚至完全破坏电转化（出现电火花）。DNA 脱盐处理具体过程是：在培养皿中加入 ddH_2O 或 pH 8.0 的 10 mmol/L Tris - HCL 溶液，其上放一片 0.025 mm 的微孔滤膜，随后将 DNA 溶液滴加在微孔滤膜上，4℃透析处理 2 小时以上。

（四）后生长时间

后生长（outgrowth）是指打靶 DNA 电击转化后，加入培养基进行孵育培养至涂布筛选平板之间的时间。后生长不仅仅是保证抗生素抗性的恢复，更重要的是因为电转化后的菌体是发生重组和未发生重组的混合物，后生长可以保证二者的分离。针对负筛选以及某些微生物菌株，扩大培养体积（电击后以 1ml 的 LB 或 SOC 溶液悬浮后，扩大至 3～10 ml）和延长后生长的时间可大大地提高重组效率。

（五）抗生素的终浓度

待修饰的底物 DNA 分子不同，拷贝数有着很大的差别。如基因组和 BAC 是单拷贝的，中等拷贝质粒的拷贝数为数十，而高拷贝质粒的拷贝数可达数百。依拷贝数的下降，筛选抗性基因盒整合至目的分子重组菌株的抗生素终浓度呈下降趋势。

这些重组工程的条件须在日常操作中加以注意，而在建立一个微生物菌株的重组工程方法学时尤为重要。

第三节　重组工程的应用

一、重组工程在基础研究中的应用

由于小鼠基因组与人类有着 95% 以上同源性，而且可以模拟人类疾病的性状而成为使用最为广泛的生物医学研究模式动物。转基因小鼠（即基因组敲除或异源基因敲入的小鼠）是研究基因功能的不可或缺的工具。传统的转基因小鼠的构建是构建重组质粒，再转化小鼠胚胎干细胞。由于真核生物的基因常常包含着复杂的内含子结构和复杂的调控序列而较大，常规的质粒难以满足实验需求，因此需要在 BAC 上进行操作。BAC 较大，常难以寻找合适的酶切位点，这使得转基因小鼠的获得困难重重，转基因小鼠的价格也非常昂贵。

重组工程技术的出现彻底改变了这一状况，Frances Stewart 重组工程研究团队参与的一个欧盟联合研究小组已于 2011 年获得了超过 12 000 个载体和 9000 个条件型等位基因突变的 C57BL/6N 型小鼠胚胎干细胞库。由于转基因动物研究而获得 2007 年诺贝尔奖的美国 Utah 大学 Mario Capecchi 研究组运用重组工程法获得了 cadherin 基因家族所有基因敲除的小鼠胚胎干细胞。这些研究必将大大加速生物医学的研究步伐。

另外，利用重组工程来研究 DNA 重组的机制也有着自身天然的优势。

二、重组工程在合成生物学中的应用

尽管是研究的最为透彻的微生物菌株，大肠埃希菌仍然有数百个基因的功能未被阐述，而更为重要的是，作为一个生物学整体，如何在宏观上对其进行研究，例如由

于不同基因的表达程度和时序性有着很大的差别，怎么同时对 4.6 Mb 的大肠埃希菌基因组的 4000 余个基因进行功能和调控研究？这是经典的实验方法所不可能进行的。为同时对大肠埃希菌基因组上的基因进行研究，美国科罗拉多大学 Rnan Gill 等研究人员于 2010 年将大肠埃希菌几乎所有基因的启动子均置换为加入含条形码标签序列（barcode）的强启动子和弱启动子两种形式，调节启动子的强弱即可调控大肠埃希菌基因的表达。这种可追踪的多重重组工程（TRMR）可实现可控的、同时对数千个基因进行突变研究。

大肠埃希菌基因的终止密码子类型有赭石型 UAA、琥珀型 UAG 和乳白型 UGA，侵染大肠埃希菌的病毒利用 UAG 终止密码子。在工业生产中，病毒侵染可造成大肠埃希菌菌株的破坏而造成巨大的损失。原理上来说病毒不能依附于不含 UAG 终止密码子系统的大肠埃希菌。基于这个目的，2011 年美国哈佛大学 George Church 研究组进行了分级接合式装配基因组工程（CAGE）研究，他们首先把大肠埃希菌的基因组分成 32 个区域，每个区域大约含有 10 个琥珀终止密码子，然后逐一将琥珀终止密码子突变，再将分步突变的菌株通过结合转移合并到获得多个突变的菌株。依此思路获得了将大肠埃希菌基因组中的所有 314 个琥珀终止密码子 UAG 置换为用赭石密码子 UAA 的变株，随后将基因组中识别琥珀密码子蛋白的 tRNA 编码基因删除，发现并不影响细胞的存活。CAGE 将在保护工业生产菌株不受病毒侵染等应用领域展现巨大的价值。

三、重组工程在药物研究和开发中的应用

药物生产和销售是国民经济的支柱产业，任何一项新的科学技术的出现，其首先得以应用的领域之一就是药物的研究和开发，重组工程也不例外。

菌株选育，即对药物产生菌进行改造以得到高产量的微生物菌株，是药物研究和开发领域的一个重要方向。传统的菌株选育方法是以物理或化学诱变剂进行随机突变，随机突变的缺点是分子机制不清楚和耗时长，如青霉素产生菌从只有 100 U/ml 提高到 $5 \times 10^4 \sim 10 \times 10^4$ U/ml 花费了数十年的时间。应用重组工程方法将目的基因敲入至基因组，敲除负调节基因，运用启动子工程对基因的启动子进行改造以及对微生物的基因组进行适当的改造以进行基因组的优化等手段创制具重要生产价值的微生物菌株的方法已得到广泛的应用。

2009 年，George Church 研究组报道了一种多重复合自动化的基因组工程（multiplex automated genome engineering，MAGE）的基因组修饰方法，简化图如图 17-12 所示。

他们选择番茄红素作为研究对象。番茄红素是一种具有良好生物学活性的抗氧化剂，在医药领域有着广泛的用途，其生物合成是通过 1-脱氧-D-木酮糖-5-磷酸（DXP）途径。他们首先通过将 bet 基因整合至大肠埃希菌的基因组，由于催化寡核苷酸与底物 DNA 分子之间的同源重组只需要 Beta 蛋白，所得菌株就可以实现利用寡核苷酸进行突变的目的。将含有胡萝卜素合成途径中的三个基因即牻牛儿基牻牛儿基焦磷酸合成酶基因（crtE）、八氢番茄红素合成酶基因（crtB）和八氢番茄红素脱水酶基因（crtI）的质粒转化至此菌中，获得了可产生基础水平番茄红菌株素的菌株。他们随之利用自主开发的自动化仪器实现这些较为复杂的操作，每个寡核苷酸突变周期仅需 3

小时左右。仅仅通过 3 天的时间，他们利用合成的突变寡核苷酸库同时对 DXP 合成途径的 24 个基因位点进行突变，制造了多达 150 亿个突变，得到番茄红素的产量是出发菌株的 5 倍的基因工程菌株。最后，研究人员测定了番茄红素最佳产生菌的基因组，找出了提高产量的确切突变。

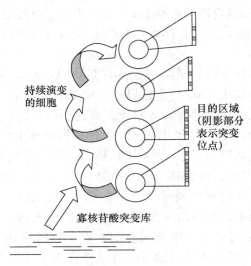

图 17 - 12　MAGE 用于基因组的修饰以提高目标药物的产量

　　重组工程是建立在三十余年噬菌体分子生物学基础研究上的成果。有研究者将限制性酶切、连接和转化的操作称之为第一代基因克隆技术，将 PCR 称之为第二代基因克隆技术，而将重组工程称之为第三代基因克隆技术。常规的重组工程操作已较为成熟，也越来越为广大科研工作者所采用。而新型的、更为强大的重组工程技术以及重组工程的更大范围的利用正在迅速发展之中。

　　未来的重组工程研究将包括如下四个方面。①更加高效和灵敏的方法：尽管对只需要得到正确克隆的一般操作而言，提高数倍的效率无关紧要，但对一些需要高重组效率的实验，如由于来源稀缺而 DNA 含量较少以及重组效率低的体系等情形，更加高效和灵敏的重组工程方法学将非常关键；②更多微生物菌株的运用：在基础研究、工业生产以及人们的日常生活中，微生物无处不在，对微生物的深入研究将有助于充分利用有益微生物以及控制有害微生物，在研究微生物的诸多手段中，重组工程将毫无疑问地扮演着更加重要的角色；③高通量筛选：重组工程的突出优势之一就是可以同时进行多个基因盒实验条件的操作，配合高通量筛选的仪器设备，重组工程将在功能基因的筛选、抗原配基的筛选、药物和受体蛋白相结合的筛选、异源表达基因簇的筛选、宏基因组表达产物的筛选等领域发挥重要的作用，基于重组工程的高通量操作是常规的单个基因操作的方式所难以企及的；④基因组工程：重组工程研究在对微生物基因组小型化乃至最小化，密码子改变或优化，引入非天然氨基酸等操作方面的应用潜力开始发挥出来，这些改造后的基因组将在基础研究以及生产人们所需的产物方面发挥重要作用。

思考题

1. 名词解释：重组工程、启动子、双链断裂修复、必需基因、负筛选标记、I – SceI、位点特异性重组酶。

2. 简述重组工程的兴起。

3. 简述重组工程系统的分类、应用和选择。

4. 简述重组工程实验中的引物设计原则。

5. 简述如何利用特异性重组酶实现必需基因的敲除。

6. 简述建立一个新的微生物菌株的重组工程方法学所必需的遗传学背景和实验步骤。

7. 简述重组工程的发展前景。

（尚广东）

参 考 文 献

[1] 屈伸，冯［M］．北京：科学出版社，2007．

[2] T. A. 布朗．基因组 3［M］．袁建刚，译．北京：科学出版社，2009．

[3] 谢兆辉.蛋白质翻译过程中的忠实性机制［J］.中国生物化学与分子生物学报，2011，27（9）：812 –819．

[4] 田媛，张俊平.核糖体蛋白质的新功能及其与相关疾病的关系［J］.生命的化学，2011（4）：488 –491．

[5] Robert F. Weaver. Molecular Biology（5th ed）［M］. Columbus：McGraw-Hill companies, 2011.

[6] 姚文兵.生物技术制药概论：第 2 版［M］.北京：中国医药科技出版社，2010．

[7] 邵荣光，甄永苏.抗体药物研究与应用［M］.北京：人民卫生出版社，2013．

[8] 王军志.生物技术药物研究开发和质量控制军事医学科学出版社，2011．

[9] 国家药典委员会.中华人民共和国药典（2010 年版）［M］.北京：中国医药科技出版社，2010．

[10] 汪世华.蛋白质工程［M］.北京：科学出版社，2008．

[11] 王大成.蛋白质工程［M］.北京：化学工业出版社，2002．

[12] 吴梧桐.实用生物制药学［M］.北京：人民卫生出版社，2007．

[13] 宋方洲.基因组学［M］.北京：友梅.医学生物化学与分子生物学：第 2 版［M］.北京：科学出版社，2009．

[14] 姜远英.药物基因组学［M］.北京：人民卫生出版社，2006．

[15] 赵晶，赵雪倩，何洪静.临床药物基因组学［M］.北京：化学工业出版社，2008．

[16] 中华人民共和国科学技术部社会发展科技司.2009 中国生物技术发展报告［M］.北京：科学出版社，2010．

[17] Cross D, Burmester J K. Gene therapy for cancer treatment：past, present and future［J］. Clinical Medicine & Research, 2006, 4（3）：218 –227.

[18] 杨晓，黄培堂，黄翠芬.基因打靶技术［M］.北京：科学出版社，2003．

[19] 唐冬生，蒋泓，刘芳，等.锌指核酸酶介导的高效多位点基因打靶［J］.科学通报，2012（9）：711 –719．

[20] Gordon K, Lee E, Vitale J A, et al. Production of human tissue plasminogen activator in transgenic mouse milk. 1987［J］. Biotechnology, 1992；24：425 –428.

[21] 孙树汉.医学分子遗传学［M］.北京：科学出版社，2009．

[22] GeorgeP. Patrinos, Wilhelm Ansorge. 分子诊断学［M］.北京：科学出版社，2007．

[23] 罗超权.基因诊断与基因治疗进展［M］.郑州：河南医科大学出版社，2000．

[24] Congreve M, Langmead C, Marshall F H. Chapter 1 – The Use of GPCR Structures in

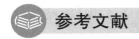
Drug Design ［J］. Advances in Pharmacology，2011，62：1.

［25］ Hulme E C. GPCR activation：a mutagenic spotlight on crystal structures ［J］. Trends in Pharmacological Sciences，2013，34（1）：67 – 84.

［26］ 黄璐琦，刘昌孝. 分子生药学：第 3 版 ［M］. 北京：科学出版社，2015.

［27］ 胡之璧. 中药现代生物技术 ［M］. 北京：人民卫生出版社，2009.

［28］ Carr P A，Church G M. Genome engineering ［J］. Nature Biotechnology，2009，27（12）：1151 – 1162.

［29］ Sharan S K，Thomason L C，Kuznetsov S G，et al. Recombineering：A Homologous Recombination-Based Method of Genetic Engineering ［J］. Nature Protocol，2009，4（2）：206 – 223.